허리디스크 완치를 통해서 보는

통증치료의 혁명

A Revolutionary Approach to Pain Treatment

by Dr. Ananda Moon

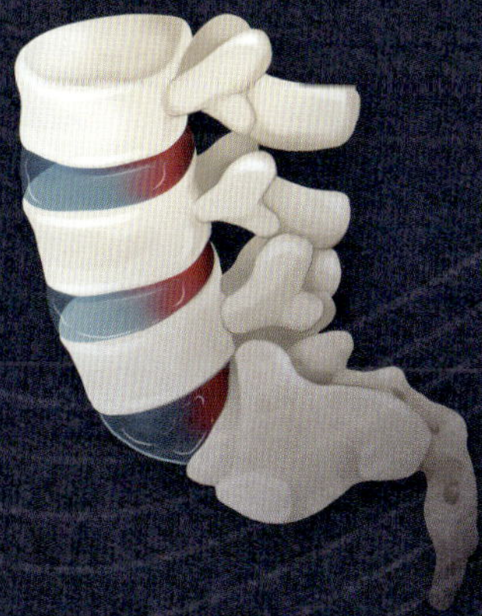

지은이
문형철 · 추홍민

허리디스크
완치를 통해서 보는
통증치료의 혁명

첫째판 1쇄 발행 | 2025년 08월 05일
첫째판 2쇄 인쇄 | 2025년 11월 03일
첫째판 2쇄 발행 | 2025년 11월 21일

지 은 이 문형철, 추홍민
발 행 인 장주연
출 판 기 획 김도성
책 임 편 집 이민지, 김형준
편집디자인 김영준
일 러 스 트 김경열
표지디자인 김재욱
마 케 팅 박예진
발 행 처 군자출판사(주)
등록 제4-139호(1991. 6. 24)
본사 (10881) 파주출판단지 경기도 파주시 회동길 338(서패동 474-1)
전화 (031) 943-1888 팩스 (031) 955-9545
홈페이지 | www.koonja.co.kr

* 파본은 교환하여 드립니다.
* 검인은 저자와의 합의 하에 생략합니다.

ISBN 979-11-7068-273-8
정가 120,000원

허리디스크
완치를 통해서 보는

통증치료의 혁명

A Revolutionary Approach
to Pain Treatment

by Dr. Ananda Moon

지은이
문형철 · 추홍민

추천사

문형철 선배님은 제가 존경하는 스승이자 선배이며, 따뜻한 형이자 가장 강력한 모티베이터입니다. 한의사로서 저는 환자의 고통뿐만 아니라, 치료 과정에서 겪는 불안과 두려움 같은 부정적인 감정까지 함께 감당해야 할 때가 많습니다. 그럴 때마다 가장 먼저 떠오르는 분이 문형철 선배님입니다. "형철이 형이라면 이 환자에게 어떤 말을 해줬을까?" 저는 자주 이렇게 스스로에게 되묻곤 합니다.

문형철 선배님은 질환으로 고통받고 두려움에 휩싸인 환자들에게 따뜻하고도 명확한 설명으로 안심을 주며, 결국 스스로 치료 행동과 생활 교정을 실천하도록 이끌어냅니다. 그 모습은 언제나 감탄스럽습니다. 진료실에서 슬픔과 분노에 잠긴 환자들이, 그의 진료를 받은 뒤 전혀 다른 얼굴로 나가는 모습을 저는 여러 번 목격했습니다. 그 변화는 단지 그분의 카리스마나 환자의 감정 때문이 아닙니다. 문형철 선배님의 진료는 탄탄한 데이터, 수준 높은 논문, 수많은 임상 경험에 근거해 있습니다.

그가 운영하는 다음 카페 '치료적 맞춤운동 연구소'에 남긴 글과 강의는 논리 정연하고 군더더기가 없습니다. 기승전결이 분명하며, 독자에게 던진 복선을 매끄럽게 회수해내는 글은 마치 잘 짜인 연극 대본이나 수필 같습니다. 과장 없이 담백하게, 수십 편의 논문을 근거로 증상의 원인과 치료 방향을 제시하고, 본인의 임상 경험을 통해 그 효과를 직접 검증합니다. 그리고 그 복잡한 내용을 한의대생이나 일반인도 이해할 수 있도록 쉽고 막힘없이 풀어냅니다.

이 수준에 이르기까지는 엄청난 노력과 반복이 필요합니다. 저를 비롯한 후배들도 따라가 보려 애쓰지만, 문형철 선배님이 가진 진정한 힘은 그 말과 글이 사람을 움직이게 한다는 점입니다. 그의 강의를 듣고 나면, 실제로 몇 개월간 제 환자 치료율이 눈에 띄게 높아졌습니다. 다른 책이나 강의에서 얻는 지식과는 전혀 다른 경험이었습니다.

문형철 선배님은 환자가 안타까워 밤을 새우고, 시간을 쪼개 논문을 정리하고, 그 내용을 글로 정리합니다. 먼저 본인의 몸에 실험해보고, 그 다음 가족에게 적용해보며 확신을 얻은 뒤에야 환자에게 권합니다. 그 치밀하고 성실한 과정은 동료 한의사들에게 큰 울림을 주며, 저 역시 행동하지 않을 수 없게 만듭니다.

그렇게 존경하는 문형철 선배님께서 책을 출간하셨다는 소식을 추홍민 한의사에게 전해 듣고, 직접 책을 받았습니다. 그리고 추천사를 부탁받았습니다. 존경하는 선배의 책에 후배가 추천사를 쓴다는 것이 한편으론 조심스럽고 송구스럽지만, 제가 받은 감동과 변화를 저만 간직하는 것은 오히려 이기적인 일이라 생각해 이렇게 글을 남깁니다.

책을 받은 날, 저는 단숨에 읽었습니다. 책은 쉽고도 진지하게 읽힙니다. 문장, 구성, 삽화 모두 정갈하며, 무엇보다 선배님 특유의 열정이 오롯이 담겨 있습니다. 마치 커피 한 잔을 앞에 두고, 못난 동생인 저에게 온몸으로 설명하며 "이렇게 하면 환자를 고통에서 구해낼 수 있어!"라고 말하던 그 손짓과 말투가 책 속 문장 하나하나에서 들려오는 듯했습니다.

제가 좋아하는 윤동주 시인의 '쉽게 씌어진 시'에는 이런 구절이 나옵니다. "인생은 살기 어렵다는데 시가 이렇게 쉽게 씌어지는 것은 부끄러운 일이다." 하지만 저는 다르게 생각합니다. 상황이 어렵고 절망스러울수록, 좋은 글을 쉽게 쓰고 쉽게 읽히게 하는 것은 대단하고도 고마운 일입니다. 그 글 뒤에는 셀 수 없는 고민과 자료 수집, 검토, 퇴고의 과정이 숨어 있기 때문입니다.

이 책은 단순한 디스크 설명을 넘어, 생체역학, 신경가소성, 결합조직과 근막, 심지어 마음까지 아우르는 치료법과 풍부한 임상 경험을 담고 있습니다. 수술이 꼭 필요한 상황이 아니라면, 디스크 치료에 있어 이 책 한 권이면 충분하다고 저는 자신 있게 말씀드립니다.

예전부터 책을 꼭 써주시길 간곡히 부탁드렸는데, 드디어 세상에 내어주심에 진심으로 감사드립니다. 그리고 간절히 바랍니다. 앞으로도 문형철 선배님의 많은 치료 경험과 지식을 다른 질환에 대해서도 책으로 펴내 주시기를.

비록 부족한 후배이지만, 존경과 감사의 마음을 담아 이 추천사를 마칩니다. 귀한 책을 내어주셔서 진심으로 감사드립니다.

2025년 8월

대전에서

우제 한의사 **김기병** 드림

추천사

학창 시절 문형철 교수님께 수업을 듣고, 추홍민 원장님과 함께 선후배로 학교 생활을 한 지가 엊그제 같은데 벌써 시간이 많이 흘렀습니다. 늘 진료와 연구에 열정이 가득하셨던 두 원장님께서 허리디스크에 대한 책을 출간하신 것을 진심으로 환영하며 그간의 노고에 깊은 감사를 드립니다.

허리디스크를 비롯한 다양한 허리 통증은 현대인의 삶에서 흔히 겪는 고통스러운 문제 중 하나입니다. 이러한 통증을 해결하고 건강한 척추 건강을 유지하기 위해서는 체계적인 진단과 평가 그리고 효과적인 치료가 필요합니다. 이 책은 깊이 있는 해부학, 생체역학 지식을 바탕으로 허리디스크의 원인부터 진단, 치료까지 단계별로 심도 있게 서술하고 있습니다.

또한 요추뿐만 아니라 흉추와 골반, 호흡과 보행까지 폭넓은 시야에서 접근하고 있으며, 특히 움직임 회복을 위한 근력 운동, 관절 가동 운동까지 다양하게 소개하고 있습니다. 저 역시 임상에서 허리 통증 환자분들에게 항상 치료적 운동을 지도하고 있습니다. 완치로 가는 길의 마지막엔 스스로 통증을 예방하고 관리하는 능력이 필요하기 때문입니다. 치료적 운동을 바탕으로 바른 움직임과 근력을 회복하는 것은 재활치료에서도 가장 중요한 과정이자 목표입니다.

이 책은 허리 통증과 허리디스크 치료의 여정에 새로운 패러다임을 제시합니다. 신체적 관점뿐만 아니라 이완 명상과 같은 심리적인 관점까지 제시하는 전인적인 접근법으로 통증 완화와 척추 건강의 회복에 대한 길잡이가 되어줍니다. 두 원장님께서 임상 현장에서 얻은 소중한 경험을 바탕으로 깊은 통찰과 실용적인 가이드를 제공하는 이 책을 임상의뿐만 아니라 환자와 보호자분들께도 추천합니다.

2025년 8월

원광대학교 한의과대학 조교수

원광대학교 한방병원 한방재활의학과 과장

하원배

서문

이 글을 읽기 전에 잠시 눈을 감고 자신이 아는 사람 중 건강한 사람을 떠올려보라. 건강한 사람은 어떻게 살고 있는가? 그들은 스스로 건강해지기 위해 매일매일 근막 이완과 스트레칭을 하고 적절한 근력운동과 함께 조깅, 배드민턴, 테니스, 골프, 축구, 등산을 하고 춤을 배우고, 악기를 연주하는 등 즐겁게 살기 위해 끊임없이 노력하고 있을 것이다. 그들은 유쾌하고 활달하고 아름다운 지구에서의 삶을 즐기기 위해 태어난 사람과 같은 느낌이다.

계속 눈을 감고 맨날 여기저기 아프다고 말하는 사람을 떠올려 보라. 맨날 여기저기 아프다고 하는 사람은 어떤가? 그들은 스트레칭, 운동은 전혀 하지 않고 늘 찡그리고 짜증 내고 잠을 못 이루고 통증에 시달린다. 그들은 아프기 때문에 스트레칭과 운동을 하지 않고 아프기 때문에 잠을 제대로 자지 못하고 짜증 낸다고 말한다. 하지만 스스로 건강해지고 즐겁게 살기 위해 어떤 노력을 하고 있는지 생각해 보라. 슬프게도 그들은 자신도 모르는 가운데 마치 고통의 늪에서 살기 위해 태어난 사람과 같은 느낌으로 살아간다.

어떻게 해야 건강하게 살 수 있을까?

놀랍게도 올바른 자세로 올바르게 움직이면 지독한 허리디스크 통증도 완치할 수 있다. 올바르게 움직이면 통증이 사라지고 자세가 좋아지고 움직임이 좋아지면서 디스크가 완치될 수 있다는 말을 꼭 기억하라. 올바르게 움직인다는 말은 치료적 운동(therapeutic exercise)이라는 생체역학적 의미를 담고 있다. 움직임의 강도, 속도, 범위 등을 치유적 관점, 생체역학적 관점으로 적용하면 놀라운 치료 효과를 경험할 수 있다. 100세 시대를 살고 있는 현대인에게 치료적 운동은 필요조건이 되고 있다.

허리디스크로 오랫동안 고생하는 사람들은 그야말로 만성통증의 늪에 빠져 아무것도 하지 못한다. 하루 종일 디스크 치료를 잘한다는 병원을 검색하고 인터넷에서 통증 관련 정보를 얻는다. 하지만 정작 디스크로 약해진 허리를 쉽게 튼튼하게 할 수 있다는 통찰이 없기 때문에 치유를 위한 어떠한 노력도 하지 않는다. 우연히 운동으로 치료된 사람들의 이야기를 듣고 무작정 걷기, 등산, 자전거, 수영을 하기도 한다. 하지만 한쪽의 근육길이가 짧아져 척추가 틀어진 상태와 근력의 불균형 상태에서 걷기, 등산,

자전거, 수영은 오히려 신체 부정렬을 조장하기 때문에 디스크를 악화시켜 오히려 수술 상황으로 내몰 수도 있다.

이렇게 체중부하가 없는 열린 사슬 상태에서부터 운동을 시작하여 체중부하가 주어지는 닫힌 사슬상태로 단계적으로 높여가는 생체역학적 관점의 치료를 이해하지 못한다면 디스크는 오히려 악화되는 경우가 많다. 이를 해결하기 위한 단계적 치료법이 **"올바른 움직임과 자세치료법**(correct motion and posture therapy, CMP therapy)**"**이다.

올바른 움직임과 자세치료법에 대한 계획 없이 무작정 걷기, 등산, 자전거, 수영 등을 시행하고 디스크가 나아졌다면 그 회복은 우연한 사건에 불과하다. 등산으로 우연하게 허리디스크를 회복한 사람은 끊임없이 등산을 권유한다. 디스크 수술로 회복한 사람은 수술이 최고라고 한다. 마사지, 척추 교정을 하고 디스크가 좋아진 사람은 마사지, 척추 교정을 하면 치료된다고 말한다. 심지어 거꾸리를 해서 나아진 사람은 주위 사람들에게 거꾸리를 하는 것이 최고라고 말한다.

허리디스크 완치 5단계와 같은 생체 역학적인 치료계획 없이 몇 개월 동안 디스크 통증으로 고생하고 나아진 것은 인체의 놀라운 자연 치유력에 의한 우연한 사건에 불과하다. 더 놀라운 것은 올바른 움직임과 자세요법(CMP therapy) 관점에서 보면 그들은 완치된 것이 아니고 현재 통증만 없는 상태라서 언제든 디스크가 재발될 위험이 있는 사람들이다.

어떤 것이 옳은 것일까?
도대체 어떻게 해야 할까?

치료적 맞춤운동연구소 다음카페(http://cafe.daum.net/panicbird)에서 국내외 많은 환자들의 질문을 받았다. 특히 해외동포들로부터 많은 이메일 질문을 받았다.

허리디스크에 수영이 좋다던데 수영을 하면 치료되나요?

등산이 좋다던데 등산을 하고 나면 허리가 더 아픈데 어떻게 하나요?

자전거를 타면 좋나요?

거꾸리는 허리에 좋은가요?

평생 무거운 물건을 들지 말라고 하는데, 제 직업은 하루에 20 kg를 50번 이상 들어야 하는 직업이에요. 어떻게 해야 하나요?

탈출된 디스크가 제자리로 들어가는 운동이라고 해서 매켄지 신전운동을 시행했는데, 허리가 더 아파졌어요. 어떻게 해야 하나요?

평생 골프는 안 된다는데, 디스크 수술을 한 제 친구는 싱글골퍼예요. 어떻게 가능한가요?

이 책은 **허리디스크 환자가 1~2개월 이내에 완치하기 위한 세밀한 치료과정**을 담고 있다. 독자는 이 글을 읽고 이 책에서 권유하는 치료적 행동수정, 근막이완, 스트레칭, 코어강화 운동, 근력균형 운동, 9종 신체정렬 운동법, 치료적 보행교정 등을 직접 체험하는 동안 디스크로 인한 통증은 어느새 씻은 듯이 사라지고 매우 흥미로운 인체 움직임 회복의 신비를 체험하게 될 것이다.

프롤로그

디스크를 완치하기 위해, 이상적인 치료 속도와 움직임 회복을 목표로 다양한 치료법이 활용되고 있다. 할 수 있는 모든 치료법을 다 동원하는 환자가 나아질 확률은 높아지리라 생각하기 쉽다. 하지만 디스크 치료과정은 각 단계마다 중요한 치료의 핵심이 있다.

처음에 중요하고 귀한 치료가 나중에는 불필요하고 나쁜 치료가 되기도 한다. 그리고 처음에는 디스크를 악화시키기 때문에 하지 말아야 할 동작이지만 그 단계를 넘어서면 오히려 꼭 필요한 동작이 있다. 쉽게 말하면 같은 운동이라도 처음에는 디스크를 악화시키는 나쁜 운동이지만 단계가 지나면 반드시 필요한 운동이 된다는 뜻이다. 환자들이 흔히 묻는 등산이 그렇다. 처음에는 디스크를 악화시키는 운동이지만 완치 단계에서 등산은 매우 좋은 운동법이다.

인체는 200여 개의 뼈와 280여 개의 가동관절이 있고 600여 개의 근육이 사슬처럼 연결되어 인체의 움직임을 가능하게 한다. 이 관절과 근육들은 직립 보행을 위해 가장 이상적인 정렬이 있다. 이러한 인체의 이상적인 정렬을 개선하기 위해 모든 근육의 길이를 정확히 맞추고 모든 관절의 정상 움직임을 회복하는 많은 치료 방법이 있다. 이 책은 허리디스크 완치를 위한 가장 이상적인 치료 속도와 신체 정렬, 최적 움직임 회복을 꿈꾼다. 다음 질문을 보자.

허리디스크를 가장 이상적인 치료 속도로 회복한다면 얼마나 빨리 호전될 수 있을까?

독자는 이 책에서 소개하는 것처럼 가장 이상적인 속도로 치료하면 디스크는 1~2개월 내에 완치할 수 있다. 어떤 이는 허리디스크가 3개월 또는 6개월이면 디스크가 흡수되면서 자연 치유가 된다고 주장하기도 한다. 하지만 과연 그럴까? 허리디스크는 3개월, 6개월이 지나면 자연 치유된다느니 하는 말들은 다 거짓말이고 거짓말이 되게 만들어야 한다.

비유하면 다음과 같다. 일반인들은 빙상 경기장에서 스케이트를 신고 서 있기도 힘들다. 하지만 김연아 선수는 빙판에서 수십 바퀴를 회전하고 3회전 점프를 하면서 신나게 스케이트를 즐긴다. 또 다른 예를 들어보자. 일반인들은 출렁이는 외줄 위에 한

발짝도 내딛지 못한다.

하지만 줄타기 명인들은 외줄에서 걷고, 점프하고, 달리며 신나게 공연한다.

디스크의 자연 치유 과정은 올바른 트레이닝을 하지 않은 일반인이 스케이트를 신고 빙상 경기장에 서거나 외줄 위로 올라가는 것과 같다. **만약 김연아 선수와 외줄타기 명인과 같이 단계적 트레이닝 과정처럼 허리디스크를 치료하면 어떻게 될까?** 여기에 허리디스크 1~2개월 이내 완치의 해답이 있다.

올바른 움직임과 자세치료법(CMP therapy)으로 한 환자가 디스크 완치 과정을 경험하면서 이렇게 물었다.

현재 디스크가 심하게 탈출되어 있는 상태인데 어떻게 한 달 만에 뛰고 달리는 것이 가능한가요? 제가 제 몸으로 경험하고 있는데도 잘 이해가 안되네요.

독자는 이 책에서 그 놀라운 치료 효과에 대한 답을 찾을 수 있을 것이다.

허리디스크가 자연 치유된다는 이들의 주장을 보면 디스크 치료를 위해서 "허리를 숙여 물건 들지 마라, 오래 운전하지 마라, 윌리엄 굴곡운동은 하지 마라"라고 한다. 또한 아프면 일도 하지 말고 쉬라고만 한다. 언제까지 쉬어야 하는지 아무런 계획도 없다. 언제, 어떻게 해서 자신의 직업활동, 스포츠 취미 활동을 가능하게 할 수 있는지에 대한 계획도 없다. 또 어떤 의사는 등산을 해라, 수영을 해라, 매켄지 신전운동을 해라라고 말한다. 하지만 누워만 있어도 통증을 호소하는 환자들은 어떻게 해야 하는가? 그래서 이런 말들은 부분만 참이다.

디스크 환자라 할지라도 인체 움직임 200만 년 진화 과정에서 얻어진 동작, 원래 인류가 흔히 하는 동작들은 모두 다 할 수 있다. 다만 허리디스크를 악화시키는 어떤 동작은 치료적 행동 수정의 관점에서 잠시 하지 말아야 할 시기가 있을 뿐이다. 그래서 필자는 **'허리디스크 완치 5단계'**를 제시하고 각 단계마다 그 동작이 가능하도록 단계적인 치료적 운동법을 제시할 것이다.

다시 한번 강조하지만 완치를 위해서 허리디스크 환자가 하지 말아야 하는 동작은 없다. 수많은 디스크 치료에 관련된 책에서 디스크 치료를 위해 어떤 동작은 하지 말고, 어떤 동작은 좋다고 말하지만 그것은 모두 허구다.

디스크 완치를 위해 모든 인체 근육과 관절은 "원래 인류가 가능했던 가능한 모든 동작을 회복해야"한다. 다만 그 동작을 통증 없이 수행할 수 있는 최적의 시기와 정확한 방법, 단계적 등급과 순서가 있을 뿐이다. 만약 허리디스크에 어떤 동작은 좋지 않으니 평생 피하라는 관점을 받아들이고 스스로 한계를 지우면 디스크 완치는 불가능할 것이다.

이렇게 비유해보자. 힘의 균형이 잡히고, 적절하게 나사가 조여지고, 윤활유가 잘 칠해진 로봇을 상상해보라. 이러한 로봇은 관절 축의 안정성과 장력 완전성, 압박 완전성을 가진 채로 움직이기 때문에 100년을 써도 끄떡없을 것이다. 그러나 로봇 관절 축의 나사가 풀려 망가졌다고 로봇이 하지 말아야 할 동작을 프로그램하면 과연 적당한 것일까? 허리디스크의 치료도 이와 같다. 로봇 관절 축은 망가지면 재생되지 않지만 살아있는 한 인체의 조직은 적절한 움직임을 통해 **"최적의 재생"**이 가능하다. 그래서 올바른 움직임과 자세 치료법으로 디스크는 완치가 가능하다.

다음 질문을 생각해보자. 디스크를 언제까지 치료해야 하는가를 알기 위해 매우 중요한 질문이다.

통증 없이 일상 생활이 가능한 정도를 목표로 한 사람과 50 kg 상자를 매일 50번 이상 들어야 하는 직업을 가진 사람의 치료 목표와 기간이 같을 수 있을까?

골프처럼 엄청난 허리 회전력을 요구하는 운동을 즐기고 싶은 사람, 혹은 요가 강사처럼 모든 관절의 유연성이 필요한 사람의 치료 목표와 치료 과정은 어떻게 다를까?

독자는 눈을 감고 이 질문에 대해서 천천히 묵상해보라. 디스크를 앓고 있는 독자는 먼저 자신의 상황에 맞게 어느 정도 수준까지 치료할 것인가에 대한 질문을 던져야 한다. 그리고 이 책을 통해 그 해답을 찾을 수 있을 것이다.

MRI 등 허리디스크 진단 영상에 익숙해질 겸 다음 질문을 보자. 다음 두 환자의 MRI 사진을 보고 어떤 환자가 더 심한 통증에 시달리고 있을 것이라고 생각하는가? 당연히 첫 번째 MRI 사진 환자의 통증이 더 심할 것이라고 생각할 것이다. 하지만 실제로 첫 번째 환자는 완치되어 조깅, 등산, 골프 등에서 아무런 불편함 없이 완치된 환자다.

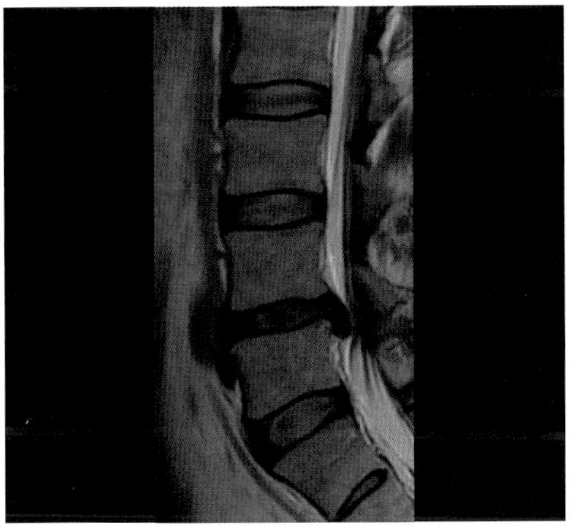

MRI 1. 심하게 탈출된 디스크, 통증이 거의 없는 경우

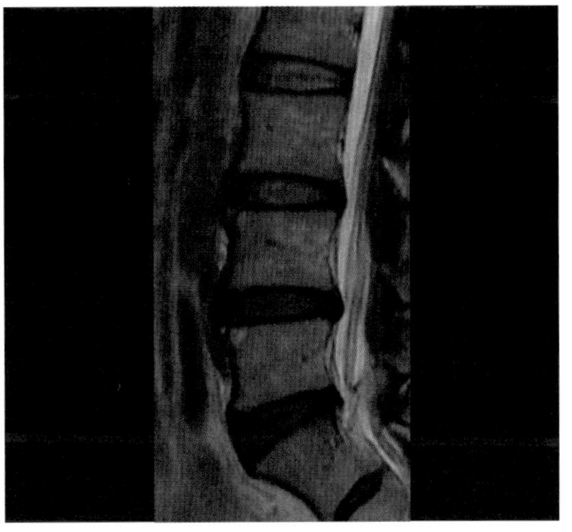

MRI 2. 약간 탈출된 디스크, 심한 통증으로 고생하는 경우

혼란스럽지 않은가? 수많은 허리디스크 영상 사진(X-ray, CT, MRI)을 보면서 필자는 매우 혼란스러웠다. MRI상 디스크 탈출이 매우 심해 걷지도 못할 것 같은 환자가 멀쩡하게 걸어 다니고, 어떤 환자는 디스크 탈출은 미미한데 몇 개월, 몇 년 동안 심한 통증에 시달리고 있었다.

도대체 어떤 환자는 아주 심한 디스크 탈출에도 통증이 없이 정상 활동이 가능할까?

반대로 어떤 환자는 허리디스크로 일상 생활이 불가능할 정도로 통증이 심할까?

척추 관절이 틀어져서일까?

근육이 약해져서일까?

환자가 흔히 말하는 대로 잠을 잘 못 자서일까? 무거운 물건을 들어서일까? 운전을 오래 해서일까? 갑자기 삐끗해서일까?

통증에 대해 예민해서일까?

환자 마음이 약해서일까?

그런데 200 kg을 훌쩍 드는 역도 선수는 전혀 안 아프다. 평생 농사를 짓고 사신 필자의 어머니는 팔순이 넘어서도 심각하게 허리가 아픈적이 없다.

하루 종일 운전을 하는 수많은 사람들 중에 전혀 안 아픈 사람은 도대체 이유가 뭘까?

하루 종일 노동 현장에서 무거운 등짐을 지는데도 전혀 안 아픈 사람은 왜 그럴까? 놀랍게도 50대에 허리가 전혀 아프지 않은 사람을 무작위로 뽑아 MRI 사진 촬영을 해보면 50%에서 디스크 탈출이 발견된다. 이렇게 디스크가 심하게 탈출되어 있는데도 전혀 통증이 없는 사람은 매우 많다.

디스크 탈출이 있는데 통증이 없는 이유는 뭘까?
도대체 어떤 사람이 허리 디스크로 아플까?

필자는 상식적으로 이해되지 않는 이 현상에 대한 의문을 해결하는 과정에서 허리 디스크의 완치라는 해답을 찾게 되었다. 그리고 아무리 심하게 디스크가 탈출되어 있더라도 **"최적 움직임 회복(완치)"**이 가능하다는 것을 알게 되었다. 그리고 모든 디스크 환자의 완치를 위해 인류 의학 역사상 최초로 '허리디스크 완치 5단계' 과정을 구체적으로 제시하였다. 이 분류를 통해 자신이 현재 어떤 상태인지 쉽게 알 수 있고 디스크를 악화시키지 않기 위해 무엇을 조심해야 하는지 알 수 있을 것이다. 또한 각 단계에서 완치를 위해 자신이 어떤 치료적 운동을 해야 하는지 혹은 환자에게 적용할지 이해할 수 있게 될 것이다.

1단계: 허리디스크 하지 마비형 단계
2단계: 열린 사슬 하지 방사통형 단계(누워 있는데도 하지 방사통이 있는 단계)
3단계: 닫힌 사슬 하지 방사통형 단계(앉기 등 체중부하가 주어질 때만 하지 방사통이 있는 단계)
4단계: 닫힌 사슬 국소요통형 단계(앉기 등의 압박 부하가 주어질 때 허리, 엉덩이 등에만 통증이 있는 단계)
5단계: 허리디스크 완치 단계

허리디스크 완치는 위 5단계를 거쳐 가능한 빨리 자신이 목표로 세운 만큼의 최적 움직임 회복을 꿈꾸는 과정이어야 한다. 이론적으로 가장 빠르게 치료한다면 허리디스크는 염증성 통증은 3일, 근막 근육통은 1주일, 관절 기능부전은 1~2주, 신경의 염증통증은 3일(심한 신경 압박이 오래되어 퇴행화된 경우는 1~6개월)이면 회복이 가능하다. 그래서 디스크 환자가 일상적인 활동이 가능한 정도의 회복은 대부분 1개월 이내에 가능하다. 그리고 스포츠 활동과 같은 격렬한 움직임이 가능하도록 하기 위해서는 근지구력과 근력, 협응력, 민첩성까지 회복되어야 하므로 2~3개월 이상 치료해야 한다.

다소 황당해 보이는 다음 질문을 보자.

평생 목발을 사용하는 소아마비 환자는 척추, 골반이 심하게 틀어져 있는데도 정상인보다 허리디스크 발생률이 훨씬 적다. 왜 그럴까?

대답은 간단하다. 목발을 사용하는 소아마비 환자의 일상 생활은 그 자체가 허리를 튼튼하게 하는 치료적 운동 과정이다. 그들은 모든 일상의 삶 자체가 관절 안정화 운동이고 치료적 운동법 과정이다. 소아마비 환자의 척추, 골반은 골격 자체에 차이가 있고 척추, 골반이 심하게 틀어져 있지만 일상 생활과 함께 하는 근력운동 때문에 강한 근력으로 관절을 보호하고 있다. 그래서 그들은 놀랍게도 일반인보다 디스크 발생률이 적다.

이런 관점에서 보면 모든 사람은 자신의 직업, 스포츠 활동에서 지구 중력의 압박부하와 장력부하를 이겨낼 수 있는 근력이 있으면 통증 없이 건강하게 살아갈 수 있다는 것을 알 수 있다. 나이 80세가 넘었더라도 튼튼한 허리를 만들려는 의지와 자발성만 있다면 누구나 가능하다.

이제 **허리디스크 쉽게 낫지 않는 환자와 쉽게 치료되는 환자의 차이**를 알아보자. 이 차이를 알아봄으로써 환자 스스로 디스크를 완치하기 위해서 어떤 의지와 자발성이 필요한지를 알 수 있을 것이다.

 # 허리디스크가 잘 낫지 않는 환자

① 오직 아프다는 이야기만을 반복한다.

② 매일 통증만 생각하고 비관하며 조급해한다.

③ 어떤 동작, 어떤 활동에서 자신의 통증이 악화되는지 살피지 않는다.

④ 통증 악화 방지를 위한 “치료적 행동수정”에 아무런 관심을 갖지 않는다.
⑤ 세밀한 단계적 치료 과정(얼음 팩, 근막이완, 스트레칭, 코어강화 운동, 근력균형운동 등)에는 남의 일처럼 동참하지 않는다
⑥ 의료인이 자신의 몸을 치료해주기만을 학수 고대한다.
⑦ 단번에 치료할 수 있는 특별한 치료법만 찾는다.
⑧ 매일 조금씩 호전되는 과정에 감사하는 마음이 없다.
⑨ 디스크 완치 과정에서 일어나는 인체의 오묘한 변화, 신비로움에 관심이 없다.
⑩ 디스크는 자연 치유된다고 말하는 어설픈 의료인을 말을 그대로 믿는다.
⑪ 디스크는 완치가 불가능하다고 말하는 현명하지 못한 의료인의 말을 그대로 믿는다.
⑫ 자신의 몸은 오직 자신만이 치유할 수 있다는 사실을 전혀 모른다.

 # 허리디스크가 쉽게 낫는 환자

① 디스크는 완치할 수 있는 질병이라는 것을 안다.
② 통증은 나쁜 것이 아니라 더 이상의 손상을 방지하기 위한 귀한 신호라는 사실을 받아들인다.
③ 어떤 동작, 어떤 활동에서 통증이 악화되는지를 잘 살피고 스스로 피한다.
④ 의료인이 제시하는 통증 악화 동작피하기 “치료적 행동수정”을 잘 따른다.
⑤ 세밀한 단계별 운동강도 증진치료법 과정(얼음 팩, 근막이완, 스트레칭, 코어강화 운동, 근력균형운동 등)에 적극적으로 참여한다.
⑥ 인체 움직임 회복과 디스크 완치 과정에서 일어나는 인체의 오묘한 변화에 대해 호기심과 신비로움을 갖는다.
⑦ 하루하루 통증이 조금씩 나아지는 과정에 감사한다.
⑧ 디스크를 완치할 수 있는 길을 제시하는 현명한 의료인에게 감사한다.
⑨ 자신의 몸은 자신만이 치유할 수 있다는 사실을 잘 안다.
⑩ 디스크가 발생하기 전보다 더 튼튼한 허리를 만들어야 디스크가 재발하지 않는다는 사실을 잘 알고 실천한다.

다음으로 허리디스크가 악화되는 사이클과 호전되는 사이클에 대해서 알아보자. 디스크 악화와 호전사이클을 이해함으로써 환자는 혹은 치료사는 자신이 혹은 자신의 환자가 완치의 길로 가고 있는지, 아닌지를 쉽게 알 수 있다.

 # 허리디스크 악화 사이클

① 평소 스트레칭이나 운동을 전혀 하지 않기 때문에 사소한 동작에서 허리, 엉덩이에 통증이 발생한다.

② 통증은 디스크 손상을 알려주는 귀한 신호임을 알아차리지 못하고 오래 운전하기, 골프 등의 통증 악화 행동을 지속한다

③ 디스크가 깨지고 있는데 진통제 주사를 맞고 통증이 주는 귀한 신호를 외면한 채 디스크에 압박부하, 장력부하를 주는 활동을 계속한다.

④ 그 사이에 척추에 가해지는 부하가 심해지며 디스크는 더 깨지고 심하게 탈출된다.

⑤ 결국 활동을 할 수 없을 만큼 통증이 심해지고, 다리가 땅기고 저리는 등 하지 방사통이 발생한다.

⑥ 그때서야 MRI 촬영을 하고 허리디스크 진단을 받는다. 디스크 진단을 받고 치료를 하지만 올바른 스트레칭 등으로 자세를 개선하지 않기 때문에 인체 정렬은 계속 틀어진다.

⑦ 틀어진 인체 정렬 때문에 척추 안정성 회복은 늦어지고 척추 디스크에 가해지는 부하는 심해진다.

⑧ 디스크가 더 탈출되고, 신경압박이 심해지면 하지 마비가 발생하기도 한다.

⑨ 활동은 더 줄어들고 근육은 더 약해져 약간의 활동에도 디스크는 악화된다.

⑩ 여기저기 병원을 전전한다.

⑪ 뒤늦은 수술을 한다.

⑫ 허리가 약해질 대로 약해져서 통증이 일시 호전되었다 악화되는 과정을 반복한다.

⑬ 평생 허리가 아플 것이라고 비관하고 치료를 포기한다.

 # 허리디스크 호전 사이클

① 평소 몸 건강을 위해 매일 근막이완, 스트레칭, 근력 균형 운동, 유산소 운동을 한다.

② 어떤 원인에 의해 디스크가 발생하더라도 완치될 수 있다는 사실을 안다.

③ 통증이 주는 귀한 신호를 알아차리고 현명한 의료인을 찾아 조기에 진단하고 치료한다.

④ 통증주사를 맞고, 침치료를 시행해서 통증이 줄더라도 치료적 행동수정을 잘 시행하여 더이상의 악화를 방지한다.

⑤ 자신의 몸은 스스로 치유해야 한다는 사실을 알고 자가 치유할 수 있는 방법을 이해하고 실천한다.

⑥ 그러한 조언과 치료를 하는 의료인(치료적 운동법을 체계적으로 제시하는)을 찾는다.

⑦ 올바른 스트레칭으로 디스크가 발생하기 전보다 더 올바른 정렬을 회복한다.

⑧ 성실하게 근지구력, 근력, 코어강화 운동을 시행하여 '디스크 발생 전보다 더 튼튼한 허리'를 만든다.

⑨ 통증이 나아지는 과정, 인체의 정렬이 개선되는 과정을 호기심 있게 동참한다.

⑩ 평생 꼿꼿하고 튼튼한 허리를 갖기 위해 자신만의 스트레칭, 코어 강화 운동을 습관화한다.

허리디스크 완치를 위해 꼭 필요한 것은 디스크 치료 과정에 스스로 참여하려는 **"의지와 자발성"**이다. 허리디스크 완치는 스스로 자신의 몸을 치료하는 과정이다. 그 과정에서 의료인은 조언자에 불과하다. 의료인이 디스크를 낫게 해줄 것이라는 착각을 버리고 자신의 몸은 스스로 치유해야 한다.

디스크 완치는 이렇게 새로운 패러다임으로의 전환이 있을 때만 가능하다. 즉 의료인과 환자는 끊임없는 상호 소통을 통해 자신의 몸을 이해하고 스스로 치유하는 **'스승-제자의 패러다임'**으로 전환되어야 한다. 스승-제자의 치료 패러다임의 마지막 단계는 제자가 스승의 능력을 넘어선다. 즉 환자 자신의 몸에 대해서는 자신이 의사보다 더 잘 아는 것이다. 우리는 디스크 치료의 새로운 패러다임 전환이 필요한 시대에 살고 있다. 언제든 인터넷을 통해 정확한 의료 정보를 얻을 수 있는 현대사회에서는 충분히 가능한 일이다. 필자는 책의 출간과 함께 유튜브를 이용하여 동영상으로 디스크 치료방법을 소개할 예정이다.

허리디스크 완치를 위한 영적 금언 3가지를 소개한다. 천천히 읽고 난 후 눈을 감고 깊이 묵상해보라.

"잘 치료되지 않는 통증은 자신의 부정적 감정(분노, 두려움, 절망감)이 원인이다."

"나는 완전한 존재이므로 허리디스크에 영향을 받지 않는다."

"나는 허리디스크를 스스로 치유할 수 있는 힐러(치유자)다."

디스크 완치를 위해서 환자는 더욱더 현명해지고, 지혜로워야 한다. 그러면 좋은 의료인이 많아질 것이다. 그리고 좋은 의료인을 만나면 디스크는 쉽게 치료할 수 있을 것이다. 이제 디스크 완치과정을 잘 도와주는 의료인과 그렇지 않은 의료인에 대해서 알아보자.

 # 허리디스크 완치 과정에 관심 없는 의료인

① 침치료, 추나요법, 진통제, 신경차단주사, 신경성형술 등으로 디스크를 완치할 수 있다고 말한다.

② 디스크를 악화시키는 잘못된 행동에 대해 전혀 관심 갖지 않는다. 오직 어디가 아픈지만 물어본다.

③ 더이상 디스크가 악화되는 것을 막아주는 "치료적 행동수정"을 구체적으로 제시하지 않는다.

④ 어떻게 해야 디스크를 완치할 수 있는지 고민을 하지 않는다. 많은 의료인들이 나이 들면 허리, 무릎이 아프고 사는 것을 당연하게 받아들여 버린다.

⑤ 그저 수술만을 권유하고 수술 후에는 3개월씩 허리 보호대를 채우고 자연 치유를 기다린다.

⑥ 허리디스크 완치 5단계와 같은 단계적인 치료 계획 없이 진통제를 처방하고 주사를 놓고 물리치료만 한다.

⑦ 인체의 정상 움직임 회복, 치료적 보행교정에 대해서는 관심이 없다.
⑧ 환자 한 사람 한 사람의 모든 근육, 관절, 인체 정렬 등의 구체적인 회복 과정에 대해서 관심이 없다.
⑨ 구체적인 치료적 운동법을 제시하지 않고 그냥 걷기, 등산, 수영 등 막연한 운동법을 제시한다.
⑩ 디스크 완치과정의 놀라운 신비에 대해 전혀 관심이 없다.

 # 허리디스크 완치 과정을 잘 도와주는 의료인

① 환자 자신이 허리디스크 완치의 주인공이라는 사실을 명확히 한다.
② 수술, 주사치료, 침치료, 추나요법, 물리치료 등은 디스크 완치 과정의 보조적 치료로 활용한다.
③ 디스크 악화를 방지하는 치료적 행동수정을 정확히 제시한다.
④ 디스크 완치 과정을 위한 정확한 근막이완, 스트레칭, 단계적인 치료적 운동법 등을 구체적으로 제시하고 독려한다.
⑤ 환자가 호전됨에 따라 불필요한 스트레칭, 불필요한 운동을 과감히 빼면서 빠르게 전신기능회복 운동법으로 유도한다.
⑥ 환자 한 사람 한 사람의 움직임 기능 회복 과정을 끊임없이 고민하고 해결책을 제시한다.
⑦ CMP 9종 신체정렬 운동법과 같은 전신의 정렬 회복을 위한 스트레칭, 치료적 운동을 구성한다.
⑧ 결국 인간은 걷고 움직이기 위해 존재한다는 사실을 이해하고 항상 치료적 보행교정을 시행한다.
⑨ 환자의 치유 과정에 감사한다.
⑩ 환자의 고통에 연민을 가지고 환자를 사랑한다.

허리디스크가 완치되지 못하는 이유는 언 발에 오줌 누기와 같은 치료를 시행하기 때문이다. 즉 디스크가 탈출되는 근본 원인을 치료하지 않고 눈앞에 보이는 통증에만 급급하기 때문에 완치가 되지 못하는 것이다. **통증을 치료하기 위해 통증을 쫓아가는 것은 고양이가 제 꼬리를 물기 위해 빙빙 도는 것과 같다.** 즉 통증을 치료만을 시행하면 디스크는 완치할 수 없다. 놀랍게도 올바른 움직임과 자세를 회복하면 어느새 디스크는 호전되어 있을 것이다.

대한민국의 허리디스크 수술 기법은 세계 최고다. 디스크 수술을 잘하면 매우 효과적으로 통증을 줄일 수 있다. 하지만 디스크 수술을 하면 척추는 약해진다는 것은 자명한 사실이다. 디스크 수술은 탈출되어 신경근을 압박하고 있는 디스크 덩어리를 제거하는 것에 불과하다. 그렇다고 허리디스크 수술이 불필요하다고 주장하는 것이 아니다. 디스크 수술이 적응증에 해당하는 경우, 수술을 통해 통증이 쉽게 완화되기 때문에 **"올바른 움직임과 자세 치료법"**을 훨씬 용이하게 진행할 수 있다. 따라서 디스크 수술은 반드시 필요한 경우에만 시행해야 한다.

이 책에서 제시하는 허리디스크 완치 5단계 과정, CMP 9종 신체정렬 운동법 등을 잘 따르면 디스크는 예방될 것이고 디스크 환자는 완치를 경험할 수 있을 것이다. 그리고 디스크 수술을 한 환자는 튼튼한 허리를 만들어 다시는 재발되지 않도록 할 것이다.

필자가 가장 좋아하는 치료적 금언을 보자.

"소리치는 자는 범인이 아니라 피해자다"

소리치는 자인 탈출된 디스크는 범인이 아니라 피해자다. 그렇다면 디스크 탈출을 일으킨 범인은 무엇인가? 바로 약해진 허리다. 만약 장미란 선수처럼 허리가 튼튼하다면 100 kg을 들어도 디스크는 발생하지 않는다. 허리가 약하다는 말은 척추관절이 불안정하다는 뜻이다. 그래서 척추안정성을 담당하는 인대가 느슨해지고 척추안정화 근육이 약해진 상태가 범인이다. 진짜 범인은 그렇게 인대가 느슨해지고 척추 안정화 근육이 약해지도록 방치한 자기 자신이다. 그래서 디스크 치료의 시작은 척추를 튼튼하게 하려는 치료적 운동에 대한 '의지와 자발성'이다.

치료적 맞춤운동 연구소 다음카페를 열고 허리디스크로 고통받는 많은 국내외 환자들에게 메일을 받았다. 그들에게 스스로 통증을 관리할 수 있는 방법을 알려주면서 조만간에 책을 쓸 것입니다 라고 말해 왔다. 이제 그 약속을 지키기 위해 그리고 **허리디스크 완치의 새로운 의료 패러다임 전환을 위해** 이 책을 집필했다. 새로운 치료의 패러다임을 이해하고, 스승-제자의 관계로 허리디스크를 완치한 두 사례를 들어본다.

30대 초반의 남자. 며칠 후 일본유학을 떠나야 하는데 요추 4~5번 사이 디스크 탈출로 허리통증과 좌골신경통으로 고생하고 있었다. 환자는 필자 아들의 선생님 아들이었다. 환자에게 허리디스크 완치 5단계 분류법을 이해시키고 통증 악화 방지를 위한 치료적 행동수정법, 자가 근막이완법, 자가근육 스트레칭법, 신경 스트레칭법, 코어운동 등을 단계적으로 시행하는 방법을 설명하고 스스로 시행할 수 있게 했다. 그 결과 1주일 만에 통증이 70% 줄었고 체중부하가 없는 열린 사슬 상태에서는 통증이 없어졌다. 체중부하가 주어지는 닫힌 사슬에서도 통증을 치료하기 위해서는 코어강화 운동을 지속적으로 하게 했다. 그리고 두 달 후 환자는 거의 완치되었다는 소식이 전해졌다.

50대 초반 육군 대령. 허리디스크는 네 군데가 탈출되어 있었고 걷기도 힘든 심한 허리통증, 좌골신경통과 함께 발가락 배굴력이 마비된 환자였다. 6개월 후에 장군 진급을 위한 체력검사를 앞두고 있는데 환자는 6개월 후에 윗몸 일으키기 1분에 60개, 3킬로미터를 15분 내 달리기를 통과해야 했다. 입원을 할 수도 없었고 수술을 할 수도 없었다. 환자는 직업활동의 부하를 견뎌낼 수 있는 튼튼한 허리를 만들기 위한 치료적 맞춤운동 과정을 성실하게 시행했다. 군인의 신분이라 1개월씩 비상에 걸려 치료를 받을 수 없는 상황에서는 악화 방지를 위한 치료적 행동수정을 잘 시행하고 스스로 코어강화 운동 등을 시행했다. 그리고 1년 후 장군 진급의 소식을 알려왔다.

그 외에도 필자를 알고 있는 많은 사람들이 치료적 맞춤운동법으로 허리디스크, 목디스크를 완치했다. 허리디스크를 전문으로 수술하는 외과 전문의도 있었고 한의사도 있었다. 수많은 강의 과정 속에서 의사, 한의사, 물리치료사들이 치료적 맞춤운동을 통해 스스로 자신의 몸을 치료했다.

허리디스크 완치를 위한 과정을 한마디로 표현하면 **"세밀한 단계별 운동강도 증진 치료법**(specific graded exercise)**과 힘과 방향에 맞는 올바른 움직임"**에 있다. 그런데 이러한 과정은 생체 역학과 인체의 해부학, 치유생리, 손상병리를 이해하지 못하면 불가능하다. 허리디스크 환자가 통증이 있는데, 디스크 재손상 없이 스트레칭을 하고 코어 강화 운동을 하는 것은 매우 어려운 일이다. 하지만 인체 생리학, 병리학, 생체역학적 관점으로 치료하면 거의 모든 디스크 환자가 1개월 이내에 일상활동이 가능하도록 회복하는 것은 어렵지 않다.

필자가 제시하는 허리디스크 완치의 정의는 이렇다. 허리디스크의 완치란 **"척추관절에 어떠한 지구중력의 부하가 주어지더라도 척추 안정성이 디스크를 보호한 상태에서 자신이 원하는 동작을 자유롭게 하는 상태"**라고 정의한다. 좀더 세밀하게 이해해보자.

"눕고, 서고, 앉고, 걷고, 달리고, 배드민턴, 축구, 골프, 직업 활동에서도 지구 중력에 의한 체중 압박부하, 장력부하, 비틀림부하, 전단부하가 주어지는 상황에서도 풀려진 나사를 조이듯 느슨해진 인대를 강화하여 수동 안정성을 회복하고,

관절 움직임의 방향을 모니터링하여 대뇌에 전달하는 인대의 기계적 수용기 능력이 제 기능을 회복하고,

관절낭에 활액이 충만하여 윤활유를 칠한 것과 같이 회복하고,

관절의 가속, 감속 움직임을 대뇌에 전달하여 직접적으로 움직임을 조설하는 관설낭의 기계적 수용기 능력이 제 기능을 회복하고,

근육 길이 변화를 대뇌에 전달하여 움직임을 조절하는 근육의 기계적 수용기 근방추가 제 기능을 회복하고,

근육 장력 변화를 대뇌에 전달하여 움직임을 조절하는 힘줄의 기계적 수용기인 골지건기관이 제 기능을 회복하고,

국소 안정성을 담당하는 근육이 제 기능을 회복하고,

코어 강화를 통해 척추의 동적 안정성을 회복하고,

일상 활동, 직업 활동, 스포츠 취미 활동을 하는 동안 전혀 통증 없이 최적의 움직임 기능을 회복하는 것이다."

이 글을 읽는 독자가 디스크 환자라면 허리를 천천히 굴곡해보라. 통증이 없는 이상적인 움직임이란 "허리를 구부리는 동안 척추관절과 인대의 수동 안정성과 근육에 의한 척추의 능동 안정성 상태에서 협력근이 제 기능을 하고, 길항근이 원심성 수축으로 잘 늘어나주고, 주동근이 원하는 방향의 움직임을 만들어 지구 중력의 체중부하를 이

겨내고 자유롭게 움직이는 것"이라 할 수 있다.

디스크로 고생하는 환자에게 통증 없는 이상적인 움직임을 회복하기 위해서는 **"올바른 힘과 올바른 방향"**으로 움직이면 된다. 그리고 위에서 설명한 기능을 회복하는 유일한 길은 올바른 치료적 운동법이다. 올바로 움직이기만 하면 치유된다는 말을 믿기 힘들 것이다. 필자도 처음에는 이러한 새로운 치료 패러다임을 이해하기 너무 어려웠다. 하지만 조금만 깊이 생각해보면 당연한 것이다. 살아있는 조직은 올바로 움직이기만 하면 혈액(혈액 안에는 뼈, 관절, 근육 등 모든 조직을 재생하는 물질이 들어 있다)이 공급되고 스스로 모든 치유기능을 작동시킨다. 그래서 인체가 정상적인 기능을 하기 위해서는 올바른 움직임이 필요 조건이다. 독자는 이 책을 다 읽고 나면 깊이 이해할 수 있을 것이다.

디스크 완치를 위해 올바른 움직임이 필요조건이라는 사실을 받아들인다면 환자는 어떻게 해야 할까? 이제부터 해부학과 생체역학 탐구를 다시 시작할까? 그럴 수도 없고 그럴 필요도 없다. 자신을 치료하는 의사에게 좋은 질문, 올바른 질문을 던지면 된다. 독자는 꼭 기억하라. 자신을 치료하는 의사에게 좋은 질문을 던져야 나쁜 치료를 피할 수 있고 허리디스크를 쉽게 완치할 수 있다.

질문 1. 저는 누워 있어도 허리가 아프고, 다리가 저립니다. 어떤 자세로 누워 있어야 하나요? 며칠이나 누워 있어야 하나요?

질문 2. 저는 10분만 걸어도 아픕니다. 어떻게 해야 통증 없이 30분 걷기가 가능한가요?

질문 3. 저는 30분 정도 앉아 있으면 아픕니다. 지금 치료를 시행하고 언제부터 1시간 이상 앉아있을 수 있나요? 저는 하루 종일 앉아있는 직업입니다. 어떻게 해야 하나요?

질문 4. 저는 지금 ○○동작에서 통증이 발생하는데, 지금 시행하는 치료가 ○○동작을 가능하게 해주나요? 만약 가능하다면 그 동작을 반복해도 되나요? 안 된다면 언제부터, 어떻게 해야 그 동작이 가능할 수 있나요?

질문 5. 저는 골프가 취미입니다. 어떻게 해야 골프를 다시 칠 수 있나요?

질문 6. 저는 20 kg 상자를 50번 이상 들어야 하는 직업입니다. 어떻게 해야 가능한가요?

질문 7. 저는 10시간 이상 운전하는 직업입니다. 언제부터 운전을 할 수 있나요? 어떻게 해야 통증 없이 10시간 운전을 할 수 있나요?

질문 8. 저는 축구 선수입니다. 언제부터 어떻게 해야 통증 없이 축구를 할 수 있나요?

질문 9. 허리디스크가 재발하지 않기 위해 어떻게 걸어야 하나요? 제게 맞는 보행을 알려주세요.

질문 10. 저는 언제 제 직업에 복귀할 수 있나요? 그동안 무엇을 해야 하나요?

자신을 치료하는 의료인에게 위에서 소개한 몇 가지 질문을 던져보라. 만약 자신을 치료하는 의료인이 제대로 대답을 하지 못한다면 허리디스크 완치는 우연한 사건이 될 것이다.

평생 물을 보지 못한 사람에게 물에 대해서 알려준다고 가정해보자. 가능한 모든 수사력을 동원해서 물의 느낌, 맛, 색깔 등에 대해서 상세하게 설명한 책을 보고 이해하는 독자가 있다. 또 다른 독자는 먼저 물이 가득 담긴 수영장에 첨벙 들어가 온몸으로 물을 느끼면서 이해한다. 누가 더 빨리 배울 수 있을까? 이 글을 읽는 독자는 수영장에 들어가 물을 느끼듯 이 책에서 제시하는 근막이완, 스트레칭, 관절가동, 코어 운동법, 전신기능 회복운동법을 **직접 체험하면서 읽기(실천적 지혜)**를 바란다.

'진리를 이해하는 것과 진리를 실천하는 것, 진리와 하나되는 것은 완전히 다르다' 독자는 이 문장을 가슴 깊이 새기고 꼭 실천하기를 바란다.

이 책의 완성은 필자의 스승 "치료적 맞춤운동 연구소 소장" 김송준 선생님 덕분에 가능했다. 이 자리를 빌려 김송준 선생님께 깊은 감사를 전한다.

이 책의 편집에 도움을 주신 분

권상혁 진접한양병원 한의과 과장, **김광호** 원광대학교 한의과대학 한방내과 전문의, **송주환** 원광대학교 한의과대학, **박성준** 문래마주봄한의원, **홍현준** 광화문경희한의원

허리디스크에 관한 7가지 질문

1. 수술 없이 탈출된 디스크가 흡수된다는데 맞나요?

네, 맞습니다. 탈출된 허리 디스크는 80% 이상이 물 성분이기 때문에 자연 흡수됩니다.

2. 탈출된 디스크가 제자리로 들어가게 하는 운동법이 있다는데 어떻게 해야 하나요?

매켄지 신전 운동법은 탈출된 디스크가 제자리로 들어가게 하는 운동법으로 알려져 있습니다. 그런데 디스크 초기 척추가 불안정한 상태에서는 허리를 신전하면 후관절 부딪힘, 신경 압박이 심해져 디스크가 더 악화될 수 있으므로 주의해서 시행해야 합니다.

3. 평소 허리를 튼튼하게 하는 방법은 무엇인가요?

평소 근막 이완, 스트레칭, 코어 강화 운동, 치료적 보행 교정 등을 시행하면 장미란처럼 튼튼한 허리를 만들 수 있습니다.

4. 허리가 약간 아픈 사람이 허리디스크가 발생하지 않도록 하려면 평소에 어떻게 해야 하나요?

평소 허리가 아프다는 것은 디스크에 압박 부하가 주어지면 후관절의 부딪힘을 허용할 정도로 허리 근육이 약하다는 뜻입니다. 그래서 코어 강화 운동을 통해서 튼튼한 허리를 만들면 됩니다.

5. 허리디스크로 다리가 저릴 때 자가 치료하는 방법은 무엇인가요?

누워서 시행하는 신경 스트레칭을 하면 효과적입니다. 그리고 이상근 증후군으로 신경이 압박될 때는 이상근 스트레칭을 시행하면 효과적입니다.

6. 허리디스크로 통증이 심할 때 핫팩을 하면 더 아플 수 있다는데 왜 그런가요?

허리디스크가 발생하여 후관절이 부딪히고 신경근 압박으로 염증이 있는데 핫팩을 하면 불 난 데 기름을 붓는 것과 같습니다. 그래서 얼음 찜질을 하는 것이 훨씬 효과적입니다. 심하게 허리가 아플 때 얼음 팩을 30분씩 하루 3회 이상 시행하면 진통제보다 더 좋은 효과를 볼 수 있습니다.

7. 장미란 선수는 186 kg을 들고도 왜 허리가 안 아픈가요?

장미란 선수가 186 kg을 들어올릴 때 척추뼈, 디스크로 버티는 것이 아닙니다. 복내압을 만드는 코어 근육으로 척추를 공기압으로 띄우는 것과 같이 만들어 186 kg을 들어 올리는 것입니다. 그래서 복내압을 높이는 코어 강화 운동이 디스크를 완치하는 중요한 핵심입니다.

독자에게 드리는 부탁!

통증이 나를 보호하리라는 사실과 통증은 인체 조직의 손상을 알려주는 귀한 신호라는 사실을 꼭 기억하세요. **소리치는 자는 범인이 아니라 피해자**입니다. 디스크 파열을 야기한 진짜 범인은 약해진 허리를 방치하는 자기 자신의 게으름과 무지입니다.

질병이 발생하기 전에 좋은 의료인을 친구로 삼으세요. 질병이 발생하면 현명한 조언을 구하고 지혜롭게 대처하세요. 좋은 환자가 좋은 의료인을 만든다는 사실을 기억하고 자신을 치료하는 의료인을 좋은 의료인이 되도록 먼저 신뢰하고 좋은 질문을 던지세요.

매일 근막을 이완하고 스트레칭을 하세요. 매일 코어강화 운동, 적절한 근력균형 운동, 유산소 운동, 올바른 보행을 하세요. 통증이 발생하면 먼저 얼음 팩을 하고, 근막이완을 하고, 스트레칭을 하고, 통증 초기 움직임 3원칙에 의거해서 치유를 촉진하세요. 관절의 안정화 운동법을 이해하고 시행하세요.

매일 놓아버림 명상법을 시행하며 최악의 상황을 예측하는 비관적 사고를 놓아 버리세요. 그리고 뇌-마음 기원성 통증을 스스로 치유하고 감정의 고통에서 벗어나 사랑, 존경, 공존, 기쁨, 감사, 축복, 평화와 함께 하세요.

이 책의 내용을 **한 문장 한 문장 깊이 생각하며 읽고, 이 책에서 제시하는 많은 근막이완법, 스트레칭법, 운동치료법을 정확하게 실천하며** 읽으세요. 가족, 동료들에게 스트레칭을 가르치고 함께 즐기세요. 그리고 활력이 넘치고 건강해져가는 자신의 몸과 마음의 변화를 즐기세요.

좋은 것을 많이 먹어서 건강해지려는 노력을 줄이고 올바른 운동법으로 건강해지려고 노력하세요. 자신이 건강해지는 모습을 먼저 보여주고 사랑하는 가족, 친구, 동료들이 함께하도록 하세요. 가족, 친구, 동료들에게 건강한 운동법에 대해 대화를 나누고 함께 실천하세요.

이 책을 가족, 친구, 동료, 의료인에게 추천해주세요. 이 책의 중요한 내용을 카카오스토리, 밴드, 페이스북에 공유해주세요. **좋은 치료, 올바른 의료의 새로운 패러다임, 건강한 세상은 우리 모두가 함께 만들어가는 것**입니다.

늘 “감사합니다, 사랑합니다, 행복합니다”를 말하고 데이비드 호킨스 선생님의 긍정적 에너지 ‘용기, 중용, 자발성, 용서, 통찰, 사랑, 기쁨, 평화, 깨달음’과 함께 하세요.

목차

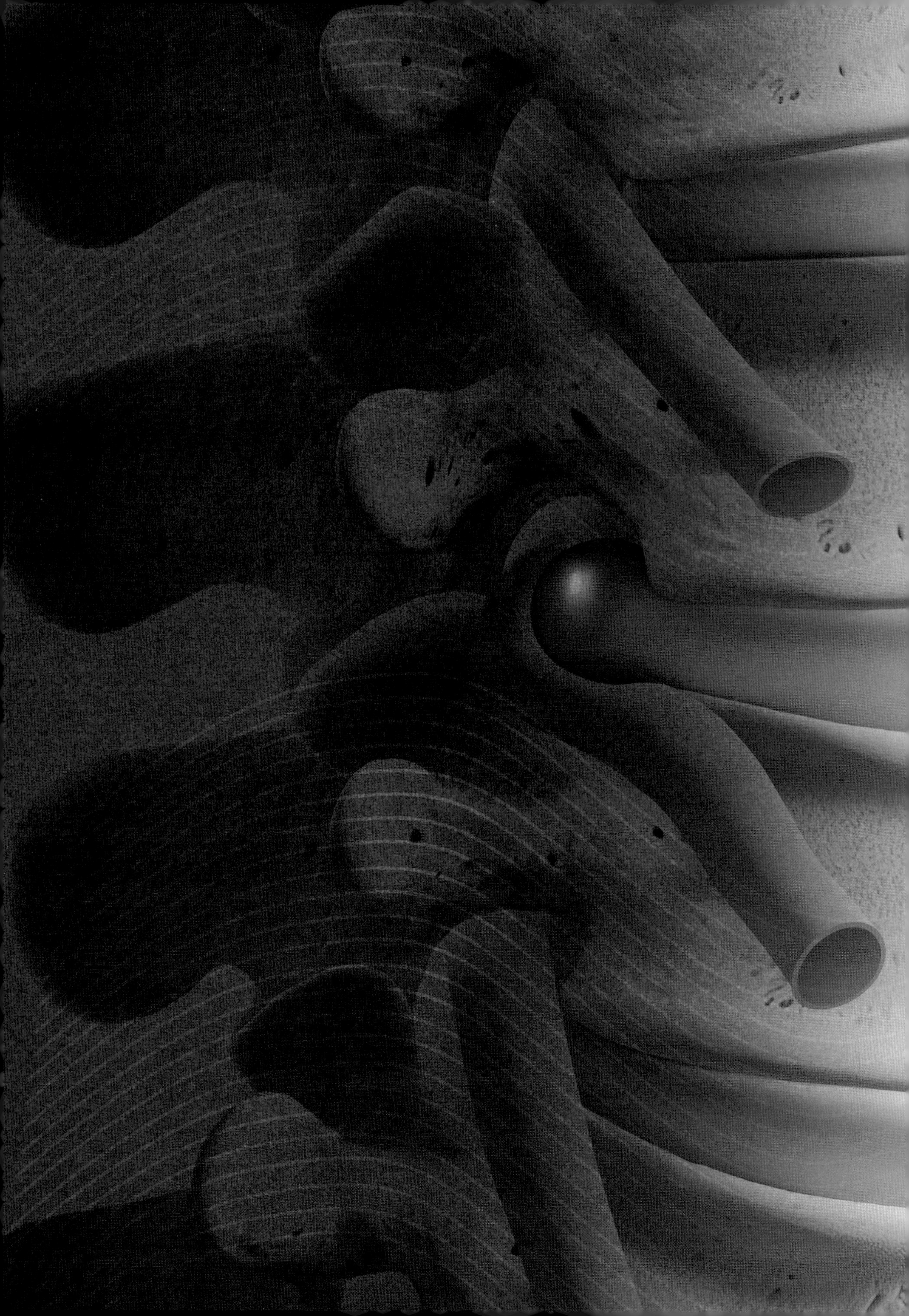

PART I.

허리디스크 완치를 위한 통증 혁명 시각

Chapter 1.

생체역학적 관점으로 보는 허리디스크 원인

Summary

흔히 허리디스크는 허리를 무리하게 사용해서, 오래 앉아 있어서, 허리-골반이 틀어져서 발생한다고 말한다. 하지만 많은 사람들이 허리를 무리하게 사용하고, 하루 종일 앉아 있어도 안 아픈 사람이 더 많다. 소아마비처럼 척추-골반이 틀어진 사람, 3~4미터 높이에서 떨어져 척추압박골절이 발생할 때도 요추의 디스크(추간판)는 손상되지 않는 경우가 더 많다.

허리 움직임에 따른 디스크 부하 모식도에서 보는 것처럼 인체 척추에는 끊임없이 압박-장력(전단)부하가 주어진다. 어떤 동작이든 이 **부하를 견딜 수 있으면 좋은 운동이고, 종이 한 장을 들기 위한 동작이라도 이 부하를 견딜 수 없으면 디스크는 파열, 손상**되는 것이다.

꼭 기억해야 할 생체역학 원리
'압박-장력(전단)부하'

↓ 디스크, 관절이 견디면 → 좋은 운동

↓ 디스크, 관절이 견디지 못하면 → 나쁜 운동(디스크, 관절 손상)

생체역학적 관점으로 이해하는 허리디스크의 발생 원인

서서 걷는 인류의 튼튼한 척추 기둥에 감사하라.
지구 중력을 견디고 걸을 수 있게 하는 튼튼한 척추 기둥에 감사하라.

이 글을 읽고 정확히 이해하면 허리디스크 발생 원인과 기전에 대해 생체역학(biomechanics)적 관점의 새로운 시각을 갖게 될 것이다. 디스크는 오직 생체역학적 관점의 원인을 해결할 때 완치에 도달할 수 있다는 사실을 기억하고 다음 글을 보자.

'소리치는 자는 범인이 아니라 피해자다'

비유적 표현이지만 디스크 원인을 생체역학적 관점으로 이해하는 데 놀라운 통찰을 주는 말이다. 그리고 **"최적 움직임의 회복"을 치료 목표로 삼는 올바른 움직임과 자세 치료법**(CMP therapy)에서 가장 중요하게 생각하는 치료적 금언이다. CMP therapy는 'correct motion and posture therapy'의 약자로 필자가 만든 용어다.

디스크 파열은 아프다고 소리치는 자로서 범인이 아니라 명백한 피해자다. 그렇다면 디스크 파열의 진짜 범인은 무엇일까? 범인은 느슨해진 척추 인대, 약해진 코어 근육, 짧아진 근육, 덜 움직이는 흉추와 고관절 그리고 골반과 척추의 틀어짐 등이다. 독자는 잠시 눈을 감고 자신의 디스크 치료에 대해서 생각해보라.

진짜 범인은 방치한 채 피해자만 추궁하지는 않았는가?
통증이 주는 귀한 신호를 어떻게 받아들였는가?
지금 어떤 치료를 하고 있는가?
지금 어떤 치료를 받고 있는가?

디스크를 앓고 있는 독자는 이 책에서 제시하는 진짜 범인을 찾아서 해결하는 것이 디스크를 완치할 수 있는 유일한 길임을 잊지 말고 다음 글을 보자.

허리의 움직임에 따른 디스크 부하

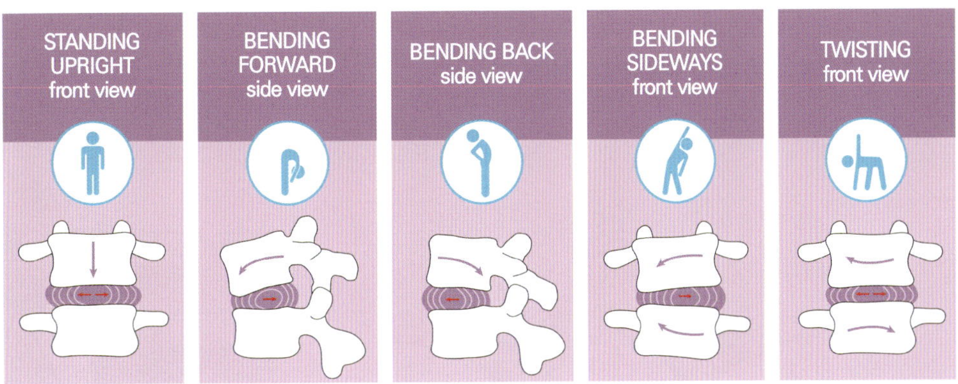

사실 더 근본적인 범인은 환자 자신이다. 자세가 틀어지고 코어 근육이 약해져 허리에 힘이 없다는 것을 알면서도 올바른 스트레칭, 허리를 튼튼하게 하는 운동법은 등한시하고, 디스크가 파열된다는 통증 신호를 주는데도 불구하고 자신의 몸을 관리하지 못하고 방치한 환자 자신의 무지와 게으름이다.

인체는 600개가 넘는 근육을 사슬처럼 연결하여 280여 개 가동관절을 움직인다. 이 많은 관절과 근육은 **일상 생활, 직업 활동, 스포츠 활동 과정에서 발생하는 압박부하**(compression force)**와 장력부하**(tension force)**를 견뎌내야** 한다. 특히 척추에는 디스크(추간판, intervertebral disc)라는 압박부하를 완화하는 충격흡수 장치가 존재한다.

그런데 놀랍게도 사람이 2~3미터 높은 곳에서 떨어져 척추뼈가 손상되는 충격에도 디스크는 쉽게 파열되지 않는다.

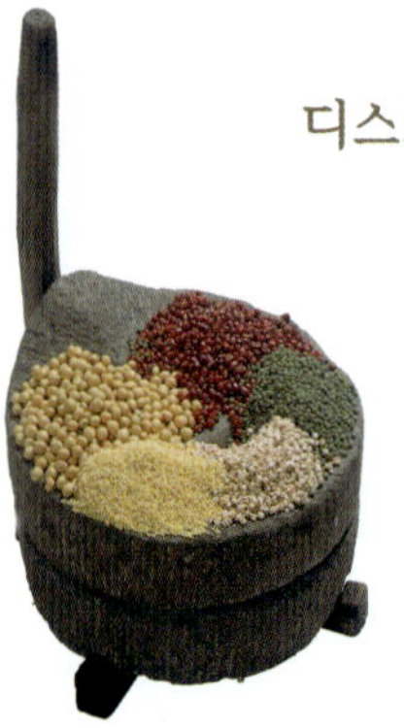

디스크가 그렇게 튼튼한데 허리디스크 환자는 왜 이렇게 많을까?

디스크 파열 기전에 대해서 자세히 알아보자. 디스크는 척추체와 척추체 사이에 존재하는 충격흡수 장치로 섬유륜과 수핵으로 구성되어 있다. 수핵이라는 물을 단단한 섬유띠 보자기(섬유륜)와 척추체 두 개가 둘러싸고 있는 것과 같다. 비유하면 맷돌 사이에 찹쌀떡의 앙꼬가 들어 있는 것 같은 형상이다.

좀더 자세히 살펴보면 디스크와 부착되어 있는 척추체 종판 부위는 초자연골(hyaline cartilage)로 되어 있다. 그리고 디스크와 척추체 종판은 **본드로 붙여 놓은 하나의 구조물처럼 척추 움직임분절**(spinal motion segment)을 이룬다. 그런데 어떤 원인에 의해 척추관절의 인대가 늘어나면 수동 안정성이 손상된다. 인대가 늘어나 척추의 수동 안정성이 망가지면 후관절 부딪힘에 의한 통증이 발생한다. 통증은 능동 안정성을 담당하는 근육의 정상 기능(척추관절 안정화 기능)을 방해하고 척추분절의 불안정성은 더욱 심해진다. 근육 통증이 먼저 발생하여 척추 불안정성이 발생하고 인대가 늘어나는 역의 관계도 흔한 현상이다.

허리디스크의 구조

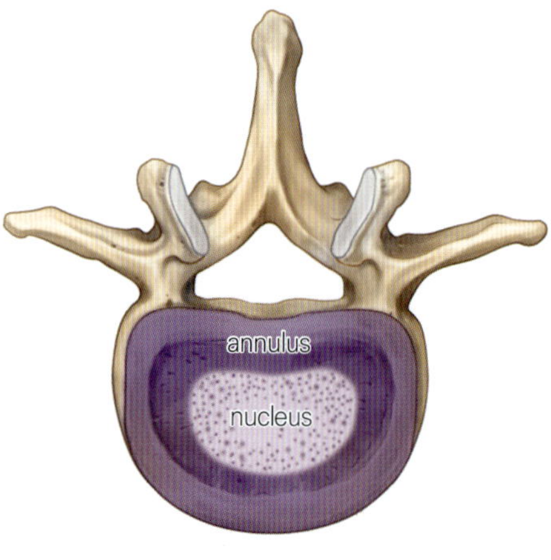

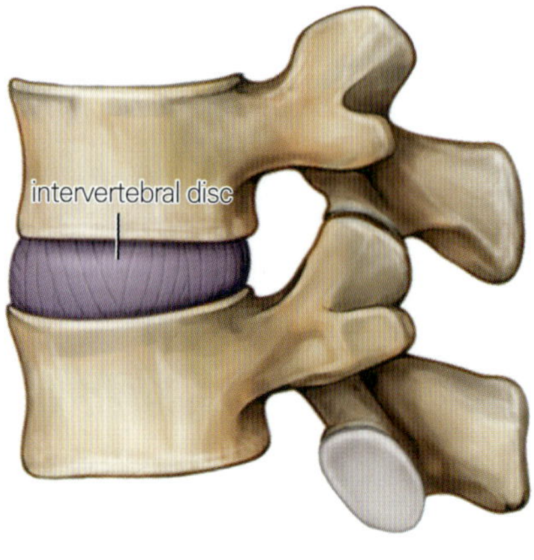

이 상태에서 허리의 움직임(굴곡, 신전, 측굴, 회전 등)이 반복되면 "디스크와 추체종판에 미세 손상"이 일어나고 갑작스럽게 주어지는 **장력-압박(전단)부하를 견디지 못하면 척추의 종판과 디스크가 함께 깨지면서 탈출**된다. 즉, 나사 풀린 로봇처럼 인대가 느슨해지고 척추 안정화 근육이 약해진 상태에서 주어지는 부하를 견디지 못하면 맷돌이 푸석푸석해지는 것처럼 추체 종판에 미세 손상이 발생한다. 이러한 상태에서 갑작스러운 허리의 회전, 굴곡은 척추관절에 압박-장력부하, 전단부하를 가하게 되고 그 결과 **"추체종판의 초자연골과 디스크가 함께 파열되면서 탈출"**된다.

척추 추간판 구조와 인대

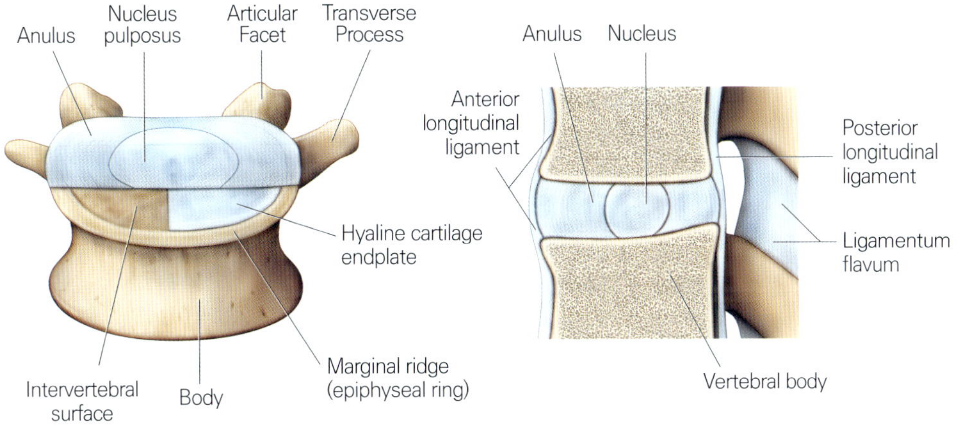

흔히 환자들은 디스크에 압박부하가 주어져서 파열된다고 생각하지만 전혀 그렇지 않다. 허리를 움직일 때 "추체종판과 본드처럼 연결되어 있는 디스크"를 잡아당겨 추체종판에 미세 손상이 발생한 후 갑작스러운 허리 움직임 동작에서 주어지는 장력부하와 전단력을 견디지 못하면 디스크 파열이 야기된다. 그래서 종이 한 장 들다가 허리디스크가 발생했다고 말하는 환자도 많다. 실제로 척추관절이 불안정하고 디스크에 미세 손상이 발생한 상태에서는 **종이 한 장을 드는 동작뿐 아니라 기침하는 동작에서도 디스크 탈출은 발생**할 수 있다.

위와 같은 병리적 상황이 있다 하더라도 디스크와 추체종판에 적절한 치유 자극을 반복하면 손상 조직이 치유되는 것처럼 디스크와 추체종판도 손상 후 회복 과정을 거친다. 특히 디스크와 추체종판에는 혈관이 없기 때문에 오직 **"적절한 압박-이완 자극"**만이 치유를 촉진하는 최고의 치료 자극이다. 이 과정의 완성은 올바른 움직임과 자세를 기반으로 세밀한 단계별 운동강도증진 치료법으로만 가능하다.

실제 건강한 사람의 척추디스크에 압력계를 심고 척추에 가해지는 부하를 검사한 실험에서 압력 센서를 디스크에 삽입하고 서고, 앉고, 물건을 드는 동작을 반복하면서 디스크에 가해지는 압력을 측정한 임상실험이 존재한다.

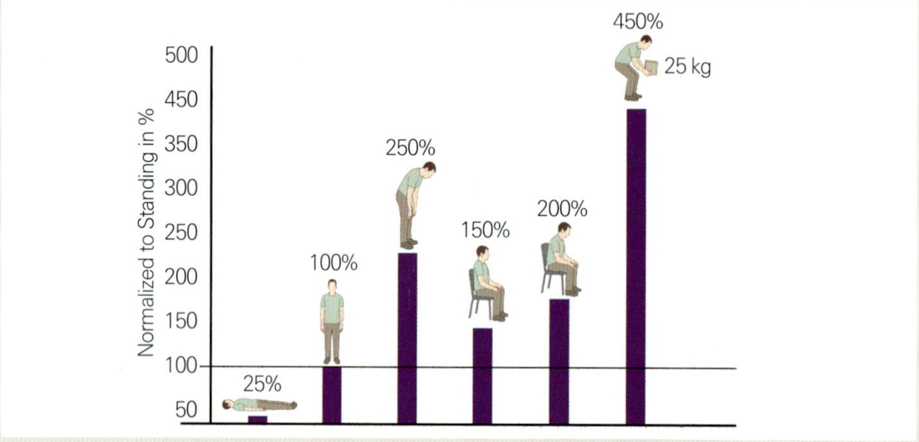

실험 결과를 보면 서 있을 때 척추에 주어지는 부하를 100%로 볼 때 누워서 체중부하를 빼면 25%, 의자에 앉아서 허리를 숙인 자세에서는 200%, 의자에 기대고 부하를 줄이면 150%, 허리를 숙여 무거운 물건을 들면 450%까지 부하가 증가한다. 허리디스크 치료의 목표는 위와 같은 모든 부하를 견뎌낼 수 있도록 튼튼한 허리를 만드는 것이다.

허리디스크 발생 기전을 다른 각도에서 분석하기 위해 다음 질문을 던져보자. 디스크 완치를 위해 매우 중요한 질문이다.

어떤 환자는 디스크가 좌측으로 탈출되고, 어떤 환자는 우측으로 탈출되는 것일까?

그리고 어떤 환자는 디스크가 중앙으로 탈출되는 것일까?

생체역학적 관점에서 유추해 보면 디스크는 많이 움직이는 방향으로 탈출될 것이다. 그래서 만약 흉추의 기능부전과 우측 고관절의 기능부전이 있다면 척추관절과 디스크는 좌측 방향으로 움직임이 많아지고 좌측 방향으로 탈출된다. 그리고 흉추의 움직임이 줄어들고, 양측 천장관절과 고관절의 움직임이 같을 때 디스크는 중앙으로 탈출된다. 많은 디스크 환자들을 관찰해보면 이러한 생체역학적 원리에서 벗어나 디스크 탈출이 발생한 환자는 거의 없다.

좌측 방향으로 탈출된 디스크 예시

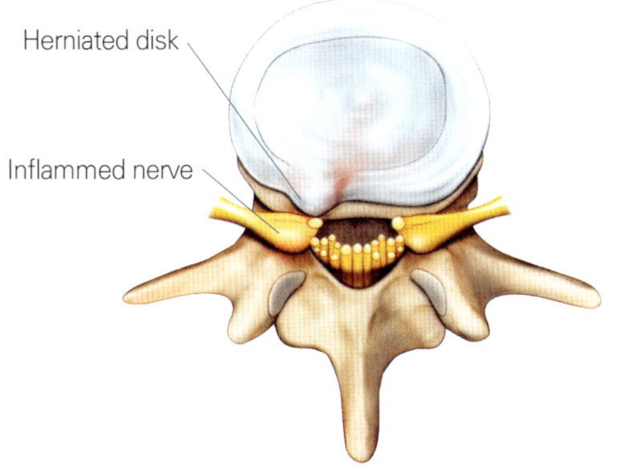

이러한 문제를 악화시키는 현대인의 흔한 부정렬, 척추의 기능부전에 대해서 좀더 살펴보자. 많은 현대인은 하루 종일 앉아 컴퓨터, 운전 등을 하기 때문에 두부전방 자세, 둥근어깨 자세, 흉추 후만 자세 등 흉추를 굽히고 후만된 자세로 살아간다. 그 결과 많은 현대인은 중흉추(흉추 4번~흉추 8번) 후만 변형이 고착화된다. 게다가 흉추는 늑골이 앞뒤로 꽉 붙들고 있는 형상이라 태생적으로 흉추관절 움직임 저하라는 기능부전이 있다. 이렇게 과도한 후만은 흉추분절의 움직임을 더욱 더 줄어들게 하고 이 상태에서 허리를 굴곡, 신전, 측굴, 회전 등의 동작을 하려면 하부 요추를 더 많이 움직여야 하고 과도한 움직임은 디스크 탈출을 야기할 수 있다.

물론 이러한 상태에서도 요추의 안정성이 좋으면 디스크는 발생하지 않을 수도 있을 것이다. 하지만 흉추분절의 정상적인 움직임을 회복하면 요추 4~5번, 요추 5번~천추 1번 분절이 많이 움직여야 하는 문제가 근본적으로 해결될 수 있다. 이 문제에 관해서는 **"허리디스크 완치를 위해 반드시 회복해야 할 7가지 기능"**을 참고하라.

척추 움직임 분절

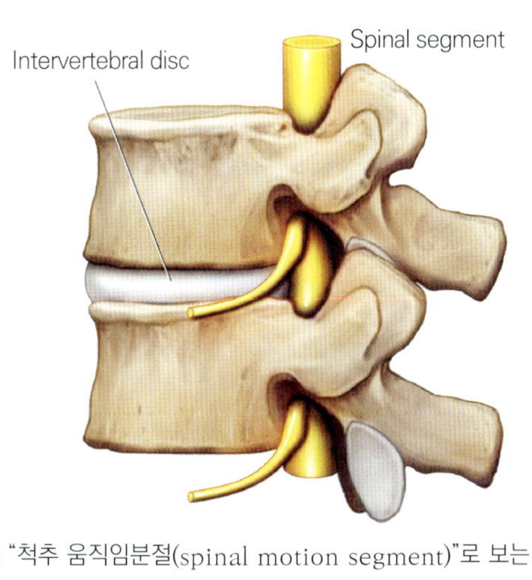

척추의 최소 움직임 단위인 "척추 움직임분절(spinal motion segment)"로 보는 생체역학

두 발로 직립 보행하는 인간은 경추 7개, 흉추 12개, 요추 5개와 천골 1개, 미골 4개가 척주(vertebral column)라는 기다란 인체 기둥을 만들어 수많은 관절을 만들어 낸다. 척추 움직임분절은 두개의 추체와 하나의 디스크가 만들어내는데 이 척추 움직임분절이 이루는 관절은 하나가 아니다. 즉 요추는 1개의 추간판과 2개의 후관절 총 3관절 시스템으로 되어 있고, 경추는 1개의 추간판과 2개의 후관절, 2개의 구상관절(uncovertebral joint) 총 5관절 시스템, 흉추는 1개의 추간판과 2개의 후관절, 2개의 늑추관절(costovertebral joint), 2개의 늑횡돌기관절(costotransverse joint) 총 7관절 시스템으로 구성되어 있다.

이제 머리에서부터 꼬리뼈까지의 관절을 모두 살펴보자(C는 경추, T는 흉추, L은 요추). C0~C1: 2개, C1~C2: 4개, C2~3~4~5~6~7: 5×5=25개, C7~T1~2~3~4~5~6~7~8~9~10~11~12: 12×7=총 84개 관절, T12~L1~2~3~4~5~S1: 3×6=18개 관절, 미골관절 4개, 천장관절 2개, 치골결합 1개의 관절로 총 140여 개의 관절이 척주에 존재하고 있다.

생체역학적 관점으로 보면 이렇게 많은 관절들은 각각 자신의 정상 관절 움직임 범위(ROM)를 가지고, 복잡한 인체 움직임의 조합을 만들어낸다. 허리를 굽히고 펴고 회전하는 등의 단순한 동작도 있지만 해머던지기, 골프, 테니스와 같은 매우 복잡하고 빠른 동작도 있다. 허리디스크 환자가 이러한 모든 동작이 가능하도록 회복하기 위해서 인체 기둥 척주에 존재하는 140개의 관절뿐만 아니라 인체 전체 280여 개 관절 움직임 범위가 온전한 범위를 회복해야 한다.

280여 개 모든 관절이 온전한 움직임을 갖기 위해서는 인체 600여 개의 모든 근육이 온전한 움직임을 가져야 한다. 600여 개 인체의 모든 근육이 온전한 움직임을 가지기 위해서는 근육을 싸고 있는 1억 개 이상의 근막이 갑옷처럼 딱딱하지 않고 부드러워야 한다. 이 모든 과정이 허리디스크를 완치를 위해 반드시 필요한 것들이다.

척추골반이 틀어진 소아마비 환자는 왜 디스크가 발생하지 않을까?

위에서 살펴본 바와 같이 허리디스크 발생의 근본 원인은 **"나사가 풀린 듯한 척추관절의 불안정성"**이다. 그 증거를 우리 주위에서 쉽게 찾아볼 수 있는데 바로 소아마비 환자가 대표적인 사례다. 놀랍게도 소아마비로 골반의 크기가 다르고 척추가 틀어져 있는데도 불구하고 디스크로 고생하는 경우는 거의 없다. 그들은 척추관절의 안정성이 허리디스크 완치에 얼마나 중요한지를 온몸으로 보여주고 있다. 왜냐하면 그들은 한 다리와 목발로 이동을 해야 하기 때문에 일상의 삶 자체가 척추관절 안정화 운동과 강력한 근력 운동의 연속이고 그 과정에서 튼튼한 동적 안정성이 만들어진다. 그들은 한쪽 골반, 한쪽 다리에 과도한 부하가 주어짐에도 불구하고 강력한 근육에 의한 동적 안정성 때문에 쉽게 두발로 걷는 사람들보다 디스크 발생률이 낮다.

이러한 관점을 가지고 다음 표현을 보자.

"척추가 틀어져서 아파요, 골반이 틀어져서 아파요."

많은 의료인들이 무심코 환자들에게 그렇게 말한다. 환자들도 아무런 의문 없이 척추와 골반이 틀어져서 허리디스크가 발생한다고 생각한다. 물론 척추, 골반이 틀어진 경우 디스크를 유발할 가능성이 높다. 그래서 이 책에서도 척추의 정렬 회복을 위한 정확한 스트레칭, 9종 신체정렬 운동법 등을 매우 중요시한다. 하지만 척추, 골반이 약간 틀어지고, O다리, X다리 등의 부정렬이 있는 경우라도 **튼튼한 관절**(dynamic stability, 동적안정성)을 만들면 평생 아무런 통증 없이 살 수 있다.

Chapter 2.

허리디스크 손상과 치유에 대한 통증 혁명 시각

01 허리디스크 2가지 악화 사이클과 치유 촉진을 위한 손상 후 치료적 움직임 4단계 과정

Summary

디스크가 탈출된 후 악화되는 경우는 2가지가 있다. 첫째, 손상(통증)을 무시하고 디스크에 압박-장력(전단)부하를 지속하면서 재손상-통증을 악화시키는 **양적 통증 악화 사이클**이다. 둘째, 통증이 두려워 침상안정, 허리 보호대 지속 등으로 튼튼한 허리를 만들지 않는 **음적 통증 악화 사이클**이다. 이러한 악화 사이클을 방지하기 위한 치료법으로 '손상 후 치료적 움직임 4단계 과정'이 있다. 1단계, mobilizing exercise. 2단계, ROM exercise. 3단계, stabilizing exercise. 4단계, functional exercise.

가장 나쁜 치료는 신경차단술을 시행하여 통증을 차단하고 일상 생활, 테니스, 등산, 골프를 계속하면서 더 심한 디스크 파열로 진행하는 것(양적 악화 사이클)이다. 다음으로 나쁜 치료는 통증이 두려워 하루 종일 누워 있고, 복대를 3개월씩 차면서 척추의 근막, 관절을 굳게 하고 근력을 약하게 하는 것(음적 악화 사이클)이다.

꼭 기억해야 할 통증에 대한 시각
'통증은 나를 보호하는 좋은 신호'

↓ (보호 신호) 통증을 참고 견디지 못하는 부하 지속 → 재손상

↓ 통증이 두려워 침상안정, 허리보호대 오래 사용 → 근막, 관절 굳어짐, 코어 근력 약화 → 재손상

재손상

통증이 나를 보호하리라. 통증에 감사하라.

디스크 환자가 병원을 찾는 가장 큰 이유는 통증 때문이다. 통증 때문에 일상 생활이 제한되고 잠을 못 이루고 고통스러워 치료를 받는다. 하지만 디스크 통증에 대해서 알아보기 전에 통증 혁명이라 불릴 만한 통증에 대한 임상적, 철학적 의미에 대해서 먼저 알아보자. 첫 질문은 이렇다.

통증은 정말 나쁜 것일까?

디스크 통증으로 고통받는 사람들에게는 해괴한 질문과 대답으로 들릴지도 모르겠지만 정답은 **"불편하지만 좋은 것"**이다. 올바른 움직임과 자세요법에서는 **"통증은 매우 귀하고 좋은 신호"**라고 본다. 이것은 그냥 의철학자의 해괴한 주장이 아니다.

그렇다면 통증은 왜 좋은 것일까?

이 문제에 대해서 진지하게 탐구해보자. 만약 디스크 환자가 통증을 느끼지 못한다면 그들은 일상 생활, 직업 활동을 계속할 것이다. 통증이 없다면 디스크 악화를 방지하는 통증 피하기(치료적 행동수정)는 불가능하다. 그 결과 디스크는 더 깨지고 후관절은 더 부딪히고 신경은 더 압박되어 손상될 것이다. 그래서 통증은 그 자체로 고통스럽지만 디스크의 재손상을 막아주는 매우 귀한 신호다.

참고로 "샤르코-마리-투스병"을 앓고 있는 환자들은 통증을 전혀 느끼지 못한다. 그 환자들은 관절이 완전히 망가지는 손상이 발생해도 활동을 계속한다. 그래서 인체조직과 관절이 완전히 망가지는데도 보호할 방법이 없다. 통증이 없다는 것은 이렇게 오히려 심각한 질병이다. 실제 인체에 통증을 느끼지 못하는 **"샤르코-마리-투스병"**은 **희귀 난치성 질환센터**에 등록된 질환 중의 하나다.

통증을 느끼지 못한다면 우리는 과연 행복할까? 앞에서 언급한 바와 같이 통증은 우리 인체를 보호하기 위해 반드시 필요한 귀중한 신호다. 통증은 우리가 살아있을 때만 느낄 수 있는 생명의 느낌이다. 통증에 감사하라.

암성 통증의 사례로 살펴보자. 수많은 환자들이 종양이 상당한 크기에 도달하더라도 통증이 없는 경우가 많다. 그래서 많은 악성종양의 조기진단에 실패한다. 만약 모든 암의 초기에 통증이 발생한다면 조기 진단, 조기 치료로 쉽게 완치할 수 있는 암이 매우 많다. 이렇게 통증은 우리 몸 어딘가에 문제가 있다고 알려주는 "귀중한 신호"다.

독자들은 조금 혼란스러울 것이다. 또 한 가지 혼란스러운 주제를 살펴보자. 이 책을 듬성듬성 읽거나 제대로 이해하지 못하면 언제는 운동을 해야 한다고 말하고, 언제는 철저하게 침상안정을 해야 한다는 등 논리가 충돌한다고 느낄 것이다. 이렇게 허리디스크가 완치되는 과정은 굉장히 역설적이다. 다음 질문을 보자.

**디스크 환자는 언제까지 누워 있어야 하고 언제 운동을 해야 하는 것일까?
그 과정에서 통증은 어떤 역할을 할까?**

이 답을 찾기 위해 허리디스크 통증이 악화되는 두 가지 정반대 상황에 대해 알아보자. 음적 통증 악화 사이클(과도한 침상안정 → 손상)과 양적 통증 악화 사이클(과도한 움직임 → 지속적인 손상)이다.

음적 통증 악화 사이클

음적 통증 악화 사이클은 통증이 두려워 장기간 침상안정으로 근육, 관절이 약해지면서 발생한다. 허리디스크가 발생했을 때 침상안정은 초기 염증 치유와 통증 치료에 큰 도움이 된다. 하지만 침상안정 기간이 과도하게 길어지고 오랫동안 움직임이 제한되면 근막은 딱딱한 갑옷처럼 굳어지고 근력이 약해지면서 근위축이 발생한다. 또한 인대는 느슨해지면서 관절은 약해지고, 심하면 관절 구축이 일어나며 신경은 협응 움직임을 잃어버린다.

관절이 약해진 상태에서는 조금만 움직여도 디스크 통증은 다시 악화된다. 통증이 심해지면 환자는 어쩔 수 없이 침상안정을 하면서 움직임을 줄이기 때문에 관절, 근육이 약해지는 악순환에 빠진다. 이를 **"음적 통증 악화 사이클"**로 명명한다.

문형철 교수가 알려주는 통증 상식!

움직이지 않는 것, 침상안정의 부작용

침상안정(bed rest)은 척추관절에 압박부하, 장력부하를 막아주기 때문에 디스크의 재손상을 막고, 치유할 수 있는 기간을 갖는다는 측면에서 매우 중요한 치료적 행동수정이다. 그래서 많은 의료인들이 중요한 치료지침으로 지시하는 것이 침상안정이다.

하지만 만약 과도한 침상안정으로 오랫동안 움직이지 않으면 인체는 어떻게 될까?

관절 관점에서의 재앙

1) 관절낭 위축, 윤활기능 저하, 관절 구축

2) 관절 굳어짐으로 관절 움직임 범위(ROM) 감소

3) 관절낭의 관절 움직임 조절기능 손상

인대 관점에서의 재앙

1) 인대 약화, 느슨함으로 관절 불안정성 악화

2) 인대의 움직임 방향 모니터링 기능 상실

디스크 관점에서의 재앙

1) 수핵에서 탈수 현상이 발생하여 충격 흡수기능 저하

2) 디스크의 퇴행성 변화

뼈 관점에서의 재앙

1) 뼈 밀도 감소로 골다공증 발생

2) 골절 위험성 증가

근막, 근육 관점에서의 재앙

1) 근막, 섬유막이 갑옷처럼 딱딱해짐

2) 근육 크기 감소, 근섬유의 위축, 근력 감소

3) 근육 내 미토콘드리아 감소(에너지 생성 능력 감소)

4) 근육의 짧아짐 고정(shortening lock), 늘어남 고정(lengthening lock) 발생

신경 관점에서의 재앙

1) 신경 발화, 신경 동조기능 저하

2) 움직임 반응시간 저하

3) 발란스, 협응력, 민첩성 저하

심폐기능 관점에서의 재앙

1) 심장기능 저하

2) 폐활량 감소

어떠한 이유에서든 **인체는 움직이지 않으면 몸 전체에 위와 같은 재앙이 시작**된다. 오랫동안 디스크 통증으로 활동량이 줄어든 환자는 위와 같은 몇 가지 재앙과 같은 기능저하를 이미 경험하고 있을 것이다. 이러한 악순환의 고리에서 벗어나려면 침상안정은 최소한으로 줄이고 가능한 빨리 움직이고 기능 회복을 위한 세밀한 단계별 운동강도 증진 프로그램을 시행해야 한다.

평생 움직여야 하는 인간에게 침상안정은 가장 나쁜 처방일 수 있다. 그래서 이 책에서 소개하듯이 침상안정을 하더라도 체중부하가 없는 누운 상태에서라도 끊임없이 스트레칭, 근육 움직임, 관절 움직임을 할 수 있고 계속해야 한다.

양적 통증 악화 사이클

양적 통증 악화 사이클은 통증이 주는 재손상 신호를 무시하면서 과도한 활동을 계속하면 위의 현상과 정반대로 디스크가 악화되는 과정이다. 디스크가 파열되었는데 체중부하가 가해지는 활동을 계속하면 디스크는 더 심하게 파열되고 후관절은 더 부딪히고 신경근이 더 압박되어 통증이 심해진다. 그 결과 허리디스크 환자의 척추, 골반은 틀어지면서 신경압박, 후관절 부딪힘은 더욱 심해진다. 그리고 디스크는 더 심하게 파열되고 통증이 악화된다. 이를 **"양적 통증 악화 사이클"**이라고 명명한다. 가장 나쁜 양적 통증 악화 사이클 사례는 신경차단(nerve block) 치료를 해서 통증을 차단한 뒤 부하를 주는 활동(직업 활동, 스포츠 활동)을 계속하는 것이다.

이렇게 디스크 통증이 발생하면 과도하게 쉬는 것도 잘못이고 과도하게 운동을 하는 것도 잘못이다. 디스크 완치를 위해서는 이러한 "역설적인 통증 악화 사이클"을 잘 이해하고 **적절한 침상안정과 치료적 운동의 균형을 찾아 회복해야** 한다.

디스크 환자가 두 가지 통증 악화 사이클에서 벗어나 가장 이상적인 치료 속도로 나아지기 위해서 "세밀한 단계별 운동강도 증진 치료법"이 있다. 이러한 관점으로 허리디스크 완치 5단계를 훑어보면 이 책의 가치를 새로 발견할 수 있을 것이다.

위에서 설명한 두 상황에서 통증의 역할에 대해서 알아보자. 필자가 디스크를 치료하는 과정에서 환자에게 가장 많이 들려주는 치료적 금언이다.

"통증이 나를 보호하리라"

통증은 어떻게 나를 보호할 수 있을까? 음적 통증 악화 사이클 환자와 양적 통증 악화 사이클 환자는 통증이 자신을 보호하는 방법이 다르다.

음적 통증 악화 사이클 상황에서 통증이 자신을 보호하는 메커니즘에 대해서 알아보자. 디스크 수술 후 환자나 통증을 심하게 두려워하는 환자는 과도한 통증 회피 행동(침상안정) 때문에 음적 통증 악화 사이클로 악화되는 경우가 많다. 디스크 수술 후에는 가능한 빨리 일상활동의 움직임을 회복해야 하는데 음적 통증악화 사이클에 있는 환자는 통증에 대한 두려움 때문에 몇 개월씩 허리 보호대를 차고 모든 일상 활동을 줄인다. 통증에 대한 막연한 두려움으로 활동을 줄이면 줄일수록 허리는 약해진다. 척추 주위 근육이 굳어지고 위축된 상태(허리가 매우 약한 상태)에서는 약간의 부하에도 재손상, 통증이 발생한다. 통증의 음적 악화 사이클 방지를 위해서는 '통증이 나를 보호하리라'라는 금언을 믿고 가능한 빨리 올바른 움직임(세밀한 단계별 운동강도 증진프로그램)을 해야 한다. 귀한 통증신호가 재손상 지점을 알려주기 때문에 조심스럽게 시행하면 된다.

아직까지도 디스크 수술 후 3개월까지 허리 보호대를 채우는 병원이 많다. 수술의 상처는 증식기 3주를 거쳐 6주까지 재생되기 때문에 허리 보호대는 4~6주를 넘기지 않아도 된다. 생체역학을 고려해 단계적으로 허리를 튼튼하게 하는 코어 운동 등을 시행한다면 허리 보호대는 수술 후 3~4주면 충분하다. 생체역학과 손상생리학을 잘 이해하면 누구나 빠르게 재손상 없이 허리를 튼튼하게 할 수 있다. 통증이 자신을 보호하기 때문이다.

이번에는 **양적 통증 악화 사이클 상황에서 통증이 자신을 어떻게 보호하는지**에 대해서 알아보자. 통증이 심해지는데도 척추에 부하를 주는 동작을 반복하면 위에서 설명한 바와 같이 근육통, 관절의 부딪힘, 신경 압박이 심해지고 디스크는 더 탈출될 것이다.

이럴 때는 어떻게 해야 할까? 치료적 행동수정과 손상초기 움직임 3원칙에 의한 손상초기 움직임 증진 운동법과 관절 움직임 범위 증진 운동법을 시행해야 한다. 치료적 행동수정이란 디스크 통증을 악화시키는 행동을 피함으로써 자연 치유를 촉진하는 것이다. **손상초기 움직임 3원칙**은 다음과 같다.

손상(통증) 초기 움직임 3원칙

첫째, 체중부하가 없는 상태에서 천천히 반복 운동한다.
둘째, 통증이 없는 범위내에서만 반복 운동한다.
셋째, 손상이 발생한 후 가능한 빠른 시간 내에 45회 3세트 이상 반복 운동한다.

손상초기 움직임 3원칙 하에서 시행하는 "손상초기 움직임 증진 운동과 관절 움직임 범위 증진 운동"은 손상 치유를 촉진하여 통증을 효과적으로 치료하고 전신 움직임 기능 회복의 기초를 만들 수 있다.

문형철 교수가 알려주는 통증 상식!

손상 후 치료적 움직임 4단계 과정

허리디스크 치유 과정에서 손상 조직의 재손상을 방지하면서 빠른 염증 제거, 반흔조직 최소화, 조직의 올바른 재배열, 조직의 강도 회복을 위한 "손상 후 치료적 움직임 4단계 과정"이 있다.

1단계, 손상초기 움직임 증진 운동법(mobilizing exercise)
2단계, 관절 움직임 범위 증진 운동법(ROM exercise)
3단계, 관절 안정화 운동법(stabilizing exercise)
4단계, 전신기능 회복 운동법(functional exercise)

디스크 파열 후에 체중부하가 주어지지 않은 상태의 움직임 반복은 재손상의 위험 없이 손상 후 치유를 촉진하고 딱딱한 반흔조직을 최소화한다. 그리고 인체가 흔히 움직이는 방향으로 조직이 재배열되어 움직임 기능 회복에 기초 역할을 담당한다. 이러한 치료적 움직임을 **"손상초기 움직임 증진 운동법"**이라고 한다.

염증기 3~5일 동안 손상초기 움직임 증진 운동법을 잘 시행하면 다음 단계 "관절움직임 범위 증진 운동법" 단계로 빠르게 진행할 수 있다. 1단계 손상초기 움직임 증진 운동법과 2단계 관절 움직임 범위 증진 운동법은 조심스럽게 잘 시행하면 치유를 촉진하여 통증을 드라마틱하게 줄일 수 있다. 그런데 관절과 근육의 움직임 방향, 강도 등을 과도하게 시행하면 손상을 악화시킬 수 있으므로 주의해야 한다.

이렇게 손상초기 움직임 증진 운동과 관절 움직임 범위 증진 운동으로 가능한 빠르게 인체관절의 움직임을 정상화하면서 **"관절 안정화 운동법"**을 시행하여 관절의 안정성을 회복하고 마지막 단계로 **"전신기능 회복 운동법"**으로 진행하는 것이 올바른 움직임과 자세 치료법(CMP therapy)의 대원칙이라 할 수 있다.

이렇게 통증이 나를 보호하리라는 금언은 디스크가 발생했을 때 얼마나 움직일 수 있는가를 스스로에게 알려주고 수술 후 움직임의 정도를 결정하고 언제 얼마큼 걷게 할 것인가를 결정하는 데 중요한 역할을 한다. 디스크 환자는 통증을 잘 관찰하고 자신의 움직임에 대한 통찰이 늘어나면 통증과 고유 수용 감각이 특정 동작을 할 수 있는지 없는지를 다 알려준다는 사실을 알게 된다. 이렇게 통증이 주는 신호를 정확하게 알아차려 치료적 행동수정을 잘하고 가능한 빨리 단계적으로 운동 강도를 높이면 허리디스크 완치는 어렵지 않다.

많은 디스크 환자들이 묻는다.

언제부터 걸을 수 있나요?
언제부터 달릴 수 있나요?
언제부터 등산을 해도 되나요?
언제부터 배드민턴을 칠 수 있나요?
골프를 치고 싶은데 언제부터 할 수 있나요?

이 책을 읽고 허리를 튼튼하게 하는 과정을 성실하게 수행하면서 그 답을 찾다 보면 어느 순간에 자신의 허리가 놀랍게 튼튼해지는 것을 경험하게 될것이다.

튼튼한 허리를 만드는 세밀한 단계별 운동강도 증진 치료법 과정에서도 통증이 발생할 수 있다. 황당하게 들리겠지만 **디스크 완치를 위해서는 참고 즐겨야 하는 좋은 통증**이 있다. 올바른 움직임과 자세 치료법 과정에서 나쁜 통증은 반드시 피해야 하고 좋은 통증은 적절하게 즐겨야 한다.

반드시 피해야 하는 나쁜 통증은 무엇일까?

앞에서 언급했듯이 디스크가 깨지고 관절이 부딪히고 신경이 압박되어 발생하는 통증은 **반드시 피해야 하는 나쁜 통증**이다. 척추나 천장관절의 불안정성에 의한 통증도 나쁜 통증이므로 반드시 피해야 한다. 이때 발생하는 통증을 무시하고 움직이면 디스크는 더 깨지고 관절은 더 부딪히고 신경은 더 압박된다. 이렇게 나쁜 통증을 피하기 위해서는 디스크 파열, 관절 부딪힘, 신경 압박으로 인한 통증을 구분하는 것이 중요하다.

그럼 적절하게 즐겨야 하는 좋은 통증은 무엇일까?

갑옷처럼 딱딱해진 근막을 이완하는 동안, 짧아진 근육을 스트레칭하는 동안, 약해진 근력을 강화하는 동안 통증이 발생할 수 있는데 이는 **좋은 통증**이다. 장미란 선수처럼 튼튼한 허리를 만들기 위해 가장 많이 시행하는 척추 안정화 운동(근지구력 운동)은 최대 근력의 60%로 25회 3세트로 구성된다. 이 과정은 잠깐 동안이지만 근육에 터질 듯한 통증이 발생한다. 이 과정에서 발생하는 통증은 근력과 근지구력을 키우는 과정에서 발생하는 좋은 통증이므로 적절하게 즐겨야 한다.

비유하면 처음 등산을 할 때는 낮은 야산을 오르고도 여기저기 아프고 힘들지만 조금씩 단계를 높여가면 나중에는 높은 산을 상쾌하게 오를 수 있는 것과 같다. 마라톤을 할 때도 마찬가지다. 필자는 풀코스 마라톤 7번, 하프 마라톤은 100번 정도 완주했다. 첫 풀코스 마라톤을 완주하고 3일 동안 여기저기 통증이 시달렸다. 두 번째 마라톤을 완주하고서는 하루 동안 통증에 시달렸다. 다섯 번째는 오전에 마라톤을 완주하고 오후에는 아들과 인라인 스케이트를 즐겼다. 물론 통증은 하나도 없었고 온몸은 상쾌하기만 했다.

이 책에서 제시하는 세밀한 단계별 운동강도 증진 치료법으로 허리디스크 환자는 누구나 풀코스 마라톤을 달릴 수 있고 장미란 선수처럼 186 kg을 들 수 있는 "튼튼한 허리"를 만들 수 있다.

모든 통증은 가능한 빨리 치료하는 것이 좋다. 만성통증의 재앙을 겪지 않기 위해서는 통증은 가능한 빨리 치료해야 한다. 비유적으로 표현하면 **통증은 산불과 같다**. 산불을 조기에 진화하면 큰 문제를 일으키지 않는다. 하지만 산불을 조기에 진화하지 못하면 온 산을 다 태우듯이 인체의 통증도 초기에 치료하지 않으면 전신으로 통증이 악화되며 만성통증으로 진행할 수 있는 것이다.

02 디스크 파열(손상) 후 치유 과정

Summary

디스크가 부하를 견디지 못하고 파열되면 연쇄적으로 후관절 부딪힘, 신경근 압박이 일어날 수 있다. 이렇게 조직이 손상되면 인체는 **염증기 3~5일, 증식기 ~3주, 재생기 ~6주**를 거쳐 자연치유된다. 그런데 염증기 3~5일을 넘어 몇 개월 동안 허리가 아픈 사람은 너무도 많다. 가장 흔한 이유는 치료적 행동수정을 하지 못해 재손상(손상성 염증의 반복)을 주기 때문이다. 증식기 ~3주 과정에서 문제는 재손상과 손상 후 좋은 회복(움직임 방향으로 콜라겐 재배열)을 제대로 회복하지 못하는 것이다. 재생기 ~6주 과정에서 흔한 문제는 관절 굳어짐, 근력 약화, 재손상 등이다.

디스크 파열 후 치료 핵심

~5일 염증기	**~3주 증식기**	**~6주 재생기**
재손상 방지 (치료적 행동수정)	+ 움직임 방향 재배열	+ 관절 굳어짐 방지 Dynamic Stability

디스크는 척추 사이의 충격 완화 구조인 디스크가 파열되어 후관절 부딪힘, 신경 압박 문제를 일으키는 질환이다. 그래서 디스크 파열, 후관절 염증, 신경부종이라는 손상 후 회복 과정을 거쳐 치유된다. 손상조직의 치유 과정은 통증과 밀접하게 연관되어 있기 때문에 허리디스크를 완치하기 위해서는 이 과정에 대해서 잘 알아야 한다.

디스크가 손상(파열)되면 염증기 3~5일, 증식기 ~3주, 재생기 ~6주의 과정을 거쳐 자연 치유된다. 흔히 발생하는 피부 상처의 회복 과정을 상상하면서 이해하면 쉽다. 이러한 손상 후 치유 과정을 허리디스크 완치 5단계와 연관지어 통합적으로 연상하면 재손상 방지를 위한 치료적 행동수정을 정확하게 알 수 있고, 적절한 스트레칭, 관절 가동 테크닉, 코어 강화 운동, 전신기능 회복 운동법의 강도를 정확하게 이해할 수 있을 것이다.

염증기 치료법(3~5일)

모든 인체조직은 손상을 받으면 염증이 발생한다. 염증기는 3~5일이고 면역세포가 손상 과정에서 발생한 조직 찌꺼기 조각을 제거하고 손상된 조직의 재생을 위해 발생한다. 염증기에는 디스크, 후관절, 신경염증 때문에 누워 있어도 허리 통증, 하지방사통이 발생하는 시기(열린 사슬 하지방사통형 단계)가 있다. 이러한 염증기 과정을 통해 아파트 리모델링을 하듯이 원래의 조직으로 회복하기 시작한다.

염증기에는 가능하면 침상안정, 소염진통제, 얼음 팩을 시행하면서 쉬는 것이 최고의 **치료적 행동수정**이다. 염증기의 끝과 증식기 초기에는 통증(손상) 초기 움직임 3원칙에 의한 미세한 움직임 자극이 치유를 촉진하기 때문에 최고의 치료법이고, 또한 최고의 치료적 행동수정이다. 그래서 허리디스크 초기에 발생하는 급성염증은 적절한 침상안정과 손상초기 움직임 증진 운동법을 하면서 진통소염제를 복용하면 3~5일이면 통증이 60%에서 많게는 90% 이상 줄어들 수 있다.

그런데, 왜 많은 환자들은 3~5일 만에 60~90% 통증을 줄이지 못하고 고생하는 것일까?

그 이유는 크게 2가지다. 첫째, **치료적 행동수정을 제대로 하지 못해 재손상**이 일어나기 때문이다. 즉, 정확한 침상안정을 하지 못하고 염증기에 디스크 재손상을 일으키는 압박부하, 장력부하를 계속주면 마치 "시멘트가 굳어지려다가 망가지고 굳어지려다 망가지는 과정을 반복"하는 것과 같다. 허리디스크 완치 1, 2단계에서 침상안정을 제대로 시행하지 않으면 이와 같은 일이 벌어진다.

둘째, 환자의 세포, 조직이 **만성염증(low graded chronic inflammation) 상태**일 때, 급성염증기 3~5일을 넘어 지속적인 염증이 발생하기 때문이다. 급성염증기 3~5일은 인체의 과학적 현상이다. 과학적 현상은 이론적으로 정확히 재현할 수 있어야 한다. 만약 염증기 3~5일이라는 과학적 현상과 어긋나 염증(통증)이 지속되면 어떻게 하면 과학적 이론에 맞게 회복하게 할 것인가 끊임없이 탐구해야 한다.

만성염증일 때 어떻게 치료해야 하는가?

허리디스크 급성염증은 정상적이라면 3~5일 내에 염증이 치유된다. 환자가 치료적 행동수정을 잘 수행하지 못해서 재손상을 일으키는 경우가 아닌데도 불구하고 염증이 지속될 때가 있다. 바로 만성염증이 있을 때다. 만성염증의 치료법에 대해서는 후술한다.

필자는 3~5일 만에 70% 이상 통증이 줄지 않는 환자의 원인을 찾기 위해 끊임없이 탐구했다. 그리고 상당 부분 그 답을 찾았고 찾아가고 있다. 그 결과 이상적인 치료 속도에 근접한 **"통증 치료, 움직임 회복 마법의 문"**이 열리고 있다. 이 책을 완벽하게 이해하고 정확하게 실천하면 모든 급성 허리디스크 환자는 3~5일이면 통증이 70% 이상 줄어들 수 있고 1~2개월 이내에 일상 생활에서 통증이 전혀 없도록 치료할 수 있다.

증식기 치료법(~3주)

증식기에는 염증이 서서히 사라지면서 인체 결합조직의 근간인 콜라겐섬유, 탄성섬유를 만들어 원래 조직의 형태로 회복되는 시기다. 증식기에는 아직 미성숙 콜라겐이 차지하고 있기 때문에 약간의 비정상적인 압박과 장력이 발생하면 재손상과 함께 염증기로 되돌아간다. 그래서 매우 주의해야 하는 시기다.

움직임 회복이라는 관점에서 보면 증식기 치료의 핵심은 **'결합조직이 인체 움직임 방향으로 재배열'**되는 것이다. 그래서 증식기에는 **"치료적 마사지와 올바른 조직 재배열을 위한 반복 움직임"**이 중요하다. 그렇지 않으면 손상부위는 딱딱한 반흔조직이 그대로 남아 문제를 지속시킬 것이다. 허리디스크 완치 1, 2, 3단계에서 적절한 근막이완, 올바른 스트레칭, 관절가동범위 회복 움직임, 관절 안정화 운동법 등을 시행하지 않으면 이와 같은 일이 벌어진다. 염증기와 증식기 초기 단계의 치료법으로 제시하는 "손상 초기 3가지 움직임 원칙"은 그래서 더욱 중요하다.

하지만 증식기 초기에는 약간의 압박-장력(전단)부하에도 디스크 재손상, 후관절 부딪힘, 신경압박이 악화될 수 있으므로 주의해야 한다. 그래서 슬링으로 몸통을 매달아 좌우로 움직이면 체중부하를 제거하고 손상초기 움직임 증진 운동법을 시행할 수 있다. 증식기에 몸통을 슬링에 매달아 부하를 줄인 상태에서 좌우로 45회 3세트를 반복하면 손상된 디스크와 후관절 치유의 속도는 놀랍게 빨라진다.

이렇게 "손상 초기 세 가지 움직임 원칙"에 의해 반복적으로 움직이는 것은 **반흔조직을 부드럽게 하기** 위해 매우 중요하다. 그렇지 않으면 딱딱한 반흔조직은 주위 조직과 유착을 일으켜 지속적인 통증을 유발할 것이다.

재생기 치료법(~6주)

재생기 치료의 핵심은 '굳어짐을 방지하고, 조직의 점탄성을 회복하여 최대한 조직 본래의 기능을 회복'하는 것이다. 허리디스크의 관점에서보면 '동적 안정성'을 회복하는 것이 가장 중요하다. 6주가 지나면 조직은 원래 강도의 80~90%의 장력과 압박력을 회복한다. 디스크 환자가 재발하지 않기 위해서는 원래 허리보다 더 튼튼해져야 한다는 원리를 생각하면 재생기에 시행해야 하는 코어 운동, 전신기능 회복 운동이 얼마나 중요한지 알 수 있을 것이다.

재생기에는 손상된 조직이 원래 조직과 비슷한 재배열을 회복해야 하고 원래 조직과 비슷한 정도의 강도 또는 더 강한 강도로 재생되어야 한다. 이를 위해서 필요한 것은 **"올바른 방향과 힘에 의한 저항 운동"**이다. 오직 저항 운동을 통해서만 콜라겐섬유가 왕성하게 증식되고 근력은 강화될 수 있다는 사실을 잊어서는 안 된다. 재생기에는 원래 조직이 가지고 있는 본연의 기능과 강도를 회복하는 단계이므로 허리디스크 완치 3, 4, 5단계에서 소개하는 코어 강화 운동, 기능적 스트레칭, 전신기능 회복 운동법 등을 시행하여 **척추의 동적 안정성**(dynamic stability)을 완성해야 한다.

염증기, 증식기, 재생기 치료의 핵심은?

각 과정에서 중요한 치료의 핵심은 다음과 같다. 염증은 가능한 빨리 회복되어 만성염증으로 진행하지 않아야 하고, 증식기에는 딱딱한 반흔조직이 최소화되어 움직임 방향으로 조직이 재배열되어 야 하고, 재생기에는 손상 전과 거의 비슷한 수준의 조직 기능을 회복해야 하고, 이후에는 손상전보다 더 강한 근육, 관절로 회복해야 한다.

위에서 설명한 것처럼 손상 후 치유 과정 동안 절대적 침상안정, 관절 깁스 등으로 장기간 고정해두면 근막은 딱딱하게 굳어지고 근육은 위축되고 관절은 약해진다. 음적 통증 악화 사이클에 들어가는 것이다. 그래서 가능한 빨리 재손상을 일으키지 않는 범위 내에서 위에서 소개한 손상 후 치료적 움직임 4단계 과정으로 치료적 운동을 해야 한다. 손상 후 회복 과정인 염증기, 증식기, 재생기 치료법과 허리디스크 완치 5단계를 적절하게 접목하면서 이해하면 더욱 좋다.

많은 디스크 환자를 완치의 길로 안내하면서 경험한 필자의 인식은 이렇다. 디스크 재손상 방지를 위해 치료 지침으로 주어지는 과도한 침상안정, 허리 보호대 등의 고정에 의한 재앙은 재손상보다 더 나쁘다. 왜냐하면 장기적인 관점에서 모든 관절을 약하게 하여 허리디스크 재발을 일으킬 뿐만 아니라 목디스크, 고관절, 무릎관절의 통증을 악화시키기 때문이다. 약해진 관절로 인한 삶의 질 저하, 만성통증이라는 고통으로 평생 환자의 몫으로 남는다. 그래서 **올바른 움직임과 자세에 기반한 치료적 운동은 100세까지 꼿꼿한 허리, 튼튼한 관절을 위해서는 만고의 진리**라 할 수 있다.

Chapter 3.

허리디스크로 발생하는 모든 통증

Summary

인간의 움직임 회복, 생체역학을 탐구한 필자가 그 많은 통증질환 중에 허리디스크 완치에 관한 책을 선정한 이유는 허리디스크가 인체의 모든 통증을 반영하기 때문이다. 허리디스크로 인한 통증은 디스크 파열, 척추 인대 손상, 후관절 부딪힘, 신경 압박, 근육의 신경 포착, 근막 통증, 근육 통증, 연관통, 장경인대 통증, 내장성 통증, 만성통증(심인성 통증)이 있다.

허리디스크로 인한 11가지 통증

디스크 파열에 의한 통증	척추 인대 손상에 의한 통증	후관절 부딪힘에 의한 통증
신경근 압박에 의한 하지방사통	근육의 신경 포착에 의한 통증	근막 통증
근육 통증	연관통	장경인대와 대퇴사두근의 마찰과 유착에 의한 통증
내장성 통증	만성통증	

허리디스크로 발생하는 통증에 대한 모든 것

허리디스크는 인체의 모든 통증을 반영하는 대표적인 통증질환이다. 허리디스크로 발생하는 통증은 크게 11가지로 분류할 수 있다.

허리디스크를 완치하기 위해서는 아래에서 설명하는 **11가지 통증 문제를 모두 해결해야** 한다. 더 중요한 것은 "소리치는 자는 범인이 아니라 피해자다"라는 관점에서 11가지 통증을 일으키는 근본적인 원인을 해결하는 것이다. 통증을 근본적으로 해결하기 위해서는 2가지 관점을 정확히 해야 한다.

첫째, 지금 발생한 통증을 어떻게 해결할 것인가?
둘째, 통증을 일으키는 진짜 원인을 어떻게 해결할 것인가?

첫 번째 관점에만 초점을 맞추어 지금 발생한 통증 치료에만 신경 쓴다면 아무리 잘 치료해도 통증은 계속 반복될 것이다. 그래서 소리치는 자는 범인이 아니라 피해자라는 관점과 디스크 환자는 디스크 발생 전보다 더 건강해져야 한다라는 두 가지 관점에서 통증이 발생하는 근본 원인을 해결해야 한다.

먼저 인체에서 통증은 어떻게 발생하는지에 대해서 알아보자.

문형철 교수가 알려주는 통증 상식!

인체에서 통증을 느끼는 과정

우리가 느끼는 통증은 네 가지 과정을 거친다. 통증 전달 4단계 과정을 이해함으로써 흔히 사용되는 치료법이 어디에서 적용되는지를 이해할 수 있을 뿐 아니라 치료적으로 어떤 의미를 갖는지를 정확히 알 수 있다.

첫째, 통증변환(pain transduction)

통증변환은 손상에 의한 염증, 유착, 압박 및 장력 부하 등에 의해서 발생하는 화학적, 물리적 신호가 **통각 수용기를 자극하는 과정**이다. 이러한 화학적, 물리적 신호가 전기적 활동전위(action potential)로 변환되어 통각수용기(free nerve ending)를 자극하면 통증이 발생한다.

우리가 흔히 사용하는 진통소염제, 국소마취제, 치료적 마사지, 폼롤러 근막이완, 교차마찰 마사지 등은 통증변환 단계에서 통증을 줄여주는 시술이다.

둘째, 통증전달(pain transmission)

통증전달은 통증변환을 통해서 발생한 활동전위가 전기줄 같은 **신경을 따라서 척수, 대뇌로 전달되는 과정**이다. 빠르고 강한 통증 전달을 담당하는 A델타 신경섬유, 느리고 지속적인 통증전달을 담당하는 C 신경섬유에 의해서 척수, 시상하부, 대뇌로 통증이 전달된다.

통증에 흔히 사용하는 TENS(경피신경자극), ICT(간섭파 치료기)은 통증전달 단계에서 치료하는 시술이다. 기전을 살펴보면 TENS, ICT 자극은 촉각(A베타)섬유를 자극하여 A델타, C섬유 통증전달 신호와 경쟁함으로써 통증을 대체하는 치료법이다. 이를 통증 '관문조절설'이라고 하는데 아이들 배가 아플 때 '엄마 손은 약손'하면서 마사지를 해주면 통증이 줄어드는 원리도 여기에 있다.

셋째, 통증변조(pain modulation)

통증변조는 과도한 통증신호가 대뇌로 전달되려 할 때 인체 스스로 통증을 조절하는 과정이다.

예를 들어 5미터 높이에서 떨어졌을 때 통증이 엄청나게 심할 것 같지만 실제로 그렇게 심한 통증을 느끼지 못한다. 왜냐하면 복합 골절과 같은 엄청난 통증 자극이 대뇌에 전달되면 뇌간의 솔기핵, 망상체 등에서 세로토닌이 분비되고 세로토닌은 척수에서 인체의 천연 마약물질인 엔돌핀, 엔케팔린, 다이놀핀 분비하여 통증을 조절하기 때문이다. 이를 **하행성 통증조절시스템(descending pain control system)**이라고 한다.

한방에서 주로 사용하는 전침 치료, 봉약침 치료, 웃음 치료, 놓아버림 이완명상 등은 이러한 하행성 통증조절 원리를 이용한 치료법이다.

넷째, 통증인식(pain recognition)

통증인식은 대뇌 어디에서 얼마나 심한 통증이 발생하는가를 알아차리는 단계다. 통증인식의 단계에서 많은 환자들이 최악의 상황을 예측하는 생각(catastrophic thinking)을 통해 통증지각(pain perception)이 바뀌면서 만성통증(chronic pain)과 고통(suffering)이 발생할 수 있다. 이렇게 통증인식(pain recognition)과 통증지각(pain perception)은 완전히 다르다. 오랫동안 통증으로 고통받는 디스크 환자들은 모두 **'비정상적인 통증지각 오류'**의 문제를 해결해야 한다.

마약성 진통제, 감정자유 테크닉(EFT)과 같은 통증분산 치료법, 신경언어 프로그램(NLP) 최면 치료, 향기 치료, 놓아버림 명상이완법 등은 통증인식과 지각과정 단계에서 통증을 조절하는 방법이다.

올바른 움직임과 자세요법을 잘 이해하면 통증변환, 통증전달, 통증변조, 통증인식의 모든 단계에서 가장 효과적으로 통증을 치료하는 방법을 찾을 수 있다.

허리디스크 파열 후에 일어나는 통증을 손상 병리와 생체역학적 관점으로 자세히 알아보자. 추간판의 외측 1/3 부분에는 통각수용기가 있기 때문에 디스크는 파열 그 자체로 통증이 일어난다. 그리고 디스크가 후방 탈출되면서 통각수용기가 많은 후종인대를 자극하면 허리 통증의 알람 벨 역할을 한다. 디스크 파열로 추체 간격이 좁아지면 그 분절의 모든 인대(전종인대, 후종인대, 황색인대, 극간인대, 극상인대)가 느슨해지면서 척추분절은 불안정해진다.

척추의 전종인대와 후종인대는 척주를 앞뒤로 고정시키는 역할뿐만 아니라 기계적 수용기(움직임의 방향을 모니터링하여 대뇌에 전달하는 기능)를 하고 있기 때문에, 이 인대가 느슨해지면 디스크 파열과 함께 같이 척추 전방전위 또는 후방전위가 나타날 수 있다.

척추를 둘러싼 다양한 인대의 종류

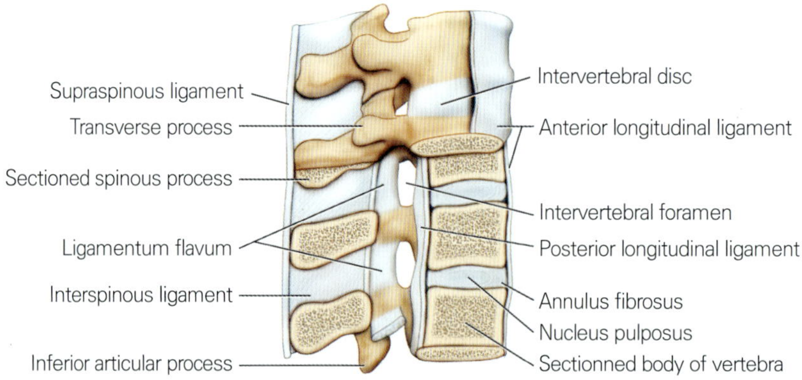

그리고 정상인의 황색인대는 탄성섬유가 많아 디스크에 내인성 압력조절 능력을 가지며 디스크 전부하(preload)를 유지한다. 이렇게 전부하를 유지하는 이유는 혈관이 없는 추간판에 영양 공급을 해야 하기 때문이다. 황색인대가 느슨해지면 내인성 압력조절 능력이 상실되고 디스크의 영양 공급은 현저히 떨어지며 디스크 수핵의 물이 빠지며 푸석푸석해진다. 이를 디스크의 **"탈수 현상, 퇴행화 현상"**이라고 한다.

디스크의 탈수 현상

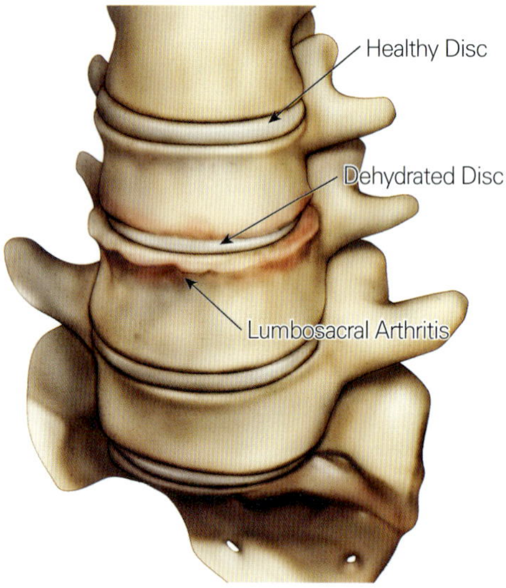

이번에는 디스크가 파열될 때 근육에는 어떤 일이 일어나는지 알아보자. **디스크 파열 손상이 발생하면 근육은 손상보호 기전으로 반사성 근수축에 의한 근육긴장**(muscle spasm)이 일어난다. 반사성 근수축이 계속되면 ATP가 고갈되면서 근육내 칼슘 저류가 발생, 그 결과로 통증유발점(TrP)에 의한 경결밴드(taut band)가 생긴다. 이 **경결밴드는 그 자체로 심한 통증을 유발할 뿐만 아니라 근육의 짧아짐을 초래**한다.

통증유발점

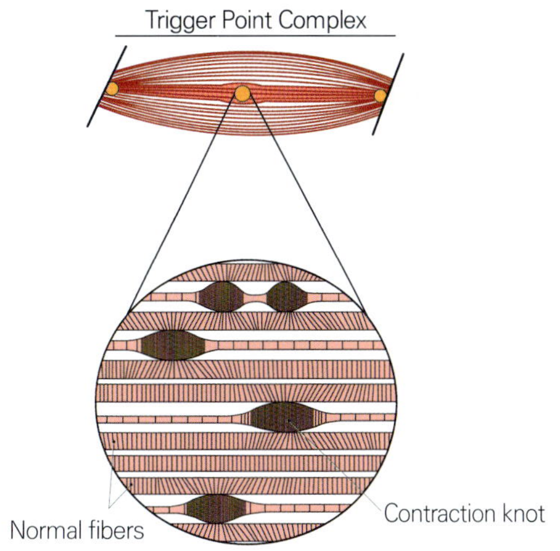

이와 같은 문제가 회선근, 횡돌기간근육, 극돌기간근육, 다열근 등 척추의 국소 안정성을 담당하는 근육에서 나타나면 근육에 의한 척추 보호기능이 무력화된다. 이렇게 국소 안정화 근육들의 기능이 무력화되면 척추관절 불안정성은 더욱 심해지고 척추에 약간의 부하만 주어져도 심한 통증이 발생한다. 뿐만 아니라 대근육인 척추기립근, 광배근, 요방형근, 장요근, 복횡근, 내외복사근, 복직근, 횡격막근육, 골반저근육, 대둔근, 중둔근, 소둔근, 이상근, 대퇴근막장근, 대퇴직근 등 척추, 골반과 직접적으로 연결되어 있는 모든 근육들의 통증과 **근육 짧아짐, 근육 기능부전**이 발생한다.

척추의 국소 안정성을 담당하는 근육들

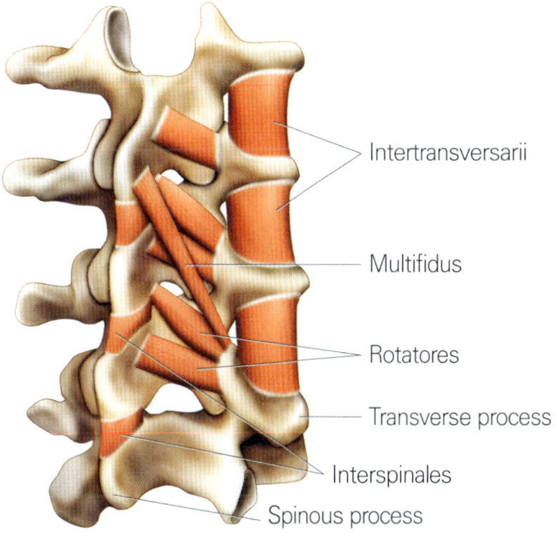

이렇게 복합적인 요인에 의해서 디스크 환자는 통증이 심해지고 척추, 골반이 틀어지는 등의 전신 부정렬이 발생한다. 디스크 완치를 위해서는 초기부터 이러한 문제들

을 단계적으로 해결해야 한다.

아래에 소개한 11가지 통증의 기원을 정확히 찾을 수 있다면, 어떤 치료로 며칠이면 통증이 호전될 수 있는지를 추정할 수도 있다. 이제 허리디스크로 인한 11가지 통증에 대해서 자세히 알아보자.

1. 디스크 파열에 의한 통증

디스크가 파열되면 당연히 통증이 발생한다. 척추 사이에 둥근 모양으로 끼어 있는 디스크는 섬유륜과 수핵으로 구성되어 있는데, 섬유륜 바깥 부분 1/3 부위에 혈관과 통각수용기가 있기 때문에 디스크가 파열되는 과정에서 통증이 발생할 수 있다. 디스크의 파열은 **후방 탈출, 전방 탈출, 측방 탈출과 추체종판으로 탈출**(schmorl's node) 등이 있다.

디스크 파열에 의한 통증은 어떻게 치료할까?
그리고 디스크 파열을 야기하는 압박부하, 장력부하는 어떻게 해결해야 할까?
이 질문에 대한 답을 찾아보자.

모든 손상의 회복이 자연 치유에 의해 나아지듯이 디스크 파열에 의한 통증은 얼음팩, 소염진통제, 침상안정으로 더이상의 압박-장력(전단)부하만 주지 않으면 염증기(3~5일), 증식기(~3주), 재생기(~6주)를 거쳐 자연치유된다. 디스크 파열에 의한 통증의 치료는 이렇게 쉽다.

그런데 최신 연구에 의하면 **"디스크 기원성 통증이 지속"**되는 경우가 있다. 염증성 사이토카인이 많은 상태(만성염증)에서 디스크가 반복적으로 압박을 받으면 신경자람(nerve ingrowth), 혈관신생이 일어나면서 디스크에 통각수용기가 많아지면서 디스크 기원성 통증으로 진행하는 것이다. 치료는 만성염증의 치료 챕터를 참조하라.

이렇게 디스크 파열을 악화시키는 문제는 어떻게 해결해야 할까?

두 가지 방법이 있다. 첫째는 디스크, 척추관절이 견뎌낼 수 있을 만큼의 부하로 활동을 줄이는 것이다. 예를 들어 침상안정, 워커보행 등이 그것이다. 둘째는 장미란 선수처럼 186 kg을 들어도 끄덕하지 않는 튼튼한 허리를 만드는 것이다. 독자는 어떤 방법을 선택할 것인가?

허리를 튼튼하게 하지 않고 활동을 계속하면 디스크 압박이 계속되면서 결국 디스크가 완전히 닳아져 소실되고 척추관 협착증으로 진행할 것이다. 지금 이 순간에도 많은 환자들이 튼튼한 허리 만드는 방법에 주목하지 않고 진통제 주사를 맞고 활동을 계속하며 척추관절을 망가뜨리고 있다. 장미란 선수처럼 튼튼한 허리는 지구 중력 상황에서 살기 위해서는 선택이 아니라 필수 조건이다. **장미란 선수와 같은 튼튼한 허리를 만드는 코어 강화 운동법**은 '관절 안정화 운동법' 챕터를 참조하라.

2. 척추 인대 손상에 의한 통증

요추의 인대에는 전종인대, 후종인대, 황색인대, 극간인대, 극상인대 등이 있다. 그 중에서 후종인대는 많은 통각수용기를 가지고 있어서 디스크 파열의 병리적 조건을 알려주는 "알람 벨" 역할을 한다.

또한 허리 통증 환자가 허리를 구부려 1~2시간 빨래를 했다면 극간인대와 극상인대가 늘어나 통증이 발생할 수 있다. 이론적으로는 이러한 상황에서 인대에 의한 통증이 발생한다. 실제 임상적 상황에서 인대의 통증은 디스크 파열 통증, 후관절 부딪힘 통증과 함께 발생하기 때문에 통합적으로 사고하면서 치료해야 한다.

후종인대에 의한 통증은 디스크 파열에 의한 통증과 동시에 발생하기 때문에 위에서 소개한 얼음 팩, 진통소염제, 침상안정으로 쉽게 해결된다. 척추인대의 근본 문제는 **나사 풀린 듯 느슨해지면서 척추 움직임 모니터링 기능을 잃어버리는 것**이다. 인대 재생약침, 가열식 화침, 프롤로 치료는 인대의 느슨함(ligament laxity)을 해결하여 척추의 수동 안정성을 회복하는 법이고, 구체적인 방법은 'CMP 관절 안정화 약침' 챕터를 참고하라. 그리고 인대의 움직임 모니터링 기능을 회복하기 위해서는 세밀한 단계별 운동강도 증진프로그램이 필요한 것이다.

3. 후관절 부딪힘에 의한 통증

대부분의 사람들은 허리디스크 하면 하지방사통을 떠올린다. 하지만 실제로 디스크로 인한 허리 통증 치료를 위해서 매우 중요한 부분이 지금 설명하는 후관절 부딪힘에 의한 통증이다.

디스크가 깨지고 디스크 간격이 좁아지면 거의 대부분 후관절의 부딪힘이 발생하고 그 결과 심한 통증이 나타날 수 있다. **활액관절인 후관절은 통각수용기가 많아서 부딪힘이 발생하면 허리, 엉덩이로 매우 심한 통증을 일으키고 종아리까지 연관통**을 일으킨다. 이렇게 후관절의 부딪힘으로 허리 통증, 엉덩이 통증, 종아리 통증 모두를 일으킬 수 있다.

후관절 통증을 이해하기 위해서 먼저 척추관절의 구조를 이해해보자. 척추는 3개의 관절 시스템(1개의 디스크와 2개의 후관절)으로 구성되어 있다. 아래 사진에서 보듯이 3개의 척추관절 시스템을 이해해야 후관절 부딪힘의 상황을 정확하게 연상할 수 있다. 또한 후관절 부딪힘을 방지하기 위해서 무엇을 해야 하는지 이해할 수 있다.

후관절의 구조

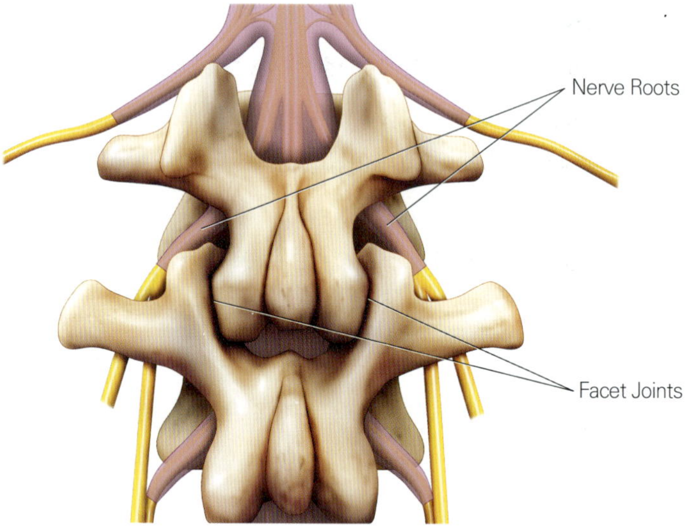

후관절 염증

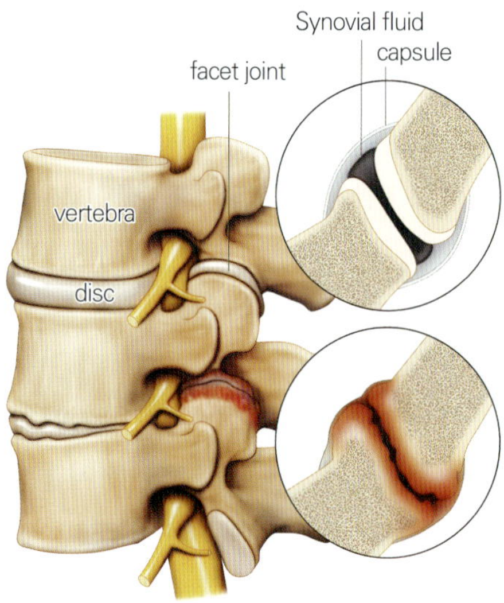

디스크와 후관절에 가해지는 부하가 적절하게 분산되어야 한다. 모든 디스크 환자

는 후관절에 비정상적인 부하가 주어진다는 사실에 주목해야 한다. 그리고 후관절의 부딪힘을 생체역학적 관점에서 이해하기 위해 틀어진 골반, 척추를 상상해보라. 하나의 디스크(추간판)에 두 개의 후관절이 있고 디스크 간격이 좁아짐으로 인해서 후관절에 부딪힘을 발생하고 있다.

이러한 상태에서 후관절 부딪힘을 방지하기 위해 무엇을 해결해야 할까?

이 질문을 기억하고 아래 글을 읽어보자.

관절의 통증은 **"관절 염증과 과도한 관절 움직임(관절 불안정성), 관절 기능부전(관절 굳어짐)"** 세 가지 상황에서 발생한다. 그리고 관절에 통증이 발생하면 더이상의 관절 손상을 막기 위해 관절 주위 근육에서는 생리적 반응으로 반사성 근수축에 의한 긴장성 통증이 발생한다. 참고로 관절에 염증이 있을 때는 거의 항상 통증이 발생하고 관절 불안정성, 관절의 기능부전일 때는 통증이 발생할 수도 있고 없을 수도 있다.

이 세 가지 관절 문제를 해결하기 위해서는 관절의 상태를 정확하게 추정해서 그 상태에 맞는 정확한 치료를 시행해야 한다. 즉 관절에 염증이 있을 때는 얼음 팩과 염증 치료 약물을 써야 하고 척추관절이 불안정할 때는 인대 재생약침과 관절 안정화 운동법을 해야 한다. 그리고 관절 굳어짐이 있을 때는 굳어진 관절 부위에 침 놓고 움직이기, 관절가동 테크닉으로 어렵지 않게 관절 움직임을 정상화할 수 있다.

관절염증, 관절 불안정성, 관절 기능부전의 문제를 해결하는 것보다 더 중요한 것은 **근본적으로 그러한 문제가 발생하지 않도록 하는 것**이다. 그것은 척추관절의 동적 안정성(dynamic stability) 회복과 생체역학적 관점에서 척추에 가해지는 부하 분산을 통해서만 가능하다. 그래서 장미란 선수처럼 튼튼한 허리를 만드는 코어 강화 운동법이 디스크 완치에 중요한 의미를 갖는다.

4. 신경근 압박에 의한 하지방사통

이제 독자들이 가장 궁금해하는 디스크에 의한 하지방사통(좌골신경통; radiating pain)에 대해서 알아보자. 좌골신경통은 허리디스크 질환의 대명사다. 탈출된 디스크가 신경근을 압박, 염증이 발생하면 좌골신경을 따라서 찌릿찌릿하고 당기고 저림증 등이 나타난다. 이를 **하지방사통**이라고 한다.

하지방사통을 정확히 이해하기 위해서는 말초신경을 알아야 하는데 말초신경은 감각신경과 운동신경으로 구성되어 있다. 그래서 탈출된 디스크가 감각 신경요소를 압박하면 하지에 통증과 저림증 등 감각 이상이 발생하고 운동 신경요소를 압박하면 근력약화(국소마비)와 근위축이 발생한다. 대개 심하게 탈출되면 감각 신경요소 뿐만 아니라 운동 신경요소까지 압박하여 하지방사통과 디스크에 의한 국소마비가 발생한다.

디스크 탈출로 하지방사통을 일으키는 신경근 압박 문제는 디스크 제거수술과 보존적 치료 방법이 있다. 먼저 알아야 할 것은 탈출된 디스크는 80~90%가 물 성분이기 때문에 놀랍게도 몇 개월만 지나면 자연 흡수된다는 사실이다. 탈출된 디스크가 자연 흡수된다는 사실은 이미 많은 논문으로 밝혀져 있다.

탈출된 디스크는 80~90%가 물이라 자연 흡수된다. 이러한 디스크의 자연 흡수에 대한 과학적 사실을 기반으로 허리디스크 수술을 생각해보자. 디스크 수술은 신경근을 압박하는 디스크 덩어리를 제거하는 치료 방법에 불과하다. 그 귀한 인체조직을 손상시키면서 과연 그럴 만한 가치가 있을까는 이 글을 읽는 독자가 진지하게 자문해볼 일이다.

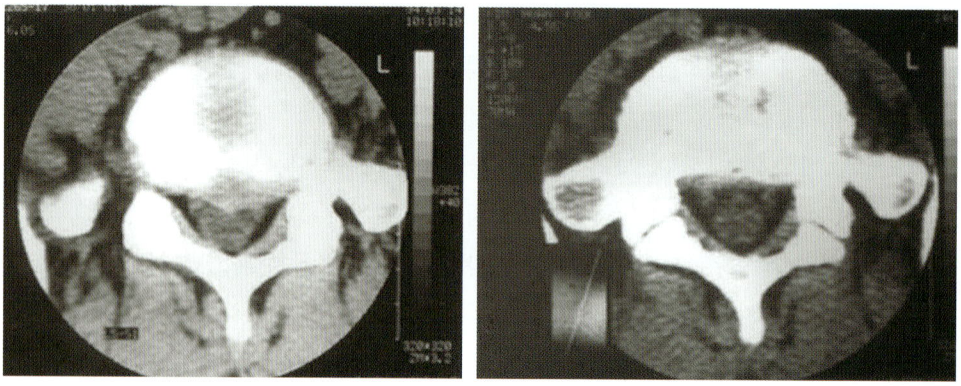

위 CT 사진은 2001년 디스크의 자연 흡수를 보고한 필자의 석사 논문이다. 디스크가 자연 흡수되는 현상을 관찰하면서 놀라던 때가 엊그제 같다. **디스크의 자연 흡수를 관찰한 것보다 더 필자를 놀라게 한 것은 디스크가 완전히 흡수된 환자가 여전히 하지 저림증을 호소하고 있다는 사실**이었다. 그 의문을 해결하는 데 20여 년이 지났고 이 책은 그 결과물이다.

디스크는 파열되어 있는데, 통증이 없는 경우는?

또 한 가지 놀라운 사실을 보자. 많은 논문에 의하면 허리 통증이 전혀 없는 50대에서 MRI 촬영을 해보면 50%에서 디스크 탈출이 발견된다. 이것은 무엇을 의미하는 것일까? 결국 디스크가 탈출되었다고 해서 신경 압박이 일어나 좌골신경통이 발생하는 것은 아니라는 사실이다. 하지방사통은 디스크 탈출뿐만 아니라 신경 압박으로 인한 신경염증, 부종이 있어야 발생한다.

그렇다면 **신경 압박에 의한 신경염증(신경부종)의 원인**은 무엇일까? 오랫동안 필자가 의문을 가졌던 문제다. 그 답은 생체역학을 탐구하면서 이해할 수 있었다. 그것은 바로 탈출된 디스크가 신경공의 공간을 좁힌 상태에서 **'요추분절의 불안정성'**이다. 요추분절의 불안정성은 디스크 파열의 원인이기도 하고 신경 압박의 원인이기도 하다. 그래서 요추분절의 안정성만 회복하면 신경근 압박의 가장 중요한 요인은 사라진다. 그리고 시간이 지나면 탈출된 디스크는 자연 흡수되기 때문에 95~97%의 디스크 환자는 수술 없이 완치가 가능하다. 그렇지 않다면 허리 통증이 없는 50대에서 MRI상 50%의 디스크 탈출을 어떻게 설명할 수 있겠는가?

문형철 교수가 제안하는 신경통 치료법!

신경전침법(electro-acupuncture anesthesia)과 침마취

필자가 디스크 흡수 논문을 쓰면서 가졌던 의문에 대한 해답 한 가지를 알아보자. 디스크가 완전히 흡수되었는데 여전히 하지 저림증이 남아있는 이유는 무엇일까?

꽤 많은 환자들이 현재 신경근 압박은 없는데 오랜 신경 압박의 결과로 신경의 퇴행성 변화(nerve degeneration)가 발생하여 하지 저림증이 지속되는 경우가 있다. 이는 신경염증과 부종 후에 허혈, 섬유화, 저산소증이 발생하여 신경기능이 제 기능을 못하는 신경의 퇴행성 변화 때문에 나타난다.

이럴 때는 어떻게 치료해야 할까? 신경의 퇴행성 변화에 의해 몇 년 동안 지속된 저림증에는 신경전침법이 효과적일 때가 많다. **신경전침법은 필자가 명명한 치료법**이다.

신경전침법은 신경과 신경을 전침으로 연결하여 통전시키는 방법이다. 즉 신경근 또는 좌골신경에 하나의 침을 놓고 다른 하나의 침은 하지의 감각 지배 부위인 피부분절에 자침한 후 전기자극을 준다. 이렇게 신경전침으로 신경과 피부분절을 직접적으로 통전시키면 침마취가 발생하여 한두 시간 정도 유지된다. 침마취를 위해서는 가능하면 전기 자극 강도는 강하게 하고, 전침 주파수를 1, 3, 5, 10, 15, 30 Hz를 교대로 주면 더욱 효과적이다.

허리디스크를 앓은 후 거의 완치되었는데 날씨가 흐리기만 하면 좌골신경을 따라 저림증이 몇 년씩 반복될 때 신경전침 단 한두 번의 시행으로 몇 년 동안 고생하던 저림증이 사라지는 경우도 많다.

5. 근육의 신경포착에 의한 통증

말초신경은 근육과 근육 사이를 지나가며 움직임과 감각을 담당한다. 그런데 근막 유착, 통증유발점에 의한 근육의 짧아짐은 근육과 근육 사이를 지나가는 신경을 포착(entrapment)하여 신경통을 유발한다. 흔히 허리디스크 환자의 좌골신경은 이상근에서 신경포착이 발생한다.

여기서 설명하는 근육의 신경포착에 의한 하지 저림증 문제는 탈출된 디스크가 완전히 흡수되었는데 여전히 다리 저림증이 있는가에 대한 또 하나의 해답이다. 디스크 환자에게서 흔히 나타나는 이상근에 의한 좌골신경 압박은 매우 흔한데, 이를 **"이중압박 증후군(double crush syndrome)"**이라고 한다.

이중압박 증후군 (double crush syndrome)

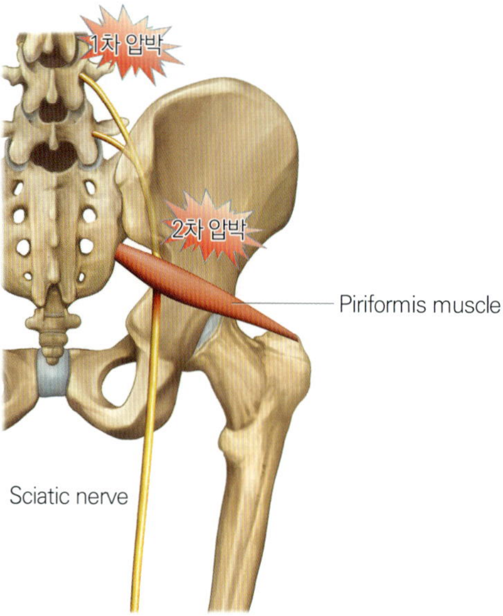

그렇다면 허리디스크에서 이중압박 증후군은 왜 발생하는 것일까?

디스크 탈출로 신경근이 압박(1차 압박)받아 염증이 생기면 하지방사통이 발생한다. 이렇게 신경근에 염증이 생기면 전기신호를 전달하는 좌골신경은 예민한 상태가 된다. 이때 이상근의 짧아짐은 좌골신경을 포착, 압박하여 좌골신경통이 발생한다. 허리디스크로 신경이 2차 압박을 받아 발생하는 이중압박 증후군 호발 부위는 몇 군데가 있다. 흔히 이상근에 의해 좌골신경, 무릎 외측에서 비골 신경, 족근관에서 경골신경이 압박된다.

이러한 근육의 신경포착에 의한 통증을 효과적으로 치료하기 위해서는 디스크 탈출로 인한 1차 신경압박 문제를 잘 해결해야 한다. 경험적으로 볼 때 디스크로 인한 좌골신경통이 심한 환자의 경우는 대부분 이상근에 의한 좌골신경의 2차 압박이 존재한다. 그리고 이상근이 짧아지는 양반걸음 보행을 하는 디스크 환자의 경우 이상근의 과사용, 짧아짐으로 2차 압박이 더욱 심하므로 치료적 보행 교정은 가능한 빨리 시작하면 좋다.

이중압박 증후군 통증 4단계 치료법

허리디스크 환자의 이중압박 증후군에 의한 신경포착 통증의 치료법 4단계를 소개한다. 첫째, 척추관절의 안정성을 회복하여 디스크로 인한 1차 신경근 압박 문제를 해결한다. 둘째, 2차 압박을 유발하는 이상근, 족근관을 치료적 마사지, 근육 스트레칭 등을 시행하여 2차 압박 요소를 해결한다. 셋째, 신경스트레칭(neural stretching)을 시행하여 전체적인 신경 압박 문제를 해결한다. 신경은 고무줄과 같이 늘어나기 때문에 아래 그림과 같이 신경을 늘리면 고무줄이 늘어나듯이 신경이 팽팽해지면서 포착되었던 신경 압박 문제가 일시적으로 해결될 수 있다. 넷째, 이렇게 신경포착 통증을 치료한 후 하지 전체의 근육 길이와 짝힘을 맞춘다. 특히 이상근, 장요근, 비복근, 가자미근 등의 근육 길이를 정상화하면서 족궁을 정상화하는 운동법과 함께 치료적 보행 교정을 시행한다.

신경 스트레칭 방법

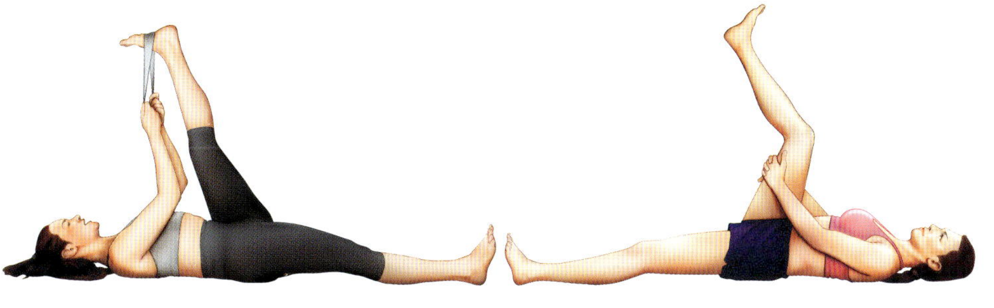

위 그림과 같이 신경 스트레칭을 시행하면 좌골신경통에 의한 하지방사통이 즉석에서 줄어드는 것을 경험할 수 있다. 다만 신경근 염증기(3~5일)에 시행하면 통증이 악화될 수 있으므로 주의해야 한다.

드물지만 요추 3~4번 디스크 탈출에 의한 하지방사통은 대퇴신경통을 유발한다. 대퇴신경은 다음 그림과 같이 대퇴 옆쪽으로 신경유주하므로 대퇴 옆쪽으로 신경통이 발생한다. 이를 **"지각이상성 대퇴신경통**(meralgia paresthetica)**"**이라고 한다.

지각이상성 대퇴신경통

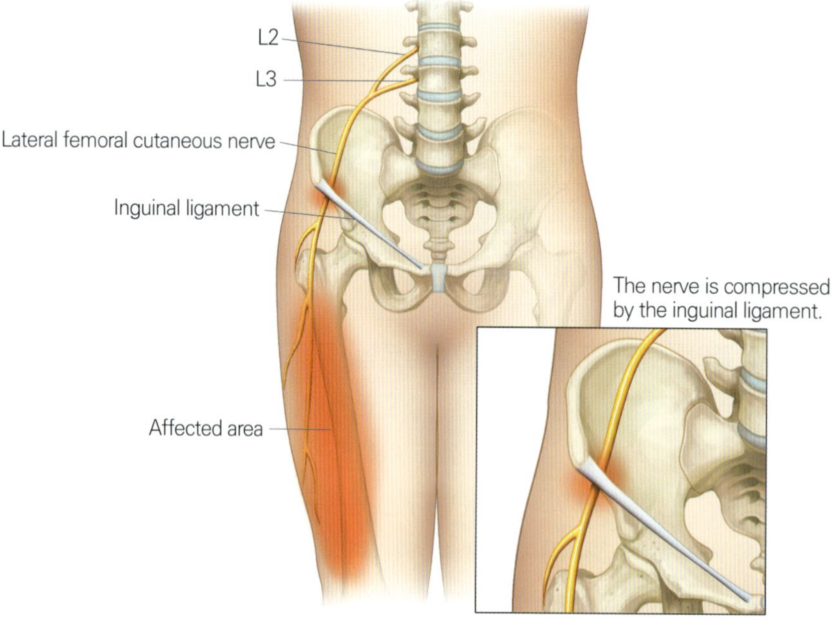

지각이상성 대퇴신경통은 외측 대퇴경피신경이 포착되는 이중압박 증후군이다. 외측 대퇴경피신경은 순수한 감각신경이므로 이중압박이 발생하면 대퇴부 바깥쪽에 찌릿찌릿한 통증과 이상감각이 나타난다. 여기서 좀더 자세히 설명하는 이유는 이 질환이 제대로 진단되지 못하기 때문에 몇 년씩 고생하는 환자가 많기 때문이다.

대퇴신경 스트레칭 방법

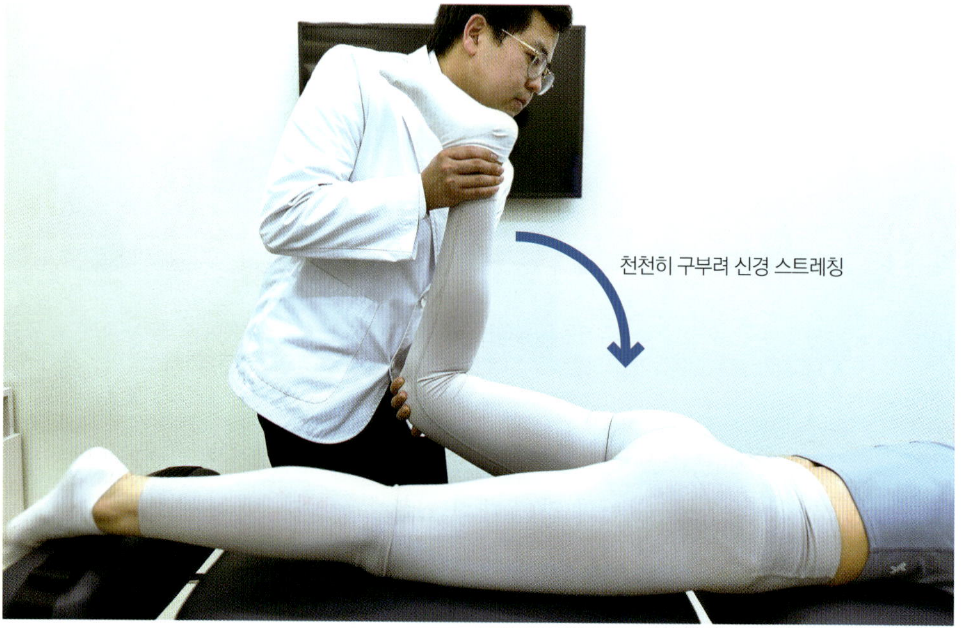

지각이상성 대퇴신경통의 치료도 4단계로 진행한다. 첫째, 요추 3~4번 척추의 안정성을 회복하여 1차신경 압박 문제를 해소한다. 둘째, 치료적 마사지(교차마찰 마사지)로 서혜인대와 장골근 사이에서 포착되는 2차 신경압박 문제를 해결한다. 셋째, 엎드려서 대퇴신경 스트레칭을 시행한다. 넷째, 하부운동 사슬 전체의 근육 길이를 교정하는 스트레칭을 통해 골반의 틀어짐 문제를 해결하고, 치료적 보행 교정을 통해 걷기 상황에서도 신경이 압박받지 않도록 한다.

6. 근막의 통증

이번에는 환자들이 마사지를 통해서 늘상 체험하고 있는 근막의 통증에 대해서 알아보자. 많은 디스크 환자들이 통증을 줄이기 위해 주사, 침, 물리 치료보다 더 선호하는 것이 근막이완 치료법(치료적 마사지)이다. 그만큼 근막을 이완하는 마사지 치료법은 통증치료에 효과적이지만 의료인들에 의해 흔히 간과되고 있다. 마사지로 통증 완화 효과를 본 환자들은 중독이 된 것처럼 자주 마사지를 받는다. 그만큼 적절하게 시행하는 근막이완은 디스크 통증 치료에 매우 효과적이다.

하지만 마사지로 통증완화를 체험하고 있는 환자들이 꼭 기억해야 할 것이 있다. 마사지에 의한 **근막이완만으로는 통증유발점(TrP)에 의한 근육 짧아짐의 문제를 해결하지 못한다**는 사실이다. 근막이완으로 통증을 줄이더라도 근육의 짧아짐 문제가 해결되지 않으면 통증은 계속 반복된다. 그래서 근막이완 후에는 반드시 근육 스트레칭이 정확하게 시행되어야 근육 짧아짐이라는 병리적 문제가 해결된다. 다음 질문을 보자.

근막이란 무엇이고 근막 통증은 왜 발생하는가?
근막 통증과 근육 통증은 어떤 연관성이 있는가?

근막은 전신 근육을 감싸고 있는 1억 개가 넘는 근육 보자기다. 근막에는 통증수용기가 많기 때문에 전신을 둘러싸고 있는 근막이 딱딱해진 젤리처럼 굳어지면 그 자체로 통증이 발생하고 근막 안의 근육은 제대로 움직일 수가 없다. 그래서 디스크 통증 치료의 기본 중의 기본은 근육을 싸고 있는 근막을 부드럽게 만드는 것이다. 근막을 잘 이완하면 근육통, 관절 통증을 쉽게 치료할 수 있는 기초가 마련되고 최적 움직임 회복에 한걸음을 뗀 것과 같다.

근막은 근육을 싸고 있는 보자기이기 때문에 근막 통증은 항상 근육통과 함께 해결해야 한다. 근막이완을 할 때 천층의 근막뿐 아니라 심부 근막까지 완전하게 해결해야 하는 것이 중요하다. 몇 가지 효과적인 방법과 주의사항을 소개하면 다음과 같다.

1) 근막 통증이 있는 한 부위를 너무 오랫동안 마사지하지 않아야 한다. 과하면 부족한 것만 못하다.
2) 하나의 관절을 중심으로 근육은 짝힘을 받고 있기 때문에 앞뒤, 상하, 좌우의 근막을 차례로 이완하면 효과적이다.
3) 관절과 근육을 움직이면서 근막이완을 시행하면 더욱 효과적이다.
4) 근육 생리를 이용한 근에너지 기법, PNF기법과 병행하면 효과적이다.
5) 근막이완을 한 후 근육 스트레칭을 해야 근육 길이가 정상화된다.
6) 심부의 근막, 근육 문제를 해결하기 위해서는 정확한 강도와 깊이에 맞는 심부자극을 주어야 한다.
7) 진동 자극, 냉찜질, 핫팩을 병행하면 효과적이다. 조직 손상 후 또는 저항 운동 후 발생하는 근막 통증은 냉찜질, 섬유화된 근막 통증은 핫팩을 사용하면 좋다.

근육을 싸고 있는 근막과 근육은 구조도 다르고 통증 병리도 다르기 때문에 근육과 근막의 문제를 따로 떼어 설명하고 있다. 하지만 통증 치료의 실제 상황에서는 근막과 근육은 완전히 하나의 관점, 하나의 구조로 이해하고 치료하는 것이 좋다. 근막에 대한 자세한 이해는 **'CMP 맞춤 근막이완법'** 챕터를 참고하라.

7. 근육 통증

허리디스크로 발생하는 근육 통증은 너무 복잡하다. 디스크 파열 통증과 함께 발생하는 근육통뿐만 아니라 좌골신경통에 의한 근육통, 내장성 통증으로 인한 근육통이 있고, 후관절과 천장관절의 연관통에 의한 근육통, 반사성 근수축에 의한 근육긴장성 통증, 통증유발점 자체의 근육통, 통증유발점에 의한 연관통으로 발생하는 근육통, 근육 과사용에 의한 근육 통증 등이 있다.

쉽게 말하면 **디스크 파열, 후관절과 천장관절 부딪힘, 신경염증 등은 모두 근육 통증으로 표현**된다. 이렇게 인체 근골격계 조직의 모든 문제는 근육 통증의 형태로 나타난다. 뿐만 아니라 스트레스 반응에 의해서도 근육 긴장, 근육 통증이 악화된다. 그래서 '디스크로 인한 근육 통증의 기원을 찾는 것'은 쉽지 않다.

그런데, 허리디스크 치료 과정에서 발생하는 근육 통증의 기원을 찾지 못하면 원인 치료가 되지 못한다. 그래서 소리치는 자는 범인이 아니라 피해자다라는 치료적 금언을 잊지 말고 환자가 호소하는 통증의 기원을 찾아 치료하려는 노력을 계속해야 한다.

비유하면 이렇다. 도시의 복잡한 도로 한 군데서 차량사고가 발생했다고 가정해보자. 이 차량 정체를 해결하는 가장 효과적이고 빠른 방법은 차량 사고지점의 문제를 가장 먼저 해결하는 것이다. 그런데 사고지점의 문제를 해결하지 않고 정체가 유발되는 사거리마다 교통안내원을 배치하여 문제를 해결한다고 생각해보라. 얼마나 답답한 일인가?

통증 origin(대부분 관절, 인대, 힘줄손상)을 찾아 염증, 굳어짐 문제를 해결하는 습관을 들이면 사고지점의 교통 정체가 풀리듯 많은 문제를 쉽게 해결할 수 있다. 그런데 지금 통증이 발생한 관절을 찾고, 그 결과로 과사용되어 통증이 발생하는 근육을 찾기 위해서는 그 환자의 평소 움직임 습관, 보행 습관 등을 살피고 생체역학적 관점을 완전히 이해한 상태에서 추정해야 하기 때문에 매우 어려운 일이다.

그렇다고 포기해야 할까?
아니면 환자가 호소하는 근육 통증을 대충 치료하고 나아지기를 기도할까?

그래서 차선책으로 전신근막을 이완한 후 전신의 근육을 스트레칭하고 다음으로 관절 문제를 해결하고 관절안정성 운동, 근력 균형운동과 함께 전신 움직임 기능회복 과정을 단계적으로 순서를 제시한 것이 **'올바른 움직임과 자세치료법**(CMP therapy)**'**이다.

근육문제의 관점으로 국한시켜 허리디스크로 인한 근육통에 대해서 알아보자. 디스크로 인해 발생할 수 있는 근육통은 "반사성 근수축에 의한 통증, 통증유발점 통증, 과사용에 의한 근육통" 등 크게 3가지가 있다.

반사성 근수축에 의한 생리적 근육 통증(근육긴장성 통증)

반사성 근수축은 흔히 5가지 기전으로 발생한다. 반사성 근수축은 생리적 근수축에 의한 근육 긴장이다. 그럼에도 불구하고 반사성 근수축이 중요한 이유는 두 가지다. 첫째, 반사성 근수축이 심하면 그 자체로 통증이 발생하고 둘째, 반사성 근수축이 지속되면 근육에서 통증유발점(TrP)이 발생하면서 근육 길이가 짧아져 정상 움직임의 장애를 초래하기 때문이다.

통증 치료에 임하는 의사가 알아야 할 상식!

5가지 반사성 근수축 근육 통증의 기전

우리가 흔히 경험하는 근육통의 원인인 반사성 근수축은 "근육내 근방추와 힘줄내 골지건기관(golgi tendon organ)의 스트레치 반사반응"에 의해서 발생한다. 인체가 움직일 때 근방추와 골지건기관에 의해 근육의 길이와 장력을 감지하여 척수와 뇌로 전달하여 근육의 길이와 장력이 적절한지를 알아내고 반사적으로 근수축을 조절한다. 반사성 근수축은 불수의적(무의식적)으로 지속되는 근육 긴장으로 정의할 수 있다. 그래서 반사성 근수축이 쉼 없이 지속되면 근육 허혈이 발생하고 그 결과 pH가 낮아지고 브라디키닌, 아데노신삼인산, 수소이온 등 통증 유발 물질을 분비하기 때문에 통증이 발생한다.

손상 기원성 반사성 근수축

인체 조직에 손상이 발생하면 근육과 신경의 생리적 반응으로 반사성 근수축이 발생한다. 이 반응은 더 이상의 조직 손상을 방지, 인체를 보호하기 위해 발생하는 생리적 반응이다. 생리적 현상이지만 지속적인 반사성 근수축은 근육 경련을 일으키고 심하면 근육통이 발생한다.

이때 발생하는 근육긴장의 치료는 손상부위 염증을 줄이기 위해 얼음팩, 진통소염제(NSAIDs)를 사용하고 허혈성 압박, 근에너지 테크닉, PNF 테크닉, 침치료 등을 시행하면 효과적이다.

관절 기원성 반사성 근수축

관절염은 염증이므로 손상기원성 반사성 근수축을 유발한다. 관절 기능부전(관절 굳어짐)은 특정 근육의 억제를 유발하면서 다른 근육의 반사성 근수축을 유발할 수 있다. 관절염은 거의 대부분 통증을 유발하지만 관절 기능부전은 항상 근육통을 유발하는 것은 아니다. 다만 올바른 움직임과 자세를 회복하기 위해, 미래의 손상을 방지하기 위해 관절 기능부전 문제는 반드시 해결해야 한다.

관절 염증에 의한 통증은 침상안정, 얼음 팩, 진통소염제의 복용이 중요하다. 관절 기능부전의 경우 굳어진 관절 부위에 침 놓고 움직이기와 적절한 관절가동 테크닉을 시행하면 관절 통증뿐만 아니라 반사성 근수축에 의한 근육 통증을 쉽게 치료할 수 있다. 자세한 것은 'p200 맞춤 관절가동 테크닉' 챕터를 참조하라.

통증유발점 기원성 반사성 근수축

흔히 통증유발점에 의한 통증 자극으로 반사성 근수축이 유발된다. 허리디스크로 오래 고생한 환자는 많은 근육에서 통증유발점이 발생하고 통증유발점 기원성 반사성 근수축이 발생한다. 그 결과 통증유발점-반사성 근수축-근육통-근육 기능부전-관절 부딪힘-반사성 근수축-통증유발점의 복잡한 악화 사이클이 발생한다.

이때 가장 효과적인 치료법은 딱딱해진 근막을 이완하는 것과 짧아진 근육의 길이를 정상화시키는 의학적 고립 스트레칭이다. 자세한 것은 **'맞춤 근막이완, 스트레칭'** 챕터를 참조하라.

과사용에 의한 반사성 근수축

오랜만에 등산을 하면 근육통이 발생하는 것을 경험할 것이다. 이는 근육을 오래 사용할 수 있는 능력(근지구력)의 한계를 벗어난 근육의 과사용되거나 근육이 큰 부하를 버틸 수 있는 한계(근력)를 벗어난 움직임에 의해 근육통이 발생한 것이다. 이렇게 근육의 과사용은 지연성 근육통을 유발할 뿐만 아니라 반사성 근수축을 유발한다. 이때 가장 효과적인 치료법은 얼음 팩과 사혈(특히 지연성 근육통 치료에 효과적)이다. 진통소염제를 복용하는 것보다 즉석에서 통증을 줄어드는 것을 경험할 수 있다.

근본적인 치료법은 근지구력을 강화하여 근육을 오랫동안 사용해도 과사용에 의한 통증이 발생하지 않도록 하는 것이다. 또한 큰 부하를 견딜 수 있도록 근력을 강화하는 것이다. 이 문제에 대해서는 '근력 균형 운동법' 챕터를 참조하라.

스트레스 기원성 반사성 근수축

흔히 심한 스트레스를 받으면 여기저기 결리면서 통증이 발생하는 것을 경험할 것이다. 이는 스트레스 반응으로 교감신경이 항진되고 근방추의 스트레치 반응을 과활성화하여 반사성 근수축에 의한 근육긴장성 통증을 일으킨 것이다. 이렇게 스트레스 반응은 교감신경의 흥분을 야기하고 근막의 긴장을 일으키고 근육통을 유발할 수 있다. 이를 **"변연계 근육긴장(limbic spasm)"**이라고 한다.

오랫동안 통증으로 고생한 허리디스크 환자는 전신에서 변연계 근육긴장성 통증이 발생한다. 또한 스트레스로 인한 반사성 근수축은 현대인들에게 가장 흔한 근육통의 원인이다. 흥분된 교감신경을 빠르게 안정화하여 근육긴장을 완화하는 방법은 바로 "심호흡"이다. 그래서 심호흡과 함께 시행하는 몸스캔(body scan) 이완으로 쉽게 스트레스로 인한 근육 통증을 치료할 수 있다. 자세한 것은 '놓아버림 이완명상법' 챕터를 참조하라.

통증유발점(TrP)에 의한 병리적 근육 통증

이 글을 읽는 독자는 통증유발점의 기전과 같은 복잡한 내용은 다 잊어버리더라도 **"통증유발점이 발생하면 근육이 짧아진다"**는 사실과 **"근육의 짧아짐은 정확한 고립스**

트레칭"을 해야만 그 문제가 해결된다는 두 가지 사실은 꼭 기억해야 한다.

이제 근육 통증에서 가장 중요한 통증유발점의 기전과 치료법에 대해서 알아보자. 통증유발점의 원인은 다양하지만 결국 근섬유에서 칼슘이 저류되고 수축매듭(contraction knot)인 단단한 경결띠(taut band)가 발생하여 그 결과 심한 근육 통증과 근육 길이 짧아짐이라는 병리적 현상이 출현한다. 이는 결국 인체의 정상 움직임을 방해한다.

통증유발점

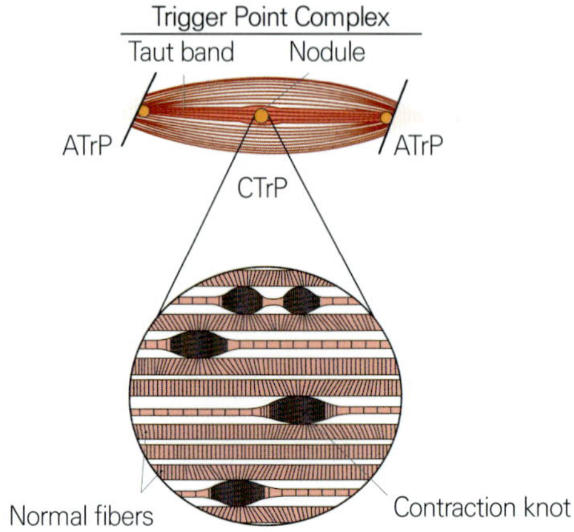

근육 길이 짧아짐은 척추, 골반을 틀어지게 하고 비정상 움직임을 야기하고 전신관절에 통증을 일으킨다. 환자는 통증유발점에 의한 날카로운 통증이 더 신경쓰이고 고통스러운 일이겠지만 올바른 움직임과 자세 치료법 관점에서 보면 통증유발점에 의한 근육 짧아짐을 회복하는 것이 더 중요하다. 고립 스트레칭을 통해 근육 길이를 정상화하면 통증유발점에 의한 통증은 며칠 내에 치료 가능하다.

그리고 정상 움직임만 회복하면 통증은 자연스럽게 치료되기 때문에 통증보다 더 중요한 것은 올바른 움직임과 자세 치료법으로 움직임을 정상 회복하는 것이다.

과사용에 의한 근육통

평소 운동을 하지 않은 사람이 등산을 하거나 축구, 마라톤을 하면 근육 과사용에 의한 통증이 발생한다. 그리고 통증이 있는 모든 근육은 근육 기능부전의 상태다. 만약 디스크로 인해 허리, 골반, 엉덩이, 대퇴부, 종아리 통증이 있는 환자가 걷기 운동을 한다고 상상해보라. 하체 대부분의 근육이 기능부전인데 통증을 참고 걷는다는 것은 근육에 의한 관절 보호기능이 완전히 망가진 채 걷는 것과 같다. 게다가 허리디스크 환자는 통증 때문에 흔히 골반, 척추가 틀어지는데 이러한 상태로 보행을 계속하면 과사용되는 근육이 발생하면서 **"과사용에 의한 근육통"**은 더욱 심해진다. 특히 근육의 길이가 늘어난 원심성 상태에서의 과도한 근수축은 지연성 근육통의 주범이다.

문형철 교수가 알려주는 근육통 치료 상식!

지연성 근육통(delayed onset muscle soreness, DOMS)

예를 들어 평소 운동을 안 하던 사람이 갑자기 볼링이나 등산을 하고 당시에는 통증이 별로 없다가 12~72시간 후에 심한 근육 통증이 발생한다면 대개 **"지연성 근육통"**이다. 특정 근육이 원심성 근수축 상태에서 장력부하를 견딜 수 없을 만큼 과사용되면 운동 후 젖산 축적, 근막 등 결합조직의 손상, 염증 등의 복합요인으로 지연성 근육통이 발생한다. 지연성 근육통은 특정 근육에 매우 심한 통증이 3~4일 이상 지속되는 병리적 상황이다.

치료적 목적으로 재활 운동을 하다가 지연성 근육통이 발생하면 어떻게 될까?

그만큼 1주일 이상 재활 치료는 늦어질 뿐 아니라 근육통에 의한 근육 기능부전이 발생하기 때문에 허리디스크, 관절 등에 압박부하, 장력부하를 증가시킨다. 치료를 위해 시작한 운동이 오히려 디스크를 악화시키는 것이다. 이러한 근육의 과사용에 의한 문제를 방지하기 위해 다음 질문을 보자.

지연성 근육통을 유발하지 않고 근력, 근지구력을 강화하기 위해 어떻게 해야 하는가?
얼마큼의 무세로 저항 운동을 시작할 것인가?
무게가 결정된 후 몇 회, 몇 세트를 반복할 것인가?
세트와 세트 사이 휴식시간은 얼마큼을 해야 하는가?
2주에 20%씩 저항운동의 강도를 올릴 수 있다는 사실을 그대로 따를 것인가?
언제까지 무게를 높여갈 것인가?

가능한 빨리 인체 움직임 기능을 회복하고, 근지구력(근력)을 회복하려면 위 질문에 정확한 답을 할 수 있어야 한다. 근력, 근지구력 강화를 위한 무게, 반복 횟수 기준을 너무 낮게 적용하면 원하는 근지구력, 근력의 회복은 요원해진다. 반면 저항 운동을 과도하게 시행하면 근육과 관절에 통증이 발생한다.

놀랍게도 **홀튼 다이어그램을 이용한 근지구력, 근력 운동으로 단계별로 운동량을 증진시키면** 지연성 근육통과 같은 문제없이 빠르고 안전하게 회복할 수 있다. 자세한 것은 '근력 균형 운동, 세밀한 단계별 운동강도 증진 치료법' 챕터를 참조하라.

이쯤에서 '허리디스크 완치 5단계' 챕터를 살펴보라. 왜 5단계로 나누어 치료해야 하는지 쉽게 이해할 수 있을 것이다. 허리디스크로 인한 통증 치료가 아무리 어렵다 하더라도 5대 통증 원리 "손상기원성 통증, 신경기원성 통증, 관절 기원성 통증, 근육(근막)기원성 통증, 뇌-마음 기원성 통증"의 상호 악화 사이클을 차단하면 쉽게 치료할 수 있다.

그리고 독자는 디스크로 이미 발생한 근육통을 치료하는 방법보다는 통증이 발생하지 않는 튼튼한 허리를 어떻게 만들 것인가에 더 많은 관심을 가져야 한다. 이 책이 가치가 있는 이유는 거기에 있다.

8. 연관통(Referred pain)

허리디스크로 발생하는 연관통은 흔히 관절의 부딪힘과 근육의 통증유발점 두 가지에 의해서 발생한다. 연관통은 통증 기원 부위 외에 다른 부위에서 통증이 나타나는 것을 말한다. 그래서 연관통은 통증 전문의에게도 진단이 어려운 개념이다.

먼저 관절의 부딪힘에 의한 연관통에 대해서 알아보자. **척추의 후관절, 천장관절의 부딪힘으로 인해서 직접적으로 종아리 부위로 연관통이 발생**할 수 있다. 이렇게 연관통은 관절 부딪힘 부위와 멀리 떨어진 부위에서 통증이 일어나기 때문에 정확히 이해하지 못하면 치료가 불가능하다.

후관절 증후군에 의한 연관통

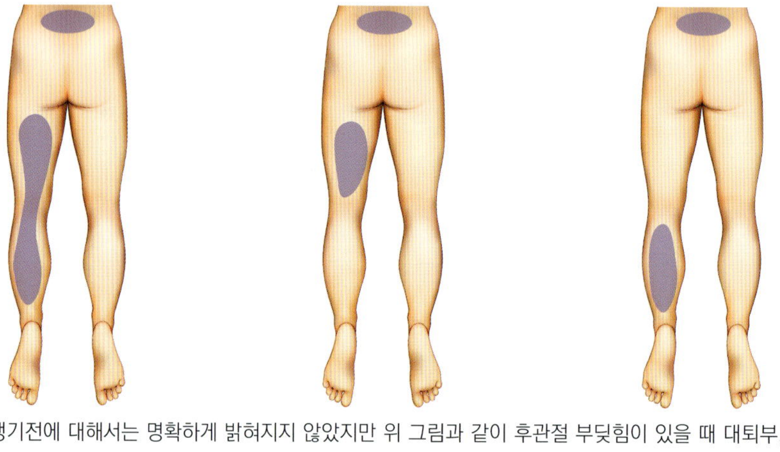

연관통 발생기전에 대해서는 명확하게 밝혀지지 않았지만 위 그림과 같이 후관절 부딪힘이 있을 때 대퇴부, 종아리에 통증이 발생한다.

천장관절 증후군에 의한 연관통

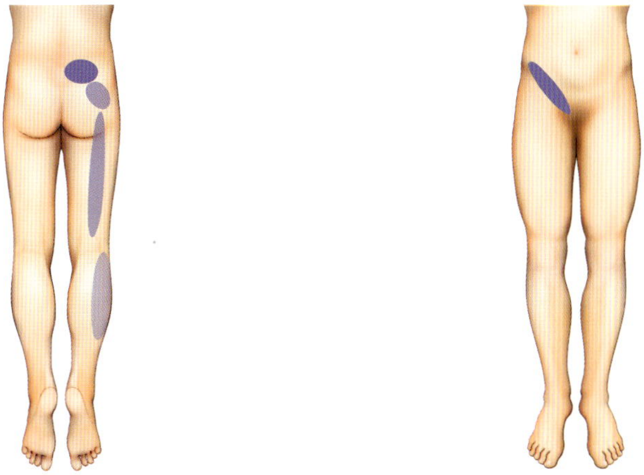

그림과 같이 천장관절의 부딪힘은 엉덩이, 대퇴부, 종아리(외측), 서혜부에 통증이 발생한다.

이렇게 후관절, 천장관절에 의한 연관통의 기전을 제대로 알지 못하면 아무리 엉덩이, 대퇴부, 종아리, 서혜부의 통증을 치료해도 문제는 해결되지 않는다.

다음으로 **근육의 통증유발점**(TrP)**에 의한 연관통**에 대해서 알아보자. 통증유발점에 의한 연관통은 아래 그림과 같이 특징적인 현상을 나타낸다. 즉 이상근의 통증유발점은 이상근 부위의 압통뿐만 아니라 대퇴부로 통증이 나타난다. 통증유발점의 진단은 경결점(taut band)을 정확하게 촉진하지 않으면 찾아내기 힘들다.

그래서 5분 진료 시스템의 한국 의료에서는 통증유발점과 그와 관련된 연관통은 현실적으로 진단이 어렵다. 다행히 통증유발점과 연관통이 **"의학적 고립 스트레칭"**만으로 1주일 이내에 쉽게 해결할 수 있다는 사실은 큰 위안이다. 통증유발점에 대해 탐구하려면 자네트 트라벨 선생님의 "통증유발점의 기전과 치료"를 참고하라.

이상근 TrP에 의한 연관통

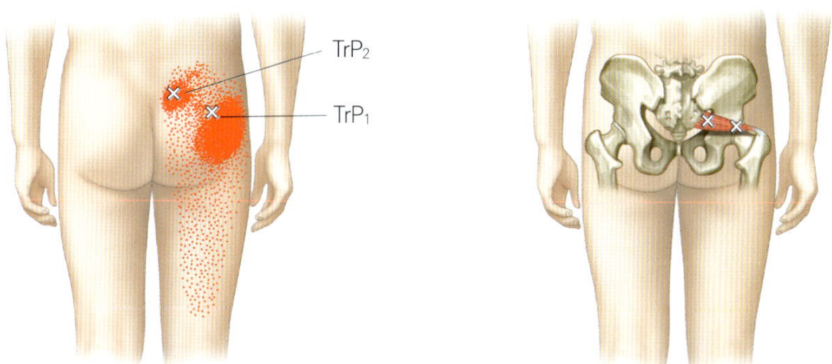

위 그림과 같이 이상근의 통증유발점은 엉덩이 부분에서 나타나고 연관통은 대퇴후부 쪽으로 나타난다. 그래서 이상근의 통증유발점으로 발생하는 대퇴후부 통증은 통증유발점을 치료하지 않으면 치료되지 않는다.

소둔근 TrP에 의한 연관통

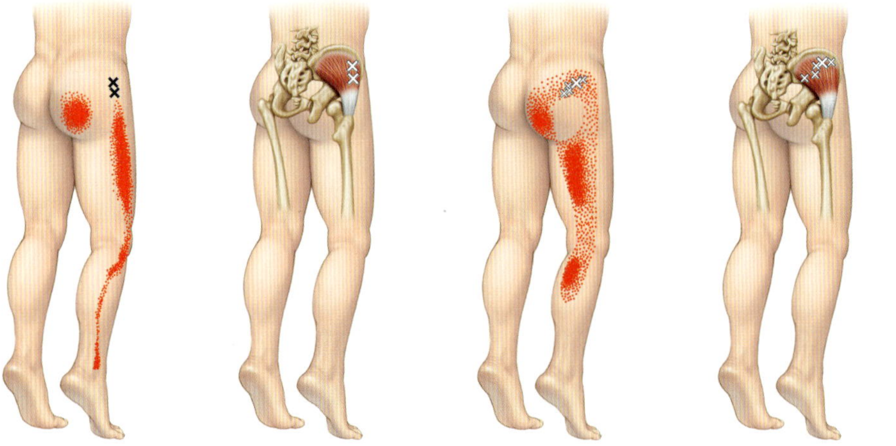

위 그림과 같이 소둔근 통증유발점에 의한 연관통은 소둔근 부위 통증뿐만 아니라 엉덩이, 대퇴후부, 장경인대 부위에서 통증이 나타난다.

그렇다면 엉덩이, 대퇴부, 종아리 통증의 원인이 연관통에 의한 것인지 아니면 좌골신경통에 의한 것인지, 종아리 자체 근육 통증인지 어떻게 감별할 수 있을까?

먼저 **좌골신경통과 후관절(천장관절)에 의한 연관통을 구분하는 방법**에 대해서 알아보자. 디스크에 의한 좌골신경통은 좌골신경의 길을 따라 연결적으로 통증이 나타나고, 후관절(천장관절)에 의한 연관통은 통증의 연결성 없이 중간에 통증이 생략되면서 종아리 통증이 나타난다. 그래서 환자에게 대퇴부 종아리 통증이 나타나는 부위를 알려달라고 하면 좌골신경통을 호소하는 환자는 신경의 유주를 따라 정확하게 통증 경로를 표시한다. 그런데 후관절 통증 환자는 후관절 부위 통증과 함께 위 그림과 같이 대퇴부, 종아리 부위에 애매하게 통증 영역을 표시한다.

그래서 좌골신경통에 의한 종아리 통증은 신경근 압박 문제를 해결하면 자연스럽게 치료된다. 후관절(천장관절) 연관통에 의한 종아리 통증은 후관절(천장관절) 부딪힘 문제를 해결하면 쉽게 치료된다. 그리고 이상근, 소둔근의 통증유발점에 의한 종아리 통증이라면 **"주요 통증유발점(primary TrP)"**을 치료하면 종아리 통증은 사라진다.

과사용에 의한 종아리 근육통은 오래 걷기, 등산 등의 과사용 병력이 있기 때문에 감별은 쉽다. 그리고 과사용에 의한 근육통은 적절한 휴식과 스트레칭으로 쉽게 치료될 수 있다.

참고로 연관통은 원래 내장성 통증(visceral pain)에서 흔히 발생한다. 예를 들어 우측 하복부에 있는 맹장에 염증이 생겼을 때 환자들은 초기에 우측 하복부에서 통증을 느끼는 것이 아니라 상복부 중앙에서 발생하는 연관통을 호소한다. 협심증, 심근경색 환자들은 좌측 어깨로, 신우신염 환자들은 서혜부 쪽으로 연관통이 나타난다. 그래서 내과적 질환의 관점에서도 연관통은 잘 알고 치료해야 한다.

9. 장경인대와 대퇴사두근의 마찰과 유착에 의한 통증

다음으로는 세밀하게 관찰하지 않으면 쉽게 진단할 수 없는 장경인대의 통증에 대해서 알아보자. 이 문제를 해결하기 위해 다음 질문을 보라.

허리디스크 완치의 마지막 단계까지 남아 있을 수 있는 통증은 무엇일까?

바로 **대퇴사두근과 장경인대 마찰(유착) 통증**이다. 장경인대는 오랫동안 걷고 달리기를 할 때 강력한 장력을 받는데, 디스크 환자는 대개 척추, 골반이 틀어져 있기 때문에 대퇴사두근과 마찰이 심해지면서 통증이 발생한다. 특히 허리디스크를 앓은 엘리트 운동선수가 빨리 달릴 때 흔히 이 통증이 나타난다. 그리고 허리디스크 마비형의 경우 한쪽 중둔근, 대둔근이 약해진 상태에서 보행을 오래하면 대퇴사두근과 장경인대의 마찰에 의한 통증이 발생할 수 있다.

참고로 장경인대의 통증은 하부대퇴 1/3 지점에서 심하게 나타나는데 왜냐하면 아래 그림에서 보는 바와 같이 그 지점에서 좁고 단단한 띠를 형성하여 강력한 장력부하가 주어지기 때문이다.

장경인대 유착-마찰에 의한 통증 부위

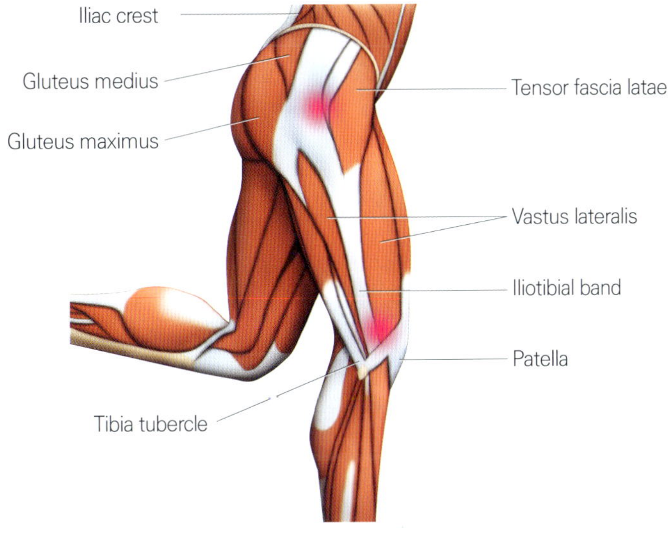

그래서 위와 같은 통증이 발생하면 수시로 근막이완을 해야 한다. 그렇지 않으면 대퇴사두근과 장경인대는 유착이 발생하면서 통증은 계속 심해진다.

문형철 교수가 알려주는 생체역학 상식!

장경인대가 존재하는 이유는? 장력밴드의 원리

장경인대(iliotibial band)는 대퇴부 바깥쪽에서 대퇴근막장근과 무릎의 비골을 연결하고 있는 단단한 띠다. 대퇴부 바깥쪽에는 뜬금없이 인대만큼 단단한 장경인대가 존재한다.

장경인대는 왜 존재하는 것일까?

비슷한 질문으로 발바닥에는 왜 족저근막이 있는 것일까?

우리 몸에는 생체역학을 알지 못하면 이해되지 않는 것이 '장경인대와 족저근막'이다. 그림과 같이 강력한 장력을 담당하는 단단한 띠가 없다면 대퇴근막장근에 지속적인 근육 수축이 요구될 것이고 인류는 아마 20분도 서 있지 못할 것이다. 하지만 놀랍게도 대퇴근막장근의 힘을 대신할 단단한 띠와 같은 **장력밴드(tension band) 장경인대**가 있어 인체가 몇 시간을 서 있을 수 있게 하는 것이다. 족궁을 유지하기 위한 족저근막도 이와 같은 원리다.

족저근막의 구조

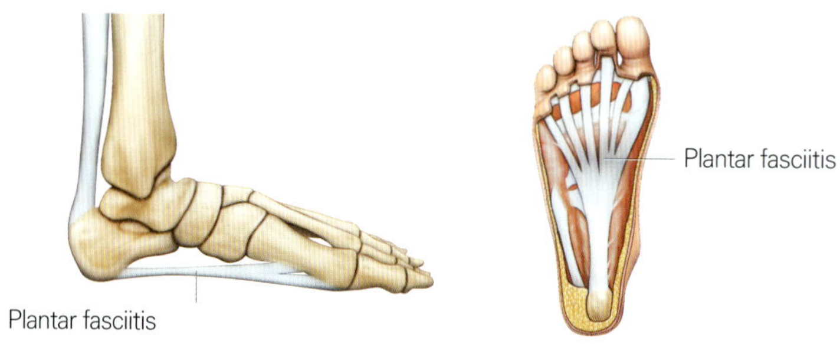

장경인대의 통증을 치료하기 위해서 코어 강화 운동, 중둔근과 대둔근 근력 균형 운동, 대퇴사두근과 햄스트링 근력의 비율(대퇴사두근 100: 햄스트링 60)을 맞추기, 족궁 개선을 위한 운동을 한 후 치료적 보행 교정을 시행한다. 하지만 임상적 경험으로 볼때 이 문제를 완전하게 해결하는 것은 쉽지 않다. 대퇴사두근과 장경인대 마찰 통증을 호소하는 디스크 환자가 하루 종일 걷는 직업이라면 더욱 그렇다. 그래서 그런 환자들은 완치를 위해서 최대한 노력하고 약간 남는 통증은 스스로 관리하면서 살아가는 전략을 취하는 것이 좋다. 이 문제를 환자 스스로 관리하는 방법은 장경인대를 폼롤러로 자가이완하는 것이다.

폼롤러를 활용한 장경인대 자가이완법

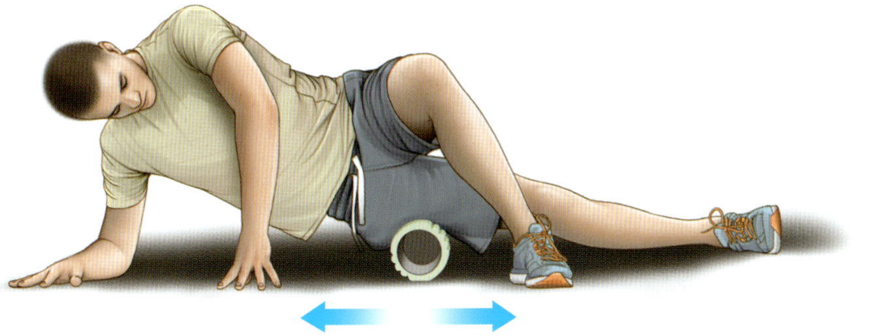

10. 내장성 통증(Visceral pain)

놀랍게도 디스크 환자들에게서도 내장성 통증이 발생할 수 있다. 이에 대해 자세히 알아보자. 추간판의 바깥쪽 1/3 부위는 신경이 지배하기 때문에 디스크 파열 때 통증이 발생한다는 사실은 앞에서 알아봤다. 추간판은 아래 그림과 같이 교감신경 가지와 연결된 동추골 신경(sinuvertebral nerve)과 요추의 회색교통지 신경(gray ramus communicans)이 지배한다. 그래서 디스크 파열 통증은 동추골 신경과 요추 회색교통지 신경에 의한 내장성 통증 특성을 보인다. 요추 4~5번 추간판은 60% 체성신경 통증 특성을 보이고, 40%는 내장성 통증 특성을 보인다고 한다. 경추, 흉추, 요추 1~2번 추간판은 요추 추간판보다 내장성 통증 특성을 더 많이 보인다는 사실을 알고 대처하면 좋다.

디스크 내장성 통증 그림

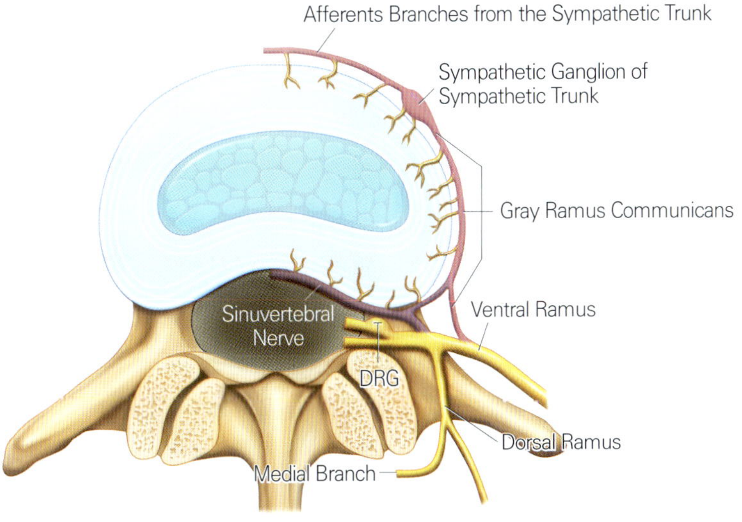

내장성 통증과 체성 통증은 어떻게 다르기에 위와 같은 사실이 중요할까?

일단 내장성 통증은 일반적인 근골격계 통증인 체성 통증(somatic pain)과는 완전히 다른 양상을 보인다. 내장성 통증은 자율신경을 통해 전달되는 통증이기 때문이다. 내장성 통증과 체성 통증의 차이를 도표로 알아보자.

구분	내장성 통증	체성 통증
관여 신경	자율신경	말초신경
통증 원인	주로 수축, 허혈, 염증	주로 압박, 장력, 염증
통증 기관	자율신경 지배를 받는 내장기	체성신경 지배를 받는 근골격계
통증 양상	통증 부위 모호함, 국소화되지 않은 통증, 주로 연관통	통증 부위 명확함, 연관통 약간 있음

허리디스크 환자에서 내장성 통증은 임상적 증상으로 쉽게 관찰하기는 힘들다. 위에서 살펴본 바와 같이 내장성 통증의 특성이 통증 부위가 모호하고 국소화되지 않는 통증의 특성이 있기 때문이다. 디스크 환자가 복부 쪽, 서혜부 쪽으로 호소하는 통증은 이러한 내장성 통증과 관련된 연관통일 것이다. 또한 디스크 통증으로 인해 스트레스 반응이 심하면 **체성내장반사**(somato-visceral reflex)**에 의한 소화불량, 만성 복통, 변비, 설사, 생리통, 두통 등의 내장질환**이 나타날 수 있다.

응용근 신경학(Applied kinesiology)은 이러한 지식의 확장 속에서 이해할 수 있다. 필자는 근골격계 질환의 생체역학적 인과관계와 함께 응용근 신경학에 의한 치료법 탐구를 하고 있다. 그 과정은 몸-마음의 상관관계에 대한 탐구이면서 영적 탐구의 길이다. 내장성 통증의 치료는 다음에 소개할 만성통증의 치료와 "놓아버림 이완명상법"을 이용하면 효과적이다.

11. 만성통증(Chronic pain)

몇 년씩 허리디스크로 고생하는 환자는 거의 영혼이 망가지는 만성통증에 의한 고통에 시달리는 경우도 많다. 지독한 통증은 뇌에 강력한 주의를 끌기 때문에 하루 종일 통증의 늪, 통증의 기억 속에서 살아가는 것이다. 만성통증에 대해서 자세히 알아보고, 인간의 영혼을 망가뜨릴 만큼 무섭고 힘든 통증감각과 만성통증에 의한 고통을 2가지 관점에서 알아보자.

첫째, **"통각의 감작(pain sensitization)에 의한 만성통증"**이다. 의학적 정의로 만성통증은 단순히 통증이 오래 지속된다는 의미가 아니다. 통증의 감작 현상으로 촉각, 압박감각 등을 대뇌에서 심한 통증으로 받아들이는 비정상적인 통증지각(pain recognition)이 지속되는 것을 만성통증이라고 정의할 수 있다.

통증감작은 말초와 중추감작이 있는데 **'말초성 통증감작'**은 통증 수용기의 변환 단계에서부터 신경, 척수, 시상하부, 대뇌로 이어지는 통증전달 경로에서 신경세포들의 연결 방식, 탈분극 빈도 등이 변화하며 발생한다. 그리고 통증지각 단계인 뇌에서 비정상적인 통증감작을 **"중추성 통증감작"**이라고 한다. 근육 류마티즘이라고 하는 지독한 통증인 섬유근막통(fibromyalgia)도 결국 통증감작에 의한 만성통증이고, 복합통증증후군(CRPS) 또한 전형적인 통증감작에 의한 만성통증이다.

통증감작 기전을 이해하기 위해 다음 상황을 보자. 예를 들어 목욕탕 열탕에 들어가면 처음에는 뜨거움을 느끼다가 시간이 지나면 그 감각에 적응하여 편안해지는 것을 느낄 수 있다. 이렇게 통증 이외의 모든 인체 감각(촉각, 압각, 진동각, 온도감각 등)은 적응현상을 보인다. 하지만 통증은 정반대 현상으로 반복적인 통증에 노출되면 노출될수록 통증의 역치가 낮아져 살짝 만지는 자극에서도 심한 통증을 느끼는 이른바 "통증감작"이 일어난다.

둘째, **"만성통증에 의한 고통(suffering)"**이다. 통증이 만성화되는 과정에서 많은 디스크 환자는 만성통증에 의한 고통을 겪는다. 좀더 자세히 알아보자. 원래 통증인식(pain recognition)은 디스크 손상과 신경염증으로 인한 객관적 통증이고 고통(통증지각의 오류)은 인체가 대뇌에서 새롭게 의미를 부여한 주관적 통증이다. 그래서 통증은 객관적 데이터이고 고통은 주관적 데이터다.

흔히 허리디스크로 몇 년을 고생한 사람들은 객관적인 통증보다 주관적인 고통에 시달린다. 이런 환자들의 고통은 과도한 통증회피 행동을 낳고 과도한 통증회피 행동은 근육을 약화시키고 인체의 부정렬을 악화시켜 통증의 악순환을 일으킨다.

일반적으로 인체조직이 손상되면 염증기 3~5일 동안 심한 통증이 발생하고 이후 서서히 통증이 사라진다. 뼈가 부러져도 며칠 내에 통증은 사라진다. 하지만 만성통증에 의한 고통은 완전히 다르다.

만성통증에 의한 고통의 기전에 대해서 알아보기 전에 다음 사례를 보자. 예를 들어 한판승의 사나이 왕기춘 선수는 베이징 올림픽 8강에서 갈비뼈가 골설되는 객관적 통증상황에서도 심한 통증을 고통으로 여기지 않고 결승까지 진출해 은메달을 획득했다. 이러한 사례는 무엇을 의미하는 것일까? 만성통증 환자는 깊이 생각해볼 일이다.

그래서 "객관적인 통증과 분노, 두려움, 절망이 함께하는 주관적 고통"은 전혀 다르다. 고통의 기전은 네 가지 과정을 따른다. 이는 **"최악의 상황을 예측하는 잘못된 사고(catastrophic thinking) 과정"**이다.

첫째 과정, 인체 조직(디스크, 관절, 인대, 근육, 신경 등)의 손상으로 인한 유해 자극의 전달(nociceptive input)

둘째 과정, 대뇌에서 강력한 통증 주의(pain attention)를 끌기

셋째 과정, 통증이 영원히 나아지지 않을지도 모른다는 잘못된 기대감(incorrect expectation)의 형성

넷째 과정, 통증 때문에 아무것도 할 수 없을지도 모른다는 잘못된 의미 부여(incorrect meaning of pain)

인간은 통증에 대해 잘못 받아들이면 4가지 통증인지의 오류 과정을 거치면서 객관적인 통증을 넘어서 고통으로 변화하고 만성통증으로 진행된다. 그래서 디스크 환자의 예후를 알아내는 데 중요한 요소가 바로 "최악의 상황을 예측하는 사고 과정"의 악순환에 빠져드는가 아닌가이다. 이는 암환자도 마찬가지다. 암의 진단을 받더라도 어떤 환자는 건강하지 않은 삶의 습관을 바꾸고 마음 수행을 하라는 의미로 받아들이고 당당하게 치료받는다. 반면 어떤 환자는 암의 발생에 대해서 분노, 두려움, 슬픔, 죄책감에 시달리며 고통받는다. 어떤 환자의 예후가 좋을 것인지는 명약관화한 일이다.

그래서 만성통증은 일반적인 허리디스크 급성통증과는 통증 지속 시간, 통증 양상, 예후 등이 전혀 다르다. **만성통증의 치료는 급성통증 치료법과는 완전히 다르고 달라야 치료할 수 있다.**

만성통증 치료의 핵심을 소개하면 인지 치료와 환자의 고통에 대한 공감 그리고 "만성통증은 기억이고 감정이다"라는 관점에서 뇌과학, 무의식 과학을 기반으로 놓아버림 이완명상법 등을 시행하면 효과적이다.

허리디스크는 하루아침에 나아지는 질병이 아니다. 그래서 지금 자신에게 나타나는 통증은 더 이상의 손상을 예방하는 좋은 신호라는 것을 잊지 말고 최악의 상황을 예측하는 잘못된 사고 과정에 빠져들지 않아야 한다. 그리고 의료인은 허리디스크 환자의 통증이 만성화되지 않도록 가능한 빨리 통증을 줄이기 위해 최선을 다해서 치료해야 한다.

문형철 교수가 알려주는 통증 상식!

즉석에서 통증 90% 이상 줄이는 법 '통증감각의 분산'

통증은 인간의 주의(attention)를 과도하게 끌어당긴다. 그리고 통증에 대한 과도한 주의는 통증을 대뇌 깊숙이 기억시키는 역할을 한다. 많은 통증 전문의들은 만성통증은 실제 통증이라기보다는 기억(memory), 감정(emotion)에 가깝다라고 한다. 그래서 **감정분산 테크닉(emotional freedom technique, EFT)**으로 대뇌에 인지되는 기분 나쁜 통증을 좋은 감정, 좋은 기억으로 대체하거나 분산시키면 통증은 즉석에서 감소된다.

특히 긴장성 두통의 경우 감정분산 테크닉을 시행하면 효과가 좋다. 긴장성 두통으로 머리를 싸매고 있는 환자에게 감정분산 테크닉을 적용하면 5분 이내에 통증이 시각통증척도(VAS) 기준 90에서 거의 0으로 떨어지는 경우도 많다. 이때 환자는 깜짝 놀란다. 진통제를 먹어도 전혀 줄지 않던 통증이 감정분산 테크닉 5분 만에 완전히 사라지면 얼마나 놀라겠는가? 참고로 생리통도 EFT로 쉽게 통증이 치료되는 경우가 많다.

감정분산 테크닉으로 통증을 줄인 후 다음 단계로 환자에게 만성통증은 기억, 감정이라는 사실을 인지시키고(인지치료) 통증에 과도한 주의를 피하는 방법으로 냉온욕 샤워 후 가벼운 산책, 산책하는 동안 자신이 좋아하는 사람 생각하기, 자신이 좋아하는 사람과 대화하기(행동주의 심리치료) 등의 방법을 시행하면 효과적이다.

디스크 통증으로 오랫동안 고생하는 환자는 지금 소개하는 실험 결과에 대해 깊이 생각해보라. 치아 발치를 한 환자를 20명씩 두 그룹으로 나눈다. 한 그룹의 환자에게는 하루 한두 번 치통에 대해서 담백하게 묻는다. 발치 후 통증은 어떤가요? 다른 그룹의 환자에게는 하루 5번 이상 매우 친절하고 자세하게 묻는다. 많이 아프시죠? 발치 후 통증은 어떤가요? 자세히 설명해주세요. 놀랍게도 **하루 5번 친철하고 자세하게 치통에 대해 물은 환자의 통증 기간이 두배나 길고, 진통제 사용량이 두 배**가 넘었다.

이 실험 결과는 무엇을 말하는 것일까?

통증에 대해서 자주 말하고 기억할수록 통증은 심해지고 치료 기간은 길어진다는 의미다. 디스크 환자라고 다르지 않다. 모든 통증 환자 치료에 적용할 수 있는 개념이다.

환자들은 과거에 자신이 아팠던 이야기를 자세하게 의료인에게 전달하기 위해 애를 쓴다. 그런데 그럴 필요가 전혀 없다. **통증에 대한 기억을 꺼내어 되씹으면 되씹을수록 만성통증의 원리에 의해 통증은 악화될 뿐**이다. 과거에 아팠던 이야기를 과거력이라고 하는데 과거력이 중요하지 않다는 뜻은 아니다. 통증을 치료할 때는 과거의 통증은 어디가 어떻게 손상되었는가라는 손상 기전을 파악하는 정도면 충분하다.

디스크 환자의 통증을 줄이기 위해서 가장 중요한 것은 **"지금 여기서"** 어떤 동작에서 통증이 발생하는가? 악화되는가? 그리고 어떤 자세, 어떤 동작에서 편해지는가이다. 악화되는 자세를 피하고 편해지는 자세와 동작을 계속하며 치료하면 된다. 잊지 말자. "지금 여기서"가 가장 중요하다. 우리의 삶은 지금 이 순간의 연속을 살아갈 뿐이다. 과거는 기억 속에만 존재하고, 미래는 올 것이라는 상상 속에서만 존재할 뿐이다.

문형철 교수가 알려주는 통증 상식!

만성통증의 치료에 대하여

이 글은 10년 전 허리디스크 완치법이라는 제목으로 책을 완성하다가 멈춘 부분을 약간 수정한 것이다.

만성통증은 염증에 의한 통증이 아니기 때문에 소염진통제를 투여해도 통증이 거의 줄어들지 않습니다. 일반적인 물리치료에도 별로 반응하지 않습니다. 가볍게 만지는 감각을 대뇌에서 엄청난 통증으로 느끼는 통증지각의 오류 현상 앞에서 의료인들도 속수무책입니다. 환자는 여기저기 병원을 다녀보지만 의료인들도 이해하기 힘든 통증을 지속적으로 호소하는 환자의 말을 진지하게 경청하고 치료하기 쉽지 않습니다.

처음에는 함께 걱정하던 가족들도 지쳐갑니다. 아무리 병원에 다녀도 뾰족한 수가 없다 보니 가족들도 포기하기 시작합니다. 환자는 더 예민해져가고 통증 스트레스로 인하여 위염, 위궤양, 식욕 저하, 변비, 설사, 만성 피로, 긴장성 두통, 섬유근막통 등 병명은 늘어나고 약물만 쌓여갑니다. 나중에는 수면제, 항우울증 약물이 추가되면서 만성통증을 앓는 환자의 절망은 깊어만 갑니다. 의료인에게 분노와 같은 적대적 반응을 드러내는 것도 아주 흔한 일입니다.

이렇게 외롭고 지독한 싸움을 해야 하는 만성통증 환자에게 진정 치료 방법은 없는 것일까요?

왜곡된 통증인지를 바로잡는 방법은 무엇일까요?

만성통증의 인지치료법을 소개합니다.

먼저 환자에게 통증의 감작과 하행성 통증 조절기전 파괴로 나타나는 만성통증을 이해시킵니다. 지금 환자가 느끼는 지독한 통증은 가볍게 만지는 감각을 심한 통증으로 느끼고 있다는 사실을 인지하게 합니다. 그리고 그 환자의 고통(suffering)에 대해 충분히 공감합니다. 가족과 의료인들에게 버려지면서 혼자서 외롭고 고독한 치료를 해왔음을 위로하고 격려합니다.

왜 아픈지도 모르고 어떻게 해야 하는지도 모르면서 의사와 가족에게 신경성(꾀병)이라는 취급을 받으면서 혼자서 그 지독한 통증과 외로운 싸움을 했을 것을 생각하면 정말 눈물이 나는 일입니다.

얼마나 괴롭고 두려웠을까?
얼마나 슬프고 외로웠을까?

20년 전 수련의 과정에서 저는 이러한 만성통증을 이해할 수가 없었습니다. 만성통증을 호소하는 환자 앞에서 이런 말을 한 적도 있습니다. "책에도 없는 통증을 저에게 호소하지 마세요. 제발 그런 희한하고 이해되지 않는 통증을 저에게 호소하지 마세요." 의료인으로부터 그런 말을 들은 환자는 얼마나 황당했을까요? 지금도 그 환자의 얼굴이 눈앞에 선합니다. 그 환자에게 사죄하는 마음으로 이 책을 쓰고 있습니다.

만성통증에 대해 정확히 이해를 하고 나면 환자는 눈물과 함께 안도의 한숨을 쉽니다. 내가 아픈 것이 진짜 아픈 거였구나! 이제야 나를 치료해 줄 의료인을 만났구나! 그런 미묘한 표정까지 읽어낼 수 있습니다. 이때 저는 환자에게 되묻습니다. 만지는 감각을 심한 통증으로 느끼고 큰 병이라도 되는 것처럼 걱정하고 두려워하는 환자에게 의료인이 무엇을 해줄 수 있을까요? 비정상적인 통증감각을 정상으로 되돌릴 수 있는 사람은 도대체 누구이겠습니까? 그것은 바로 환자분 자신입니다.

단 한 번의 만성통증에 대한 이해와 공감으로도 환자는 통증인지가 전환되기만 하면 몇 년 동안 심각한 질환일거라는 두려움에 기반한 만성통증이 50% 이상 줄어들기도 합니다.

이어서 자신이 겪고 있는 지독한 통증을 스스로 조절할 수 있는 좋은 방법이 있음을 설명합니다. 엔돌핀, 엔케팔린, 다이놀핀 등 천연진통제를 분비하게 하는 전침, 봉약침, 소리내어 웃기 등으로 스스로 통증을 조절할 수 있습니다. 그리고 통증에만 주의를 두고 있는 데서 벗어나 노래, 춤, 등산 등 자신의 취미를 즐기면 지독한 만성통증으로부터 벗어날 수 있습니다.

환자 자신이 평소에 좋아하는 노래를 불러도 됩니다. 자기가 좋아하는 영화를 봐도 됩니다. 자기가 좋아하는 취미 생활을 해도 됩니다. 심각한 병일 거라는 두려움으로 통증에만 주의를 두고 있던 의식을 자신이 좋아하는 취미, 운동, 직업으로 이동시키기만 하면 됩니다.

그리고 나서 싱싱하고 안 아픈 새로운 근육 만들기를 유도하는 근력 균형 운동을 처방합니다. 그 과정에서 새롭고 안 아픈 근육, 튼튼한 관절이 만들어지면서 완치되는 것입니다. 근육 운동은 미세한 근육 파괴를 가속화하여 근육 재생을 빠르게 하기 때문에 통증 없는 건강한 근육, 관절은 3~6개월이면 만들 수 있습니다. 이는 인간의 영혼까지 파괴하는 만성통증이 완치되는 데 3~6개월이면 충분하다는 의미이기도 합니다.

만성통증 환자를 완치시키는 것이 어려운 몇 가지 이유가 있습니다. 첫째, 만성통증 환자는 인내심과 참을성이 없어 병원 쇼핑 습관을 갖고 있습니다. 그들은 어떤 특효약으로 한 번에 완치하려 하고 위에서 제시한 치료 방법을 잘 따르지 않습니다. 둘째, 의료인의 무관심입니다. 만성통증 환자는 여기저기 병원을 다니고 인터넷을 뒤지면서 이미 자신이 앓고 있는 질병에 대하여 어설프지만 상당한 지식을 가지고 있어 의료인을 지치게 합니다. 또한 증상 호전이 잘 안되기 때문에 의료인을 무력하게 만들기도 합니다. 셋째, 통증의 감작 현상과 하행성 통증 조절기전의 파괴는 신경의 병리적인 변화이기 때문에 치료가 쉽지 않습니다. 하지만 많은 만성통증 환자들이 그리 어렵지 않게 완치의 길로 들어서는 것을 보면 그리 절망적이지 않습니다.

Chapter 4.

근골격계(CMP) 5대 통증 원리

Summary

인체에서 통증은 매우 다양하고 복잡하게 나타난다. 하지만 이 복잡한 통증은 크게 5가지로 분류할 수 있다.

첫째, 인체 조직(디스크, 관절, 근육, 힘줄, 인대 등)이 압박-장력(전단)부하를 견디지 못할 때 발생하는 손상성 통증

둘째, 손상을 보호하기 위해 발생하는 근육긴장(반사성 근수축, reflexive muscle contraction), ATP 고갈-칼슘 침착으로 인한 통증유발점(TrP)에 의한 근육-근막 통증

셋째, 근육 짧아짐으로 인한 신경포착 통증

넷째, 근육 짧아짐과 근력 약화로 인한 관절 부딪힘 통증

다섯째, 뇌-마음 문제로 인한 심인성 통증

1. 지구 중력의 압박 및 장력부하 기원성 통증

첫째, 손상기원성 통증

둘째, 근육-근막기원성 통증

셋째, 신경기원성 통증

넷째, 관절기원성 통증

2. 뇌 기원성 통증

다섯째, 뇌-마음 기원성 통증

우리 몸을 보호하는 귀중한 신호, 통증에 감사하라!

앞에서 살펴본 바와 같이 디스크로 인해 발생하는 통증은 11가지나 된다. 그리고 디스크가 발생하고 제대로 치료하지 못하면 허리, 엉덩이, 골반, 고관절, 대퇴부, 무릎, 종아리뿐만 아니라 목, 어깨 등까지 거의 전신 통증으로 악화될 수 있다. 마치 산불을

초기에 진화하지 못하면 온 산을 다 태우는 것과 같다. 참고로 디스크 환자들이 허리, 엉덩이, 종아리 통증만 호소할지라도 통증이 발생하는 부위를 세밀하게 찾아보면 거의 전신에 통증이 있는 경우가 많다.

이렇게 복잡한 허리디스크 통증을 간단하게 분류하고 치료하는 방법은 없을까?

필자는 오랫동안의 탐구 끝에 복잡하게 나타나는 디스크 통증을 5가지로 간단하게 분류함으로써 통증을 쉽게 치료하는 방법을 알게 되었다. 즉 **디스크로 인한 통증을 간단하게 5가지로 분류함으로써 통증의 기원이 어디인지 그리고 어떻게 해결해야 가장 효과적으로 통증을 치료할 수 있는지를 쉽게 이해할 수 있다.** 이제 디스크로 인한 5가지 통증이 상호 악화되는 원리와 그에 대한 가장 효과적인 치료 방법을 이해하기 위해 다음 질문을 보자.

디스크가 발생하면 왜 요통과 좌골신경통뿐만 아니라 전신의 통증이 발생하는 것일까?
그 통증은 어떻게 악화되는 것일까?
통증에 대한 두려움, 분노, 절망감 등은 디스크 통증을 어떻게 악화시킬까?

이 챕터에서는 이 질문에 답하고 통증을 쉽게 치료하기 위해서 디스크로 발생하는 복잡한 통증을 압박 및 장력부하 기원성 통증과 뇌기원성 통증 2가지로 대별하고, 다시 손상기원성 통증, 근육-근막기원성 통증, 신경기원성 통증, 관절기원성 통증, 뇌-마음 기원성 통증 5가지로 분류한다. 이를 "근골격계(CMP) 5대 통증 원리"라고 명명한다.

CMP 5대 통증 원리를 이해하면 통증의 기원을 쉽게 알아낼 수 있기 때문에 각각의 통증을 효과적으로 치료하는 법을 이해할 수 있다. 이제 **CMP 5대 통증 악화 사이클 원리**에 대해 자세하게 알아보자.

첫째, **"손상기원성 통증"**이다. 디스크 파열, 후관절 부딪힘, 신경근 압박은 모두 손상기원성 통증을 유발한다. 인체 조직이 손상, 염증이 발생되면서 발생하는 통증이다. 손상 후 치유 회복 과정은 염증기(3~5일), 증식기(~3주), 재생기(~6주)의 과정을 거쳐 회복되고 이 과정에서 손상기원성 통증이 발생한다. 그래서 디스크 환자의 손상기원성 통증을 정확히 진단하면 디스크 초기에 더 이상의 손상을 방지하는 치료적 행동수정을 정확히 시행할 수 있다. 조직 손상 후 치유에 대해서는 '허리디스크 통증, 손상에 대한 새로운 시각' 챕터를 참조하라.

이어서 손상기원성 통증이 어떻게 근육-근막기원성 통증, 신경기원성 통증, 관절기원성 통증을 악화시키는지에 대해 알아보자.

둘째, **"근육-근막기원성 통증"**이다. 인체에 조직 손상이 발생하면 더 이상의 손상을 방지하기 위해 근육 긴장에 의한 통증이 발생하는데 이를 근육-근막기원성 통증이라고 한다. 근육-근막기원성 통증은 반사성 근수축과 근육의 통증유발점 2가지가 있다. 반사성 근수축은 생리적 근육 긴장이지만 심하면 통증이 발생하고 오랫동안 지속되면 ATP가 고갈되면서 칼슘침착에 의한 통증유발점(TrP)이 발생한다. 근육긴장성 통증과 통증유발점은 근육 기능부전을 초래하여 관절 보호기능을 망가뜨리기 때문에 관절통을 유발할 가능성이 높아진다. 또한 통증유발점은 근육 짧아짐을 일으키면서 신경을 포착하여 신경기원성 통증을 악화시킨다.

다시 말하면 손상기원성 통증을 조기에 치료하지 못하면 근육-근막기원성 통증이 지속되고 신경기원성 통증, 관절기원성 통증을 악화시킨다는 뜻이다. 그래서 근육-근막기원성 통증을 조기에 치료하면 신경기원성 통증, 관절기원성 통증을 예방할 수 있다.

이러한 논리를 확장하면 손상 치유와 근육-근막기원성 통증, 관절 통증, 신경기원성 통증을 치료하기 위해 근막이완과 스트레칭이 얼마나 중요한 치료법인지를 알 수 있을 것이다. 그리고 근육 과사용으로 발생하는 통증을 방지하기 위해 CMP 관절 안정화 운동법, 근력 균형 운동법이 얼마나 중요한지도 이해할 수 있다.

셋째, **"신경기원성 통증"**이다. 흔히 디스크 환자는 디스크 탈출에 의한 신경 압박으로만 신경통이 발생한다고 생각하지만 이중압박 증후군 발생에서 보듯이 근육의 짧아짐은 그 자체로 신경 포착을 일으켜 신경기원성 통증을 일으킨다. 즉 통증유발점은 근육 짧아짐을 유발하고 근육의 짧아짐은 근육과 근육 사이의 신경을 포착(압박)하여 신경기원성 통증을 유발한다.

이렇게 신경기원성 통증이 발생하는 기전을 이해하면 근육 짧아짐을 치료하는 근육 스트레칭과 신경 스트레칭으로 이러한 통증을 쉽게 치료할 수 있다는 것을 알 수 있다.

넷째, **"관절기원성 통증"**이다. 통증유발점 경결밴드에 의해서 근육이 짧아지면 근육 사이에 놓여 있는 관절은 비정상적인 관절 부딪힘을 일으키고 그 결과로 관절기원성 통증을 악화시킬 수 있다. 또한 근육 통증으로 인한 근육 기능부전은 근육의 관절 보호기능을 망가뜨리기 때문에 관절기원성 통증을 일으킬 가능성이 높아진다.

이러한 관절기원성 통증은 관절가동 테크닉을 이용하여 쉽게 치료할 수 있다. 관절가동 테크닉을 잘 시행하는 것보다 더 중요한 것은 관절기원성 통증을 근본적으로 예방하는 것이다. 이를 위해서는 결국 근육의 문제를 해결해야 한다. 즉 근육 스트레칭, 관절안정화 운동, 근력 균형 운동법은 결국 관절기원성 통증을 예방하는 근본적인 치료법이라 할 수 있다.

이렇게 디스크 손상은 근육 긴장, 근육통을 유발하고 근육 통증은 신경통과 관절통을 차례로 상호 악화시키고 그 결과 전신으로 통증이 악화될 수 있다. 그래서 디스크에 의한 통증 악화 사이클 문제를 해결하기 위해서는 위 4가지 통증을 정확히 감별하고 치료할 수 있어야 한다.

다섯째, **"뇌-마음기원성 통증"**이다. 디스크로 심한 통증에 시달리는 환자는 엄청난 통증 스트레스가 발생하고 통증 스트레스는 교감신경의 흥분을 일으키고 중추신경과 말초신경의 감작성 통증을 유발한다. 이렇게 발생하는 통증을 '뇌-마음기원성 통증'이라고 한다. 뇌-마음 기원성 통증은 통증에 대한 분노, 죄책감, 무기력증 등을 유발하고 뇌-마음기원성 통증은 다시 근골격계 통증을 악화시킨다.

뇌-마음기원성 통증이 일어나는 또 다른 기전을 보자. 자신의 잘못된 움직임 습관에 의한 행동 패턴의 오류 때문에 디스크 손상이 발생하듯이 생각 습관의 오류에 의해서 마음기원성 통증은 발생한다. 통증을 지각하는 과정에서 생각 습관의 오류에 의해 "최악의 상황을 예측하는 사고(catastrophic thinking)"가 지속되면 뇌는 단순한 통증을 죽을 것 같은 고통으로 인지하게 되고 "뇌-마음 기원성 통증"이 발생하는 것이다. 이러한 만성통증에 대해서는 '허리디스크로 발생하는 통증의 모든 것' 챕터를 참조하라.

또한 인체의 고통은 **체성-내장반사**(somato-visceral reflex)를 일으켜 내장기 질환(소화불량, 복통, 변비, 설사, 생리통, 난임, 두통 등)을 일으킨다. 이를 "체성-내장반사 통증"이라고 한다. 쉽게 말하면 디스크로 인한 지속적인 통증은 체성-내장반사를 통해 뇌, 위, 대장, 소장, 간, 췌장, 자궁 등에 반사적으로 악영향을 준다는 뜻이다.

역으로 암과 같은 심한 내장기 통증, 지속되는 내장기 질환은 **"내장-체성반사 통증"**을 일으켜 근골격계 통증을 악화시킬 수 있다. 이러한 관점으로 모든 내과질환과 암성통증을 치료하면 많은 문제를 어렵지 않게 해결할 수 있을 것이다.

뇌-마음 기원성 통증은 근골격계 4대 통증인 손상 통증, 근육 통증, 신경 통증, 관절 통증을 악화시켜 5가지 통증 악화 사이클에 들어가게 하는 출발점이 되기도 하고, 역으로 심한 디스크 통증은 뇌-마음기원성 통증을 악화시킬 수도 있다. 통증은 이렇게 매우 복잡하게 상호 악화 반응을 일으키는 특성이 있다.

이렇게 CMP 5대 통증원리를 이해하면 중요한 통증 기원을 조기에 정확히 치료할 수 있다. 또한 환자가 호소하는 통증만을 치료하는 것이 아니라 문제가 있을 것이라고 추정되는 상호 악화 관계의 통증도 예측하고 치료할 수 있다.

꼭 기억하자. 뇌-마음 기원성 통증을 제외하고 나머지 4가지 통증은 대부분 한 달 안에 해결할 수 있다. 이론적으로 손상기원성 통증은 염증기 3~5일, 근막-근육기원성 통증은 길어야 1주일, 신경기원성 통증에서 신경염증에 의한 통증은 3~5일, 신경의 퇴행화에 의한 감각이상은 신경재생의 기간이 필요하고 근육에 의한 신경포착 통증은 포착 문제가 해결되면 즉시 사라질 수 있다. 관절 기원성 통증은 체중부하가 없는 열린 사슬 상태에서는 3~5일, 체중부하가 주어지는 닫힌 사슬 상태에서는 압박부하와 장력부하를 견딜 수 있는 근력(근지구력)이 생길 때 사라질 수 있다. 이것이 정상적인 인체 생리이고 인체의 생체역학적 진리다.

산불을 초기에 진화하지 못하면 온 산을 다 태우듯이 통증도 초기에 치료하지 못하면 전신의 통증을 일으킨다. CMP 통증 5대 원리를 잘 이해하면 통증의 기원을 쉽게 찾을 수 있고 쉽게 치료할 수 있다.

문형철 교수가 알려주는 치료 상식!

만성염증(low graded chronic inflammation)의 치료

먼저 두 가지를 기억하라. 첫째, 만성염증은 허리디스크 통증이 호전되지 않을 때의 가장 흔한 원인이고 모든 난치병의 첫 출발점이다. 둘째, 만성염증이라는 불은 어렵지 않게 끌 수 있다. 허리디스크 통증을 이 책에서 제시하는 대로 적절하게 치료를 했는데도 불구하고, 통증이 잘 호전되지 않는다면 '만성염증'이라 판단하고 만성염증 관점의 치료를 해보라. 그러면 깜짝 놀랄 통증 호전을 경험할 수 있을 것이다.

인체의 모든 질병의 시작은 염증으로부터 출발한다. 그래서 허리디스크를 포함한 각종 내과적 질병도 결국 염증이 만성화되었기 때문이다. 수많은 자가면역 질환도 자기조직(self)을 항원, 비자기(nonself)로 인식하여 염증이 지속되는 만성염증일 뿐이다.

필자가 제시하는 발효효소 해독요법과 **건생병사 4과제**로 만성염증이라는 불은 쉽게 끌 수 있다. 건생병사 첫 번째 과제, 염증을 일으키고 악화시키는 음식(글루텐, 유당, 과당, 설탕)을 차단하고,

두 번째 과제, 비타민-미네랄 결핍 불균형을 정상화하고, 세 번째 과제, 16시간 공복으로 염증물질조차도 에너지로 사용하는 자가포식을 활성화하고, 네 번째 과제, 미토콘드리아 신생합성 자극 강도의 운동(미생성 운동)을 하는 것이다.

건생병사 4과제와 발효효소 해독요법은 생체역학과 인체생리학을 결합한 CMP therapy의 치료 한계를 극복하게 하는 치료법이다. 간단히 말하면, 만성염증을 치료하여 난치병을 치료하는 방법론이다. 이를 위해 필자는 문형철 치유연구소 유튜브, 오픈 채팅방 등을 운영하며 많은 한의사들과 함께 탐구하고 있다. 언젠가 출간하고 싶은 책은 난치병 치료법 '발효효소 해독요법, 건생병사 치료법'에 관한 이야기다.

문형철 교수 유튜브

'문치연' 오픈채팅방

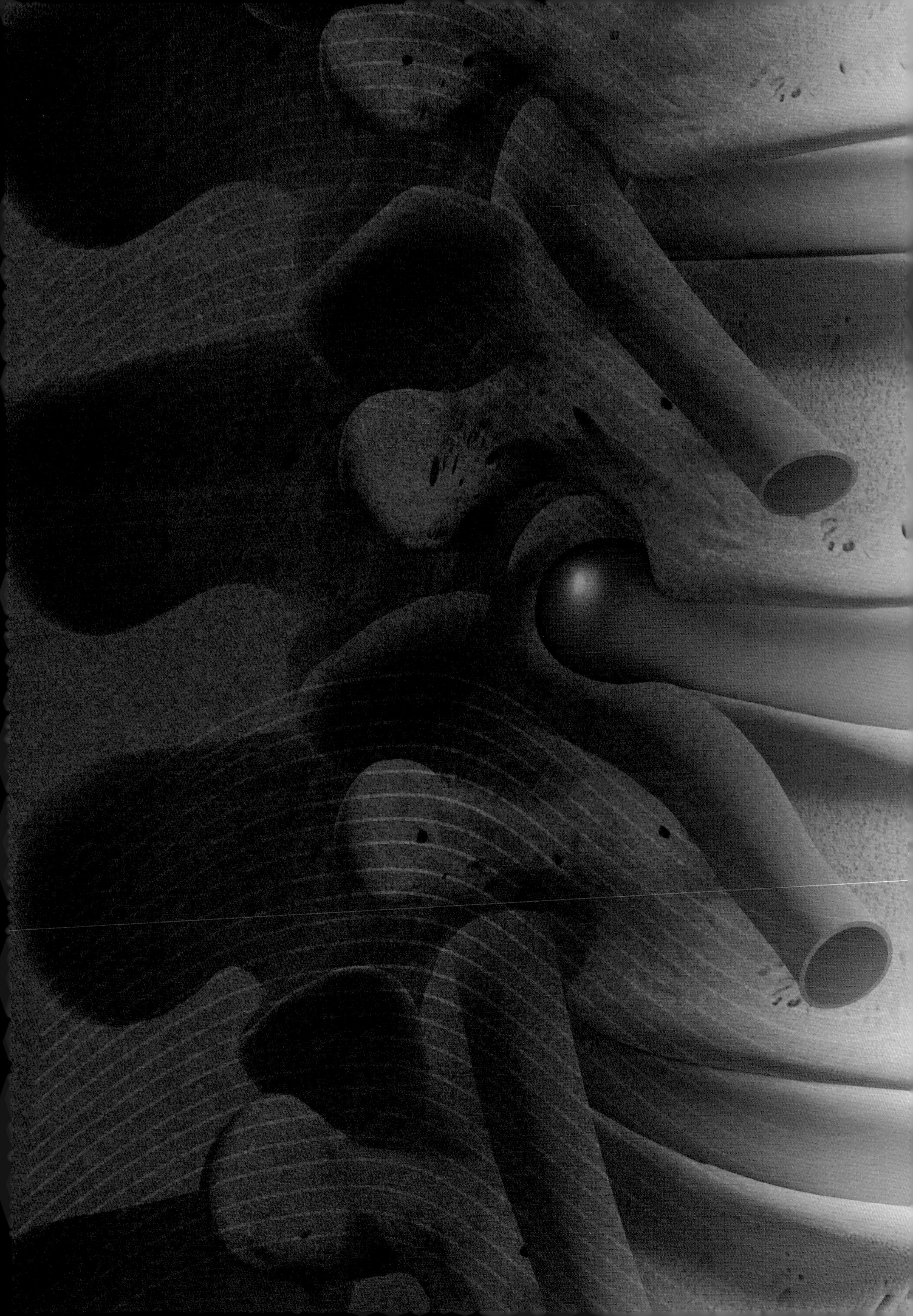

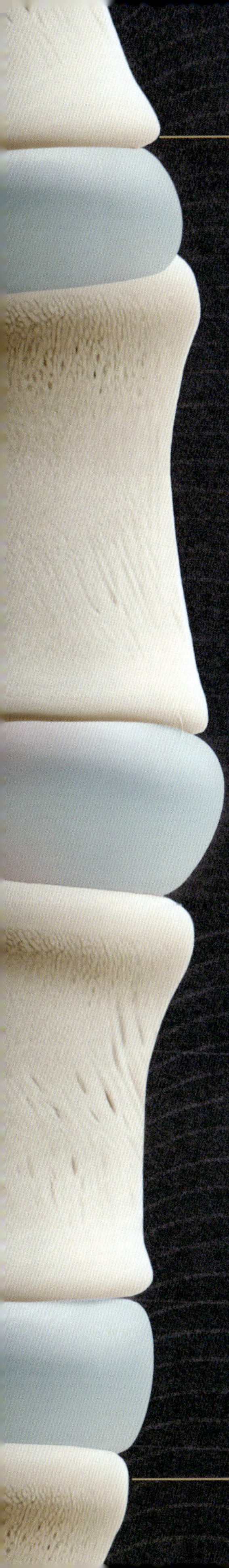

PART II.

허리디스크 완치를 위해 꼭 알아야 하는 것

Chapter 1.

정확한 허리디스크 진단법

01 '증상(Symptome), 검사법(Sign), 영상사진(Image)' 3가지가 일치해야 정확한 디스크 진단

Summary

허리디스크의 정확한 진단법은 허리 통증, 하지방사통 증상(symptome)과 극돌기 압박 검사, 피부분절, 근력 검사 등 이학적, 신경학적 검사법(sign) 그리고 디스크 파열 소견이 보이는 CT, MRI 영상 사진(image) 3가지가 일치할 때다. 흔히 임상 현장에서 증상만 가지고 디스크를 진단한다든지, MRI 영상 사진만 가지고 디스크를 진단한다든지 하는 오류를 범하곤 한다.

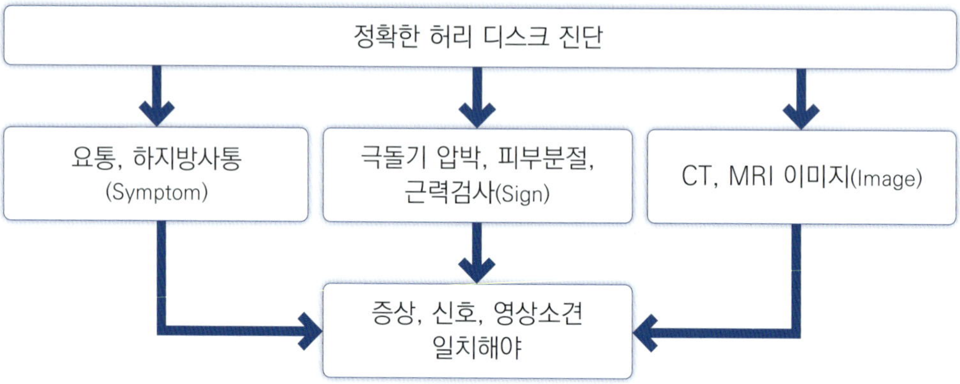

X-ray, CT, MRI 영상 진단에 감사하라!

허리디스크를 치료하는 임상 현장에서 디스크를 정확하게 진단하는 것은 매우 중요하다. 당연한 이야기를 하는 이유는 놀랍게도 임상 현장에서 허리디스크와 증상이 비슷한 몇 가지 질병들이 허리디스크로 오진되어 치료되고 있기 때문이다. 후관절 증후군, 천장관절 증후군, 이상근 증후군, 근막통증 증후군(요방형근, 대둔근, 소둔근, 이상근 등)은 허리디스크 증상과 비슷하게 요통과 함께 대퇴부, 종아리에서 통증을 일으킨다. 이런 질환은 X-ray, CT, MRI 영상으로는 정확히 알아낼 수 없기 때문에 대개 허리디스크라고 진단되어 치료되고 있는 것이 현실이다.

허리디스크와 병발해 있는 천장관절 증후군, 이상근 증후군을 디스크로만 진단하고 치료하면 어떻게 될까?

진단의 오류는 치료의 오류를 낳고 디스크 완치로부터 멀어지게 한다. 그래서 만약 허리디스크와 병발해 있는 천장관절 증후군을 허리디스크로만 진단하고 치료하면 천장관절 증후군 치료는 우연한 사건이 되어버린다. 마찬가지로 디스크와 병발해 있는 이상근 증후군을 디스크로만 진단하고 치료하면 다리의 저림 등의 치료는 우연한 사건이 될 것이다.

문형철 교수가 알려주는 질병 상식!

이상근 증후군

허리디스크와 이상근 증후군은 병발하는 경우가 많다. 드물지만 디스크 없이 이상근 증후군으로 좌골신경통이 나타나는 경우도 있다. 이상근 증후군에 대해서 알아보자. 이상근은 고관절의 외회전을 담당하는 근육인데 많은 사람들이 양반걸음으로 고관절이 외회전 된 상태로 걸으며 이상근을 과사용한다. 양반걸음은 이상근이 짧아진 상태의 걸음이고 **이상근의 짧아짐의 결과로 좌골신경이 포착되어 하지방사통을 유발**할 수 있다.

이상근을 지나 내려가는 좌골신경의 다양한 유형

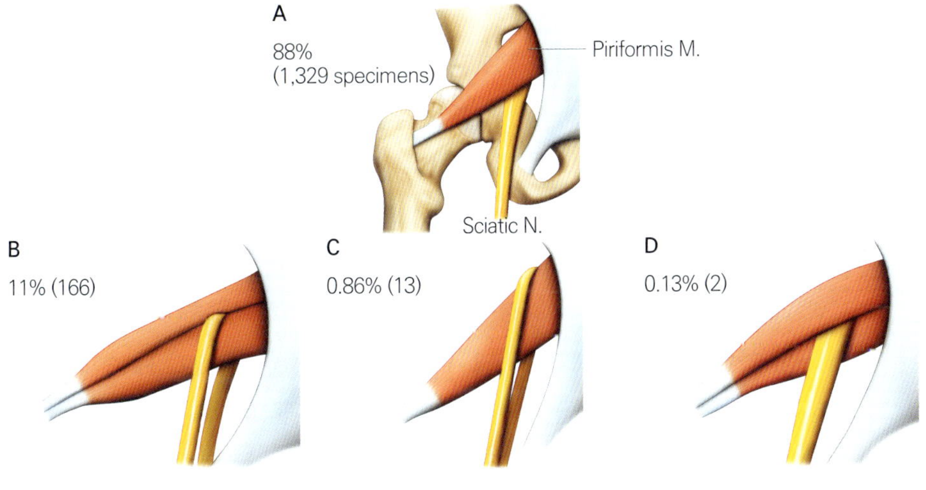

해부학적으로 좌골신경은 이상근의 아래로 지나간다. 그런데 그림과 같이 좌골신경이 이상근 사이에 끼인 경우 등 비정상적인 경우가 있다. 이러한 경우 이상근 증후군에 의한 하지 저림증이 A인 경우보다 흔히 발생한다.

이러한 이상근 증후군에 의한 하지 저림증은 통증유발점(이상근 근육의 짧아짐)을 해결하면 대개 쉽게 치료된다. 짧아진 근육을 정상 길이로 늘려주는 스트레칭으로 쉽게 치료할 수 있다는 뜻이다.

허리디스크와 병발해 있는 이상근 증후군을 제대로 진단, 치료하지 않으면 디스크 완치는 요원해진다.

비유를 들어보면 허리디스크를 치료하는 데 **"산탄총으로 대충 쏠 것인가? 아니면 저격총으로 정확하게 쏠 것인가?"** 결론부터 말하면 산탄총으로 대충 쏘는 것으로 디스크는 완치되기 힘들다. 인체 기둥과 같은 척추가 손상된 디스크를 대충 치료하고 완치되기를 기대하면 안 되며 이러한 경우 완치는 그냥 우연한 사건일 뿐이다.

그렇다면 허리디스크의 정확한 진단이란 무엇일까?

디스크의 정확한 진단을 위해서는 **"디스크로 인한 증상, 이학적 검사와 신경학적 검사, MRI 영상 사진" 3가지가 일치해야** 한다. 이 3가지에 대해서 자세히 알아보자.

첫째, 허리디스크로 인한 증상

허리디스크의 증상으로는 "허리통증, 엉덩이 통증, 하지 방사통"이 있다. 즉 디스크가 탈출되어 신경근을 압박, 염증이 발생하면서 허리통증, 엉덩이 통증, 하지 방사통이 발생한다. 흔히 허리디스크를 요추 신경근병증(lumbar radiculopathy), 요추간판 탈출증(herniated intervertebral disc, HIVD)이라고 한다. 하지만 필자가 생각하는 정확한 병명은 **"요추간판 탈출에 의한 신경근병증**(HIVD induced radiculopathy)" 두 개의 조합이다. 왜냐하면 요추 신경근병증은 디스크 탈출이 아닌 신경염증이나 척추종양에 의해서도 발생할 수 있고 요추간판 탈출증이 발생했는데 하지 방사통이 없는 경우가 매우 많기 때문이다. 급성 허리디스크의 경우 허리 통증과 엉덩이 통증은 섬유륜이 파열되고, 후관절이 부딪히면서 나타난다.

정상 디스크와 신경근 구조

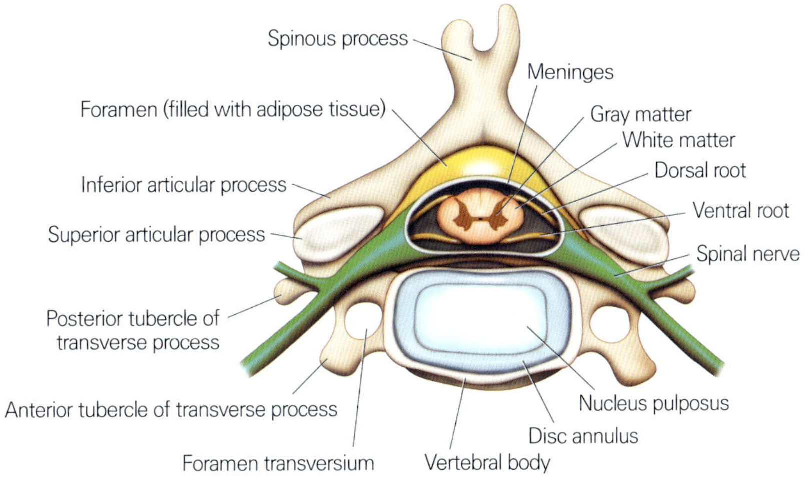

디스크가 탈출하여 신경근을 누르고 있는 모습

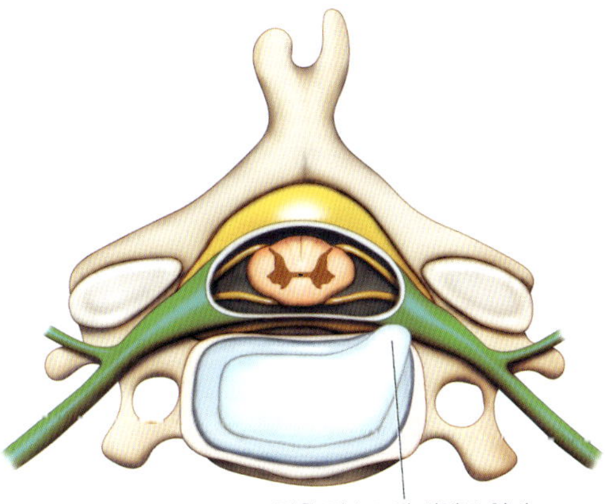

섬유륜이 찢어지면서 디스크 섬유륜의 감각을 담당하는 동척추신경(sinuverterbral nerve)에 염증성 자극이 가해지면서 움직일 때는 물론이고 가만히 누워있어도 허리의 통증을 느끼게 된다.

다음 그림과 같이 동척추 신경은 후방 섬유륜의 신경지배를 담당한다. 동척추 신경은 첫째, 척추신경의 복부가지(앞가지, ventral ramus)와 척추신경(spinal nerve)에서 유래하는 체성신경, 둘째, 교감신경 사슬(회색연결가지, gray ramus communicans)에서 유래하는 자율신경이 추간판 섬유륜을 신경지배하기 때문에 추간판이 파열될 때 체성통증과 내장성 통증이 동시에 발생한다.

디스크가 탈출하며 sinuvertebral nerve에 염증반응을 일으키는 모습

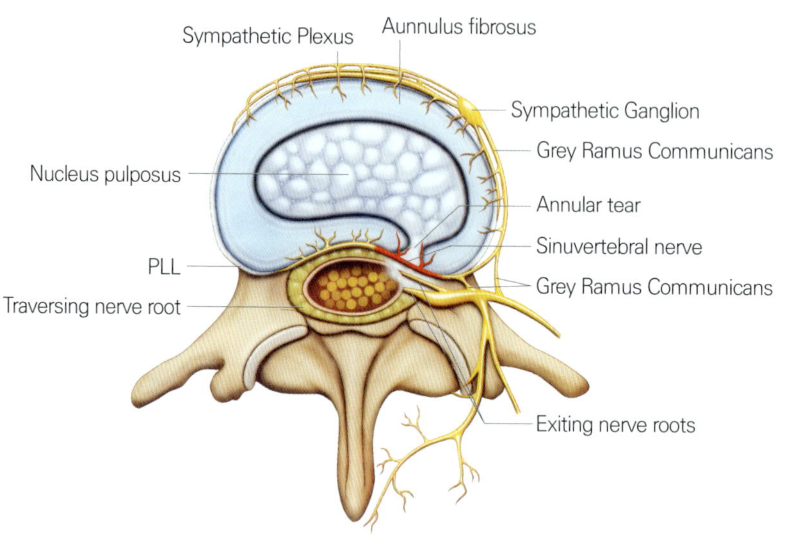

추간판 섬유륜의 신경지배를 자세히 설명하는 이유는 디스크 파열 통증(discogenic pain)의 독특한 자율신경성 통증(내장성 통증) 때문이다. 추간판은 척수신경의 가지와 동척추신경(sinuvertebral nerve)을 통해 체성감각 지배를 받으며, 교감신경계(grey ramus communicans)의 지배도 함께 받는다. 요추 추간판은 체성신경에 의한 지배가 약 60%, 나머지 40%는 자율신경에 의해 지배되는 것으로 알려져 있다. 경추, 흉추, 상부 요추(L1-L2)의 추간판은 하부 요추에 비해 자율신경의 지배 비율이 더 높아서 경추, 흉추, 상부 요추의 추간판 손상 통증은 자율신경과 관련된 내장통의 양상을 보이는 경우가 많다.

그리고 허리디스크 증상의 대명사인 하지 방사통은 탈출된 디스크가 신경을 압박하면서 생기는 신경염증 때문에 발생한다.

둘째, 허리디스크의 이학적, 신경학적 검사법

허리디스크 검사법은 크게 디스크가 발생한 부위를 찾아내는 **"요추분절의 불안정성 검사법"**과 신경근 압박의 여부를 진단하는 **"신경학적 검사법**(neurologic examination)**"** 두 가지가 있다.

디스크가 발생한 부위를 찾아내는 방법으로 요추분절 불안정성 검사법이 있는데, 가장 유용한 방법은 요추 극돌기를 압박하여 통증이 있는지 여부를 확인하는 것이다.

환자가 엎드려 아랫배에 베개를 놓으면 허리가 약간 굴곡된다. 생체역학적으로 이

극돌기 검사 방법

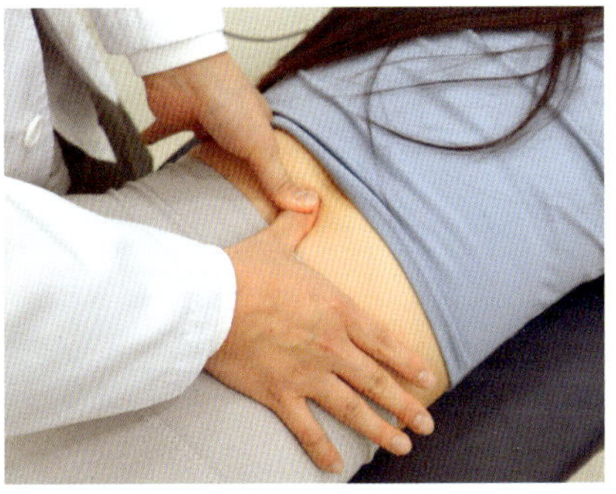

자세가 요추는 열린 자세(open pack position)가 되고, 이 자세에서 **극돌기 압박 검사**를 할 때, 정확하게 진단할 수 있다. 극돌기를 압박하여 통증이 있다면 그 부위의 척추가 불안정한 상태라고 진단하면 된다

이 챕터의 뒷부분에서 신경근 압박의 문제를 진단하는 3가지 신경학적 검사법인 신경근 압박 여부 검사, 감각신경 검사, 운동신경 검사에 대해서 자세히 알아볼 것이다.

셋째, 허리디스크 영상 진단법

허리디스크 진단을 위한 영상 사진은 X-ray, CT, MRI가 있다.

X-ray는 척추의 구조와 틀어짐, 디스크 간격의 좁아짐 등으로 디스크 파열 부위를 추정할 수 있다.

CT는 디스크 탈출 부위를 단층으로 촬영하여 디스크 탈출 여부를 진단하는 장비이고, 척추의 골절 등을 감별하는 데 용이하다.

MRI는 단층과 종단, 관상면 촬영과 다양한 영상 이미지가 가능하기 때문에 디스크 탈출의 정도와 신경종양 등을 정확하게 감별할 수 있는 최고의 진단장비라 할 수 있다.

앞에서 언급했듯이 50세에 허리 통증이 전혀 없는 환자를 대상으로 요추 MRI 촬영을 하면 무려 50%에서 디스크 탈출 소견을 보인다. 그렇기 때문에 MRI 영상 사진과 함께 환자의 호소 증상, 이학적 검사와 신경학적 검사를 같이 확인하여야 한다.

마지막으로 다른 통증질환이 병발해 있는지 확인하여야 한다. 이상근 증후군, 천장관절 증후군 등이 병발해 있는데 허리디스크만으로 진단하고 치료하면 환자가 완치되었더라도 그것은 우연한 사건이 되어 버린다. 그래서 위에서 설명한 바와 같이 **"요통과 하지방사통 증상, 이학적 검사와 신경학적 검사, 영상 사진"** 세 가지가 일치할 때 허리디스크라고 진단해야 한다. 이렇게 정확한 디스크 진단을 바탕으로 치료를 할 때만 디스크 완치라는 목표에 도달할 수 있다.

이어서 허리디스크의 이학적 검사, 신경학적 검사법을 구체적으로 알아보도록 하자.

02 신경근 압박 여부를 알아내는 2가지 이학적 검사

첫째, 발살바 검사(Valsalva test)

환자가 배에 힘을 주고 복내압을 높이면 디스크 내압이 증가되어 신경근 압박으로 인한 하지방사통이 악화될 수 있다. 이를 **'발살바 검사'**라고 한다. 이 검사를 통해 '탈출된 디스크가 신경근을 압박하고 있는지'를 알아낼 수 있다.

그림에서 보는 바와 같이 환자는 복부컬업 동작을 하면서 복내압을 높이고, 검사자는 손바닥을 겹쳐 강하게 누르면 복내압은 더욱 증가하므로 만약 탈출된 디스크가 신경을 압박하고 있다면 디스크가 더 뒤로 밀리면서 하지방사통이 심해진다.

예를 들어 허리디스크 환자가 기침을 할 때 하지방사통이 발생하는 이유는 발살바 검사처럼 복압이 높아져 디스크 내압이 높아져 신경근을 압박하기 때문이다. 그리고 코어 강화 운동법을 시행할 때 복압이 높아지면 발살바 검사가 되는 것과 같아서 하지방사통이 발생할 수 있다.

참고로 이런 **악화검사(provocative test)는 절대로 자주하면 안 된다**. 필자는 이런 검사를 거의 시행하지 않는데, 그 이유는 위와 같은 악화검사 없이도 충분히 진단이 가능하기 때문이다.

발살바 검사

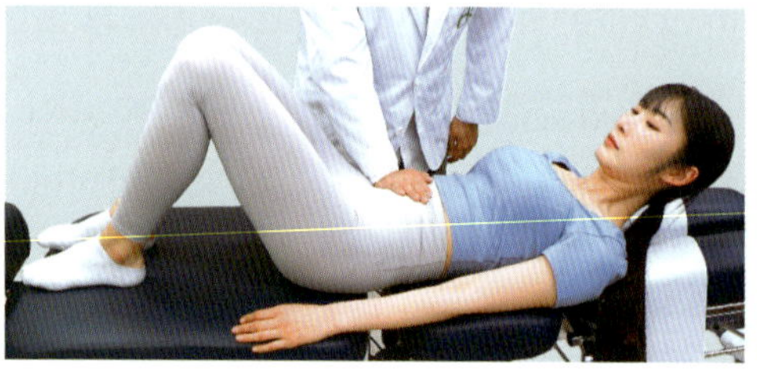

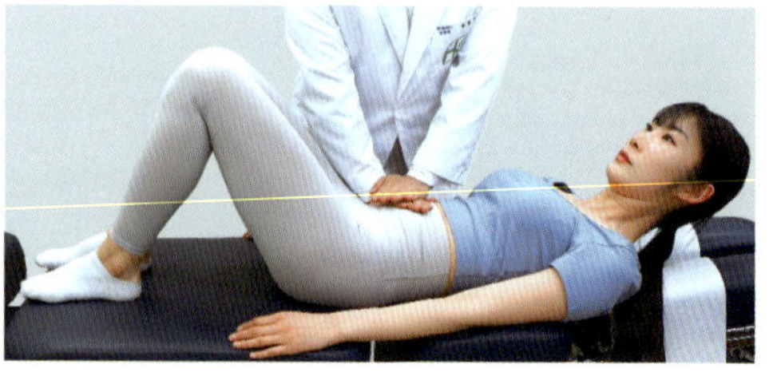

둘째, 하지직거상 검사(Straight leg raising test, SLRT)

다음과 같이 앙와위로 누워 하지를 들어올릴 때 허리디스크로 인해 신경압박이 심한 환자들은 10~20도만큼도 들어올리지 못하는 경우가 많다. 디스크 탈출로 신경근을 압박하여 염증이 있으면 다리를 들어올릴 때 신경이 고무줄처럼 당겨지면서 자극을 받기 때문이다. 만약 신경 압박이 심하다면 하지를 들어올리면 좌골신경 길을 따라 신경통이 발생한다. 이렇게 양측을 비교하면 어느 쪽 신경이 압박되어 있는지 쉽게 추정할 수 있다.

SLR 검사

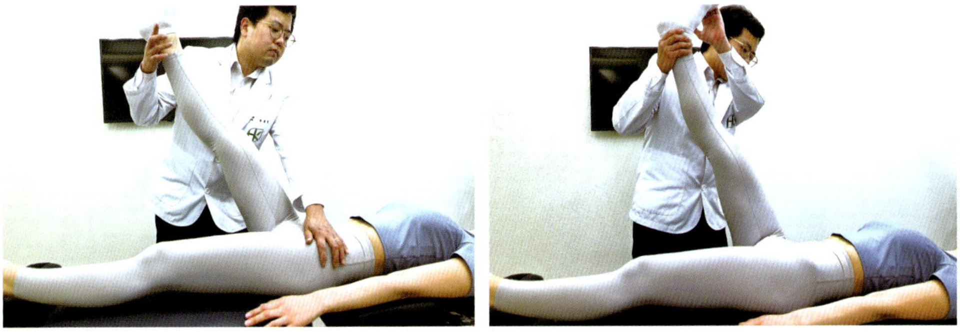

하지만 하지직거상 검사를 시행하여 다리를 들어올리지 못한다고 해서 신경근이 압박하고 있다고 진단을 내리면 안 된다. 요추 염좌로 척추기립근, 요방형근, 대둔근 등에 통증이 심하면 하지 직거상 검사에서 다리를 들어올리지 못하는 경우가 많기 때문이다.

역하지 직거상검사(reverse SLRT)로 요추 4번 신경근 압박 여부를 진단할 수 있으므로 참고하라.

다음과 같은 검사법은 신경 스트레칭 치료법과 동일하므로 검사와 함께 적절한 치료로 할요할 수 있다.

Reverse SLR 검사

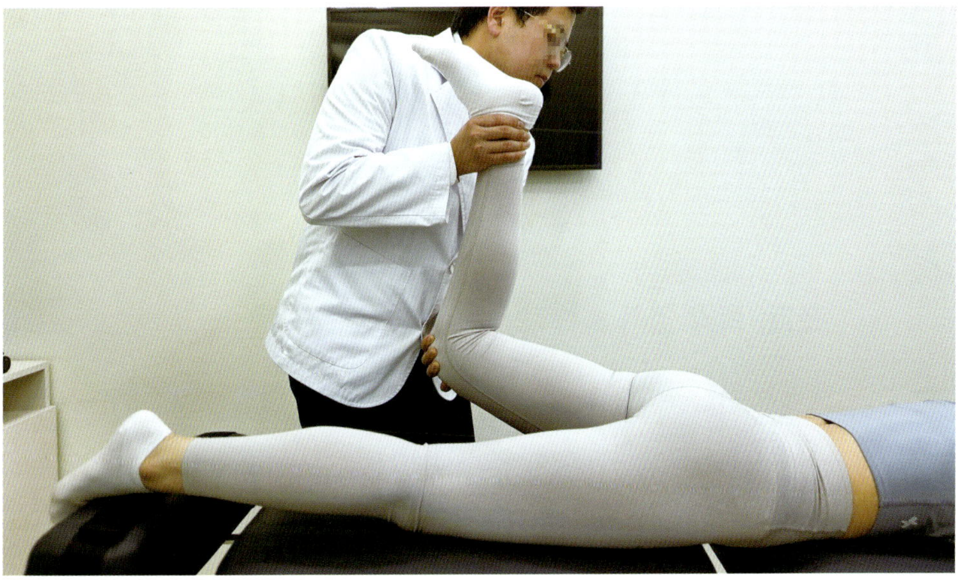

03 감각신경 검사(Sensory nerve examination) 2가지

디스크 탈출로 요추 신경근이 압박되면 감각신경 요소의 문제로 하지 피부분절의 감각이 달라진다. 이러한 양측 감각차이 검사를 '감각신경 검사'라고 하는데 신경근 압박에 의한 통증, 저림, 둔한 감각 등의 차이를 검사하는 것이다. 임상에서 간편하게 사용할 수 있는 감각 검사는 흔히 촉각 검사와 통각 검사 두 가지가 있다. 온냉각, 압각, 두점 분별감각 등을 비교 검사할 수도 있다.

다음과 같이 모든 말초신경의 신경근은 각각 감각을 지배하는 고유영역이 있다. 이를 **피부분절**(dermatome)이라고 하는데 신경근이 압박되면 신경의 감각지배 고유영역인 피부분절에 통증과 이상감각이 나타난다. 임상에서 흔히 시행하는 촉각 검사와 통각 검사에 대해 알아보자.

Dermatome

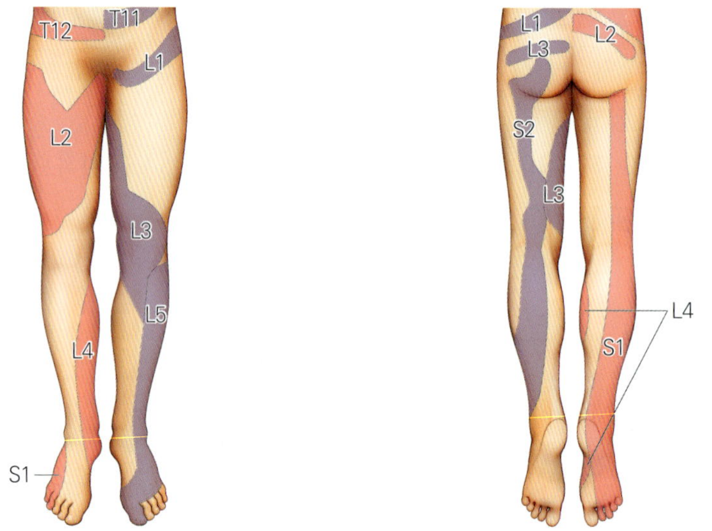

첫째, 촉각 검사

촉각 검사는 디스크 탈출로 압박받은 신경근이 지배하는 피부분절 감각영역의 양측 촉각 차이를 비교하는 것이다. 다음과 같이 검사하고자 하는 부위를 손으로 쓸어내리듯 만져 양측 감각 차이를 비교한다. 촉각 검사에서 감각과민과 감각둔화 두 가지 반응으로 나타나는데 이로써 탈출된 디스크가 감각신경 압박 여부를 추정할 수 있다.

손가락을 사용한 촉각 검사(좌), 침관 등 도구를 사용한 촉각 검사(우)

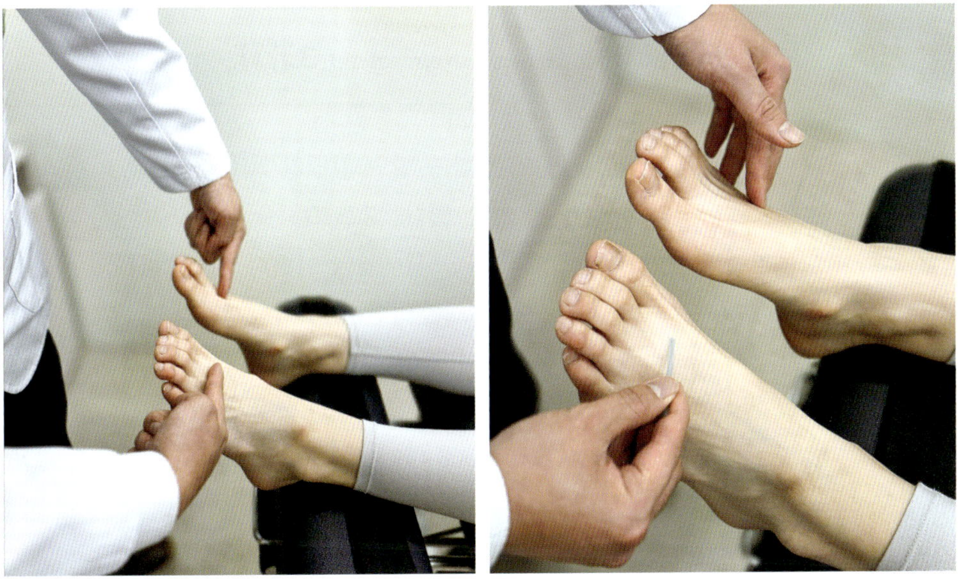

둘째, 통각 검사

통각 검사는 촉각 검사와 동일한 방법으로 시행한다. 꼬집거나 침으로 찔러 양측의 통증감각 차이를 비교, 검사하여 신경근의 압박 여부를 알아내는 검사법이다.

침을 활용한 통각 검사

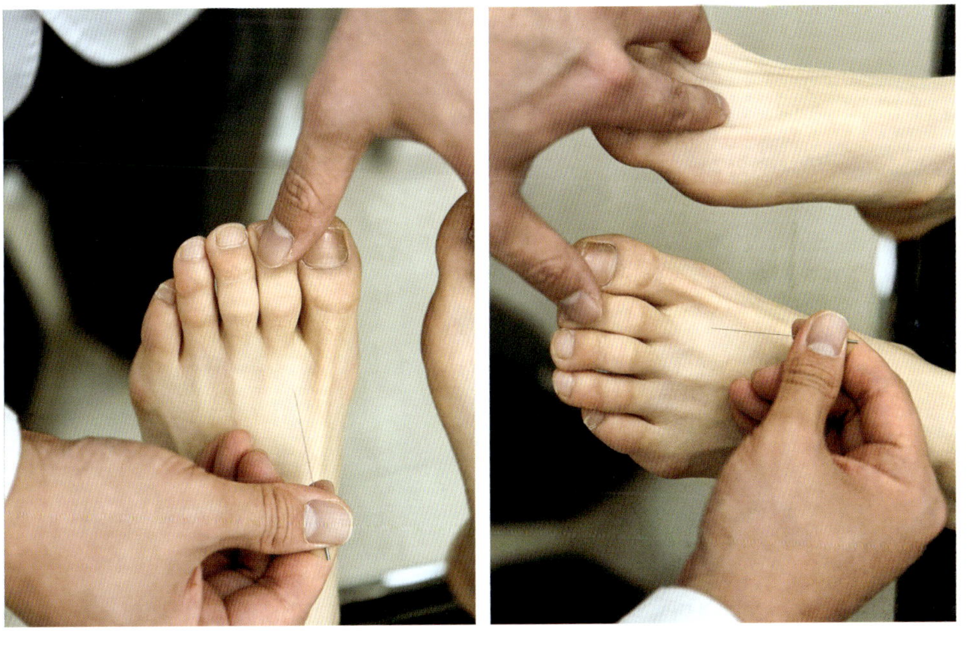

04 운동신경 검사(Motor nerve examination) 3가지

허리디스크로 인해 신경근이 심하게 압박되면 감각신경 장애뿐 아니라 운동신경 문제로 근육의 국소마비가 나타날 수 있다. 디스크(추간판 탈출증)로 인한 마비는 중추신경계 질환처럼 상지나 하지 전체에 나타나는 것이 아니다. 대신, 하나의 신경근이 지배하는 여러 근육들(근육분절, myotome)에 **국소적인 마비**가 발생한다.

참고로 허리디스크 완치 5단계 과정 중 첫 번째 하지 마비형 단계인지를 알아내기 위해 발가락, 발목 근력 검사를 시행하는 것은 여기서 설명하는 운동신경기능 검사를 하는 과정과 같다. 예를 들어 요추 4-5번 디스크 탈출로 L5 신경근 운동요소가 압박되면 전경골근, 장무지신근 등 배측굴곡근 근력저하와 근위축이 나타나고, S1 신경근이 심하게 압박되면 아킬레스 건반사가 나타날 수 있다. 운동신경의 손상을 알 수 있는 3가지 검사 **'근력 검사, 근위축 검사, 심부건반사 검사'**에 대해 알아보자.

문형철 교수가 알려주는 신경 상식!

근육분절(Myotome)에 대하여

근육분절은 척추의 신경근이 지배하는 근력을 뜻하는 것으로 아래 소개하는 것과 같이 표현된다. 각각의 신경근이 감각을 담당하는 피부분절이 존재하듯이 모든 신경근은 각각 움직임을 담당하는 근육이 있다. 이를 근육분절이라고 한다. 그래서 신경근의 운동신경 요소가 심하게 압박되면 신경근이 지배하고 있는 근육 마비와 근위축이 발생할 수 있다.

- C1/C2: 경추굴곡과 신전(neck flexion/extension)
- C3: 경추 측굴(neck lateral flexion)
- C4: 견갑골 거상(scapular elevation)
- C5: 어깨 외전(shoulder abduction)
- C6: 팔꿈치 굴곡과 손목 신전(elbow flexion/wrist extension)
- C7: 손목 신전과 손목 굴곡, 손가락 신전(elbow extension/wrist flexion/finger extension)
- C8: 손가락 굴곡(finger flexion)
- T1: 손가락 외전(finger abduction)
- L2: 고관절 굴곡(hip flexion)

- L3: 무릎 신전(knee extension)
- L4: 발목 배굴(ankle dorsiflexion)
- L5: 발목의 배측굴곡(dorsiflexion), 엄지발가락 신전(great toe extension)
- S1: 발목 저굴과 발목외반, **고관절 신전**(ankle plantar-flexion/ankle eversion/hip extension)

첫째, 근력 검사

요추 5번 신경근이 지배하는 장무지신근, 전경골근 등의 근력 검사를 통해서 5번 신경근이 지배하는 운동신경 기능이 정상인지를 판단할 수 있다. 허리디스크 환자 10명 중 1명 정도는 장무지신근, 전경골근 등 배측굴곡근의 근력 저하를 호소할 만큼 운동신경 마비소견은 흔하기 때문에 반드시 체크해야 한다.

다음과 같이 엄지발가락(발목)의 배굴력과 저굴력을 검사한다. 이 검사에서 양측을 비교하여 근력 저하가 나타나면 문제가 있는 것이다.

엄지발가락의 배굴력 테스트

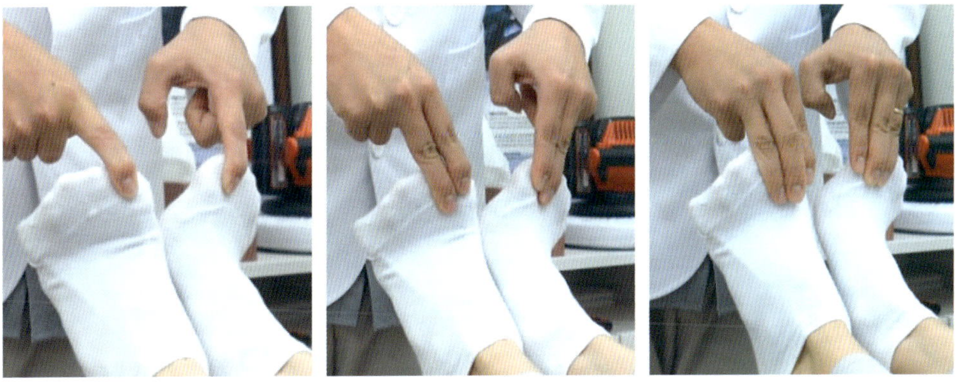

둘째, 근위축 검사

디스크로 인한 근위축

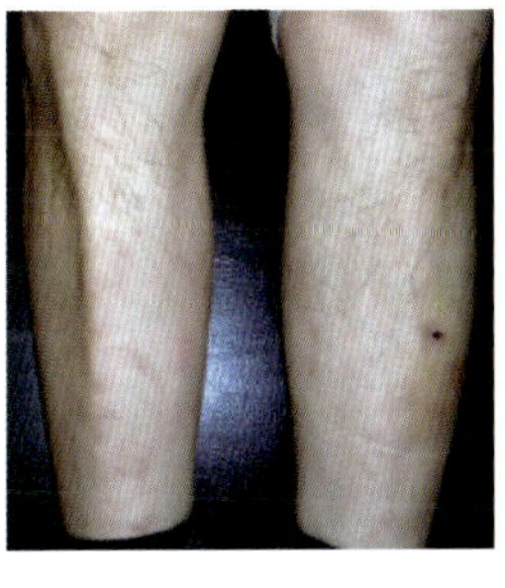

디스크로 전경골근, 장무지신근 등의 근력이 저하된 환자 10명 중 1~2명의 환자에서 육안적으로 확연한 근위축을 관찰할 수 있다. 예를 들어 요추 5번 신경근이 심하게 압박되면 다음과 같이 전경골근의 위축이 나타날 수 있다. 근위축은 사진과 같이 시진으로 쉽게 판단할 수 있다.

셋째, 심부건 반사 검사

앞에서 설명한 바와 같이 허리디스크로 인해 운동신경의 압박이 더욱 심해지면 근육 마비, 근위축과 함께 심부건 반사 반응의 저하가 나타날 수 있다. 허리디스크로 인한 건반사 검사는 슬개건 반사(요추 4번 신경근문제)와 아킬레스건 반사(천골 1번 신경근문제) 2가지가 있다. 참고로 요추 5번 신경근 문제는 건반사 저하를 동반하지 않는다.

참고로 여기서 소개하는 심부건 반사 검사는 말초신경 손상이 어느 정도 심각한가를 알려주는 검사이기도 하지만 신경 병변이 중추신경의 문제인지 또는 말초신경의 문제인지를 알려주는 검사이기도 하다. 왜냐하면 중추신경에 병변이 발생했을 때는 건반사가 항진되고 말초신경에 장애가 발생했을 때 저하되기 때문이다.

이제 심부건 반사 검사 방법에 대해서 알아보자. 초등학교 때 고무망치로 무릎 슬개건 부위를 타격하면 발을 앞으로 차는 현상을 배웠을 것이다. 아킬레스건 반사는 다음과 같이 엎드려서 고무망치로 아킬레스건을 타격하여 건반사가 항진 또는 저하되어 있는지를 검사하는 방법이다.

아킬레스건 검사

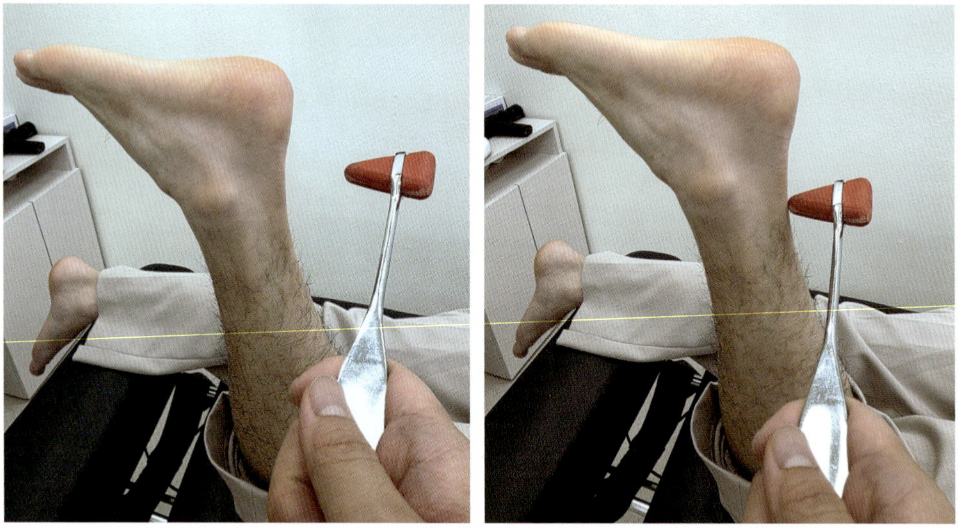

사진과 같이 발목을 90도 굴곡을 유지하여 아킬레스건에 장력이 걸린 상태에서 시행하면 더 정확한 검사가 된다.

문형철 교수가 알려주는 신경 상식!

신경학적 검사(Neurologic examination)로 알 수 있는 것 3가지

위에서 소개한 신경학적 검진은 만지고 두드리고 근력을 평가하는 것만으로 신경 손상 정도에 대해 많은 정보를 얻을 수 있는 중요한 검사법이다. 신경학적 검진법을 잘 알면 환자의 신경이 어디서 문제가 있는지, 얼마나 심각한 신경 손상인지를 추정할 수 있다. 그래서 신경학적 검진은 근전도 검사, 엑스레이, CT, MRI에 앞서 시행되어야 하는 중요한 검사다.

신경학적 검진으로 알아낼 수 있는 것은 3가지가 있는데 이에 대해 좀더 자세히 알아보자.

첫째, 말초신경 압박이 발생한 부위가 어디인지?

말초신경 중 긴 것은 1 m가 넘는다. 그래서 **말초신경의 문제가 발생한 부위**가 어딘가를 아는 것은 중요하다. 예를 들어 환자가 오른팔, 오른쪽 다리가 저리다고 호소할 때 이러한 증상은 중추신경의 이상으로 나타날 수도 있고, 목과 허리에서 디스크가 탈출되어 발생할 수도 있고, 근육과 근육 사이(전사각근과 중사각근 사이, 대흉근 아래, 팔꿈치, 수근관, 이상근 아래, 족근관 등)에서 신경이 압박되어 나타날 수도 있다. 위에서 소개한 신경학적 검사를 통해 신경의 압박이 어디에서 발생했는지 추정할 수 있다.

둘째, 신경이 압박된 시기는 언제인지?

말초신경이 **압박된 정확한 시기**를 알아내는 것은 좌골신경통의 예후 판단을 위해 매우 중요하다. 즉 신경이 압박되어 염증이 발생한 지 하루 또는 한 달, 6개월이 지났는지를 파악하여 예후를 추정할 수 있다. 디스크가 신경근을 압박한 시간이 길면 길수록 염증이 만성화되어 치료하기 쉽지 않다.

허리디스크 환자들은 자신의 증상을 애매하게 호소하지만 정확한 병력 청취와 신경학적 검사, 근전도 검사를 종합하면 하지방사통이 발생한 시기(신경근이 압박을 받은 시기)를 상당히 정확히 추정할 수 있다. 이렇게 신경근이 압박되어 좌골신경통이 발생한 시기를 정확하게 알면 하지방사통의 예후를 추정할 수 있다. 최근에 발생한 신경근 염증(부종)은 3~5일이면 치료할 수 있고 신경 압박이 오래된 하지방사통이라면 신경 재생으로 회복될 수 있는 ~6개월 이상의 시간이 필요할 수 있다.

셋째, 신경 압박으로 인한 신경 손상은 어느 정도인지?

신경 손상은 신경초 손상형(neuropraxia), 축삭 손상형(axonotmesis), 신경 절단형(neurotmesis) 3가지로 구분한다. 신경초 손상형은 신경을 둘러싸고 있는 외측막인 신경초 부위까지 압박을 받은 상태이고, 축삭 손상형은 신경 내부에 있는 축삭까지 압박을 받은 상태이며, 신경 절단형은 신경이 완전히 파열된 상태를 말한다. 기억해야 할 것은 '추간판 탈출증'으로 신경마비가 진행되었다 하더라도, 신경이 절단되는 경우는 없다는 사실이다. 즉 포기하지 않고 제대로 치료하면 거의 대부분 10개월 이내에 회복이 가능하다.

신경 손상의 종류

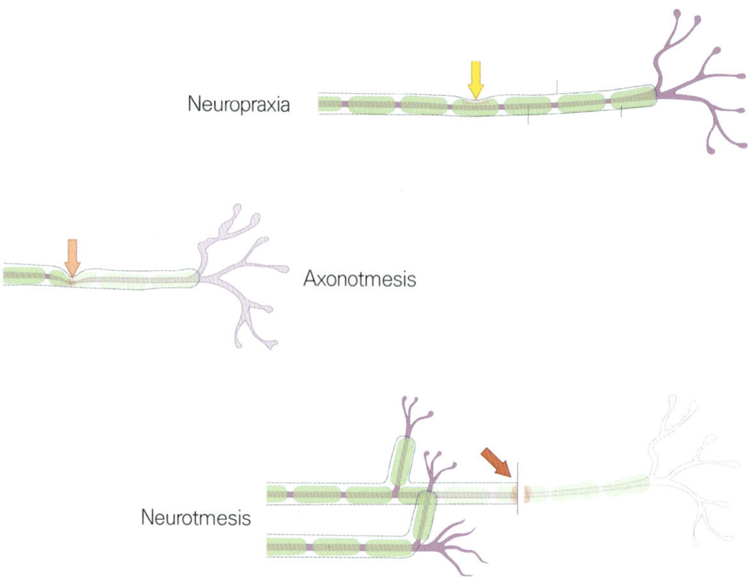

위에서 소개하는 신경학적 검진을 통해 말초신경의 손상 정도를 추정할 수 있다. 그리고 근전도 검사(EMG)를 통해 확인할 수 있다.

마지막으로 이제부터 설명할 허리디스크의 **움직임 진단**은 의료인에게도 생소한 개념이고 생체역학적 관점으로 오랫동안 탐구할 때 정확한 진단에 도달할 수 있는 개념이다. 최적 움직임 회복이 디스크 완치라는 관점을 생각하며 아래 글을 보자.

허리디스크의 움직임 진단

모든 인간은 끊임없이 자신만의 특이한 습관으로 움직인다. 그리고 디스크 환자는 통증 때문에 비정상적인 움직임을 보인다. 이러한 특이한 움직임 습관, 비정상 움직임은 특정 관절과 특정 근육, 인대에 비정상적인 부하를 초래하며 디스크 통증을 악화시킨다. 그래서 임상적으로 가장 의미 있는 허리디스크 진단은 바로 **"움직임 진단(movement assessment)"**이고 가장 의미 있는 치료는 **"움직임 치료(movement therapy)"**다.
X-ray, CT, MRI는 영상 사진에 불과하고 정적인 자세는 움직임의 그림자에 불과하다. 그래서 움직이는 상태에서 디스크 상태를 진단하고 움직임의 상태에서 디스크를 치료하는 것이 진정한 치료다. 즉 정적인 자세에서가 아니라 걷고, 뛰고 달리는 움직임 상태에서의 진단과 치료가 필요한 것이다.
인체의 움직임을 잘 관찰하면 어떤 근육을 사용하지 못하고 어떤 근육을 많이 쓰고 어떤 관절이 압박 및 장력부하를 많이 받는지 알 수 있다. 많이 사용하는 근육은 과사용 통증을 유발하고 움직임에서 소외되는 근육은 약해지고 위축된다. 그 결과 인체 근력 불균형은 심해진다. 그러한 상태에서 일상 생활, 직업활동을 하면 비정상 압박에 노출되는 관절이 발생하고 그 관절은 손상된다. 그래서 움직임 진단과 움직임 치료는 매우 중요한 의미를 갖는다.
이러한 움직임 진단과 움직임 치료는 인체 해부학적 구조와 생체역학을 조금만 이해하고 관심을 가지면 누구나 어렵지 않게 이해할 수 있다. **'아는 만큼 보인다'**라는 말이 있다. 인간의 정상 움직임이 보이기 시작하면 더 많은 비정상 움직임에 의한 손상 원인을 볼 수 있을 것이다. 매우 어려운 과제이지만 생체역학과 올바른 움직임과 자세요법을 꾸준히 탐구하면 누구나 가능하다.

움직임 진단은 환자를 처음 면담을 할 때부터 시작된다.
첫 번째, 환자가 진료실에 들어오면서 걷는 모습, 옷을 벗어 옷걸이에 거는 모습, 의자에 앉는 모습, 일어서는 모습, 앉아 있는 모습 등 모든 움직임 습관을 관찰한다. 조금만 신경써서 관찰하면 환자의 움직임 속에서 많은 것을 진단해 낼 수 있다.
둘째, 직업, 취미 생활 등의 과정에서 어떤 근육이 과사용(overuse) 되었을까를 생체역학적 관점에서 찾는다. 하루 종일 컴퓨터를 하는 환자, 하루 1시간씩 골프 스윙을 연습하는 환자가 있다고 해보자. 그들의 자세와 움직임 속에서 과사용되는 근육, 과부하를 받는 관절을 진단해 낼 수 있다.
셋째, 관절 움직임 범위 검사, 보행 검사, 팔 들고 스쿼트 등의 움직임 진단을 통해 재차 확인한다.
넷째, 근육 길이 검사, 관절 움직임 범위 검사와 함께 촉진으로 과사용된 근육의 통증 상태를 검사한다. 관절 움직임 범위 검사와 함께 시행하는 촉진은 근수축이 제대로 일어나는지, 근육의 크기가 비정상적으로 위축되어 있는지 정확히 진단해 낼 수 있다.

아래 질문은 필자 자신에게 던지는 도발적인 질문이다. 그리고 이 이상적인 질문을 모든 인류가 자신에게 던지며 그 답을 찾기 바라는 마음으로 이 글을 쓰고 있다.

평생 통증 없이 살고 싶은가?
100세까지 꼿꼿한 허리, 튼튼한 관절을 갖고 싶은가?

그렇다면 움직임에 대해서 관심을 가져보라. 통증으로부터 자유롭고, 100세까지 꼿꼿한 허리, 튼튼한 관절을 갖고 싶으면 올바른 움직임과 자세, 올바른 보행에 관심을 가져야 한다. 현대인은 너무 많이 먹어서 문제가 되는 시대를 살고 있다. 그래서 무엇을 먹어서 건강할 것인가보다는 어떻게 올바르게 움직여서 건강할 것인가로 관심을 돌리는 것이 좋다.

인체는 280여 개의 관절을 600여 개의 근육이 사슬처럼 연결하여 움직이고 있다. 600여 개의 인체 근육은 다 이유가 있기 때문에 존재한다. 그런데 디스크 환자는 통증 때문에 상당히 많은 근육을 자신이 원하는 대로 사용하지 못한다. 이렇게 자신의 근육을 원하는 대로 사용하지 못하면 우리가 원하는 동작을 하는 과정에서 특정 근육이 보상 움직임을 일으켜야 한다. 그 결과 과도한 장력이 걸리는 근육, 힘줄과 과부하가 걸리는 관절이 존재하고 지구 중력에 의한 장력과 압박부하를 견디지 못하면 디스크 손상과 통증이 발생한다.

지금 눈을 감고 복식 호흡을 해보라. 발가락을 쫙 펴고 오므려보라. 나의 근육을 내 마음대로 사용하지 못한다는 것을 알 수 있을 것이다. 수많은 근육이 이처럼 필요할 때 제대로 움직이지 않음으로써 비정상적인 보상 움직임이 일어나고, 보상 움직임은 근육에 과사용을 일으키고 과도한 장력을 유발하여 근육 통증을 일으키고 관절 보호 기능을 상실하여 디스크 손상을 일으키는 것이다.

움직임 진단의 개념을 좀더 확장하면 환자의 모든 활동이 움직임 진단의 도구이고 치료다. 그래서 허리디스크 환자가 완치된다는 것은 보행, 달리기, 물건 들기, 앉았다 일어서기 등의 움직임 기능을 온전하게 회복한다는 것을 의미한다. CMP 치료법의 이데아인 **"올바른 움직임과 올바른 자세의 회복"**은 100세 시대를 살아야 하는 모든 현대인에게 꼭 필요한 치료라 할 수 있다.

인체의 가장 자연스러운 상태는 움직임에 있다.

그래서 몸의 구조와 움직임에 대해 이해하고 매일 스트레칭, 코어 강화 운동, 올바른 보행을 하려는 의지와 자발성을 가진다면 우리 인생은 완전히 달라질 수 있다. 평생 꼿꼿한 허리, 튼튼한 허리를 가지고 건강한 삶, 즐거운 삶의 기틀을 만들 수 있다.

필자의 치료적 맞춤운동연구소 다음카페 첫 화면에 이렇게 적혀 있다. **"인체의 가장 자연스러운 상태는 움직임**(to be in motion)**에 있다."** 필자는 이 문장을 보던 그 순간을 지금도 잊지 못한다. 의료인으로써 필자 삶의 길을 단 한 문장으로 표현하고 있었기 때문이다.

"The natural state of the human body is to be in motion"

Chapter 2.

허리디스크 예후 결정요인 7가지

Summary

디스크 탈출이 매우 심한데 하지방사통이 없는 사람도 있다. 심지어 **디스크가 파열되고 탈출되어 있는데도 허리 통증조차 없는 사람도 있다.** 이런 사실을 기억하고 허리디스크의 예후를 알 수 있는 요인에 대해 알아보자. 필자가 탐구, 관찰한 디스크 예후 요인에는 7가지가 있다.

첫째, 만성통증, 만성염증 여부

둘째, 척추관의 크기

셋째, 다열근 위축, 지방전환 여부

넷째, 신경압박(염증)의 심한 정도

다섯째, 디스크 발생 부위(L5~S1)

여섯째, 천장관절 증후군 병발 여부

일곱째, 환자의 마음

미래를 예측할 수 있다면 대비할 수 있다. 인류의 상상력, 예측 능력에 감사하라.

필자에게 수많은 디스크 환자들이 허리 MRI 영상 사진을 내밀며 수술을 해야 하는지를 묻는다. 그들은 디스크 탈출이 심하면 예후가 좋지 않을 것이라고 생각한다. 하지만 수많은 환자를 관찰한 결과 디스크가 크게 탈출되어 있는데도 통증이 심하지 않고 한 달 안에 쉽게 치료되는 환자도 있고, 디스크의 탈출은 작은데 심한 하지방사통을 호소하면서 예후가 불량한 환자도 있다. 심지어는 MRI상 디스크가 크게 탈출되어 있는데 통증이 전혀 없는 사람도 많다.

이렇게 복잡한 상황에서 허리디스크 환자의 예후를 어떻게 알아낼까?
어떤 디스크 환자는 쉽게 나아지고 어떤 환자는 치료가 어려울까?

오랜 탐구 끝에 필자는 디스크 환자의 예후에 중요한 7가지 요인이 있다는 것을 알게 되었다. 허리디스크 7가지 예후 판단 방법에 대해서 알아보자.

첫째, 만성통증과 만성염증 여부

허리디스크의 예후를 결정하는 첫째 요소는 **'만성통증의 여부'**다. 통증이 오래되면 디스크 치료의 예후는 좋지 않다. 만성통증에 대해서는 "허리디스크로 발생하는 통증의 모든 것" 챕터를 참조하라. 우리 몸이 **만성염증**(low graded chronic inflammation) 상태라면 파열된 디스크, 부딪힌 후관절, 압박된 신경은 3~5일 염증기를 훌쩍 넘겨서 3개월 이상 염증이 지속될 것이다.
미묘한 차이가 있어서 만성염증이라고 해서 만성통증 상태는 아닐 수도 있다. 만성염증 상태는 만성통증의 원인이 될 수 있을 뿐이다. 만성통증은 말초신경, 중추신경의 감작에 의해 통각에 대한 과민 상태이기 때문이다.

둘째, 척추관의 크기와 디스크 탈출 정도

작은 통 안에 물체가 있다면 통이 조금만 찌그러져도 물체는 쉽게 압박받는다. 허리디스크의 신경근도 마찬가지다. 그래서 허리디스크의 예후는 **척추관 내부 공간 크기와 디스크 탈출 정도**(barrel and contents mechanism)와 관련이 있다.

예를 들어 척추관이 좁고 아래 그림과 같이 클로버잎(trefoil shape) 형태인 경우에는 디스크가 약간만 탈출돼도 신경근이 심하게 압박되기 때문에 예후가 나쁘다. 반대로 척추관이 넓으면 디스크 탈출이 심해도 신경근 압박은 미미하여 상대적으로 치료가 쉽다. 이것은 CT, MRI 영상으로 쉽게 확인할 수 있다.

좁은 척추관

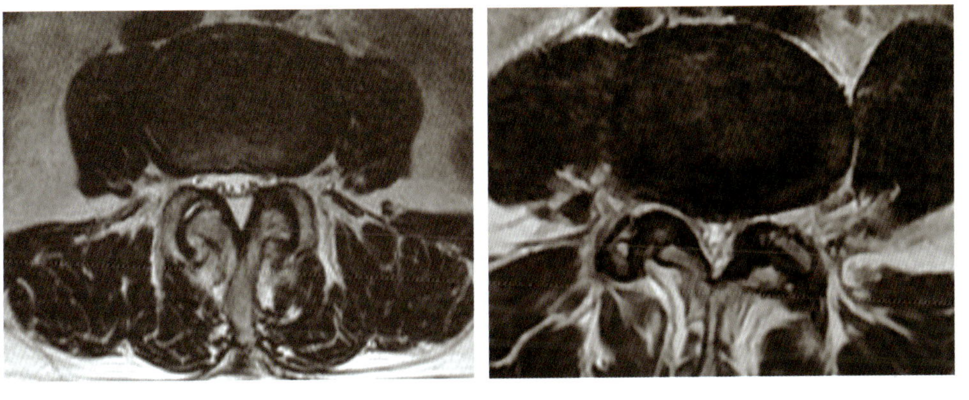

넓은 척추관

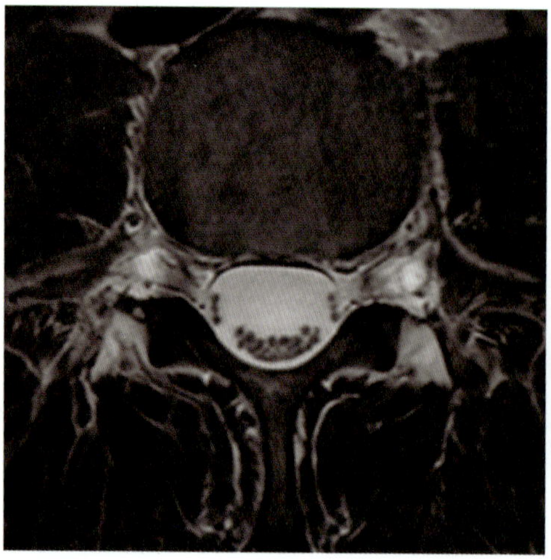

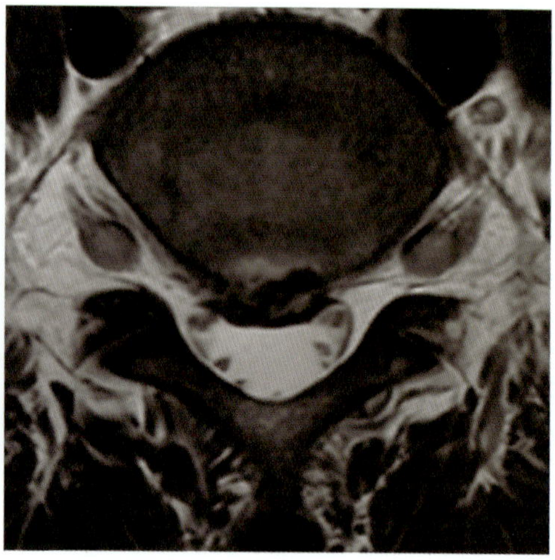

셋째, 다열근의 지방전환(Multifidus fat infiltration)

독자는 척추가 불안정하면 예후가 좋지 않다는 것을 알 것이다. 다열근은 척추의 국소 안정화 근육이다. 그런데 만성요통 환자들은 아래 그림과 같이 **다열근 부위에 지방전환**(fat infiltration)이 관찰되는 경우가 많다. 이렇게 국소 안정화 근육인 다열근이 위축되고 지방전환이 있으면 요추의 안정성 회복이 어렵기 때문에 디스크의 예후는 좋지 않다. 다열근의 지방으로의 전환은 아래 사진과 같이 MRI로 쉽게 알 수 있다.

다열근의 지방전환

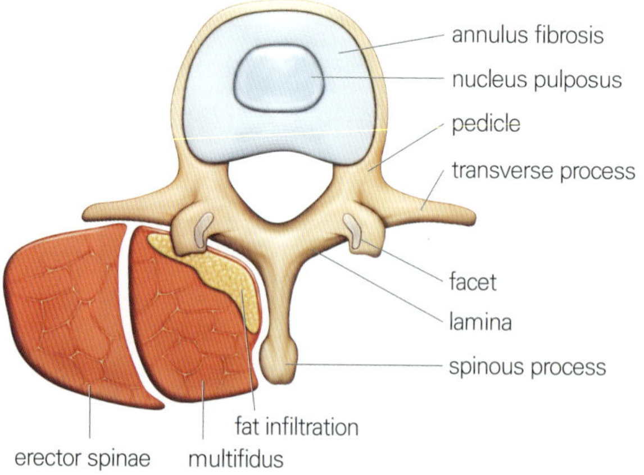

다열근의 지방전환은 하부 요추(L3~4, 4~5, L5~S1) 부위에서 흔히 일어나고 한번 지방이 침착된 부위는 저항 운동을 해도 근육으로 다시 채워지지 않는다고 알려져 있다. 그래서 다열근의 위축과 지방전환은 사전에 예방하는 것이 최선이다.

다열근 지방전환

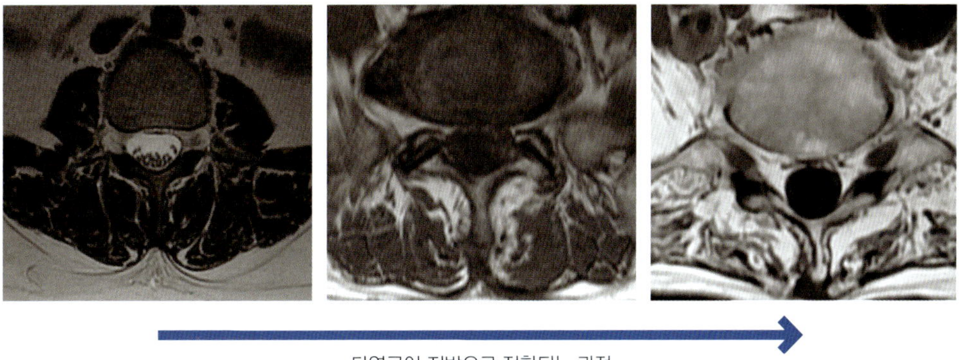

다열근이 지방으로 전환되는 과정

다열근의 위축과 지방전환은 어떻게 예방할 수 있을까?

근육은 사용하지 않으면 약해지고 근위축이 발생한다. 그래서 만성요통으로 오랫동안 고생한 환자들이 다열근 강화 운동을 하지 않으면 다열근 위축과 지방전환이 발생한다. 이러한 문제를 예방하기 위해서는 적극적으로 다열근 강화 운동법을 시행해야 한다. 다열근을 강화하는 대표적인 운동법은 맥길의 big 3 운동 중 버드독 운동법이 있다.

맥길의 버드독 운동법

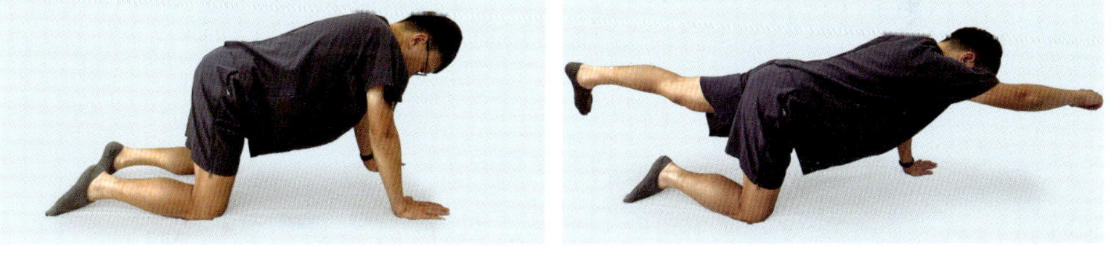

넷째, 신경학적 검진 결과에 의한 심한 정도

디스크가 탈출된 정도가 크다고 해서 신경근이 심하게 압박되고 있는 것은 아니다. 그래서 **신경학적 검진을 통해 신경이 압박 받은 정도를 해석**하여 허리디스크의 예후를 추정할 수 있다.

신경학적 검진에 따라 신경근 압박 정도를 가벼운 것부터 살펴보면 다음과 같다. 디스크 탈출로 신경을 압박할 때 가장 흔한 문제는 감각신경의 문제로 피부분절(dermatome)을 따라 통증과 감각이상이 나타나는 것이다. 신경이 더 심하게 압박되면 운동신경의 문제가 나타난다. 근절(myotome)을 따라 근육 마비와 근위축이 나타나고 심부

건반사 저하가 나타날 수 있다.

디스크가 더 심해져서 신경조직을 더 많이 누르게 되면 감각신경뿐만 아니라 운동신경까지 눌리게 된다.

결과적으로 감각신경 문제만 있을 때보다 운동신경 문제가 있을 때 디스크가 신경조직을 더 많이 누르고 있다는 것을 알 수 있고, 이를 통해 예후를 판단할 수 있다.

척추신경의 전지/후지

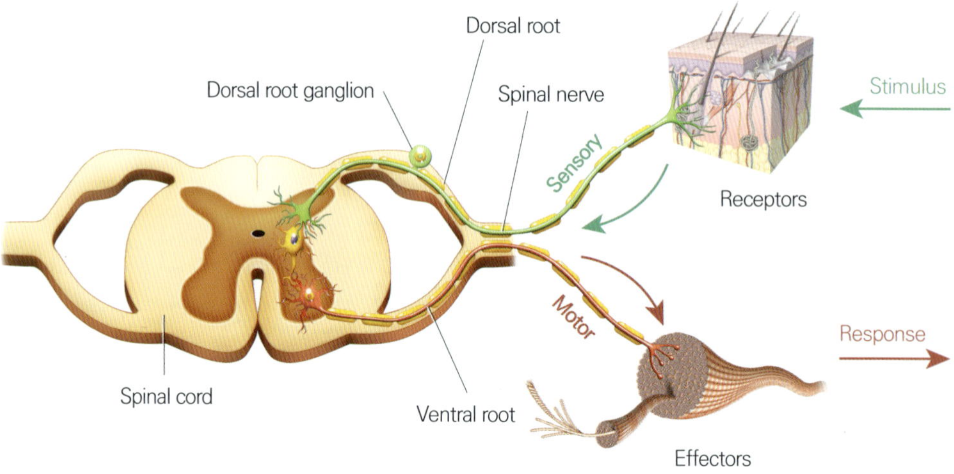

신경학적 검사를 통해 디스크 환자가 감각신경 요소에만 문제가 있어 좌골신경통과 감각이상만 나타나는지 아니면 운동신경 요소까지 문제가 발생하여 근육 마비, 근위축, 심부건반사 저하 반응이 있는지를 알 수 있기 때문에 이러한 이해를 바탕으로 디스크의 예후를 정확히 추정할 수 있다.

"통증 없이 근력 약화만 나타나는 환자"와 **"통증이 심한 환자"** 중 누가 더 예후가 나쁜 것인가에 대한 판단은 환자의 상황에 따라 다를 수 있다. 통증에 예민한 환자는 근력 저하로 인한 비정상적 보행보다 통증을 더 심각하게 볼 것이고 운동선수라면 근력 약화를 통증보다 더 심각한 질환으로 받아들일 것이다. 하지만 디스크로 마비된 근력을 정상 회복하는 것은 많은 시간을 요하고 어려운 과정이므로 예후는 더 나쁘다고 볼 수 있다.

다섯째, 디스크 발생부위(L5~S1)

움직이는 모든 물체는 움직임이 많은 부위에서 손상받기 쉽고 안정성을 회복하기가 어렵다. 아래 그림과 같이 인체의 움직임을 연구하는 생체역학(biomechanics)은 경추 1번부터 꼬리뼈까지 척추분절의 평균적인 움직임 각도를 측정했다.

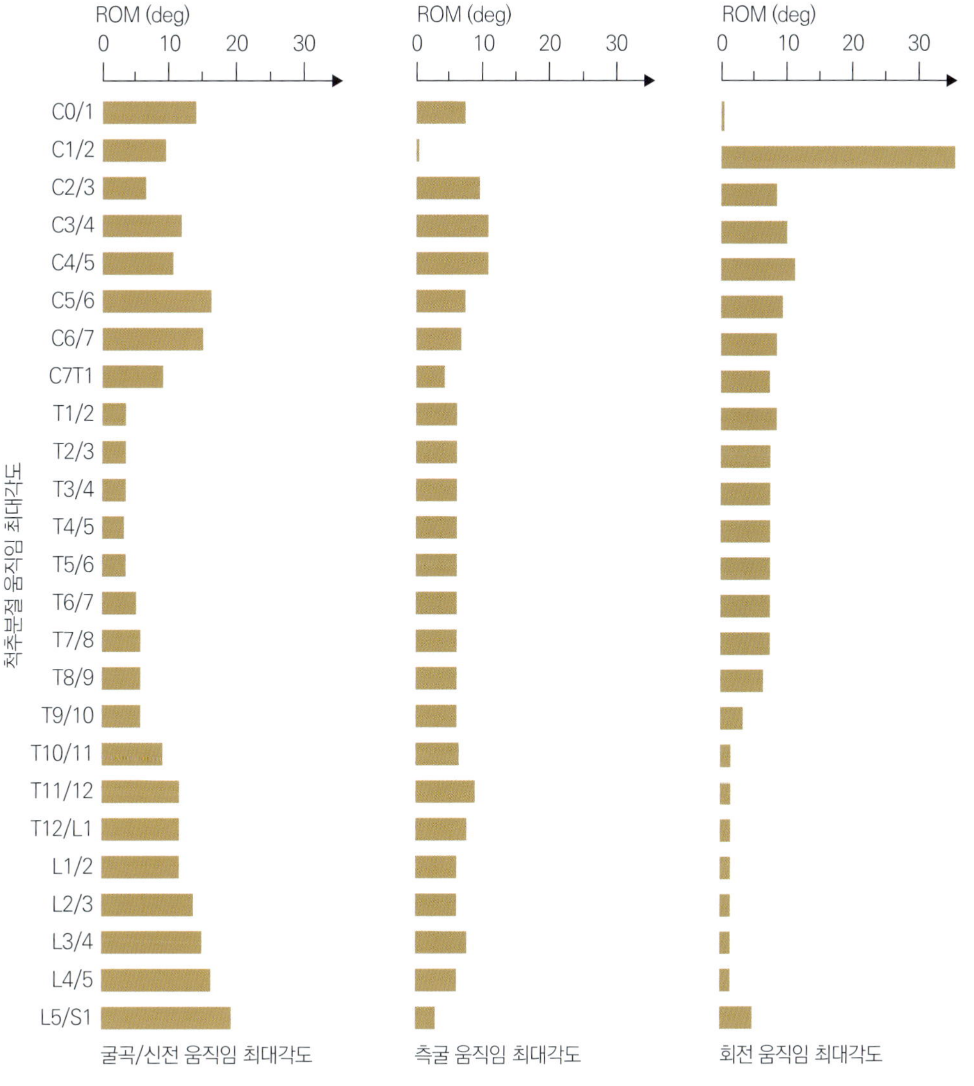

예를 들어 생체역학적으로 요추 1번에서 5번까지 회전움직임 범위는 좌우 1도씩밖에 일어나지 않는데 반해, 요추 5번과 천추 1번 사이에서는 좌우 4도 총 8도의 회전이 일어난다. 그림에서 보는 바와 같이 요추 5번~천추 1번 굴곡-신전 움직임 각도도 18도 성도로 제일 크다.

그래서 **요추 5번~천추 1번 사이의 디스크 환자**는 요추 4~5번 디스크 환자보다 **척추 안정성을 회복하기 어렵기 때문에 예후가 나쁘다.** 이렇게 인체는 움직임 각도가 큰 관절, 압박부하와 장력부하를 많이 받는 관절에서 손상될 확률이 높고 상대적으로 치료가 어렵다. 드물지만 요추 2~3번, 3~4번 디스크 환자도 있고 심지어 흉추디스크 탈출증 환자도 있다. 이런 환자들은 척추의 안정성을 회복하기가 쉽기 때문에 예후가 상대적으로 좋은 것이다.

여섯째, 천장관절 증후군, 이상근 증후군 병발 여부

해결할 문제가 많으면 그 문제를 해결하는 데 많은 시간이 소요되는 것은 당연하다. 위에서 살펴본 바와 같이 천장관절 증후군과 이상근 증후군은 흔히 허리디스크와 병발한다. 그래서 천장관절 증후군, 이상근 증후군 등이 병발하면 디스크의 예후는 그만큼 좋지 않다. 특히 **천장관절 불안정성이 심한 환자는 예후가 매우 불량**하다.

참고로 요추는 위로 흉추, 경추와 직접적으로 연결되어 있다. 그래서 허리디스크를 앓는 많은 환자들이 목디스크가 병발한다. 목디스크가 있으면 어깨 통증, 팔꿈치 통증이 쉽게 발생한다. 이렇게 허리디스크, 목디스크, 어깨 등 전신에 통증이 있는 경우는 예후가 좋지 않다. 전신의 문제를 해결하는 방법으로 두 가지를 기억하라. 첫째, 'CMP 9종 신체정렬 운동법'으로 전신을 치료하는 것이고. 둘째, 전신에 퍼져 있는 만성염증을 치료하는 것이다.

일곱째, 디스크 치료를 대하는 환자의 '태도와 마음'

필자가 관찰한 바로는 허리디스크의 예후에 영향을 주는 가장 중요한 요인은 통증을 대하는 환자의 **'태도와 마음'**이다. 가끔 환자들이 **"저는 선천적으로 허리가 약해요"**, "저는 허리 아픈 지 20~30년 됐어요", "저는 평생 허리가 아팠어요"라고 말하는 걸 듣는다. 이런 환자들에게 실제로 엄밀하게 병력을 청취해보면 20~30년 전에 허리통증이 처음 발생했고 이후로 가끔 통증으로 고생하고 며칠 전 또는 몇 주 전에 통증이 발생한 경우가 대부분이다.

그런데도 불구하고 이런 환자가 통증을 대하는 태도는 최악의 상황을 예측하는 사고(catastrophic thinking) 과정으로 통증이 영원히 나아지지 않을지 모른다는 잘못된 기대감과 통증에 대한 잘못된 의미 부여를 하며 이렇게 말한다. 이렇게 말을 하는 환자들의 디스크를 대하는 태도와 마음은 쉽게 치료되는 디스크 환자와는 완전히 다르다. 그런 언어를 사용하는 환자들은 이미 자신의 뇌-마음에서 **"나의 디스크는 쉽게 나아지지 않을 거야"**라는 의미를 담고 있다.

사실 환자가 그렇게 생각하는 데에는 의료인의 잘못도 많다. 우리가 흔히 만나는 의료인은 **"아프면 움직이지 말고 쉬세요"**, "허리디스크는 완치하기 힘들어요"라는 말을 너무도 쉽게 던진다. 그런 말을 들은 환자는 장미란 선수와 같이 튼튼한 척추를 만들 수 있다는 생각을 전혀 하지 못하게 된다.

좋은 의료인은 이렇게 말한다. **"허리디스크는 어렵지 않게 완치할 수 있습니다. 역도선수 장미란처럼 허리를 튼튼하게 해서 186 kg도 들 수 있습니다."** 그런 의료인을 만나 정직하고 성실하게 CMP therapy와 같은 치료적 운동을 성실히 수행하면 누구나 장미란 선수처럼 튼튼한 허리를 만들 수 있다.

지금 어떤 의료인을 만나서 디스크를 치료하고 있는가?

이유가 무엇이든 디스크를 조기에 치료하지 못하고 오랫동안 방치하면 척추관 협착증으로 진행할 수 있다. 척추관 협착증에 대해서는 아래 글을 참고하라.

문형철 교수가 알려주는 의학 상식!

척추관 협착증(Spinal stenosis)의 정의와 발생 기전

자동차를 제대로 관리하지 않고 타면 20년도 못 타지만 잘 관리하면서 타면 50년도 넘게 새차처럼 탈 수 있다. 허리디스크도 마찬가지여서 디스크 통증으로 오랫동안 고생하는 것은 자동차를 관리하지 않고 타는 것과 같다. 디스크를 완치하지 못하고 오랫동안 허리 통증에 시달리면 척추 퇴행성 변화가 가속화된다. 이러한 척추 퇴행성 변화의 마지막 단계가 바로 척추관 협착증이다.

개념적으로는 척추관이 좁아진 경우를 척추관 협착증이라고 한다. 하지만 임상적으로 정확한 척추관 협착증은 **"신경원인 간헐적 파행보행(neurogenic claudication gait)"**을 동반하는 질환이다. 신경인성 간헐적 파행보행은 환자가 몇 분만 걸으면 종아리가 땅기고 아파서 더 이상 걷기 힘들어지고 허리를 굴곡하고 쪼그려 앉으면 하지 통증이 사라지는 증상을 말한다.

척추관 협착증은 선천적 척추관 협소와 척추의 퇴행성 변화로 인한 척추체의 골극, 후관절의 비후, 황색인대의 비후, 척추 전방전위증 등의 복합적 결과로 발생한다. 그리고 척추관 협착증은 몇 분만 걸으면 다리가 땅기고 쪼그려 앉아야 통증이 사라지는 간헐적 파행보행을 야기한다.

신경원인 간헐성 파행보행의 기전

인체의 동맥압은 높고 정맥압은 낮다는 것은 잘 알 것이다. 아래 그림과 같이 두 부위 이상에서 척추관 협착이 있다면 걸을때 높은 동맥압에 의해 혈액이 공급되지만 낮은 정맥압 때문에 혈액이 빠져나오지 못하여 **"정맥울혈"**이 발생한다. 이렇게 신경에 정맥울혈이 발생하면 신경에 비정상적인 울혈 압박이 발생한다. 그 결과 환자는 몇 분만 걸으면 종아리가 땅기고 아파 걷기가 힘들어지고 **쪼그려 앉으면 정맥울혈이 해소**되면서 종아리 통증이 사라지는 것이다.

그래서 신경원인 간헐적 파행보행이 나타나기 위해서는 아래 그림과 같이 디스크의 한 레벨은 반드시 중심협착이 있어야 하고 다른 부위는 중심협착이나 한쪽 신경에 협착이 일어나야 한다.

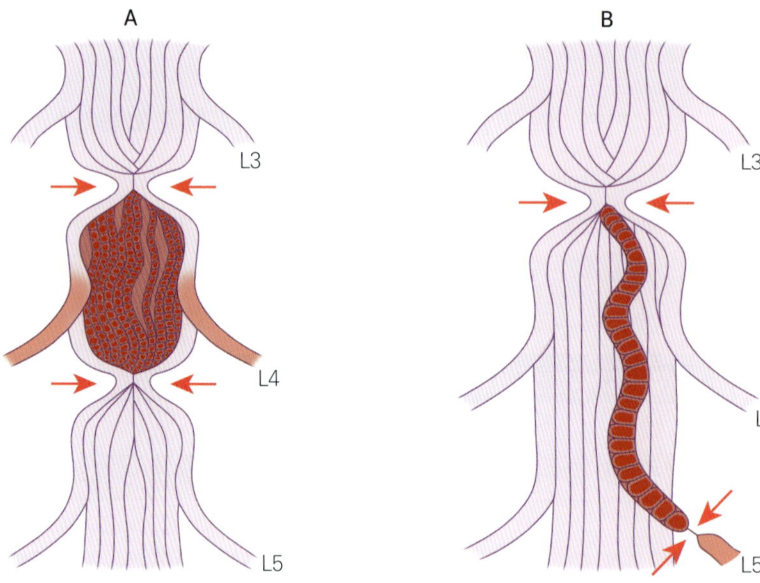

A. 그림의 환자는 두 군데 중심협착이 있고 걸으면 양쪽 신경 모두 정맥울혈이 발생하기 때문에 양쪽 하지에서 다리저림증이 나타난다. B. 그림의 환자는 한 군데 중심협착이 있고 요추 5번신경근 한쪽에서 협착이 있다. 그래서 정맥울혈로 문제가 되는 쪽에서만 걸으면 다리저림증이 나타난다.

신경원인 간헐성 파행보행을 보이는 척추관 협착증을 단 한두 번의 침 치료로 회복을 보이는 경우가 있다. 필자의 경험으로는 10명 중 한두 명이 효과를 보여 소개하기가 망설여지지만 척추관 협착증은 현대 의학으로도 치료가 어려워 소개한다. 굵은 장침으로 협착되었다고 추정되는 척추부위의 후관절(초음파를 이용하면 후관절 위치를 정확히 찾을 수 있음)에 자침하여 미세 손상을 준다. 미세 손상은 신생혈관을 만들고 신생혈관이 만들어 지면 정맥 울혈이 해소되면서 극적인 호전을 보일 수 있다.

Chapter 3.

허리디스크 완치 5단계 과정

Summary

생체역학 관점으로 보면 **허리디스크 완치 과정은 5단계**가 있다.

① 디스크가 파열되어 신경을 심하게 압박, 발가락 마비까지 진행한 1단계

② 누워 있는데도 하지방사통이 있는 2단계

③ 앉아서 부하를 줄 때 하지방사통이 있는 3단계

④ 앉아서 부하를 주어도 허리 통증만 있는 4단계

⑤ 일상 활동, 스포츠 활동에서 통증이 없는 완치 5단계

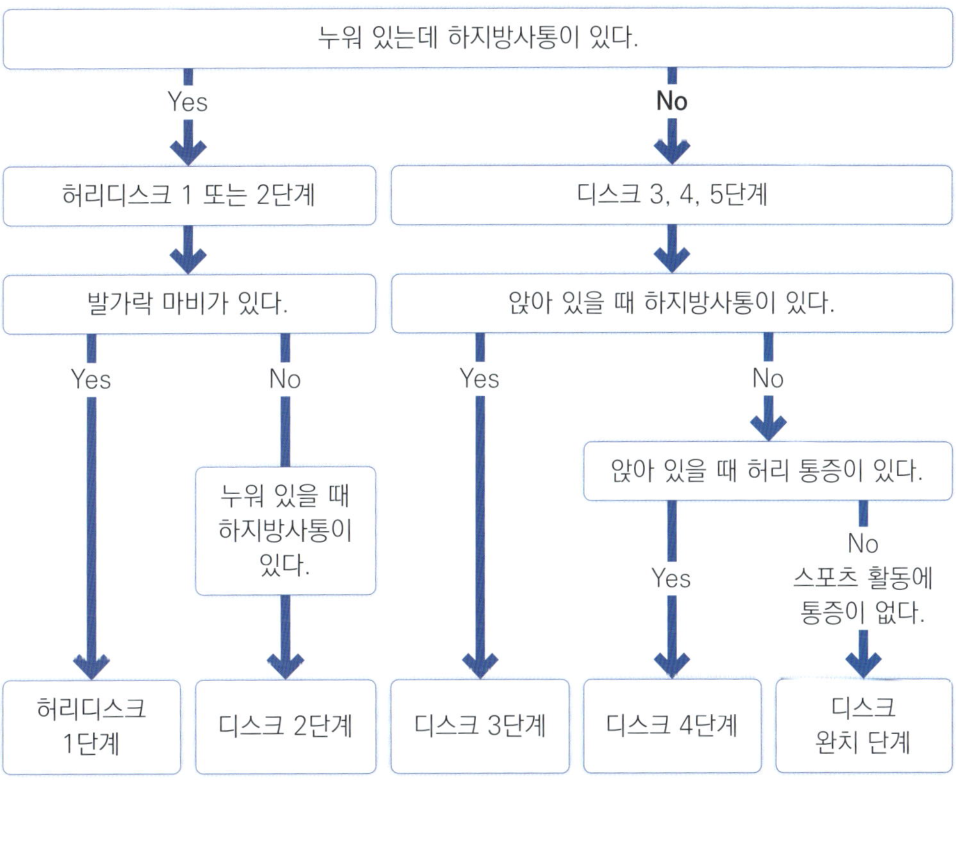

허리디스크 완치를 위한 세밀한 단계별 운동강도 증진 치료법에 감사하라.

필자는 **인류의학 역사상 최초로 허리디스크 완치 5단계 과정을 구체적으로 제시**하였다. 생체역학적 관점으로 보면 디스크는 명확하게 5단계로 구분할 수 있고 5단계로 나누어 치료해야 한다.

예를 들어 허리가 아파서 걷지도 못하는 환자와 20 kg 무게를 20번을 들어 옮기는 것은 가능하지만 허리가 아픈 디스크 환자가 있다고 가정해보자.

이 글을 읽는 독자가 의료인이라면 이 두 환자를 어떻게 다르게 치료하고 있는가? 환자라면 과연 의료인으로부터 어떻게 다른 치료를 받고 있는가?

만약 같은 치료를 하고 있다면 디스크 완치는 우연한 사건이 될 것이다.

다음의 경우를 보자. 오랫동안 디스크로 고생한 환자는 재발이 두려워서 병원을 찾는 경우도 있다. 그들은 통증이 많이 회복되었는데도 불구하고 디스크가 재발하지 않기 위해서 물리치료, 침치료를 꾸준히 다닌다고 말한다. 슬픈 일이지만 그런 치료로 허리는 튼튼해지지 않는다.

과연 그들은 어떤 치료를 해야 하는 것일까?

허리디스크 완치 5단계 과정은 그에 대한 답을 구체적으로 제시하고 있다. 즉 앉아 있지도 못하는 "디스크 발생 초기"에서부터 골프, 테니스, 축구, 등산이 가능한 **"최적 움직임 기능 회복"**을 다루고 있다. 이는 인체 생리학(body physiology)과 생체역학적(biomechanics) 관점에서 필자의 오랜 임상적 경험 끝에 완성한 것이다. 허리디스크 완치 5단계는 인체 생리, 병리학적 지식과 생체역학 지식을 통합하여 매우 실용적으로 분류하고 있다.

허리디스크 완치 5단계 과정을 "지구 중력 상황에서 최적 움직임 회복"이라는 관점에서 이해하기 위해 다음 질문에 답해보라. 필자가 강의할 때 가끔 던지는 질문이다.

5층 높이에서 떨어지면 허리를 다치나요?

황당한 질문처럼 보이지만 지구 중력의 1/6인 달나라에서는 5층 높이에서 떨어져도 전혀 부상을 입지 않을 수 있다. 무중력 상태의 우주에서는 1천 미터 높이에서 떨어져도 전혀 다치지 않는다.

또 다른 질문을 던져보자.

지구 중력 상황에서 200 kg의 무게를 들면 허리를 다치나요?

이란의 호세인 레자자데는 무려 263 kg, 한국의 장미란 선수는 여성으로 186 kg을 들어올려 세계 신기록을 세우고도 그들의 허리는 멀쩡하다. 반면 어떤 환자는 종이 한 장을 들다가 허리디스크가 발생하기도 한다.

이렇게 인체는 일상 생활, 직업 활동의 움직임 과정에서 지구 중력으로 인한 압박부하와 장력부하를 견디느냐, 견디지 못하느냐에 따라 디스크 손상이 발생하기도 하고 멀쩡하기도 한다. 디스크 치료는 이러한 생체역학적 개념에서 출발해야 하며 일상 생활, 직업 활동, 스포츠 활동에서 **"지구의 중력에 의한 체중부하를 이겨내는 강한 허리를 만드는 과정"**이어야 한다.

허리디스크 완치 5단계 분류는 이 과정에 도달하기 위한 **세밀한 단계별 운동강도 증진 치료법**(specific graded exercise)이다. 이제 허리디스크 완치 5단계 과정에 대해서 자세히 알아보자.

먼저 이 글을 기억하고 다음 글을 읽으면 어렵지 않게 이해할 수 있다.

- 누워 있을 때=열린 사슬 상태=척추에 부하가 없는 상태=신경이 눌리지 않는 상태
- 앉아 있을 때=닫힌 사슬 상태=척추에 압박부하가 주어지고 있는 상태=신경 압박이 가능한 상태

01 1단계: 허리디스크 하지 마비형 단계

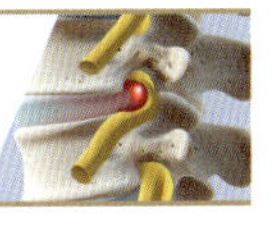

디스크 탈출이 매우 심하여 감각신경뿐만 아니라 운동신경까지 압박하여 근육 마비(심하면 근위축)가 발생하는 단계

발목과 발가락이 앞뒤로 끝까지 움직이는가?
발목과 발가락을 앞뒤로 저항을 줄 때 양측 힘이 동일한가?

이 검사에서 근력 약화가 있다면 허리디스크 중 가장 심한 **"하지 마비형 단계"**라고 할

수 있다. 하지 마비형 단계는 "디스크 탈출에 의한 신경근 압박이 매우 심하다"는 뜻이므로 반드시 자기공명영상(MRI) 촬영을 통해 정확히 진단해야 하고, 근력 약화 3등급 이상의 마비는 수술 적응증이라고 흔히 말한다. 하지만 필자의 경험으로는 근력 약화 3등급 이상의 마비라 할지라도 수술 없이 회복하는 경우는 많다.

디스크 환자의 대부분은 감각신경 요소에만 문제가 발생하면서 단순히 통증과 감각 이상이 발생한다. 하지만 허리디스크 하지 마비형처럼 신경근 압박이 심한 경우에는 운동신경 요소까지 압박을 받아 국소 마비가 발생한다.

문형철 교수가 알려주는 의학 상식!

근육 마비의 5단계 분류

근력 검사의 결과 근육 마비 정도는 아래와 같이 5단계로 분류하여 표기한다.

- Grade 0: 완전 마비로 근수축이 전혀 없음
- Grade 1: 약간의 근수축이 있으나 관절 움직임은 없음
- Grade 2: 중력을 제거하면 관절 움직임이 일어날 정도의 근수축
- Grade 3: 중력을 저항하여 관절을 움직일 수 있으나 저항을 이기지는 못하는 정도의 근수축
- Grade 4: 외부 저항을 이기고 관절을 움직이지만 정상 힘보다는 약함
- Grade 5: 정상 근력으로 충분한 저항을 이겨내면서 관절 움직임 범위를 완전히 수행할 수 있는 근력

하지 마비형 단계의 치료적 행동수정

치료적 행동수정이란 **"디스크를 악화시키는 행동을 일정 기간 동안 철저하게 피하는 것"**을 말한다. 그래서 모든 급성 디스크 치료의 핵심은 바로 치료적 행동수정을 잘하는 것이라고 할 수 있다. 좋은 의료인은 치료적 행동수정을 정확히 제시하고, 좋은 환자는 의료인이 제시하는 치료적 행동수정을 잘 따르는 환자다. 치료적 행동수정만 잘하면 초기 디스크 통증은 쉽게 치유될 수 있다.

디스크 탈출로 하지 마비가 발생한 지 1~2주 이내의 "급성마비의 경우"와 "오래된 만성상태의 마비"로 나누어 치료적 행동수정을 결정해야 한다.

급성 하지 마비의 경우

급성마비의 경우 치료적 행동수정은 신경부종이 치유되는 염증기 3일 동안 "절대적 침상안정"을 하는 것이다. 절대적 침상안정으로 **디스크와 신경근에 주어지는 압박부하를 피하기만 하면** 신경염증은 3~5일 염증기를 거쳐 자연치유된다. 그리고 일단 신경염증, 부종이 사라지면 디스크 치유는 시작된다.

문형철 교수가 알려주는 의학 상식!

허리디스크로 인한 하지 마비에서 중요한 두 가지

첫째, 디스크의 하지 마비형 단계에서 문제가 되는 것은 **"중간에 압박된 신경근"**일 뿐 **"근육은 정상"**이다. 그래서 중간에 압박된 신경근이 치유되는 동안 근육이 위축되지 않도록 고유수용성 신경근 촉진법과 같은 근육활성, 근력증강 프로그램을 가능한 빨리 시행해야 한다. 만약 마비 초기부터 적극적으로 근육활성 자극을 주고, 근력증강 프로그램을 시작하면 근위축은 예방되고 어렵지 않게 디스크로 인한 마비는 회복될 수 있다.

둘째, 디스크 탈출로 신경근을 아무리 심하게 압박한다 하더라도 신경 절단과 같은 완전마비는 발생할 수 없다. 그리고 말초신경은 완전 절단되어도 하루에 1 mm씩 자란다. 그래서 디스크로 인한 하지 마비는 초기부터 적절한 근력증강 프로그램을 시행하면 어렵지 않게 회복될 수 있다.

가끔 간질환이나 심장질환으로 전신마취를 할 수 없어 수술이 불가능한 경우가 있는데, 이때 적극적으로 근력증강 재활운동 치료를 시행해보면 근력 약화 1~2등급 마비도 4~5등급까지 회복되는 것을 흔히 볼 수 있다.

오래된 하지 마비의 경우

디스크로 하지 마비가 발생한 지 오래된 경우에는 수술로 신경 압박 문제를 해소해도 바로 회복되지 않는다. 그래서 적극적인 근력 증강 운동 프로그램을 신경이 재생되고 근육이 정상 움직임을 회복할 때까지 꾸준히 시행하는 것이 필요하다. 디스크로 인한 마비의 경우 신경이 완전 절단된 경우는 없기 때문에 대부분 10개월 이내(필자의 임상 경험에 의함)에 근력을 회복할 수 있다.

문형철 교수가 알려주는 의학 상식!

오래된 하지 마비 치료의 짧아진 비복근, 가자미근 스트레칭

오래된 하지 근육 마비를 잘 치료하기 위한 필요 조건이 있다. 오래 마비 상태가 지속된 환자의 경우에는 장기간 발목저굴 상태가 유지되어 발목배굴은 불가능할 만큼 근막이 굳어 있고 비복근, 가자미근 등 종아리 근육은 병리적으로 짧아져 있다. 이런 환자의 경우 발목 배굴력을 담당하는 장무지신근, 전경골근의 근육에 약간의 힘이 있더라도 종아리 근막은 굳어 있고 종아리 근육은 병리적으로 짧아져 있기 때문에 발가락, 발목배굴이 안 된다.

그래서 오래된 근육 마비의 회복을 위해서는 **짧아진 종아리 근육(근막)의 길이를 잘 늘려주는 것**이 필요조건이라 할 수 있다. 이 문제의 해결을 위해 이 책의 근막이완, 스트레칭법을 참조하라.

이는 중풍으로 편마비가 진행된 환자도 마찬가지다. 마비가 오래 지속되면 근육을 싸고 있는 근막이 섬유화되고 종아리 근육은 짧아져 움직임을 방해하고 있으므로 이 문제를 먼저 해결해야 한다.

허리디스크 하지 마비형 단계의 치료 핵심

하지 마비형 단계에서 필요 조건은 짧아진 종아리 근육(근막)의 길이를 정상화하는 것이라는 것은 앞서 언급했고 중요한 치료의 핵심은 **"신경압박 해소와 마비된 근육 힘의 회복"** 두 가지다. 현재 신경 압박으로 인한 급성마비 경우에는 수술로 신경 압박을 해소하면 며칠 만에 마비는 회복될 수도 있다. 환자가 수술을 원치 않거나 수술이 불가능한 경우에는 이 책에서 소개하는 대로 잘 치료하면 대부분 디스크로 인한 마비는 거의 정상으로 회복할 수 있다.

그리고 마비된 근육 힘을 회복을 위해서는 가능한 일찍 PNF 테크닉 등과 같은 근력 증강 프로그램을 시행하고 약화된 중둔근, 대둔근의 근력 균형을 회복하기 위한 세밀한 단계별 운동강도 증진 치료법으로 근력을 강화해야 한다.

여기서 주의할 것은 근육의 움직임을 조절하는 말초신경 지배의 특성 때문에 장무지신근, 전경골근 등에 명확한 마비가 발생해도 다른 근육(중둔근, 대둔근 등)의 힘은 저하되지 않은 것처럼 보일 수 있다. 하지만 고립시킨(isolated) 근력, 근지구력을 측정해 보면 중둔근, 대둔근 등의 근력이 저하되어 있는 경우가 많으므로 반드시 확인해야 한다. 약해진 근지구력과 근력을 어떻게 평가하고 회복할 것인가에 대해서는 이 책의

"근력불균형 측정법과 근력균형 운동법" 챕터를 참고하라.

문형철 교수가 알려주는 의학 상식!

디스크로 인한 마미증후군에 대하여

마미증후군 환자의 MRI

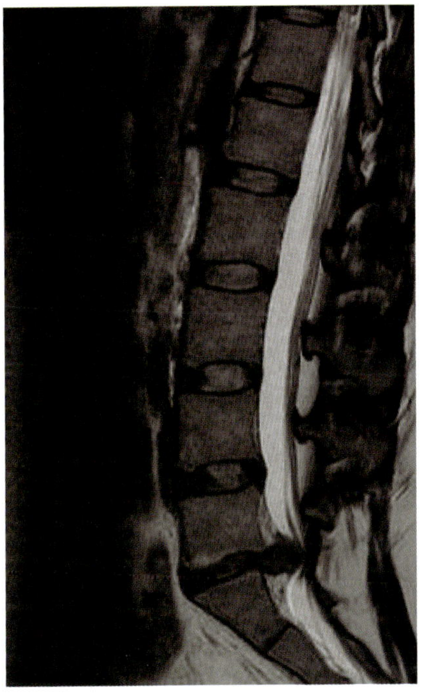

좌측 MRI 영상 사진과 같이 허리디스크가 중앙으로 크게 탈출되면 마미신경을 압박할 수 있다. 이렇게 마미신경을 압박하면 요통, 하지방사통뿐만 아니라 소변기능, 발기기능이 마비되는 마미증후군이 발생할 수 있고 이는 **응급수술 적응증**이다. 마미증후군은 48시간 이내에 수술로 신경 압박을 해소하면 소변, 발기기능은 정상적으로 회복할 수 있다. 그래서 마미증후군은 매우 드물지만 잘 살펴야 한다. 마미증후군 환자의 수술 후 치료는 허리디스크 완치 5단계 과정에 준하여 치료한다.

마미신경은 요추 2번에서 천추 5번신경까지 말꼬리처럼 생겨 마미신경이라고 한다. 마미신경은 감각신경, 운동신경, 자율신경을 포함하고 방광과 회음까지 신경 지배하고 있다. 좌측 사진과 같이 디스크가 중앙으로 크게 탈출되면 마미신경을 압박하여 마미증후군이 발생할 수 있다.

02 2단계: 열린 사슬 하지방사통형 단계

- 누워서 디스크에 압박부하와 장력부하가 없는 상태에서도 하지방사통이 있는 단계
- 디스크가 신경근을 압박하여 "지금 신경근에 염증, 부종"이 존재하는 단계

가만히 누워 있는데도 불구하고 허리 통증과 다리가 땅기고 아프고 저림 등의 하지방사통이 있다면 **"열린 사슬 하지방사통형 단계"**라고 할 수 있다. 이 단계에서는 앉기 등의 압박부하가 없는데도 불구하고 신경근 염증(신경부종)이 심하여 "다리가 당기고 아프고 저리는 하지방사통"이 지속된다. 이러한 신경근 염증은 3~5일 지속되므로 이 단계에서 잘 치료하면 이론적으로는 3~5일이면 다음 단계로 진입할 수 있다. 신경부종이 사라지면 누워 있는(허리에 압박부하가 없는) 상태에서의 통증은 사라지기 때문이다.

디스크로 인해 발생한 신경 부종

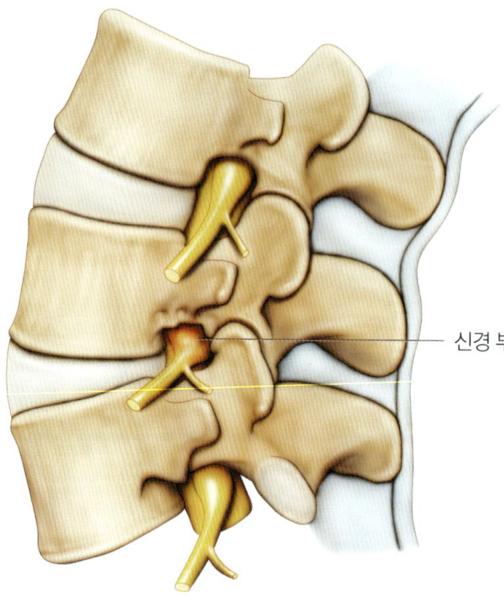

열린 사슬 하지방사통형 단계는 **"일상 활동(activity daily living) 불가능 단계"**와 **"일상 활동 가능 단계"**로 구분하여 치료하는 것이 유용하다.

첫째, 일상 활동 불가능한 열린 사슬 하지방사통형 단계는 신경염증이 심할 뿐 아니라 척추분절의 불안정성이 심한 상태다. 그래서 누워 있는 자세에서도 심한 통증이 있다. 이 단계에서는 **"염증기 3일 동안 절대적 침상안정"**이 필요하고 적절한 염증 치료

(얼음 팩, 항염증 약물, 주사치료 등)를 병행하는 것이 좋다. 3~5일 정도 염증치료 약물이나 주사를 병용하면 훨씬 효과적이다.

둘째, 일상 활동이 가능하지만 통증이 있는 열린 사슬 하지방사통형의 경우에는 가능하면 1~2일 정도 절대적 침상안정을 하고 이후에는 **"일상 활동을 최소한으로 허용"** 하되 신경 부종을 악화시키는 자세를 철저하게 피해야 한다. 일상 생활이 불가능한 단계보다는 통증이 덜하지만 지금 신경염증이 있기 때문에 조금이라도 앉기, 걷기, 허리 구부리기 등의 동작을 하면 신경 압박이 심해져 일상 생활이 불가능한 상태로 악화될 수 있다.

신경 압박을 악화시키는 자세를 1~3일만 피하면 신경부종이 사라지면서 통증은 60~70% 이상 줄어들 수 있다. 만약 이 통증 신호를 무시하고 활동을 계속하면 신경은 계속 압박되어 허리는 더 아프고 하지방사통은 더 심해지고 운동신경까지 압박하면 하지 마비형 단계로 악화될 수도 있다.

이 단계에서 많은 환자들이 "화장실도 가야 하고 밥도 먹어야 하는데 어떻게 절대적 침상안정을 할 수 있느냐"고 묻는다. 하지만 허리디스크의 수술을 생각해보라. 그 귀한 인체 기둥 척추의 조직에 인위적 손상을 주면서 신경근을 압박하고 있는 디스크 덩어리를 제거하는 것에 불과하다. 1~3일 정도의 침상안정을 통해 신경부종이 치유되고 수술을 피할 수 있다면 3일 정도의 절대적 침상안정을 하려는 의지와 자발성은 가질 수 있을 것이다.

열린 사슬 하지방사통 단계의 치료적 행동수정

일상 생활이 불가능한 단계의 치료적 행동수정

신경염증(부종)이 악화되지 않게 하기 위해서 3일 동안 절대적 침상안정을 시행한다. **"신경근 압박을 최소화하는 3가지 침상안정 자세"**가 있다. 아무리 통증이 심한 환자라도 이 중 하나의 자세에서는 편할 것이다. 이 침상안정 자세를 잘 시행하면 지독하던 통증은 침상안정 첫날에 40~50%, 둘째 날에 50~60%, 셋째 날에 70~80% 이상 통증이 줄어들 수 있다. 위와 같이 3가지 침상안정 자세를 철저하게 했음에도 불구하고 통증이 줄어들지 않는다면 첫째, 신경근 압박이 매우 심한 경우, 둘째, 만성염증 두 가지를 고려해서 치료한다.

① 베개를 배에 깔고 엎드리는 자세

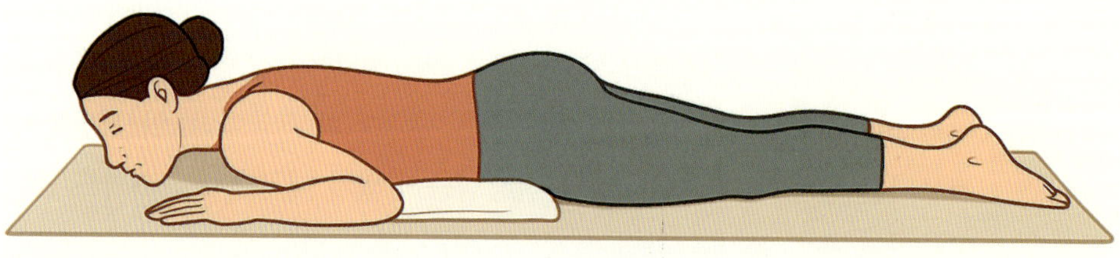

② 옆으로 누워 고양이처럼 허리를 약간 구부린 상태

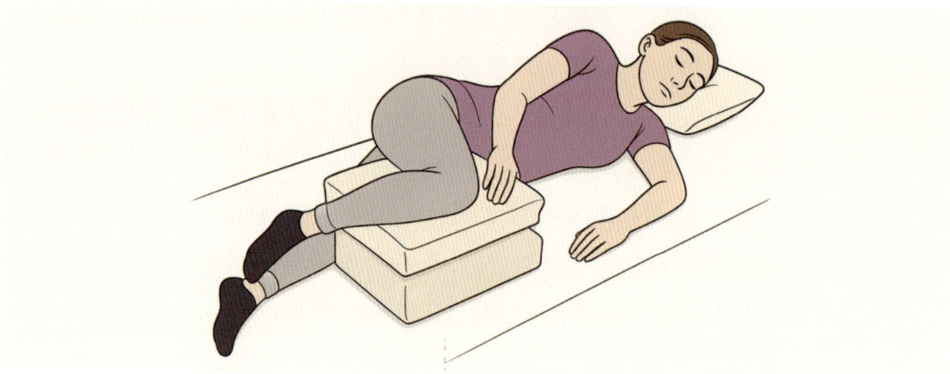

③ 다리를 베개에 올려두고 반듯하게 누운 자세

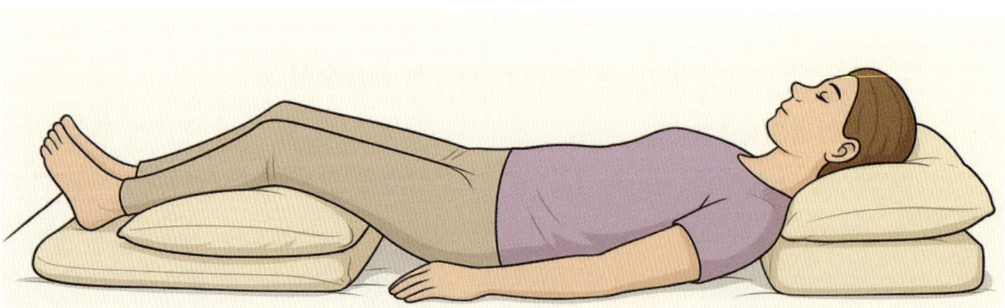

문형철 교수가 알려주는 생체역학 상식!

요추의 열린 자세(Open pack position)

모든 관절은 열린 자세와 닫힌 자세가 있다. 생체역학적으로 열린 자세는 관절의 부딪힘이 가장 적고 관절 압력이 가장 낮고 관절이 가장 이완되어 편안한 자세다. 요추의 열린 자세는 위 사진에서 **베개를 배에 깔고 엎드리는 것처럼 약간 굴곡된 자세**다. 모든 관절의 열린 자세를 알면 어떤 자세가 가장 관절을 편하게 하는지 알 수 있어 치료적 행동수정을 하는 데 유용하다.

가끔 걸어서 치료를 받으러 왔는데 엎드려 물리치료, 침치료 한 후 일어나지 못할 정도로 허리 통증이 악화되는 경우가 있다. 엎드린 자세가 후관절의 부딪힘을 일으키며 통증을 악화시켰기 때문이다. 이때 베개를 이용하여 요추의 열린 자세를 만들면 그런 문제는 거의 사라진다. 그래서 생체역학적으로 관절의 열린 자세를 유지하는 것은 디스크 초기 통증 치료에 중요한 역할을 한다.

열린 사슬 하지방사통형 단계의 환자는 1~3일만 침상안정을 잘하면 신경염증은 사라지면서 부어 있던 신경근 굵기가 정상화된다. 그러면 신경 압박의 조건은 사라지고 그렇게 3~5일이 지나면 누워 있는 대부분의 자세에서는 거의 통증이 사라질 것이다.

그렇다면 절대적 침상안정 3일 동안 가만히 누워 있기만 하면 될까?

정상인도 오랫동안 누워 있으면 허리 통증이 발생할 수 있다. 특히 디스크 환자가 3일 동안 누워만 있으면 근육이 압박되고 허혈, 저산소증 등으로 인해서 근육통이 악화될 수 있다. 그래서 환자는 누워 있는 상태에서 허리디스크 **"통증 초기 3가지 움직임 원칙"**을 지키면서 손상초기 움직임 증진 운동(mobilizing exercise)과 관절 움직임 범위 증진 운동(ROM exercise)을 시행하면 효과적이다.

일상 생활이 가능한 단계에서의 치료적 행동수정

열린 사슬 하지방사통형 환자가 일상 생활이 가능하여 최소한의 활동을 허용하더라도 가능하면 1~3일 정도 침상안정을 지속하는 것이 좋다. 통증이 있는데도 움직임을 계속한다면 신경근 염증이 악화되면서 절대적 침상안정이 필요한 상태로 악화될 수 있기 때문이다. 반대로 적절하게 신경근 압박 자세를 피한다면 이론적으로는 3~5일 이내에 닫힌 사슬 하지방사통형 단계로 호전될 것이다.

이 단계에서는 주로 침상안정을 권유하지만 어쩔 수 없이 걸어야 하는 경우에는 아래 사진과 같이 워커를 이용하여 척추에 가해지는 압박부하를 제거하고 걸을 수 있다. 워커보행은 열린 사슬 하지방사통형 단계와 체중부하가 주어질 때 하지방사통이 악화되는 모든 환자에게 추천한다. **워커보행기는 다음과 같이 팔을 이용하여 "체중에 의해 가해지는 디스크 압박부하"를 분산하면서 걷는 최고의 치료적 행동수정 장비**라 할 수 있다.

워커보행

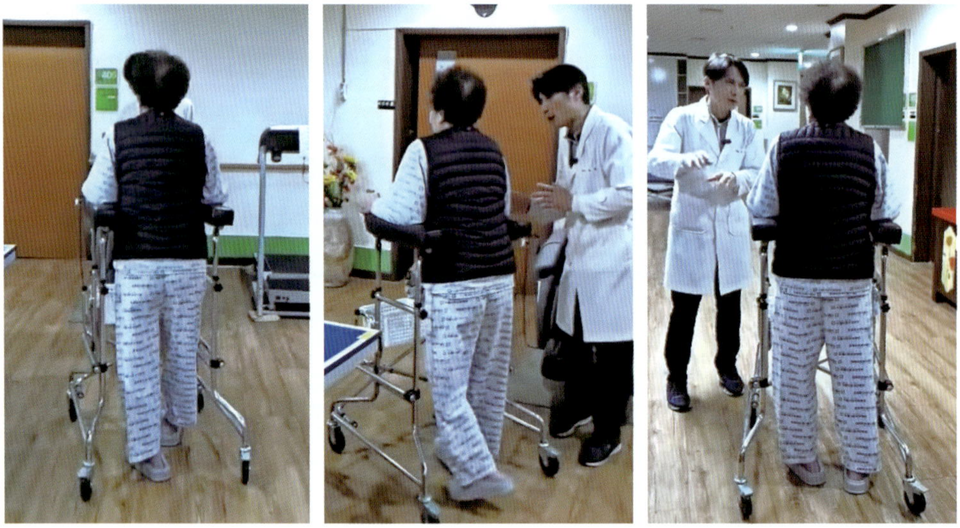

열린 사슬 하지방사통형 단계의 치료 핵심

이 단계에서는 5가지 정도의 치료 핵심이 있다. 5가지 치료 핵심을 지켜 치료하면 염증기 3~5일 이내에 신경부종에 의한 심한 통증은 치료할 수 있다.

① 염증기 3~5일 동안 침상안정과 같은 치료적 행동수정으로 염증 악화 방지
② 신경부종(염증 치료)을 위해 얼음 팩 30분(하루 5회 이상), 염증 치료 약물 복용
③ 요추관절 열린 자세에서 통증초기 3가지 움직임 원칙으로 손상초기 움직임 증진 운동법(mobilizing exercise)과 관절 움직임 범위 증진 운동법(ROM exercise) 시행
④ 누운 상태에서 척추기립근, 요방형근, 내외복사근, 대둔근, 중둔근, 장요근, 햄스트링, 대퇴직근 등의 근막이완
⑤ 코어근육의 활성화(코어근력 강화는 다음 단계에서 시행해야 함)

침상안정과 얼음팩

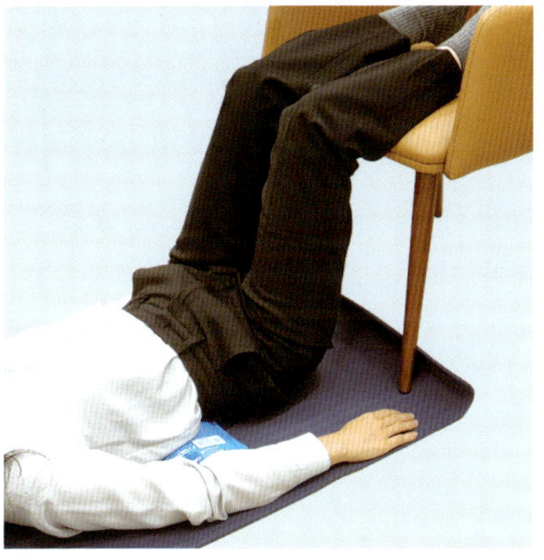

침상안정과 얼음 팩은 다음과 같이 사용한다.

손상초기 움직임 증진운동법(Mobilizing exercse)과 관절움직임 범위 증진운동법(ROM exercise)은 누운 상태에서 골반전후방 운동, 허리 굴곡 운동, 허리회전 운동을 추천한다. 통증이 없는 범위 내에서 조금씩 늘려가는 골반전후방, 허리굴곡, 허리 회전 운동임을 기억해야 한다.

누워 있을 때도 하지방사통이 있는 단계이므로 위 동작은 매우 조심스럽게 시행해야 한다. 통증 초기 3가지 움직임 원칙에 의해서 Mobilizing exercise를 적절하게 시행하면 통증이 줄어들 것이다. **만약 통증이 줄어들지 않는다면 움직임 범위가 과도하거나 움직임의 속도가 빠른 것**이므로 주의해서 시행한다. 그리고 오히려 통증이 악화된다면 천장관절 증후군, 기타 신경질환, 만성염증 등을 의심하고 치료해야 한다.

열린 사슬 하지방사통형 단계에서는 누워 있을 때에도 하지방사통이 있으므로 허리에 얼음 팩을 대고 누워서 치료사에 의한 근막이완, 치료적 마사지를 시행하면 좋다. 근육의 길이를 늘려주는 스트레칭도 매우 중요한데 누운 상태에서 디스크에 압박부하가 없는 자세에서 조심스럽게 시행해야 한다. 특히 하지 저림증 치료를 위해 꼭 필요한 이상근 스트레칭과 신경 스트레칭은 누운 상태에서 치료사에 의해 조심스럽게 시행되어야 한다.

허리디스크로 인한 모든 통증은 코어근육의 기능부전을 야기한다. 이때 **코어근육 기능부전을 치료하고 활성화하는 가장 좋은 방법은 복식 호흡**이다. 복식 호흡은 복횡근, 내외복사근, 횡격막 근육, 골반저근육, 다열근, 척추기립근 등 코어근육 전체의 협응수축을 유도할 수 있다. 이러한 협응수축 기능이 회복되면 코어 강화 운동의 준비를 마친 것과 같다.

디스크가 이상적인 속도로 나아진다면 3~5일이면 열린 사슬 하지방사통형 단계에서 체중부하가 주어질 때만 하지방사통이 발생하는 닫힌 사슬 하지방사통형 단계로 진행할 수 있다. 히지만 환자는 화장실도 다녀야 하고, 앉아서 밥도 먹어야 하기 때문에 완벽하게 통증을 피하는 것은 불가능하다. 그래서 대개 1주일가량 소요된다. 1주일이 넘었는데도 불구하고 열린 사슬 상태에서 하지방사통이 지속된다면 반드시 그 원인을 찾아야 한다. 그 원인은 대개 환자가 치료적 행동수정을 잘 이해하지 못하고

'악화 행동을 반복하기 때문'인 경우가 많다는 사실을 알고 대처해야 한다.

필자의 경험으로는 디스크 환자에게 치료적 행동수정을 아무리 자세히 설명하고 주의를 줘도 50% 이상의 환자는 악화 행동을 계속한다. 하지만 환자가 치료적 행동수정만으로 놀랍게 통증이 줄어든다는 사실을 이해하는데 3~5일이면 충분하다. 치료적 행동수정을 이해하고 통증이 쉽게 줄어들기 시작하면 환자의 치료 순응도는 높아지고 허리디스크 완치의 길이 시작된다. 다시 한번 말하지만, 이렇게 잘 치료했음에도 불구하고 통증이 지속된다면 천장관절 증후군, 기타 신경질환, 만성염증을 의심해야 한다.

03 3단계: 닫힌 사슬 하지방사통형 단계

- 부하가 주어질 때만 좌골신경통의 원인인 신경 압박이 발생하는 단계
- 앉아 있거나 허리 굽히기 등의 압박, 장력, 전단부하가 주어져 신경근을 압박할 때만 하지방사통이 발생하는 단계

누워 있을 때는 요통, 하지방사통이 없고 앉아 있거나 허리 굽히기 등의 부하가 주어질 때만 요통, 하지방사통이 심해진다면 **"닫힌 사슬 하지방사통형 단계"**라고 할 수 있다. 이 단계는 신경염증이 사라져 걷기, 앉아 있기, 허리 굽히기 등의 압박부하가 허리에 주어질 때만 신경통이 발생하기 때문에 조심스럽게 일상 활동이 허용된다. 그런데 안타깝게도 많은 환자들이 이 단계에서 "디스크와 신경에 과도한 부하가 주어지는 활동"으로 통증을 악화시키는 오류를 범한다.

누워 있는데 통증이 전혀 없다고 생각해보라. 누구나 걷고 앉아 있어도 괜찮은지 확인해보고 싶을 것이다. 하지만 아직 척추 안정성이 회복되지 않은 상태에서 디스크 관절에 부하를 주면 아직 단단해지지 않은 시멘트가 부서지듯이 디스크, 후관절, 신경에 다시 염증이 발생한다.

눈에 보이지 않는 척추의 시멘트가 단단해져 있는지 확인할 방법은 없을까? 다행히 **통증이라는 신호가 척추디스크가 다시 망가지는지 아닌지를 알려준다.** 확인을 위해 다음 질문을 보자.

앉기 등의 압박부하가 주어질 때 허리 통증과 하지방사통이 발생한다면 얼마나 앉아 있으면 통증이 발생하는가?

이 질문을 통해서 디스크가 신경근을 압박하여 악화시키는 동작과 조건을 알아낼 수 있고 디스크가 더 이상 악화되지 않도록 정확한 **"치료적 행동수정"**을 할 수 있다. **만약 5~10분 만에 신경근이 압박되면서 하지방사통이 발생한다면** 여전히 척추는 불안정하고 안정화 근육이 척추 보호기능을 전혀 못하고 있는 상태라는 것을 알 수 있다.

만약 30분을 앉은 후에 하지방사통이 나타난다면 척추 불안정성은 어느 정도 회복되었다는 뜻이고 "코어의 근지구력"이 약하다는 것을 의미한다. 이런 경우 오랫동안 앉아 있기가 가능하려면 코어의 근지구력을 강화해야 한다. 무거운 물건을 들 때 허리 통증이 발생한다면 "코어의 근력"이 약하다는 의미이므로 이러한 통증을 예방하기 위해서는 코어의 근력을 강화해야 한다.

그래서 5~10분 앉아 있을 때 하지방사통이 발생하는 환자는 앉아 있는 것을 피하고 워커보행을 하는 등의 치료적 행동수정과 함께 인대재생약침, 관절가동 테크닉, 코어근육 강화 등을 시행하면 며칠 내로 30분 앉기가 가능해질 것이다. 이 단계에서 가장 중요한 핵심 치료법은 코어 강화 운동법인데 매우 주의해서 시행해야 한다. 만약 너무 센 강도의 코어 강화 운동으로 복내압이 과도하게 증가, 디스크 내압이 증가하면 디스크가 탈출되면서 신경을 압박, 하지방사통을 악화시킬 수 있기 때문이다. 이 과정은 '관절 안정화 운동법' 챕터를 참고하라.

30분 앉아 있기가 가능하다면 척추의 안정성이 상당히 회복된 환자로 올바른 보행을 한다면 30분~1시간 이상 걷기가 가능할 것이다. 이러한 환자는 코어 강화 운동법, 골반안정화 운동법, 하체 근력균형 운동법 등과 병행하면서 보행교정, 전신기능회복 운동법으로 빠르게 운동강도를 높여가면 1~2주 이내에 일상 생활에서 통증은 완전히 사라질 것이다. **며칠 전까지 침상안정을 해야 하던 환자가 러닝머신에서 걷고 달린다는 것을 이해하기 힘들겠지만 충분히 가능하다.** 생체역학적으로 올바른 보행은 디스크와 후관절, 근육에 최고의 재생자극이다. 인체의 가장 자연스러운 상태는 움직임에 있다는 치료적 금언을 잊지 말고 가능한 빨리 운동 강도를 높여야 한다.

다음 질문을 보자.

앉기, 허리 굽히기 등의 체중부하가 주어져 하지방사통이 다시 발생한 후, 통증 소실까지 얼마의 시간이 걸리는가?

압박부하가 주어지는 앉기, 걷기를 피하면 바로 통증이 소실되는가? 아니면 1~2

시간 지속되는가?

6~12시간 지속되는가?

1~3일간 지속되는가?

이 질문을 통해 환자가 신경 압박 통증에 대해 어떻게 대처했는지를 정확히 알 수 있다. 위와 같은 동작을 한 후 하지방사통이 1~3일 지속되는 상태라면 환자는 신경 압박으로 인한 하지방사통이 지속되는데도 불구하고 앉아 있기, 걷기, 허리 굴곡신전의 동작을 계속했다는 의미다. 알면서도 직업상 어쩔 수 없는 경우도 있었을 것이다. 그렇지 않다면 환자는 치료적 행동수정에 대한 개념, 통증의 진정한 의미(하지방사통은 신경근이 압박을 받아 염증이 생긴다는 의미)를 전혀 이해하지 못하고 있는 것이다.

또한 위 질문을 통해 의료인은 환자에게 어느 정도의 움직임을 허용하면서 치료적 운동 강도를 높일 것인가를 알 수 있다.

여기서 또 한 가지 잊지 말아야 할 중요한 사실이 있다. **"왜 이렇게 움직임 강도를 빠르게 높이려고 하는가"**에 대한 문제다. 가능한 빠르게 움직임의 강도를 점진적으로 높이지 않으면 인체의 근육, 관절의 기능은 마치 기계가 녹스는 것과 같이 빠르게 쇠퇴한다. 또한 기계에 녹이 슬듯이 관절 움직임을 잃을 뿐만 아니라 그 귀한 근육조직에 위축이 발생하여 완치의 속도를 몇 개월씩 늦추고 허리디스크 재발의 위험성을 높인다.

그렇다고 허리디스크가 완치되지 않은 상태에서 계단 걷기, 오래 앉기 등의 무리한 활동을 하면 불안정한 척추는 더욱 더 불안정해지고 디스크는 양적 통증 악화 사이클에 빠지면서 악화될 것이다. 척추의 불안정성은 관절 부딪힘에 의한 관절 통증을 유발하고 관절통증은 근육통을 악화시켜 근육기능부전, 근피로를 일으킨다. 근육부전 상태, 근피로 상태는 근육의 척추보호 기능이 망가진다는 의미이므로 환자가 활동을 지속하면 디스크 탈출은 심해질 것이다.

허리디스크를 치료하는 과정은 이러한 역설적인 상황을 고려하여 과하지도 않고 부족하지도 않게 세밀한 단계별 운동강도 증진 치료법(specific graded exercise)이 필수다. 그 과정을 위해서 허리디스크 완치 5단계가 존재한다.

닫힌 사슬 하지방사통형 단계의 치료적 행동수정

이 단계에서 환자는 걷기, 앉아 있기 등의 약간의 일상 활동이 허용되기 때문에 치료적 행동수정을 잘 수행하지 못하면 언제든 신경근이 압박되어 하지방사통이 악화될 수 있다. 그래서 신경통을 정확하게 이해하고 잘 피해주는 것이 가장 중요하다. 만약 환자가 이 단계에서 신경통을 정확하게 이해하고 치료적 행동수정을 잘 하면 허리디스크 치료의 50% 이상 완성된 것이나 다름없다.

닫힌 사슬 하지방사통형 단계에서 일상 생활이 허용된 환자에게서 신경압박 부하를 완벽하게 피하는 것은 불가능하다. 하지만 **보폭 줄여 걷기, 올바른 보행으로 걷기, 계단 피하기, 오래 앉기 피하기, 반복적인 허리굴곡 피하기** 등을 통해 신경근이 심하게 압박되는 상황은 피할 수 있다.

여기서 의료인의 역할이 중요하다. 만약 환자가 앉아 있기, 걷기 등의 부하가 발생하여 나타나는 **통증이 단순 근육통인지, 디스크(후관절)의 압박에 의한 관절통인지, 신경 압박으로 인한 하지방사통인지를 감별할 수 있다면** 치료는 매우 쉬워진다. 신경통과 관절 통증은 철저하게 피하고 치료적 운동 중 발생하는 근육통은 적절하게 즐기면서 빠르게 스트레칭, 코어 운동, 전신기능회복 운동법을 시행할 수 있기 때문이다.

필자의 경험으로 보면 지혜로운 환자는 위와 같은 통증을 몇 번 구분해주면 자신의 통증이 신경통인지 관절 통증인지 단순 근육통인지를 쉽게 이해하고 대처한다. 이러한 관점으로 보면 디스크를 치료하는 과정에서 발생하는 통증은 나쁜 것이 아니라 오히려 귀한 신호라고 할 수 있다.

필자는 토요일만 되면 닫힌 사슬 하지방사통형 단계의 입원 환자들과 "치료적 행동수정"을 위해 한바탕 전쟁을 치른다. 주말 이틀 동안 통증 없이 앉아 있을 수 있는 시간, 걸을 수 있는 시간을 예측해주지 않으면 월요일에 통증을 호소하는 환자가 너무도 많기 때문이다. 주말 동안 환자가 치료적 행동수정을 잘못해서 디스크 재손상, 신경압박으로 다시 염증이 발생하면 치료기간은 짧으면 2~3일, 길면 1주일이 늦어진다.

닫힌 사슬 하지방사통형 단계의 치료 핵심

이 단계에서는 5가지의 치료 핵심이 있다. 5가지 치료 핵심을 잘 이해하고 치료하면 환자는 1~2주 내에 가벼운 일상 활동 내에서 통증이 없는 상태로 치료될 수 있다.

1. 워커보행으로 신경통, 후관절 통증을 악화시키는 동작 잘 피하기

이 단계에서는 체중부하가 주어질 때만 하지방사통이 발생하기 때문에 워커를 이용하여 체중부하를 줄이면 신경통, 후관절 통증을 거의 피할 수 있다. 만약 20분 걷기 후 허리 통증과 하지방사통이 발생한다면 환자는 15분 걷기를 반복하면 된다. 30분 앉기 후 하지방사통이 발생한다면 20분 정도까지만 앉아 있으면 된다. 이렇게 생체역학적 관점으로 치료적 행동수정을 잘 해야 다음 단계로 빠르게 진입할 수 있다.

2. 적절한 강도의 신경 스트레칭 시행하기

신경 스트레칭은 신경 가동법(neural mobilization)이라고 하기도 하는데 이것은 탈출된 디스크와 신경이 유착된 것을 떼어주고 근육 사이에서 압박되고 있는 신경의 포착을 해결하는 치료법이다.

문형철 교수가 알려주는 치료상식!

신경 스트레칭 방법과 주의사항

1. 먼저 근막이완을 충분히 시행한다. 근막이완이 제대로 되지 않으면 **신경 스트레칭은 불가능하다**.
2. 척추관절의 불안정성이 있을 때 신경 스트레칭을 심하게 시행하면 통증이 악화될 우려가 있으므로 주의해서 시행한다.
3. 신경 스트레칭은 5초, 10회 3세트, 하루 3회 정도 시행하면 효과적이다.
4. 만약 신경 스트레칭을 시행한 후 하지방사통, 하지 저림증이 조금이라도 줄지 않으면 적절한 강도가 아니라는 뜻이다. 신경 스트레칭 강도가 너무 약하면 효과가 없고 너무 강하면 역효과가 나면서 통증이 심해진다.
5. 아래 사진과 같이 누워서 신경 스트레칭을 시행하면 안전하고 효과적이다.

누워서 환자 스스로 신경 스트레칭하는 방법

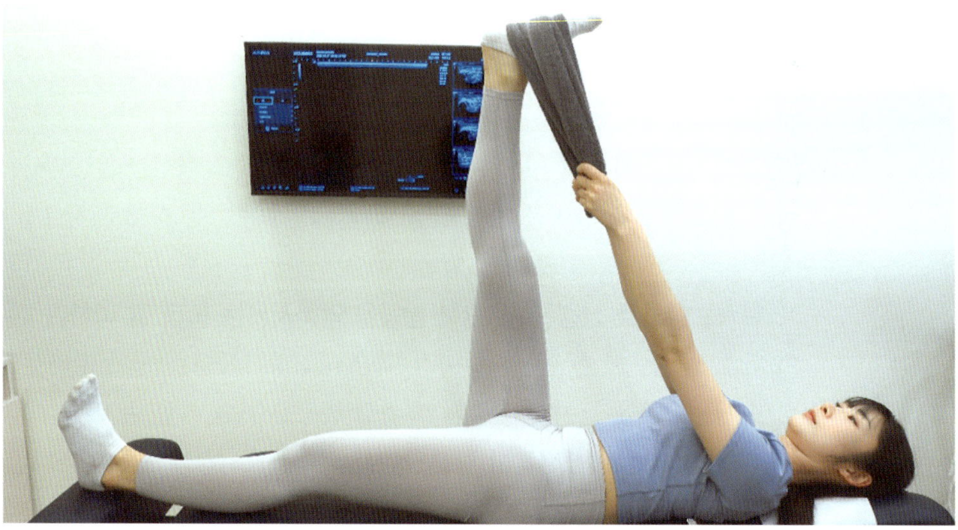

누워서 치료사에 의해 신경 스트레칭하는 방법

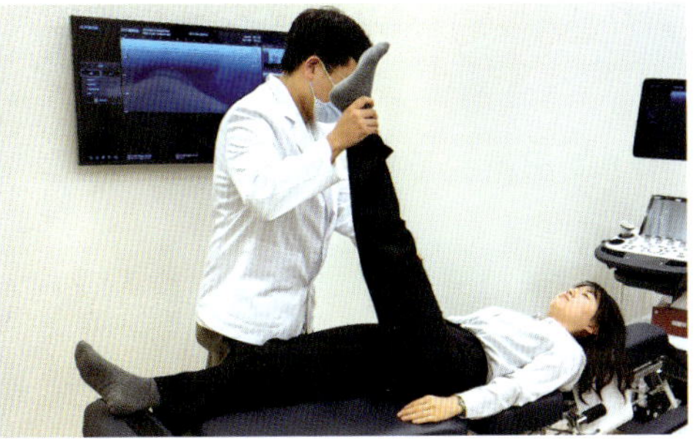

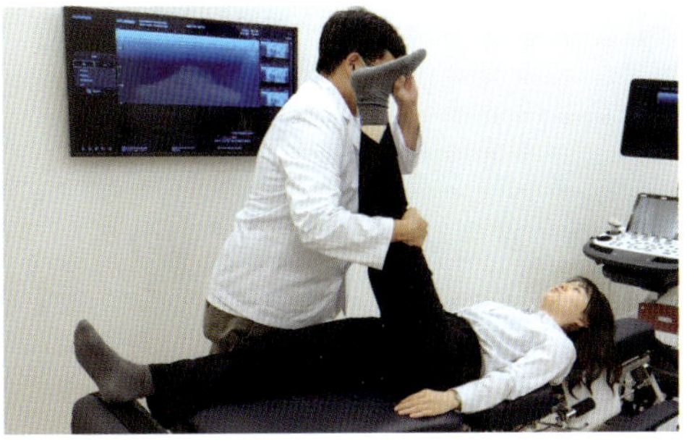

3. 관절가동 테크닉 시행하기

닫힌 사슬 하지방사통형 단계에서는 척추 안정성이 아직 회복되지 않았기 때문에 체중부하가 약간만 주어져도 디스크와 후관절, 천장관절의 부딪힘이 발생한다. 그래서 이 단계에서 **"이미 발생한 통증 치료의 핵심"은 관절기능을 회복하는 "관절가동 테크닉"을 정확하게 시행하는 것**이다. 의료인이나 환자는 이 사실을 잊지 말고 이 단계에서 통증이 발생한다면 관절가동 테크닉을 시행해보라. 그러면 매우 쉽게 통증이 치료되는 것을 볼 수 있다. 자세한 것은 "허리디스크 통증 치료 3가지 관문 중 2번째 관문과 관절기능 회복법"을 참조하라.

4. 인대증식 치료 시행하기

인대가 느슨해져 불안정한 관절은 인대재생을 촉진하는 약침, 가열식 화침, 프롤로, DNA 주사 등을 시행하면 매우 효과적이다. 하지만 절대 잊지 말아야 할 것은 인대강화 약침보다 더 근본적인 치료는 코어 강화 운동과 하부 운동사슬의 근력(근지구력) 균형운동에 의한 "동적 안정성"이라는 것이다.

5. 코어 강화 운동 시행하기

허리디스크 완치는 근육에 의한 능동 안정성을 회복하는 것이므로 요추 안정화 운동법(코어 강화 운동법)을 세밀한 단계별 운동강도 증진 프로그램으로 시행한다. 자세한 것은 'CMP 관절 안정화 운동법'을 참조하라. 그런데 이 단계에서 코어 강화 운동을 할 때 주의해야 할 사항이 있다. 코어 강화 운동법으로 복압을 높일 때, 디스크 내압이 높아지고 후방으로 디스크가 밀리면서 신경을 누르면 하지방사통이 나타나는 경우가 있다. 이럴 때 무리하게 복압을 높이는 운동을 지속하면 디스크 탈출, 신경 압박은 더 심해질 수 있으므로 매우 주의해서 시행해야 한다.

모든 환자는 누구나 빨리 나아지기를 원한다. 다음 질문을 보자.

이 단계에서 다음 단계인 닫힌 사슬 국소요통형 단계로 빨리 나아지기 위해서 꼭 필요한 것은 무엇일까?

그 답은 세밀한 단계별 운동강도 증진치료법으로 빠르게 운동강도를 높여가는 것이다. 그래서 가능한 빠르게 코어 강화 운동의 강도를 높이고, 근력 균형 회복운동, 전신 움직임 기능회복 운동법, 치료적 보행교정 등을 시행해야 한다. 많은 환자들은 이 단계에 도달하면 통증이 많지 않기 때문에 치료를 소홀히 하기 시작한다. 하지만 이 단계에서 환자는 완치를 위한 코어 강화 운동과 전신 움직임 기능회복 운동을 단계적으로 높여가면 대략 2주 정도면 일상 생활에서 전혀 통증이 없는 단계에 도달할 수 있다. 그래서 이 단계가 **"허리디스크 완치의 성공과 실패가 달려있는 중요한 분기점"**이라고 할 수 있다. '세밀한 단계별 운동강도 증진 치료법' 챕터를 참조하라.

04 4단계: 닫힌 사슬 국소요통형 단계

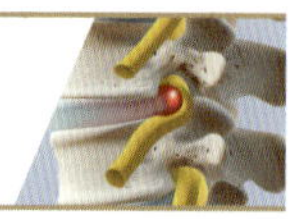

- 앉기, 허리 굽히기 등의 압박부하와 장력부하가 주어져도 허리와 엉덩이에만 통증이 발생하는 단계
- 좌골신경통의 원인인 신경의 압박요인이 사라진 단계

앉기, 허리 굽히기 등의 부하가 주어질 때 하지방사통은 없고 허리와 엉덩이에만 국소적으로 통증이 발생한다면 **"닫힌 사슬 국소요통형 단계"**라고 할 수 있다. 이 단계에서는 앉기, 허리 굽히기 등의 부하가 주어지는데도 불구하고 완벽하지는 않지만 척추의 안정성이 어느 정도 회복되었기 때문에 더 이상의 신경 압박은 없는 상태다. 다만 디스크와 후관절에 주어지는 압박부하와 장력부하 때문에 허리, 엉덩이 등에만 통증이 발생한다.

닫힌 사슬 국소요통형 단계는 상당히 치료가 완성되었기 때문에 심하게 무리한 동작을 반복하기 전에는 디스크는 쉽게 악화되지 않는다. 그리고 약간의 통증이 다시 발생하더라도 쉽게 치료되는 단계다. 하지만 아직 디스크가 완치되지 않았기 때문에 다음 질문에 대한 대답은 매우 중요하다.

앉기 등의 부하가 주어지고 얼마의 시간이 지나면 허리, 엉덩이의 통증이 발생하는가?
30분 만에 통증이 발생하는가?
1~2시간 만에 통증이 발생하는가?
3~5시간 이상 앉아 있어야 허리, 엉덩이 통증이 발생하는가?
3~5시간 이상 앉아 있을 때 허리, 엉덩이 통증과 함께 하지방사통이 발생하는가?

이 질문을 통해 환자의 **"코어 강화 정도와 척추에 주어지는 부하의 분산이 어느 정도 완성되었는가"**를 알 수 있다. 또한 이 질문을 통해 앞으로 시행해도 되는 CMP 전신 움직임 기능회복 운동법의 강도를 추정할 수 있다. 이 단계에서는 척추의 분절 안정성이 어느 정도 회복되어 가벼운 일상 생활의 동작에서 통증이 거의 없기 때문에 환자들은 완치되었다고 착각할 수 있는 단계다.

하지만 대개 척추분절의 불안정성을 검사하는 극돌기 압박검사 등을 시행해보면 여전히 척추 불안정성이 남아 있음을 알 수 있다. 이 환자가 무거운 물건을 반복해서 들거나 오랫동안 앉아 있으면 다시 허리, 엉덩이 통증이 악화될 수 있으므로 주의해야 한다.

그리고 이 단계의 환자가 통증을 관리하는 방법을 알면 디스크를 전혀 악화시키지 않고 일상 생활, 가벼운 직업 활동이 가능하다. 예를 들어 1시간 정도 앉아 있으면 허리, 엉덩이 통증이 있는 디스크 환자가 있다고 가정해보자. 그 환자가 하루 종일 통증 없이 활동하는 방법은 간단하다. 환자는 40~50분 통증 없이 앉아 있는 것은 가능하기 때문에 그동안 앉아서 일상 활동, 직업 활동을 하고 통증이 발생하기 전에 잠깐 누워서 스트레칭 하기, 코어운동 10회 정도, 잠깐 걷기를 하면 시행하면 근피로가 사라지면서 다시 40~50분 앉기가 가능하다. 이렇게 통증 없이 활동하면서 코어 강화 운동을 지속하면 며칠 내에 1~3시간 앉아 있기가 가능해진다. 코어 강화 운동으로 척추관절이 안정화됨에 따라 통증 없이 앉아 있을 수 있는 시간은 계속 길어진다.

그리고 생체역학적으로 올바른 앉기를 하면 통증 없이 더 오래 앉아 있을 수 있다. 하루 종일 앉아서 일하는 경우나 4~5시간 이상 연속해서 피아노를 연주해야 하는 경우 등의 환자에게 **"생체역학적으로 올바른 앉기"**는 가장 중요한 치료적 행동수정이라고 할 수 있으니 잘 알아야 한다.

문형철 교수가 알려주는 생체역학 상식!

생체역학적으로 올바른 앉기

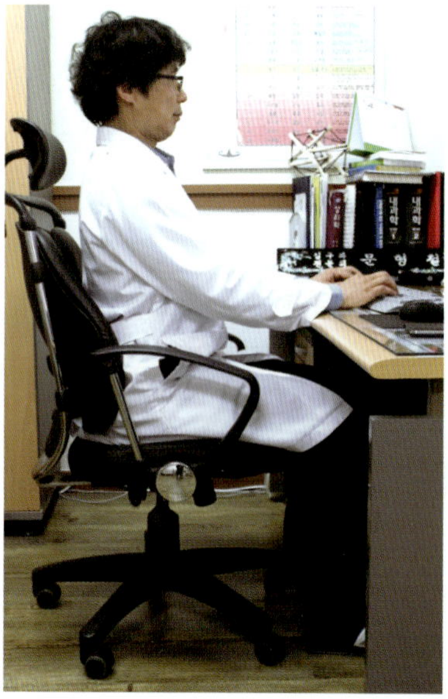

생체역학적으로 부하가 최소화되는 앉기 방법에 대해 알아보자. 하루 종일 책상에 앉아 컴퓨터 작업을 하는 경우, 하루 종일 앉아서 운전하는 경우 등 많은 현대인들이 하루 종일 앉아 있는 직업을 가지고 있다. 생체역학적으로 올바른 앉기를 하면 허리디스크, 목디스크 환자는 통증 없이 오랫동안 앉아 있을 수 있다.

실제 사례를 보자. 피아니스트가 목, 어깨 통증으로 몇 년 동안 고생하고 있었다. 그는 경추 5~6번 목디스크가 있었고 두부전방자세, 둥근어깨 증후군이었다. 경추 인대약침, 경추 안정화 운동법과 함께 CMP 9종 정렬운동법으로 한 달 만에 일상 생활에서 통증이 사라졌다. 그런데 자신의 직업은 피아니스트이고 길면 4시간 동안 연속으로 피아노를 쳐야 하는 경우가 있는데 현재 1~2시간이 지나면 목, 어깨 통증이 나타난다고 호소했다. **필자는 그림과 같이 생체역학적으로 올바른 앉기로 치료적 행동수정을 알려주었다.** 3개월 후에 4시간 동안 통증 없이 피아노를 칠 수 있었다고 고마워했다.

닫힌 사슬 국소요통형 단계에서는 디스크 완치를 위해 4가지 관점의 치료적 운동을 시행하면 좋다. 간단히 살펴보자.

첫째, 매우 강한 코어 강화 운동을 지속한다. 강력한 코어 강화 운동을 통해 만들어진 강한 복내압은 체중에 의한 압박부하, 장력부하에도 **"척추관절, 디스크를 공기압으로 띄는 것처럼"** 안전하게 움직이게 할 것이다. 그래서 이 시기에는 근막이완, 스트레칭 등을 줄이고 강력한 코어 운동을 지속하는 것이 허리디스크 완치를 위해 매우 중요하다.

둘째, 닫힌 사슬 국소요통형 단계는 오래 걷기, 가벼운 등산, 자전거 타기 등이 허용되기 때문에 **'하체 근력의 균형을 회복'**하는 것이 중요하다. 즉 고관절 안정성을 위해 대둔근과 중둔근의 근력균형 회복, 무릎관절의 안정성을 위해 대퇴사두근과 햄스트링의 근력 균형 회복, 발목 안정성을 위해 장단비골근, 종아리 근육, 전경골근의 근력 균형 회복, 족궁(발아치) 유지를 위해 후경골근과 발바닥 내재근의 근력 균형 회복 등이 중요하다.

셋째, 하체 근력 균형 회복과 함께 전신의 기능적 스트레칭, 전신의 대근육 운동법, 고유수용감각 증진 운동법으로 구성된 CMP 전신 움직임 기능회복 운동법을 시행해야 한다. 디스크를 앓은 후 골프, 축구를 할 수 있을 정도로 회복하기를 원하는 환자와 일상 활동에서 통증만 없기를 바라는 환자에 따라 운동 강도는 달라져야 한다. 자세한 것은 **"전신 움직임 기능회복 운동법"** 챕터를 참조하라.

넷째, 마지막으로 CMP 9종 정렬 운동법을 통해 전신의 신체 정렬을 개선하는 것이 중요하다. **전신의 신체 정렬과 전신 움직임이 정상화되면** 디스크뿐만 아니라 전신 관절에 가해지는 부하가 분산되기 때문에 디스크 재발가능성은 사라질 것이다. 또한 상부운동사슬(팔, 어깨)의 움직임은 허리와 하부운동사슬에 반사적으로 부하를 전달하기 때문에 상부운동사슬의 리드미컬한 움직임이 회복되지 않으면 요추관절, 천장관절, 고관절, 무릎 발목에 비정상 부하가 초래된다. 그래서 CMP 9종 정렬 운동법의 마지막 단계인 치료적 보행과 런닝 교정은 디스크 완치에 매우 중요한 역할을 한다.

닫힌 사슬 국소요통형 단계에서는 강력한 근력 운동이 많다. 이 과정에서 발생할 수 있는 근육 통증에 대처하는 3가지 방법에 대해서 알아보자.

1. 치료적 운동 과정에서 발생하는 근육 통증은 좋은 통증이므로 적절하게 즐긴다.
2. 치료적 운동을 시행한 후 즉시 얼음 팩을 10~30분 시행한다.
3. 강력한 근력 운동 직후에 "반드시 근육 스트레칭"을 5초 10회 이상을 정확히 시행한다.

다시 한번 반복하지만 강한 근력 운동 후에 스트레칭을 소홀히 하면 근육의 길이는 짧아지고 유연성을 상실하고 통증이 유발될 수 있다. 그래서 근지구력, 근력 운동을 시행한 후에는 반드시 스트레칭을 해야 한다.

다음으로 닫힌 사슬 국소요통형 단계에서 나타나는 아침 통증에 대해서 알아보자. 많은 환자들의 경우 이 단계에서 **"아침에 허리가 뻐근한 증상, 무지근한 증상"**이 남아 있는데 그 이유는 **결합조직의 점탄성 완전성**(thixotrophy)이 회복되지 않았기 때문이다. 디스크의 파열로 결합조직에 염증이 생긴 후 안정성이 만들어지는 과정에서 적절한 점성과 탄성이 회복되면서 부드러운 관절상태가 된다. 이를 "점탄성 완전성 회복"이라고 하는데 이 단계에서는 점탄성 완전성이 아직 회복되지 않았기 때문에 아침에 무지근하고, 뻐근한 증상이 남아 있을 수 있다. 그래서 아침에 누운 상태에서 간단한 스트레칭, 허리 굴곡-신전 운동, 척추의 회전운동 등을 반복하면 그 증상은 몇 분 내에 호전될 수 있고, 2~3개월 후에는 완전히 회복될 수 있다.

닫힌 사슬 국소요통형 단계는 허리디스크 완치의 마지막 단계다. 약간 오래 앉아 있어도 약간 무거운 물건을 들어도 통증이 없는 디스크 완치의 전 단계라고 할 수 있다. 이 단계에서는 다양한 기능적 스트레칭과 기능 회복을 위해 필수 운동인 스쿼트, 런지, 보행, 런닝 등을 포함한 다양한 전신 기능회복 운동법 등을 적극적으로 시행하여야 한다. **이 과정을 게을리하면 허리디스크 완치는 하염없이 늦어질 수 있다.**

05 5단계: 허리디스크 완치 단계

> 허리의 어떤 움직임에서도 통증이 없고 척추분절의 불안정 검사인 극돌기 압박검사 등에서 통증이 없는 단계

일상 활동, 직업 활동, 스포츠 활동의 어떤 동작에서도 통증이 없는가?

만약 그렇다면 **"허리디스크 완치 단계"라**고 할 수 있다. 이 단계로 판정하는 것은 매우 중요한 일이다. 임상의 현실에서는 허리디스크 환자들이 닫힌 사슬 국소요통형 단계에서 치료를 중단하는 경우가 매우 많다. 이 단계에서 치료를 중단하면 허리의 동적 안정성(dynamic stability)이 완성되지 않았기 때문에 디스크 재발의 위험성이 존재한다. 특히 축구, 골프, 테니스 등과 같은 운동 중에 주어지는 강력한 압박 힘과 동반된 회전 힘이나 굽힘 힘, 전단 힘 등이 반복해서 주어지면 재발할 수 있다.

하지만 장미란 역도 선수처럼 코어 강화의 핵심인 **"강력한 복내압과 동적 안정성이 완성"**되면 누구나 통증 없이 자신의 직업 활동이 가능하고 골프, 축구, 테니스 등 스포츠 취미 활동을 즐길 수 있다.

허리디스크 완치 판정은 어떻게 하는 것일까?

움직임 진단과 움직임 치료의 관점에서 보면 환자를 직업 환경, 스포츠 환경에서 통증 없이 동작을 수행해내는가를 확인함으로써 완치를 판정할 수 있다.

극돌기 검사 방법

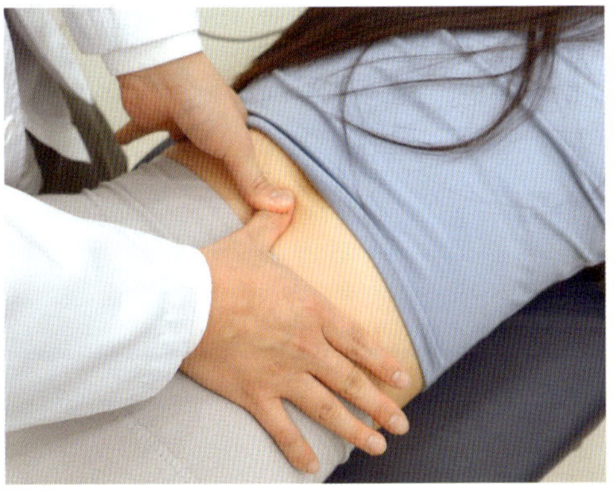

실제 임상 환경에서 필자가 제안하는 완치 판정은 **극돌기 압박 검사**(스프링 테스트)다.

좌측 사진과 같이 환자가 엎드린 상태에서 탈출된 디스크 부위 극돌기를 강하게 압박하여 통증이 없다면 완치 판정을 내리면 된다.

많은 환자들이 허리디스크 재발을 두려워한다. 말로만 허리디스크 재발을 두려워하고 걱정할 것이 아니라 마지막 완치 단계까지 최선을 다해 치료 과정을 완성해야 한다. 그리고 이 책에서 소개한 대로 허리를 관리하면 평생 재발하지 않을 뿐 아니라 100세까지 꼿꼿한 허리를 가질 수 있다.

허리디스크 완치라는 개념에서 잊지 말아야 할 한 가지는 **"통증 없이 일상 생활이 가능한 정도"로 회복하는 것과 "골프, 테니스, 축구와 같은 스포츠 활동이 가능한 정도"로 회복하는 것**은 전혀 다른 차원의 치료라는 사실이다.

예를 들어 축구를 하기 위해서는 엄청난 속도로 달려야 하고 재빠른 방향 전환 동작을 요구한다. 이때 매우 강력한 압박부하, 전단부하, 회전부하와 복잡한 장력부하가 주어진다. 이렇게 강한 부하를 견디면서 축구를 할 수 있으려면 강력한 코어근력 강화, 전신의 균형 잡힌 근지구력, 근력이 강화되어야 하고, 고유수용감각(평형기능, 협응력 기능, 민첩성 기능)까지 완전하게 회복되어야 한다.

문형철 교수가 알려주는 치료 상식!

디스크 통증 치료의 복병 천장관절 불안정성에 대하여

허리디스크 완치 5단계 과정에서 발생하는 모든 문제들은 위에서 설명하는 대로 성실하게 시행하기만 하면 쉽게 해결된다. 하지만 심한 천장관절 불안정성은 허리디스크 완치를 방해하는 주범이다. 많은 디스크 환자들(약 20%)이 천장관절 문제를 동반하고 있기 때문에 디스크를 치료하는 과정에서 **천장관절 불안정성**의 문제는 반드시 잘 찾아 치료해야 한다.

천장관절의 불안정성은 X-ray, CT, MRI 등으로 진단할 수 없고 기능적 검사(벨트 검사)와 임상적 증상만으로 진단할 수 있다. 그래서 천장관절 증후군으로 허리 통증을 호소하는 환자는 대개 조기 진단에 실패하고 심하면 몇 년씩 고생하는 경우도 많다. 디스크를 치료하는 과정에서 만약 비정상적으로 허리, 골반 통증이 계속되면 천장관절 증후군을 의심하고 치료를 하라.

필자의 경험으로 보면 디스크 진단을 받고 치료하는 과정에서 통증 치료가 잘 안되는 경우는 대부분 천장관절 불안정성 때문이다. 이 사실을 기억하고 천장관절 증후군에 대해 탐구하고 치료하면 좋은 효과를 볼 수 있다. 천장관절 증후군을 진단할 수 있는 벨트 검사와 천장관절 증후군의 치료에 대해서는 뒤 챕터(p133)를 참고하라.

Chapter 4.

허리디스크 통증 치료 3가지 관문

Summary

허리디스크뿐만 아니라 모든 근골격계 통증을 완치하는 데는 3가지 관문이 있다. 십자인대가 두 번이나 파열된 이동국 축구선수는 3번째 관문을 넘어서 완치 후 42세까지 선수로 뛰었다. 일반 환자들은 대부분 2단계, 일상 활동은 가능하지만 약간만 무리하면 통증이 발생하는 상태의 관문에서 완치되지 못하고 있다. **각각의 관문마다 그 관문을 넘어갈 수 있는 치료법은 완전히 다르기 때문에** 잘 알아야 한다.

첫 번째, 디스크 통증으로 일상 활동이 불가능한 상태의 관문
두 번째, 일상 활동이 가능하지만 조금 무리하면 통증이 발생하는 상태의 관문
세 번째, 골프, 축구, 테니스, 마라톤 등 스포츠 상황에서만 통증이 발생하는 상태의 관문

간단하게 정리하면 첫 관문의 치료 핵심은 침상안정과 치료적 행동수정, 두 번째 관문은 관절가동 테크닉과 관절 안정화 운동법, 세 번째 관문은 근력균형 운동과 전신 움직임 기능회복 운동법이다.

실제 사례로 이해해보자. 필자가 마라톤을 하고 있을 때의 일이다. **'100세까지 꼿꼿한 허리'**라는 주제로 건강 강좌를 마치고 난 후 간단히 맥주를 마시고 있었다. 일행 중 한 명인 47살 여성이 좌측 무릎 바깥쪽 장경인대 부위의 통증으로 상담을 요청했다. 그런데 놀랍게도 그 여성은 100 km 마라톤 우승, 300 km 마라톤 3위의 경력을 가지고 있는 울트라 마라토너였다. 60 km를 넘어서면 좌측 대퇴부 바깥쪽에서 통증이 시작하여 무릎까지 통증이 느껴진다는 것이었다. 더 잘 달릴 수 있는데 통증 때문에 기록 단축이 안된다며 고민을 호소했다. 이런 환자에게는 어떤 치료를 해야 할까? 참고로 이 환자는 **통증치료 3가지 관문 중 세 번째 단계**에 있다.

필자는 수없이 많은 건강 강좌를 했다. 건강 강좌 중에 많은 사람들은 반문한다. 모든 사람이 약간씩 아프며 사는 것 아닌가요? 이런 반응을 보이는 환자는 모두 통증 치료 두 번째 관문에 있는 환자들이다. 이렇게 통증 치료 두 번째 관문에 있는 환자는 매

우 많다. 그들은 일상 활동에서는 통증이 거의 없는데 오래 앉아 있거나 무리하면 통증이 발생한다. 이런 환자는 어떻게 치료해야 할까?

환자는 대개 허리디스크로 통증이 심해 일상 생활이 불가능한 첫 번째 관문에서 병원을 찾는다. 이때 침치료, 물리 치료, 주사 치료 등을 적절히 시행하면 통증은 쉽게 줄어든다. 그리고 그들은 **일상 활동이 가능해지면 대부분 치료를 중단**한다. 바로 **두 번째 관문에서 치료를 중단**하는 것이다. 그래서 이 관문에 걸려 있는 환자들은 디스크가 쉽게 재발할 뿐만 아니라 통증으로부터 완전히 자유롭지 못하기 때문에 디스크는 완치되는 질병이 아니라고 말한다.

허리디스크 통증 치료 3가지 관문을 넘어서면 평생 아프지 않고 꼿꼿한 허리, 튼튼한 관절로 건강하게 살아갈 수 있다. 그런 세상은 이 책에서 소개하는 올바른 움직임과 자세 치료법으로 누구나 가능하다. 필자는 그런 세상을 꿈꾼다.

허리디스크 통증 치료 3단계 관문을 넘어서기 위해 환자에게 던져야 하는 올바른 질문이 있다.

어떤 동작에서 통증이 악화되는가?
어떤 동작으로 통증이 호전되는가?

이 질문을 통해 환자는 스스로 **"나의 통증이 이럴 때 악화되고 있었구나"**라는 것과 **"이렇게 하면 통증이 호전되는구나"**라는 것을 이해할 수 있다. 통증이 악화되는 동작을 피하고 통증이 호전되는 방향으로 움직임을 계속하면 모든 통증은 쉽게 치료된다. 그리고 이 질문을 통해 환자는 자신의 통증이 악화되는 동작을 정확히 이해하고 치료적 행동수정을 할 수 있다.

허리디스크 통증 치료 3단계 관문은 한의대 학생들에게 강의를 하다가 3단계 분류 방법의 유용성을 찾게 되었다. 필자는 매년 원광한의대 본과 3학년 강의를 하는데 학생 자신의 통증을 직접 치료하는 체험 강의를 한다. 놀랍게도 100여 명의 학생 중에서 요가나 스트레칭을 즐기는 한두 명을 제외하고 모든 학생이 크든 적든 통증을 가지고 있다. 2년 후 미래의 한의사가 이 정도인데 일반 사람들은 어떻겠는가?

통증이 있는 100여 명 학생들의 대부분 통증은 **두 번째 관문**에 걸려 있다. 그들은 하루 종일 앉아서 강의를 듣는 것은 가능하지만 목, 허리 등에 가해지는 압박 및 장력 부하를 이겨내지 못하기 때문에 두 번째 관문에서 약간의 통증을 가지고 살아간다. 하루 종일 컴퓨터에 앉아 있어야 하는 많은 직장인들도 마찬가지다. 그리고 마라톤이나 웨이트 트레이닝 등 과격한 운동을 하는 서너 명의 학생들은 세 번째 관문에서 완치의 단계를 넘어서지 못하고 있었다. 그들은 일상 생활에서는 전혀 통증이 없지만 매일 10 km 이상을 달리고 무거운 웨이트 트레이닝을 할 때만 약간씩 통증을 호소한다.

허리디스크 통증 치료 3단계 관문에 대해서 좀 더 자세히 알아보자. 3단계 관문마다 각기 다른 치료의 핵심이 있다.

첫 번째, 허리디스크 통증으로 일상 활동이 불가능한 상태의 관문

이 관문의 환자는 허리디스크 완치 5단계 중 1, 2, 3단계에 걸쳐 있다. 이 관문에서는 **"얼음 찜질과 침상안정을 기본으로 한 치료적 행동수정"**이 최고의 치료라 할 수 있다. 디스크, 후관절, 신경근에 더 이상의 압박 및 장력 부하가 주어지지 않으면 염증기는 3~5일이면 치유되기 때문이다.

또한 손상 초기 치유를 촉진하기 위한 손상(통증) 초기 움직임 3원칙에 의한 Mobilizing exercise 등을 시행하면 빠르게 염증과 통증이 치유될 수 있다.

두 번째, 일상 활동이 가능하지만 조금만 무리하면 통증이 발생하는 상태의 관문

이 단계는 하루 종일 앉아서 강의를 듣는 학생들, 하루 종일 컴퓨터를 하는 직장인들이 완치하지 못하는 관문이다. 이 단계에서는 디스크가 완치되지 않았기 때문에 조금 무리하면 통증이 악화되고, 며칠 쉬면 통증이 완화되는 상태를 반복하면서 살아간다. 이 단계의 통증은 대개 염증이 아니라 굳어져서 발생하는 통증이기 때문에 진통소염제를 복용해도 통증이 쉽게 줄어들지 않는다. 그래서 대개 치료를 포기하곤 한다. 그런데, 놀랍게도 이렇게 근막, 관절이 살짝 굳어지면서 발생하는 통증은 문제가 발생한 부위만 정확히 찾아서 침 놓고 움직이기 치료법으로 즉석에서 50% 이상 통증을 줄일 수 있다.

이 방법을 공유하기 위해 필자는 **'문형철 치유연구소(통증에서 난치병까지)'** 카카오 오픈 채팅방을 운영하고 있다.

이 관문의 환자들은 오래 앉아 있거나 반복해서 무거운 물건을 들 때 발생하는 압박 및 장력부하를 견디지 못하기 때문에 통증이 악화된다. 이 관문은 허리디스크 완치 5단계에서 3, 4단계에 걸쳐 있다.

그렇다면 이 관문의 통증 환자들은 어떻게 치료해야 할까?

이 관문에서는 **"관절가동 테크닉과 관절 안정화 운동법"**이 최고의 치료다. 이 관문에서 발생하는 통증은 근막이완, 스트레칭 후에 시행하는 **"관절가동 테크닉"**으로 쉽게 치료할 수 있다. 하지만 반복 발생하는 통증을 줄이는 것보다 중요한 것은 일상 활동, 직업 활동에서도 끄떡없는 튼튼한 허리를 만드는 것이다. 그래서 관절안정화 운동법은 이 관문의 통증을 치료할 뿐만 아니라 예방하는 치료법이라 할 수 있다. 즉 관절안정화 운동법은 강한 근육의 힘으로 일상 생활, 직업 활동에서 관절에 주어지는 부하를 견디게 하는 치료법이다.

안타깝게도 너무도 많은 사람들이 이 관문에서 자신이 환자라는 사실을 알아차리지 못하고 있다. 그들은 완치 단계로 쉽게 넘어가는 방법이 있다는 사실을 알지 못한다. 그래서 근육 통증, 관절의 부딪힘이 있는데도 불구하고 허리를 튼튼하게 하는 관절안정화 운동법(코어 강화)을 모른 채 그냥 일상 생활, 직업 활동을 계속한다. 그런 상태에서는 조금만 무리하면 통증이 발생하고 운이 나쁘면 허리디스크로 진행한다.

평소에 무리한 일도 없는데 갑자기 통증이 심해졌다고 말하는 경우는 모두 이 관문의 환자들이다. 잠을 자고 일어났는데 통증이 심해졌다거나 일상 활동에서 허리 통증이 심해졌다는 것은 척추가 불안정하다는 뜻이다. 그래서 **두 번째 관문의 통증을 가지고 있는 사람들은 모두 잠재적 디스크 환자들**이라고 할 수 있다. 이 관문에 있는 환자들은 이 책에서 제시하는 근막이완과 스트레칭 1주일 그리고 코어 강화 운동 1~2주 내에 일상 생활에서 통증이 전혀 없는 정도로 치료가 가능할 수도 있다.

세 번째, 골프, 축구, 테니스, 마라톤 등 스포츠 상황에서 통증이 발생하는 상태의 관문

이 단계의 관문에 있는 환자들은 일상 활동, 직업 활동에서는 통증이 발생하지 않고 골프, 축구, 테니스, 풀코스 마라톤 등 격렬한 운동을 할 때만 통증이 발생한다. 그래서 이 세 번째 관문을 넘어서는 것은 쉽지 않다. 이 관문은 허리디스크 완치 5단계에서 4단계에 있다. 이 관문에서는 **"코어 강화 운동과 근력 균형 운동법, 전신 움직임 기능회복 운동법"**이 꼭 필요한 시기다.

이 관문의 환자들은 엘리트 선수들이 시행하는 전문 트레이닝 과정의 전신 움직임 기능회복 운동법을 2~3개월 이상 꾸준히 시행하여 강한 관절을 만들어야 한다. 혹은 현재 즐기고 있는 운동 강도를 자신이 이겨낼 수 있을 만큼으로 줄이는 방법도 있다. 이 단계의 환자들은 두 가지 중 한 가지를 선택해야 한다.

그런데 이 관문의 많은 환자들은 엘리트 선수들이 최고의 기량을 보이기 위해 얼마나 많은 코어 강화 운동과 근력 균형 운동법, 전신 움직임 기능회복 운동법을 병행하고 있는지를 알지 못하는 것 같다. 그들은 엘리트 운동선수들이 비시즌에 준비하는 엄청난 양의 재활 트레이닝은 시행하지 않고 자신의 취미(스포츠 활동)에서 최고의 기량만

꿈꾼다. 비유하면 서울대를 꿈꾸면서 공부는 대충하는 것과 같다. 이 관문에서의 자세한 치료법은 허리디스크 완치 4, 5단계와 전신 움직임 기능회복 운동법을 참조하라.

Chapter 5.

허리디스크 완치를 위해 반드시 회복해야 할 7가지 기능

Summary

허리디스크를 치료하는데, 통증치료에 초점을 맞추면 그 통증은 영원히 치료를 못할 수도 있다. 왜냐하면 **통증만을 쫓아 치료하는 행위는 고양이가 제 꼬리를 물기 위해 빙빙 도는 것과 같기 때문**이다. 허리디스크 완치를 위해서 반드시 회복해야 하는 기능들이 있다. 허리디스크 통증은 아래에 소개하는 7가지 기능을 회복하면 어느새 사라져 있을 것이다.

1. 인대 증식에 의한 척추분절의 수동 안정성 회복
2. 근력 강화에 의한 척추분절의 능동 안정성 회복
3. 후관절의 움직임(기계적 수용기) 기능 회복
4. 천장관절의 움직임 기능 회복
5. 고관절 움직임 기능 회복
6. 흉추관절 움직임 기능 회복
7. 코어 강화에 의한 척추의 동적 안정성 회복

척추의 안정성과 관절의 움직임이 정상으로 회복될 때 허리디스크는 완치된다. 인체의 자연스러운 상태는 움직임에 있다(The natural state of the human body is to be in motion)는 CMP 치료법의 관점에서는 통증이 약간 나아졌다고 완치라고 판단하지 않는다. 그렇다면 디스크의 완치란 무엇일까?

허리디스크 환자는 인체의 어떤 기능을 회복해야 완치라고 할 수 있는 것일까?

움직임의 회복 관점에서 보면 허리디스크 완치를 위해서 반드시 회복해야 할 7가지 기능이 있다. 엄밀히 말하면 완치를 위해서는 전신의 모든 관절기능을 모두 회복하는 것이 좋지만 **반드시 회복해야 하는 7가지 기능**에 대해 알아보자.

7가지 기능 회복은 허리디스크 완치 5단계, 허리디스크 통증 치료 관문 3가지, CMP 치료법을 함께 고려하면서 치료하면 효과적이다. 또한 허리디스크 완치를 위해서 반드시 회복해야 하는 7가지 기능 회복은 세밀하게 순서와 단계를 고려해야 한다. 이를 위해서 명심해야 할 두 가지 치료적 금언이 있다.

첫째, "급한 불을 먼저 꺼라."

허리디스크 환자에게서 급한 불은 바로 **척추 불안정성과 염증**이다. 척추가 불안정한 상태에서의 일상 활동, 스포츠 활동은 디스크 파열, 후관절 부딪힘, 신경근 염증의 직접적인 원인이다. 척추불안정으로 부하를 견디지 못해서 손상된 염증이므로 염증치료 약물보다 더 급하고 중요한 치료는 '침상안정'과 같은 치료적 행동수정을 잘 하는 것이다. 치료적 행동수정으로 재손상 위험을 차단한 상태에서 얼음 팩, 염증치료 약물을 사용해야 3~5일 이내에 급성염증을 치료할 수 있는 것이다.

디스크 손상 후 염증기는 3~5일이므로 이 때 급한 불을 잘 끄면 쉽게 치료할 수 있는 기반이 마련된다. 산불을 초기에 진화하는 것이 중요하듯이 급한 불을 최대한 빨리 끄는 것이 중요하다. 허리디스크 완치 1, 2단계의 치료법은 모두 급한 불을 먼저 끄는 것과 같다. 침상안정, 얼음 팩, 진통소염제를 잘 했는데도, 급성염증이 치료되지 않고 통증이 지속되는 황당한 일이 일어나기도 한다. 이럴 때는 먼저 '천장관절 증후군과 만성염증'을 고려해서 치료하고, 추가로 기타 신경질환을 의심할 수 있다.

만성염증에 의한 통증 치료법은 만성염증 챕터에서 간단히 소개했지만, 그 자체로 거대한 치료의 주제라 할 수 있다.

디스크 파열을 일으킨 원인이 척추 불안정성이므로 척추의 인대 강화와 근육에 의한 척추분절의 안정성 회복 또한 급한 불이다. 그래서 인대약침과 척추 안정화 운동법인 코어 강화 운동이 중요한 의미를 갖는다.

둘째, "남아 있는 불씨는 급하지는 않지만 반드시 꺼라."

허리디스크에서 급한 불은 척추 불안정성과 염증이고, **남아 있는 불씨는 전신 관절의 기능부전**이라 할 수 있다. 특히 천장관절, 고관절, 흉추, 목, 어깨, 턱관절의 문제는 직접적으로 허리디스크 완치를 방해하는 요인이므로 잘 살펴서 치료해야 한다. 그중에서 디스크 완치를 위해 척추와 관련되어 꼭 회복해야 하는 7가지 기능을 알아보자. 이 7가지 기능 회복은 순서대로 중첩해서 시행하면 좋다. 하지만 환자마다 가지고 있는 문제가 다르기 때문에 복잡한 퍼즐을 맞추듯이 일정한 패턴을 가지고 반복하고 중첩해서 기능 회복을 하면 효과적이다. 특히 코어 강화에 의한 동적 안정성 회복은 디스크 완치를 위해 반드시 완성해야 하는 필요조건이다.

01 인대 증식에 의한 척추분절 안정성 회복

나사가 풀린 상태에서 로봇이 움직인다고 상상해 보자. 로봇 관절의 축은 움직이면 움직일수록 손상될 것이다. 디스크의 파열도 그와 같다. 어떤 이유에서도 **척추관절이 불안정한 상태에서 움직이면 디스크는 파열되고 후관절 부딪힘, 신경의 압박은 심해질 것**이다.

척추의 안정성을 담당하는 근육에 통증이 발생하면 척추관절이 불안정해지면서 인대가 느슨해지고 나사가 풀린 로봇의 관절의 축이 손상되듯 디스크가 파열된다. 실제로 디스크가 파열되면서 인대가 늘어나기도 하고, 인대가 느슨해져 관절이 불안정하기 하기 때문에 디스크가 파열되기도 한다. 이렇게 느슨해진 인대는 가열식 화침, 인대증식 약침, 프롤로 등으로 증식, 강화하여 척추분절 안정성을 회복할 수 있다.

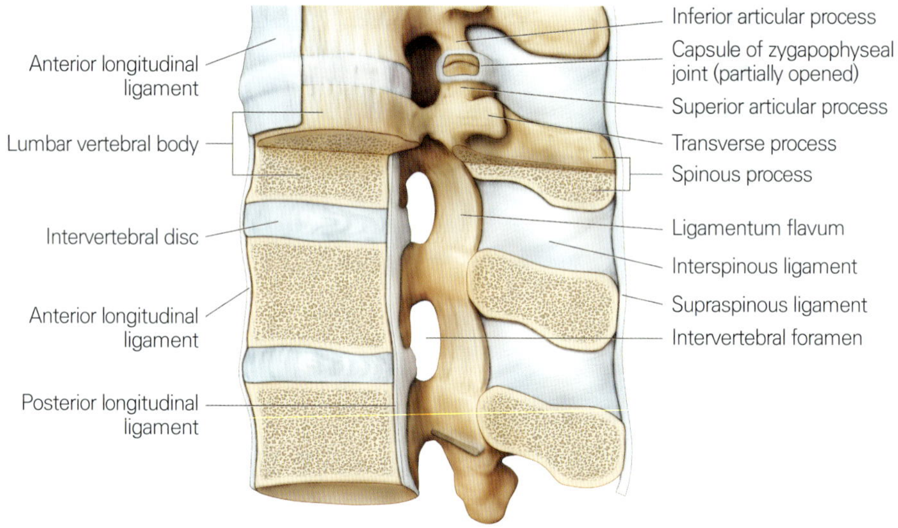

척추인대의 구조

02 근력 강화에 의한 척추분절의 능동 안정성 회복

다열근은 대표적인 척추분절의 국소 안정성에 기여하는 근육이다.

앞에서 설명한 바와 같이 디스크로 오랫동안 요통이 있었던 환자의 경우 다열근이 지방으로 대치되어 척추분절 안정성 회복에 심각한 장애를 일으키는 것은 임상에서 흔한 문제이다. 이를 예방하기 위해 **"다열근 및 척추주위 근육 근력강화 운동"**은 매우 중요하다.

척추분절의 움직임과 안정성(동적 안정성)을 회복하여 튼튼한 허리를 만드는 몇 가지 운동법에 대해서 알아보자.

골반 전후방 운동

아래 사진처럼 골반 전후방 운동을 천천히 15회 정도 반복하면 척추 안정화 근육인 다열근이 활성화되고, 요추를 보호하는 척추 주위 근육이 활성화된다. 즉, 허리를 튼튼하게 할 준비운동이 된다고 말할 수 있다.

골반 전후방 운동

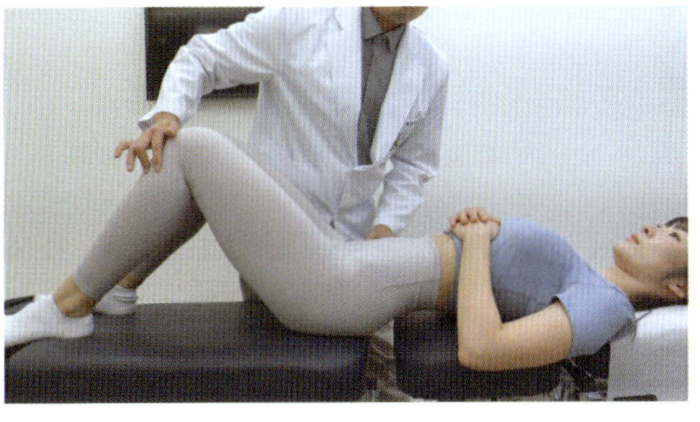

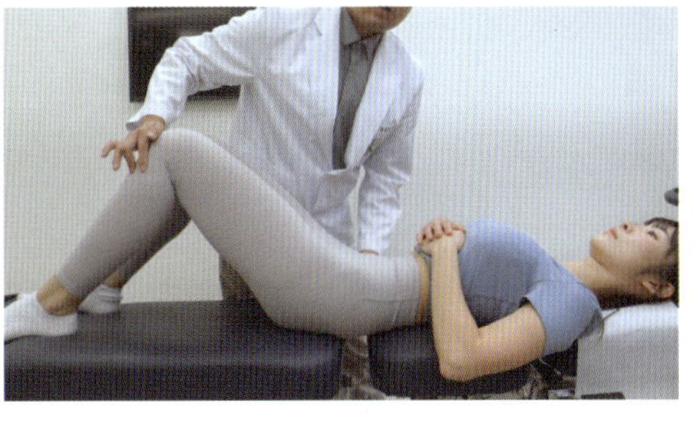

요추 굴곡 운동, 요추 신전 운동, 고양이-낙타운동

허리 굴곡 운동, 허리 신전 운동, 고양이-낙타 운동(cat and cammel exercise) 등을 잘 시행하면 요추분절의 굴곡, 신전의 움직임이 회복되어 근력강화에 의한 척추분절 안정성 회복의 기초가 될 수 있다.

요추 굴곡 운동

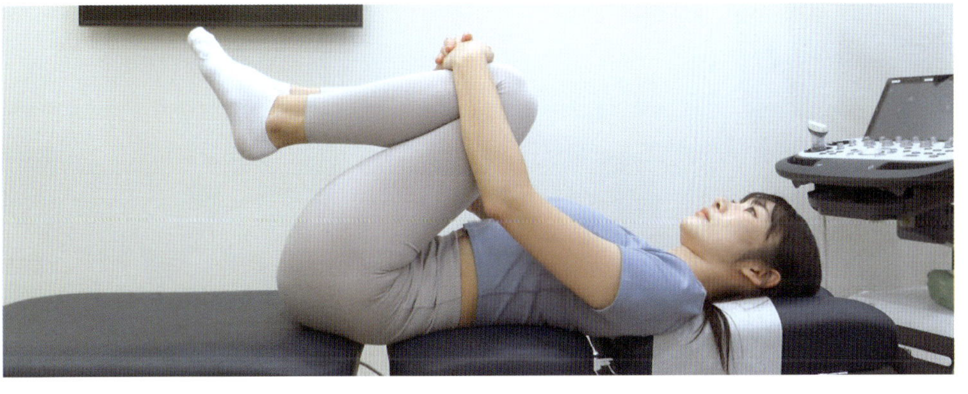

요추 신전 운동

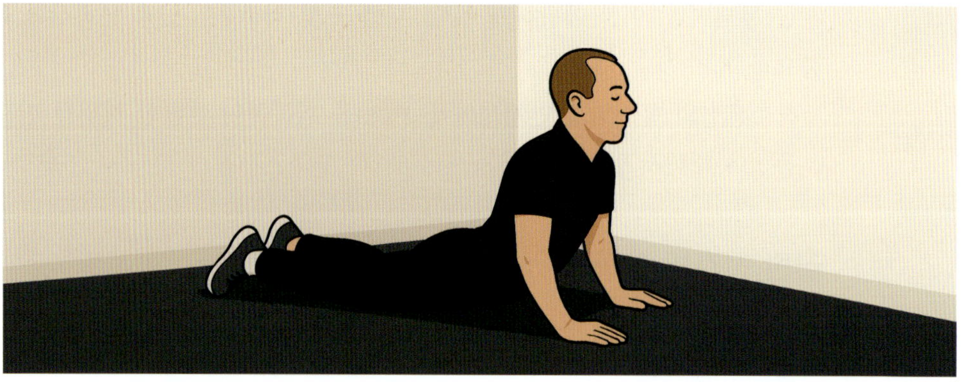

고양이 낙타 운동

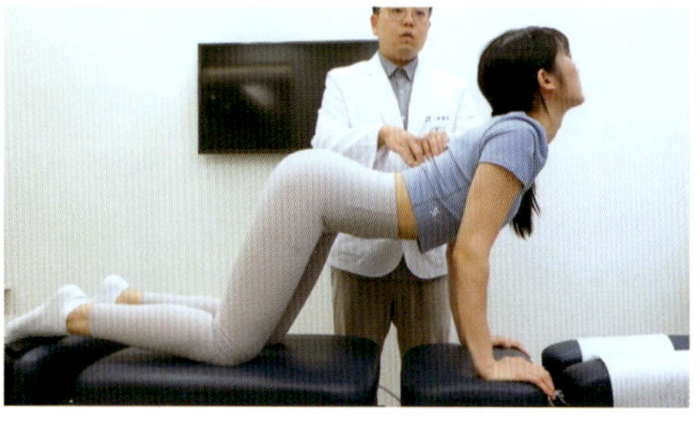

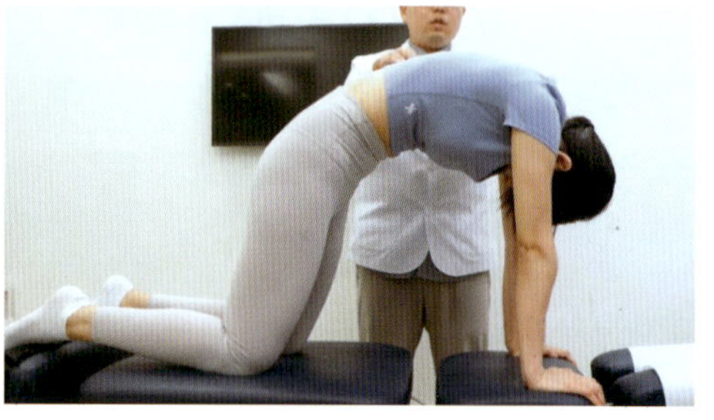

맥길의 버드독 운동

다열근 고립 운동으로 맥길의 버드독 운동법(bird dog exercise)이 있다. 아래 사진처럼 다열근, 척추기립근의 고립 운동법으로 근력을 강화하여 척추분절 안정성을 회복할 수 있다.

모든 근육의 근력, 근지구력, 협응력 등의 회복 과정은 정확하게 시행되어야 한다. 그렇지 않으면 운동을 했음에도 불구하고 기능이 온전히 회복되지 않고 소외되는 근육이 발생하기 때문에 세밀한 단계별 운동강도 증진 치료법(specific graded exercise)을 정확하게 시행해야 한다.

맥길의 버드독 운동법

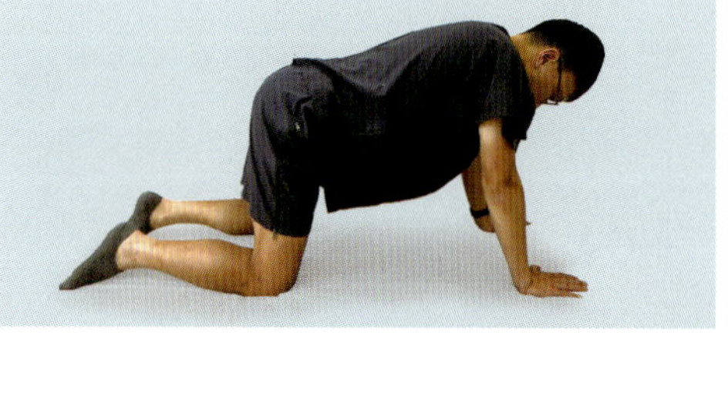

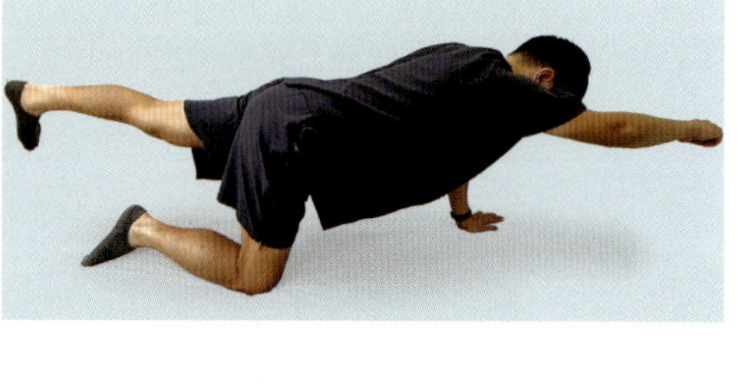

03 후관절의 움직임(기계적 수용기) 기능 회복

요추분절은 하나의 추간판과 2개의 후관절이 있어 3관절 시스템 구조이다. 후관절을 포함한 모든 관절낭에는 기계적 수용기가 있어, 직접적으로 관절의 움직임을 조절할 수 있다. **후관절이 움직임 조절기능을 상실하면 후관절 증후군으로 인한 통증과 움직임 장애가 발생**한다. 그래서, 디스크로 인한 급성 통증과 오래 지속되는 허리, 골반의 통증은 후관절 증후군과 깊은 관련을 맺고 있다. 후관절에는 통각수용기가 많기 때문에 후관절 부딪힘은 허리, 엉덩이의 심한 통증뿐만 아니라 종아리의 연관통까지 유발할 수 있다.

후관절 염증

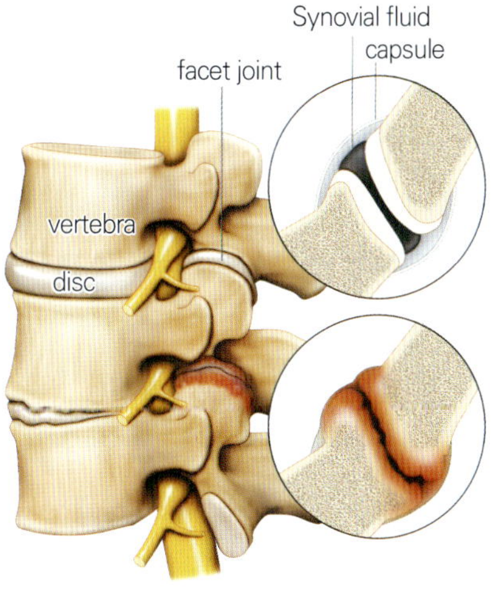

디스크 파열로 인해 추체의 간격이 좁아지면 후관절이 부딪힐 가능성이 높아진다. 역으로 후관절 증후군에 의한 통증 때문에 척추의 불안정성이 유발되어 디스크가 파열되기도 한다. **후관절 증후군에 의한 통증은 허리의 안정화 근육뿐만 아니라 요방형근, 장요근 등의 통증과 기능부전을 유발**하기 때문에 디스크로 인한 통증을 치료하고 예방하는 데 매우 중요하다. 이러한 문제를 해결하기 위해 꼭 필요한 후관절의 3가지 기능 회복에 대해 알아보기로 하자.

첫째, 척추관절 움직임의 조절기능 회복

후관절은 움직이는 관절로 직접적으로 척추관절의 움직임 조절을 담당하는 심부 기계적 수용기(deep mechono-receptor)가 있다. 후관절 증후군으로 통증이 발생하면 **심부 기계적 수용기가 움직임 조절기능을 상실**한다. 다시 말하면 후관절에는 허리의 굴곡, 신전, 측굴, 회전 등의 움직임을 조절하는 기능이 있고 그것을 회복해야 하는 것이다. 흔히 우리는 근육만이 움직임을 조절하는 것으로 생각하지만 후관절을 포함한 모든 활액관절은 직접적으로 관절의 움직임을 조절한다.

둘째, 활액관절의 윤활기능 회복

후관절은 활액관절이기 때문에 부드러운 움직임을 위한 윤활기능을 회복해야 한다. 허리디스크 파열로 디스크 간격이 좁아지면 후관절의 부딪힘, 후관절 염증, 후관절 굳어짐(기능부전)의 순서로 기능이 소실된다. 관절가동 테크닉은 이러한 문제를 해결하는 최고의 치료법이다.

위에서 소개한 후관절 기능을 완전하게 회복하기 위해서는 인체의 정렬 개선이 필요한데 이는 "CMP 9종 신체정렬 운동법"을 참고하라.

셋째, 요추와 후관절에 가해지는 생체역학적 부하의 분산

앞에서 설명했듯이 요추는 추간판과 2개의 후관절로 3관절 시스템이다. 생체역학적으로 볼 때 건강한 사람은 서서 허리 신전 동작을 할때도 후관절에 주어지는 압박부하는 30%를 넘지 않는다. 그런데 모든 디스크 환자들은 복내압(특히 하복부 근력 약화)이 약하기 때문에 후관절 부분에 과도한 압박이 주어지고 부딪힘이 발생한다. 그래서 이러한 후관절 부딪힘 문제를 방지하는 가장 좋은 방법은 **복내압을 높이는 것**이다. 코어 강화운동으로 복내압이 충분히 높아지면 요추와 후관절에 가해지는 부하는 90:10으로 분산된다. 이러한 상태를 후관절 기능이 회복되었다라고 말할 수 있다.

문형철 교수가 알려주는 치료 상식!

관절가동 테크닉에 선행되어야 할 근막이완과 스트레칭

모든 관절 기능 회복을 위한 관절가동 테크닉을 시행하기 전에 반드시 선행해야 하는 것이 있다. 바로 근막이완과 스트레칭이다. 이것이 이루어지지 않은 상태에서 관절가동 테크닉을 시행하면 치료효과가 떨어질 뿐만 아니라 통증이 악화될 수도 있다.

왜냐하면 근육을 싸고 있는 1억 개가 넘는 근막이 갑옷처럼 딱딱한 상태, 근육이 짧아져 있는 상태에서는 올바른 관절 움직임(관절가동)이 일어날 수 없기 때문이다. 만약 근막이 딱딱한 갑옷처럼 굳어지고, 근육이 짧아져 있는 상태에서 관절가동 테크닉을 시행하면 근막이 손상되면서 통증이 발생할 수 있고, 통증유발점에 의한 근육통증은 악화되기 때문에 관절기능 회복은 불가능하다.

후관절 기능 회복을 위한 관절가동 테크닉

후관절 기능 회복을 위해 다양한 움직임과 관절가동 테크닉이 필요하다. 아래에서 소개한 치료를 순서대로 시행하면 좋다.

1) 슬링을 이용한 후관절 가동법

허리디스크 완치 1, 2단계의 환자들에게 시행할 수 있는 치료법이다. 다음 사진에서 보는 바와 같이 슬링으로 몸을 매달아 체중부하를 제거한 후 몸통을 좌우로 움직여 주면 된다. 관절기능 회복을 위해서 45회 3세트를 천천히 시행한다. 소요되는 시간이 15~20분이 될 정도로 천천히 시행한다.

슬링을 이용한 후관절 가동법

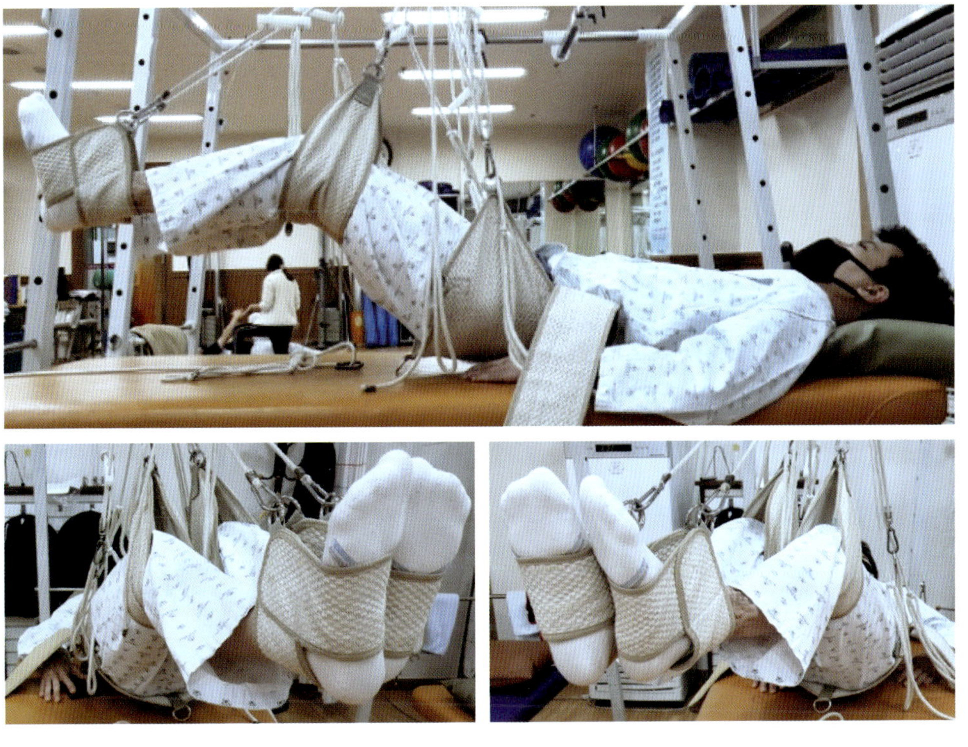

2) 앙와로 누워서 몸통 회전을 이용한 후관절 가동법

사진에서 보는 것처럼 앙와위로 누워 무릎을 굴곡한 후 몸통을 좌우로 회전하며 후관절 가동이 일어나도록 한다. 좌우로 천천히 회전하면서 좌우 회전을 동일하게 10회 정도만 시행해도 **즉석에서 허리 통증이 50% 이상 줄어드는 경우**가 대부분이다.

앙와로 누워서 몸통 회전

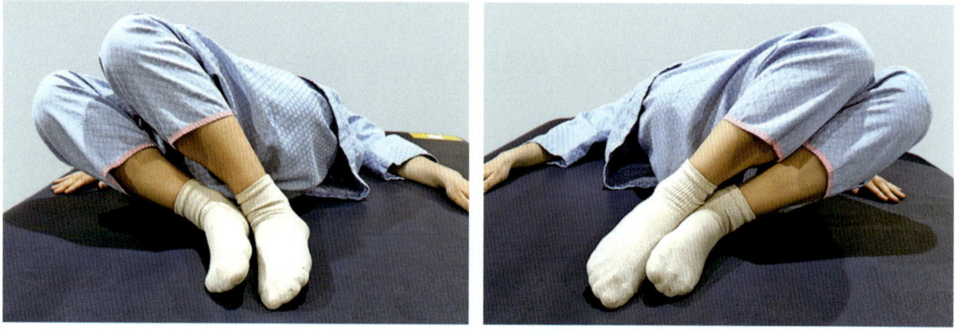

위 사진과 같이 몸통의 회전을 하여 후관절 기능을 회복한 후, 경추도 동일한 방식으로 움직여주면 50% 정도 줄었던 통증이 극적으로 더 감소되는 경우도 흔하다.

3) 골반 전후방 운동, 허리 굴곡을 이용한 후관절 가동법

위에서 소개한 골반 전후방 운동, 허리 굴곡 운동을 천천히 10회 정도만 시행해도 **후관절 가동이 일어나면서 허리 통증이 즉석에서 50% 이상 줄어들 수 있다**. 척추 불안정이 심하거나 통증이 심할 때는 이러한 동작이 오히려 통증을 악화시킬 수 있으므로 그런 상황에서는 얼음 팩, 진통소염제를 사용하여 염증기(3~5일)를 1~2일 이내로 단축하는 것이 현명한 치료라 할 수 있다.

4) 척추 회전테크닉을 이용한 후관절 가동법

다음 사진에서 보는 것처럼 환자를 옆으로 눕히고 관절 가동이 필요한 후관절을 테크닉으로 가동시켜 치유를 촉진할 수 있다.

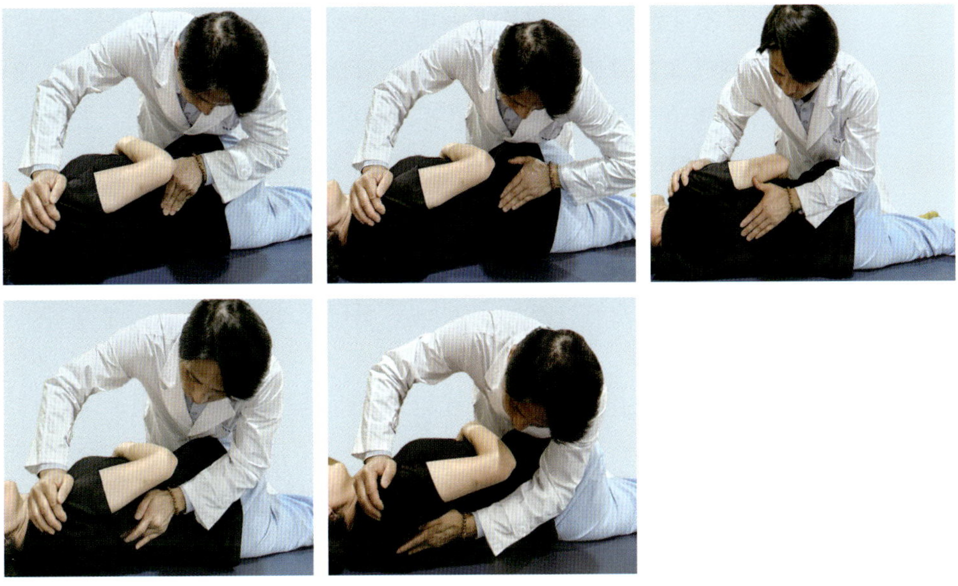

후관절 관절가동 테크닉 (하부요추 ~ 상부흉추 까지)

위에서 소개한 관절가동 테크닉은 가능하면 디스크 초기부터 시작하고 조심스럽게 시행해야 한다. 놀랍게도 정확한 자세와 강도로 시행되면 통증이 즉석에서 줄어드는 것을 체험할 수 있다. 만약 통증이 전혀 줄지 않는다면 관절가동 테크닉의 강도가 너무 약하다는 뜻이고, 통증이 심해진다면 그것은 너무 동작이 크거나 움직임이 빠르기 때문이다. 척추관절이 불안정한 시기(허리디스크 완치 1, 2, 3단계)에 위와 같은 관절가동 테크닉을 과도하게 시행하지 않도록 주의해야 한다.

진정한 치료는 관절가동 테크닉이 더 이상 필요 없게 만드는 것이다. 후관절 부딪힘 없이 일상 생활, 직업 활동을 가능하게 하는 것은 코어 강화 운동으로 얻어지는 강한 복압이다. 그래서 일상 활동, 직업 활동에서 후관절 부딪힘을 예방하기 위해서는 코어 강화 운동법을 완성하는 것이 중요하다.

04 천장관절의 움직임 기능 회복

천장관절 불안정성에 의한 통증 치료는 매우 어렵다는 사실을 기억하고 아래 글을 보자. 통계적으로 **천장관절에 의한 허리 통증 환자는 15~25%**나 된다. 실제로 많은 환자들이 천장관절의 문제 때문에 허리 통증에 시달리고 있고 허리디스크 완치의 단계로 넘어가지 못하고 있는 것이 임상의 현실이다.

필자가 **천장관절 통증 회복에 대해서 완전하게 이해하지 못했을 때**는 매년 한두 명 정도의 **디스크 치료를 실패하고 수술 상황으로 내몰았을 만큼 중요한 개념**이다. 하지만 천장관절 문제에 대해 좀더 엄밀히 진단하고 치료한 후로는 그런 걱정은 많이 사라졌지만 여전히 골치 아픈 문제다. 그래서 모든 디스크 환자의 경우 천장관절 문제를 동반하고 있는지를 정확히 진단하고 치료하는 것은 매우 중요하다. 필자의 경험으로는 허리디스크 환자의 통증이 잘 치료되지 않을 때, 흔히 고려해야 할 사항은 여기서 소개하는 천장관절 불안정성이고, 다른 하나는 만성염증에 의해 통증이 지속되는 경우다.

이제 천장관절의 문제가 어떻게 발생하는지에 대해 알아보자. 허리디스크 환자 대부분의 천장관절은 틀어져 있다. 하나의 천골에 양측 2개의 장골구조로 되어 있는 천장관절의 틀어짐은 복잡하다. 천골의 입장에서 전굴(nutation), 후굴(counter-nutation)이 일어나고 천골과 장골은 흔히 회전성 부정렬이 일어난다.

천장관절 불안정, 굳어짐 사례

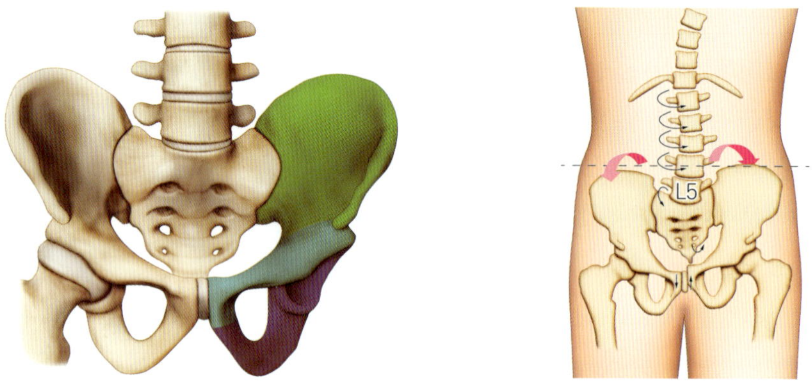

오른손잡이는 우측 팔다리를 많이 쓰기 때문에 그에 맞추어 회전성 부정렬이 발생한다. 이렇게 복잡한 틀어짐 때문에 천장관절의 **한쪽은 불안정성, 한쪽은 기능부전**으로 뒤섞여 있다. 이를 잘 감별하여 불안정성의 문제가 있는 쪽의 천장관절은 안정성 회복에 치료에 주안점을 두고 기능부전 천장관절은 관절 움직임 회복에 초점을 맞추어 치료해야 한다.

천장관절의 입장에서 보면 앙와위로 누워서 잠을 자는 자세는 천장관절의 입장에서 보면 압박부하가 지속되는 나쁜 자세다. 그래서 **'자고 일어나서 통증이 심해졌다. 잠을 자는데 새벽에 한쪽 골반에서 통증이 심하다'**라고 말하는 환자가 있다면 천장관절 불안정성을 의심하고 치료해야 한다. 천장관절 증후군 환자는 앙와위로 누워 자면 통증이 악화되기 때문에 천장관절 문제로 진단되면 며칠 동안 옆으로 눕거나, 배에 베개를 대고 엎드려 수면을 취하는 등의 치료적 행동수정이 필요할 수 있다. 하지만 천장관절 통증이 심할 때는 옆으로 눕거나 배에 베개를 놓고 엎드리는 행동수정을 해도 통증이 완전히 사라지지 않는 경우가 많다. 그래서 천장관절 불안정성에 의한 통증 치료는 많은 주의가 필요하고 많은 시간이 소요된다. 실제로 임상에서 수많은 환자들이 천장관절 증후군으로 몇 년씩 고생하는 환자가 매우 많다. 하지만 진단이 정확하고, 올바른 치료를 시행하면 천장관절 증후군을 어렵지 않게 치료할 수도 있다. 임상 경험으로 볼 때, **천장관절 불안정 환자가 완전 회복하는 데 1~2년이 소요되는 경우도 흔하기 때문에 주의해서 진단하고 치료해야** 한다.

문형철 교수가 알려주는 치료 상식!

관절기능의 2가지 회복(불안정성과 기능부전)

후관절, 흉추관절, 천장관절, 고관절 등의 기능을 회복할 때 절대 잊지 말아야 할 것은 **"관절의 불안정성과 기능부전(굳어짐)"** 두 가지 문제를 정확하게 진단하는 것이다.

불안정한 관절은 안정성 회복이 치료의 목표이고 관절 기능부전은 정상 움직임을 회복하는 것이 치료의 목표이기 때문이다. 비유적으로 표현하면 불안정성은 관절의 나사가 풀려 헐렁하게 움직이는 상태이므로 적절하게 조여야 하고 관절 기능부전은 관절의 나사가 녹슬어 있는 상태이므로 윤활유를 바르며 적절하게 움직여야 한다.

생체역학적 관점에서 보면 대개 흉추와 고관절은 기능부전이 많고, 천장관절은 불안정성과 기능부전이 뒤섞여 있으며, 요추 4~5번, 요추 5번~천골 1번의 관절은 불안정성이 많다.

이렇게 관절의 불안정성과 굳어짐의 문제를 해결한 결과가 **'관절의 동적 안정성(dynamic stability)'**인 것이다. 허리디스크 완치를 위해서는 반드시 회복해야 하는 기능이다.

천장관절이 불안정하여 통증을 유발하는지, 관절 움직임이 부족한 기능부전 상태인지를 파악하기 위해서는 정확한 촉진과 타진, 벨트 검사 등의 방법을 시행한다. 대개 양측 천장관절 중 통증이 심한 쪽이 불안정한 경우가 대부분이다.

천장관절 증후군을 진단하는 두 가지 방법에 대해서 알아보자.

첫째, 벨트 검사(belt test)

벨트 검사는 심한 천장관절 불안정성을 진단할 때 이용하는데 벨트 부분의 장골을

벨트 검사

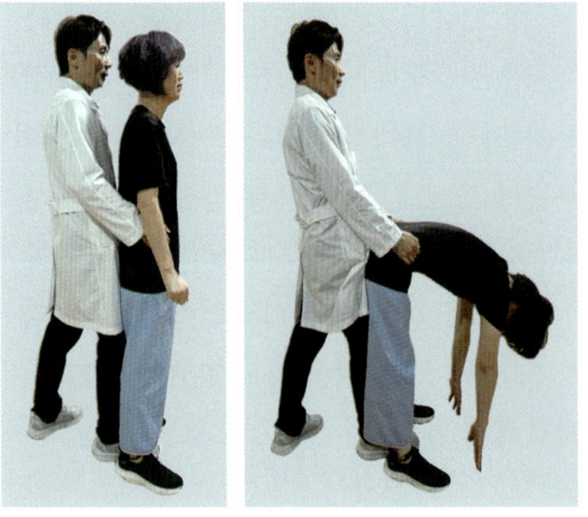

잡아 천장관절을 고정시켜 움직임을 검사한다.

검사자가 환자 뒤에서 골반을 고정하고 환자는 허리를 굽힌다. 천장관절 불안정성으로 허리 통증, 골반 통증이 심한 환자는 혼자서 허리를 굴곡할 통증이 발생한다. 하지만 검사자가 환자의 천장관절을 고정하는 검사에서는 불안정한 천장관절에 순간적으로 안정성이 회복되었기 때문에 통증 없이 허리를 굽힐 수 있다. 그래서 이 검사를 통해 천장관절의 불안정성을 진단할 수 있는 것이다.

둘째, 천장관절의 타진, 장요인대의 압통 검사

벨트 검사에서는 정상처럼 보이는데 천장관절의 불안정성으로 의심될 때 시행한다. 천장관절의 타진 검사는 **엎드린 상태에서 후상장골극을 타진**하여 통증이 발생하는지를 관찰한다. 만약 타진 검사에서 통증이 있다면 천장관절 불안정성이 있다고 진단한다. 또한 장요인대의 압통 검사를 통해서 천장관절의 불안정성이 있는지를 검사할 수 있다.

천장관절의 타진은 다음과 같이 환자는 엎드리고 검사자는 천장관절의 후상장골극 부위를 정확히 타진하여 통증이 발생하는지를 관찰하는 검사다.

주먹으로 타진

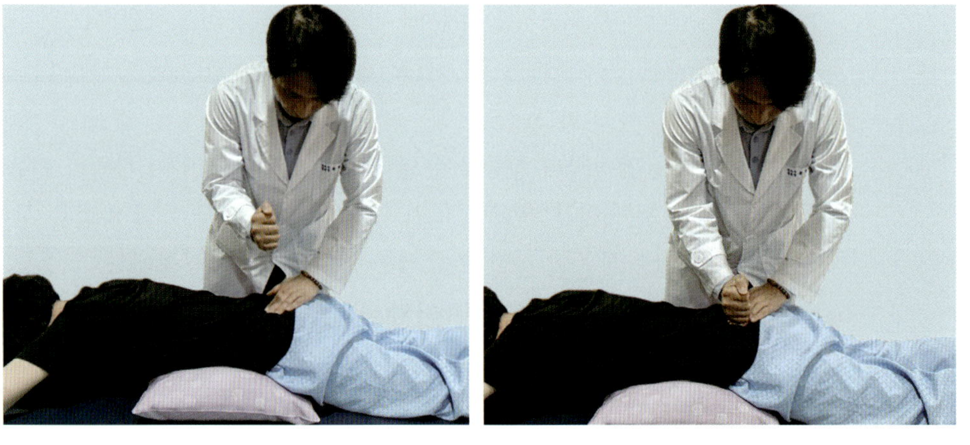

장요인대

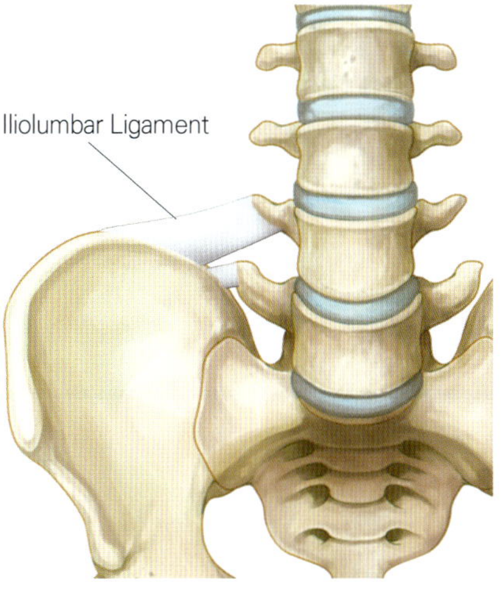

장요인대 압통 검사는 환자는 엎드리고 검사자는 장요인대 부위를 정확히 압박하여 통증이 있는지를 관찰한다.

앙와위로 누운 자세는 정확하게 **천장관절에 압박부하가 주어지는 자세**다. 그래서 천장관절 불안정성에 의한 통증 환자는 똑바로 누워 있을 때 흔히 불안정성이 있는 천장관절 부위에서 심한 통증이 발생한다.

천장관절 증후군 환자는 대개 디스크를 동반하기 때문에 잘 감별해서 치료해야 한다. 하지만 천장관절 증후군은 통증 양상도 일정하지 않고 X-ray, CT, MRI로도 진단이 되지 않으므로 세밀한 이학적 검사와 통증 양상으로 추정 진단해야 한다.

천장관절의 통증을 치료하는 방법으로 천장관절 가동테크닉이 있는데 이는 "CMP 관절가동 테크닉"을 참조하라. 이제 관절가동 테크닉을 더이상 필요 없게 만드는 치료법인 천장관절의 안정성 회복 방법에 대해 알아보자.

모든 관절의 안정성 회복과 마찬가지로 천장관절의 안정성은 수동 안정성과 능동 안정성 두 가지 방법으로 회복할 수 있다. 즉 인대증식 치료로 수동 안정성을 회복하고 근육에 의한 안정성 회복을 위해서 **"골반 안정화운동법"**을 시행해야 한다. 먼저 천장관절의 수동 안정성 회복을 위해 천장관절 불안정성이 있는 쪽의 장요인대에 가열식 화침, 인대증식 약침, 프롤로 등으로 인대증식 치료를 시행한다. 인대증식 치료의 횟수와 기간 등 치료법에 대해서는 "CMP 수동관절 안정화 치료법"을 참조하라. 위에서 천장관절 안정성 회복의 어려움에 대해 강조한 것을 기억할 것이다. 천장관절의 안정성이 회복된다는 의미는 요추-천장관절-고관절 복합체의 안정성의 기반이 마련된다는 뜻이다. 아래 글을 보자.

문형철 교수가 알려주는 생체역학 상식!

요추-천장관절-고관절 복합체(Lumbo-pelvic-hip complex)

생체역학적 부하 상황에서 요추-천장관절-고관절은 직접적으로 연결되어 있다. 그래서 인체 정렬이 틀어질 때도 세 관절은 연결적으로 틀어지고 근육의 길이, 관절의 균형도 연결적으로 어긋난다. 디스크를 치료하는 동안 이렇게 기능적으로 연결되어 있는 요추관절, 천장관절, 고관절을 따로따로 치료한다고 생각해 보라. 이는 한쪽 퍼즐을 맞추면 다른 쪽 퍼즐이 어긋날 수 있는 것과 같다. 그래서 **요추-천장관절-고관절 복합체를 통합된 하나의 관절기능체**로 이해하고 통합적으로 치료해야 한다. 근막이완을 할 때, 근육 스트레칭을 할 때, 관절기능을 회복할 때, 관절 안정성 운동을 시행할 때, 전신기능 회복 운동법을 할 때, 치료적 보행을 할 때 요추-골반-고관절 복합체 관점에서 통합적으로 치료해야 한다는 뜻이다.

일상 활동, 직업 활동, 스포츠 활동에서 체중부하를 견뎌낼 수 있는 천장관절의 안정성을 회복하기 위해서 꼭 필요한 5가지 천장관절 안정화 운동법을 소개한다.

5가지 천장관절의 안정화 운동법

1) 하부복근 강화를 통한 골반 안정화 운동법

아래에서 소개하는 골반 안정화 운동법의 운동 강도는 매우 높다. 그래서 코어 강화 운동이 완성되고 난 후 다음 단계의 운동법이기 때문에 쉽게 할 수 있는 단계의 운동이 아니다. 그래서 천장관절의 안정성을 회복하기 어려운 것이다.

다음과 같이 자세를 취하고 골반을 위로 들어 올리는 운동법을 25회 3세트를 해낼 수 있을 만큼 근력을 강화한다면 골반 안정화 운동법은 완성이라고 할 수도 있다. 하지만 임상에서 이렇게 강도 높은 운동법을 완성하기는 쉽지 않다. 천장관절 불안정성이 있는 환자들은 위의 운동법이 **상당히 힘든 단계의 운동**임을 기억하자.

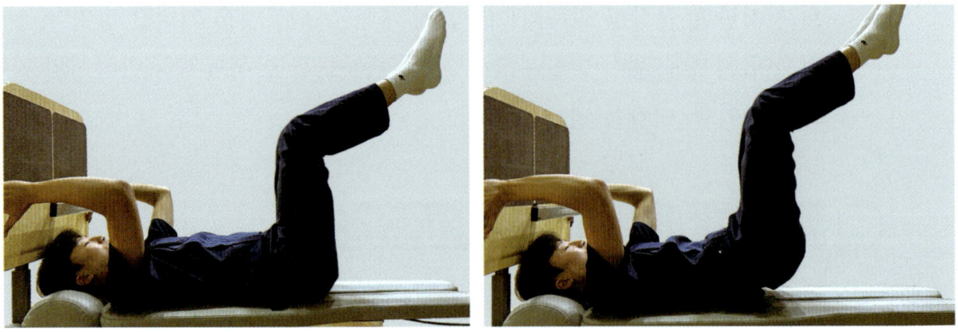

2) 대둔근 강화를 통한 골반 안정화 운동법

대둔근 고립 운동법으로 양측 대둔근의 근지구력, 근력 균형을 회복한 후 다음과 같이 대둔근 근력을 강화하는 운동을 시행해야 천장관절의 안정성이 완성된다.

다음과 같이 자세를 취하고 양측 대둔근의 근력을 강화하는 운동법을 7~8 kg 무게로 25회 3세트까지 운동 강도를 높이면 좋다. 일반 환자가 이 무게를 완성하기는 쉽지 않다는 사실을 알고 시행하기 바란다.

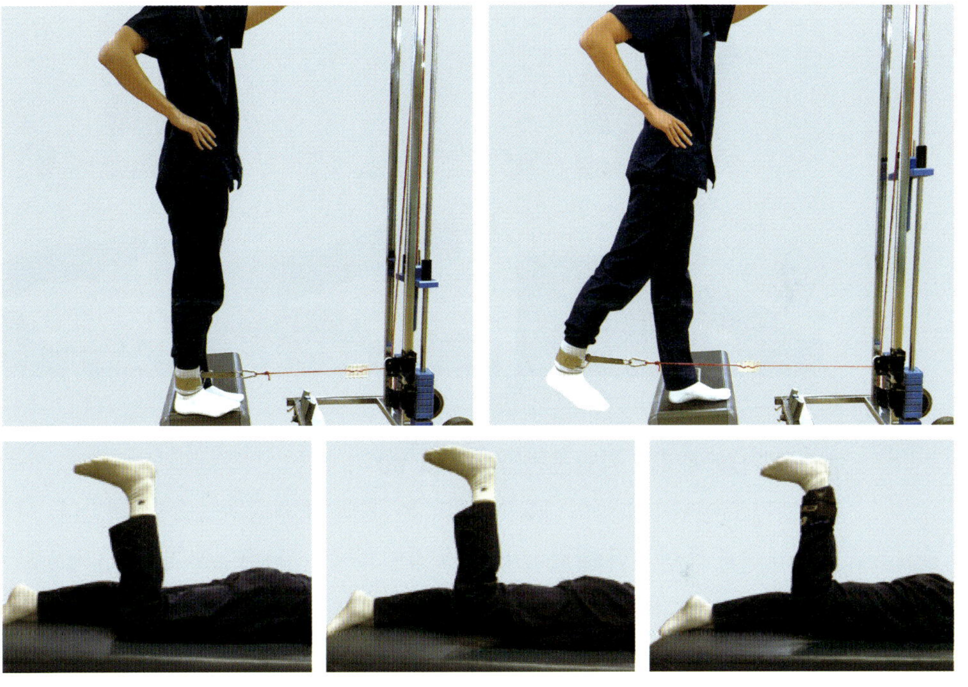

3) 중둔근 강화를 통한 골반-고관절 안정화 운동법

중둔근 강화 운동법은 고관절 불안정성을 해결하기 위해 반드시 필요한 운동이 중둔근 저항 운동이다. 필자의 경험으로는 정상인도 3~6개월만 방치하면 양측 중둔근의 근력은 불균형이 발생한다. 그래서 중둔근의 근력 균형 운동은 골반-고관절 안정화에 중요한 역할을 한다. 중둔근 근력은 대둔근보다 약간 약하므로 6~7 kg 무게로 25회 3세트를 시행하면 좋다.

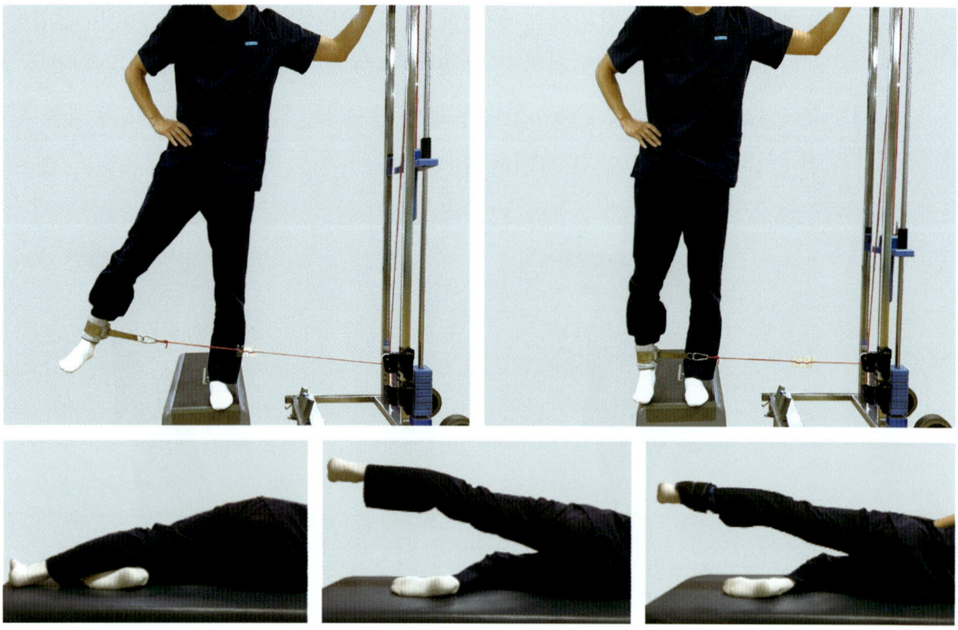

4) 기능적 복근 강화운동법 'V-sit up'

엘리트 운동선수들이 흔히 시행하는 복근 강화 운동법을 소개한다. 다음과 같이 팔과 다리를 폴더처럼 접었다 펴는 동작인 V-sit up 운동을 25회 3세트를 수행할 수 있다면 골반 안정화의 기틀이 마련되고 있다고 볼 수 있다. 골반 안정성은 상당히 강력한 근력 운동으로 회복되기 때문에 천장관절의 불안정성으로 고생하는 환자는 반드시 시행하는 것이 좋다.

V-sit up

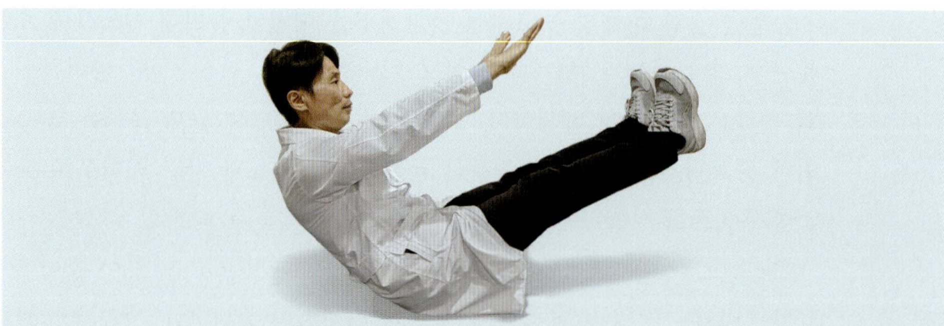

5) 슈퍼맨 자세로 등 근육 강화 운동

이 운동법도 엘리트 운동선수들이 흔히 시행하는 등 근육 강화 운동법이다.

다음과 같이 엎드려서 슈퍼맨처럼 팔다리를 동시에 들어 올리는 동작을 환자가 할 수 있는 최대 횟수를 1세트만 시행한다. 생체역학적으로 등 근육이 약화되어 문제가 되는 경우는 별로 없기 때문에 앞뒤 근력의 균형을 맞추기 위한 방법으로 최대 횟수를 1세트만 시행해도 된다. 후관절과 천장관절 기능 회복은 척추 불안정성을 악화시키는 급한 불인 경우가 많기 때문에 디스크 초기 통증 치료에 매우 중요한 역할을 한다.

슈퍼맨 자세
등 근육 강화

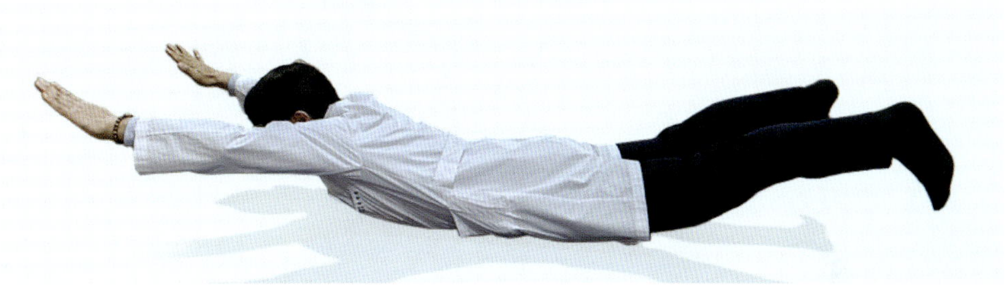

05 고관절 움직임 기능 회복

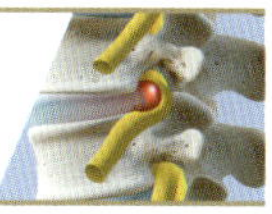

흉추가 덜 움직이면 요추가 많이 움직여 보상해야 하듯이 고관절의 기능부전 또한 요추와 천장관절에 많은 보상 움직임을 일으켜 디스크 탈출과 천장관절 증후군을 일으킬 수 있나. 이런 관점에서 보면 **고관절의 움직임을 정상화하는 것은 급하지는 않지만 매우 중요한 허리디스크 치료법**이라 할 수 있다. 고관절은 "반달 형태의 관골구와 둥근 형태의 대퇴골두"로 이루어진 구상관절이기 때문에 **모든 방향으로 움직임이 가능**하다. 고관절의 형태를 보면 구조적으로 불안정해 보이지만 실제로는 관절 기능부전이 주로 나타난다. 인체의 구상관절은 어깨관절과 고관절 두 가지가 있다. 어깨관절은 탈구도 많고 불안정성에 의한 문제가 많이 발생하는데 고관절은 형태적으로는 불안정이 많을 것 같지만 실제로 기능부전이 많다. 아마도 튼튼한 인대와 커다란 근육에 의한 안정성과 체중부하에 의해 관절이 고정되기 때문인 듯하다.

고관절의 근육은 걷기, 앉았다 일어서기 등의 동작을 하는 동안 끊임없이 체중부하를 받으면서 근육 길이의 짧아짐에 의한 틀어짐이 발생한다. 그래서 고관절과 관련된 대퇴사두근, 햄스트링, 고관절 내전근의 "정확한 스트레칭"은 매우 중요하다. 이러한 근육의 정확한 스트레칭은 '맞춤 스트레칭' 챕터를 참조하라. 이제 **4가지 고관절 기능 회복**에 대해서 알아보자

고관절의 해부학적 구조

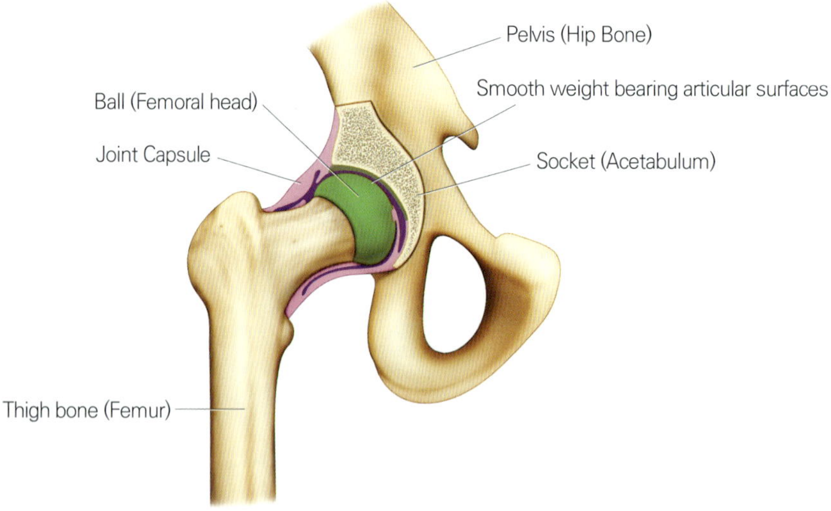

앞에서 언급한 것처럼 고관절은 기능부전이 많다는 사실을 기억하고 다음 4가지 고관절 움직임 회복법을 적용해야 한다.

4가지 고관절 움직임 회복법

첫째, 고관절 굴곡 움직임 회복법

고관절 굴곡 움직임은 환자 스스로 가능하다. 다음과 같이 다리를 잡고 굴곡 움직임을 반복한다. 만약 위와 같은 자세로 고관절 굴곡 운동을 할 때 고관절에서 통증이 발생한다면 **관절의 볼록-오목 규칙**에 의한 관절 부딪힘 때문이다. 이럴 때는 고관절의 열린 자세를 유지하며 치료사에 의한 관절가동 테크닉을 이용해야 한다.

고관절 굴곡 움직임 회복법

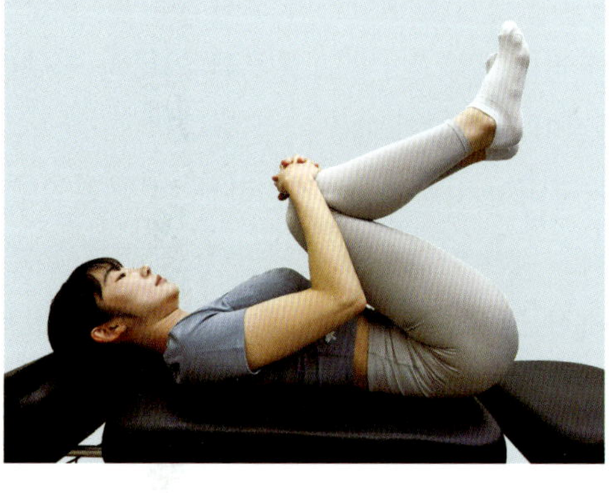

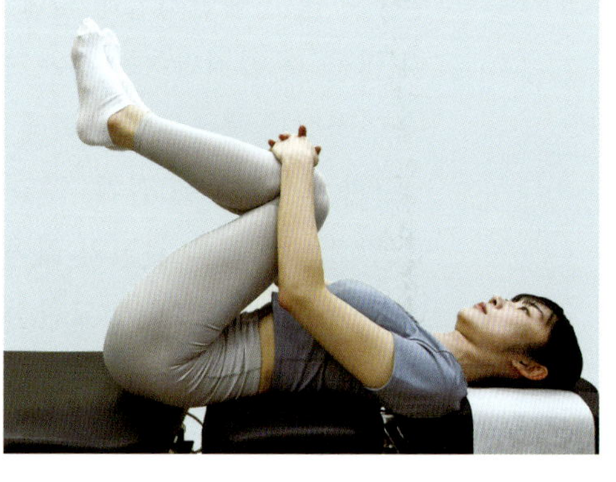

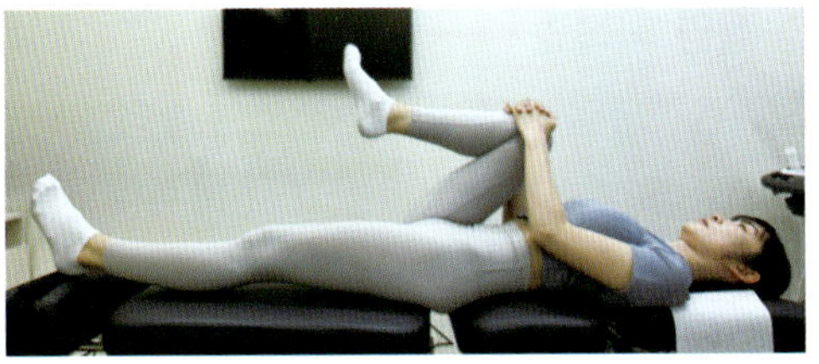

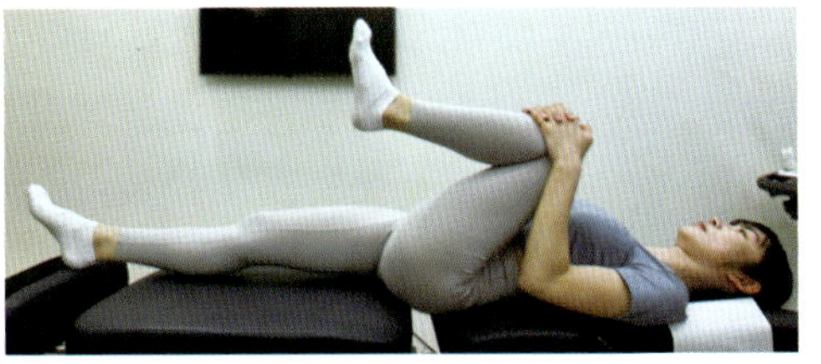

위 그림처럼 양측 고관절 굴곡 운동을 하는데, 중요한 것은 양측 고관절 굴곡 각도를 맞추는 것이다. 양측 굴곡 각도가 차이가 난다는 뜻은 척추-골반-고관절 복합체가 틀어져 있기 때문이다.

둘째, 고관절 신전 움직임 회복

이 치료법은 치료사에 의해서 시행되는 고관절 신전기능 회복 운동법이다. 주로 대요근, 장골근 짧아짐이 있는 환자에게 적용한다.

고관절 신전테크닉 (장요근, 장골근 스트레칭)

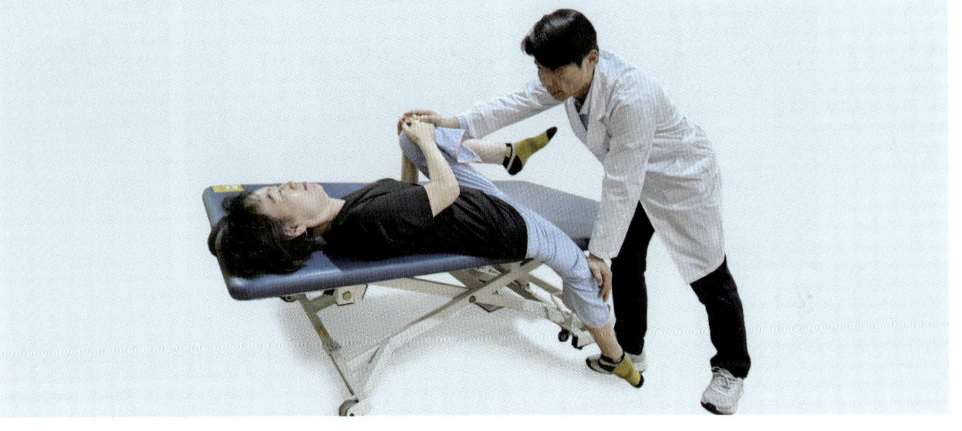

장요근 자가 스트레칭

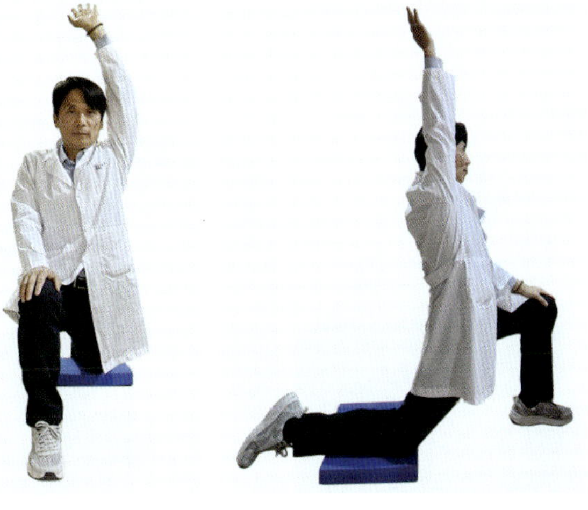

환자 스스로 장요근을 스트레칭 하면서 고관절 신전 움직임을 회복하는 방법도 있다. 좌측 사진과 같은 자세로 스트레칭 하면서 고관절 신전 움직임을 회복한다.

셋째, 고관절 내회전, 외회전 움직임 회복법

고관절 내전근을 스트레칭하고, 관절낭을 부드럽게 하여 관절의 기능을 회복하기 위한 운동법이다. 이 동작은 환자 스스로 시행할 수도 있고 한의사나 치료사의 도움을 받아 시행할 수도 있다. 양측의 고관절 외회전 움직임을 동일하게 회복하기 위해서는 다음과 같이 발바닥을 붙이고 고관절을 외회전시킨다. 이 동작도 환자 스스로 시행할 수 있고 의료진의 도움을 받아 시행할 수 있다.

고관절 외회전 (대퇴 내전근 스트레칭)

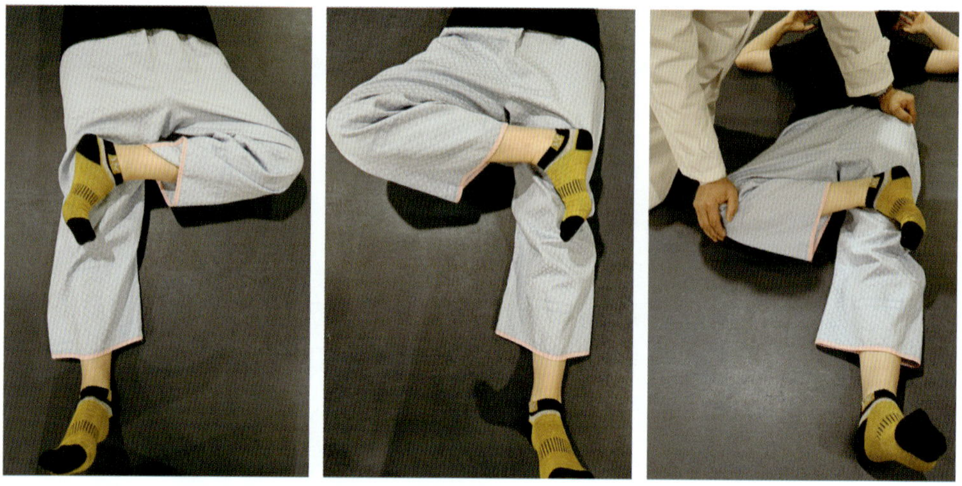

넷째, 엎드린 상태에서 천장관절을 고정한 외회전, 내회전 움직임 회복법

이 치료법은 환자는 엎드리고 의료진에 의해서 시행되는 고관절 기능 회복 운동법이다. 다음과 같이 천장관절을 한 손으로 고정하고 고관절을 내회전, 외회전 방향으로 움직여 관절 움직임을 회복한다. 이때 PNF 테크닉의 저항을 이용하면 더욱 효과적이다.

엎드린 상태 고관절 외회전, 내회전 움직임 회복

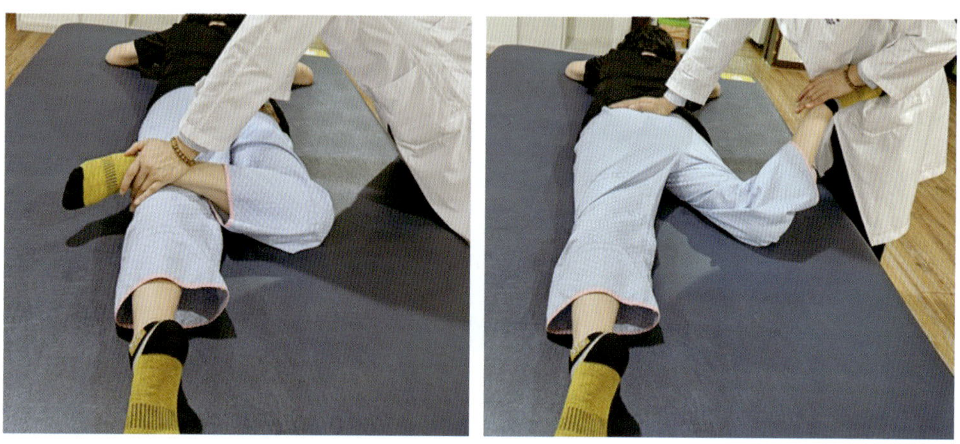

고관절 위에는 천장관절이 있고, 아래에는 무릎, 발목관절이 있다. 인체가 직립 보행으로 걸을 때 천장관절, 고관절, 무릎관절, 발목관절은 연속적으로 부하를 받는다. 그래서 **고관절의 문제는 항상 천장관절, 무릎관절, 발목관절과 직접적으로 연결**되어 있다. 고관절은 천장관절 아래에 있고 장골의 관골구의 위치에 따라 자리를 잡는다. 이 관점으로 고관절 문제를 해결하기 위해서 중요한 두 가지 문제가 있다. 바로 관골구의 위치를 담당하는 골반의 제 위치를 잡는 것과 위에서 설명한 천장관절의 안정성을 회복하는 것이다. 골반이 제 위치를 잡지 못하면 관골구의 위치가 어긋나고 고관절의 기능부전은 반복될 것이다. 그리고 관골구가 제자리를 잡고 있어도 천장관절의 불안정성이 있다면 통증은 계속될 것이다. 골반이 제 위치를 잡기 위해서는 장요근, 대퇴사두근과 햄스트링, 대퇴 내전근의 길이가 원래 길이를 회복하고 근력의 균형을 회복해야 한다. 상상해보라. **장요근, 대퇴사두근이 짧아지고 햄스트링이 늘어난 상태에서 걷는다면 고관절, 골반, 척추는 어떻게 위치하겠는가?** 그리고 대퇴사두근과 햄스트링, 내전근 근력의 균형이 맞지 않아 뒤뚱거리며 걷는다면 어떤 일이 일어나겠는가? 이러한 복잡한 문제를 염두에 두고 고관절 근육 스트레칭을 해야 하고 고관절 안정성, 고관절 움직임을 회복해야 한다. 우리 몸은 280여 개의 관절이 사슬처럼 연결되어 있다는 말을 기억할 것이다.

이어서 다음 질문을 던져보자. 무릎과 발목이 불안정하고 족궁이 무너진다면 고관절은 어떻게 되겠는가? 지면 반발력(ground reaction force)이 발, 발목, 무릎으로 전달되는 과정에서 흔들림이 발생하고 고관절, 천장관절, 요추에 불안정한 힘이 전달될 것이다.

그렇다면 어떤 관절부터 안정성을 회복해야 할까? **생체역학적 관점으로 하부운동사슬의 안정성을 회복하는 순서**를 살펴보면 요추-골반의 안정성이 첫 번째로 중요하고 다음으로 발목 안정성, 족궁을 회복한 후 고관절, 무릎의 안정성 회복이 순서다. 생체역학적 관점에서 볼 때 무릎은 고관절의 노예라는 말이 있다. 그래서 무릎의 안정성 회복을 위해서는 고관절의 안정성을 먼저 회복해야 한다. 이러한 관점으로 우선순위를 고려하여 치료하면 매우 효과적으로 전신의 통증을 치료할 수 있을 것이다. 모든 허리디스크 환자는 약간 통증이 있더라도 걷는다. 그래서 척추, 골반, 고관절, 무릎, 발목으로 이어지는 하부 운동사슬 전체의 기능을 회복하기 위해서 가능한 빨리 "치료적 보행교정"을 시행하는 것이 좋다. 치료적 보행 교정을 올바르게 시행하면 인체의 모든 관절의 문제를 큰 틀에서 해결할 수 있다. 하지만 꼭 기억해야 할 것은 통증이 있는 상태에서 치료적 보행 교정은 무의미하고 불가능하다는 사실이다. 이렇게 "요추-

천장관절-고관절복합체" 관점에서 통합적으로 보고, 위로는 흉추, 경추, 어깨의 문제와 아래쪽으로 무릎, 발목, 족궁 문제까지 퍼즐을 맞추듯 해결해야 한다.

허리디스크를 완치하기 위한 생체역학적 치료는 이렇게 전체적이고 통합적이어야 한다.

06 흉추관절 움직임 기능 회복

앞에서 설명한 바와 같이 흉추에서 척추분절 움직임이 감소되면 이를 보상하기 위해서 요추, 천장관절에서는 많은 움직임이 발생할 수밖에 없다. 허리를 굴곡, 신전하는 동안 흉추분절의 움직임 감소를 보상하기 위해서 요추는 많이 움직여야 하기 때문에 디스크 발생 위험이 높아진다. 그래서 **흉추의 척추분절 움직임을 정상으로 회복하면** 요추 4~5번, 요추 5번~천추 1번 분절의 과한 움직임 문제로 인한 허리디스크 발생 위험을 낮출 수 있다. 참고로 목디스크도 마찬가지여서 흉추분절의 움직임이 감소되면 경추 4~5, 5~6번 분절에 과도한 보상 움직임이 발생하여 목디스크가 발생할 위험이 높아진다. 거의 모든 디스크 환자는 흉추분절의 움직임 범위가 줄어들어 있다.

뿐만 아니라 하루 종일 스마트폰, 컴퓨터, 운전에 노출된 현대인은 다음과 같이 중부 흉추 후만이 심해져 있고, 그 결과 움직임이 저하되어 있다.

그래서 흉추 안정화 운동법은 없으며 흉추 후만을 교정하면서 움직임 범위를 증가시키는 운동법을 주로 시행해야 한다.

중부흉추 후만(mid thoracic kyphosis)을 교정하여 흉추분절의 정상 움직임을 회복하는 4가지 방법을 소개한다. 중부 흉추 후만(T4~8)을 교정하는 것이 중요한 핵심이다.

첫째, 폼롤러를 이용한 흉추분절 움직임 회복법

다음과 같이 폼롤러를 흉추에 대고 호흡을 하면서 흉추 후만을 교정하는 방법이다. 이렇게 최소 3개월 이상 꾸준히 폼롤러를 이용한 흉추 후만 교정 운동을 시행하면 굽어진 흉추가 곧게 펴져 꼿꼿하게 교정된 자신의 모습을 볼 수 있을 것이다. 흉추분절의 움직임 회복의 핵심은 과도하게 후만된 흉추를 교정하여 정상화하는 것이다.

폼롤러를 이용한 흉추분절 움직임 회복

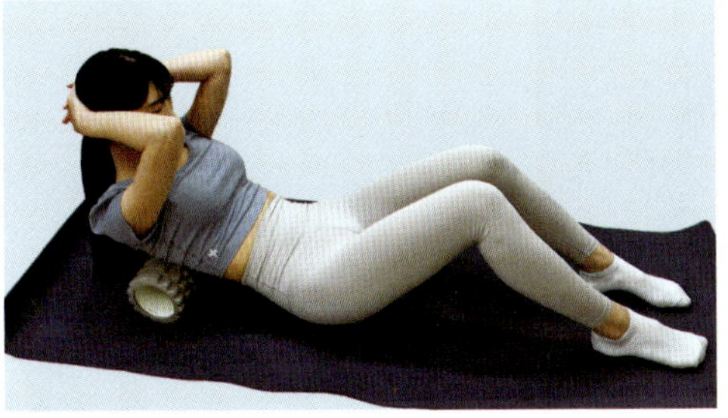

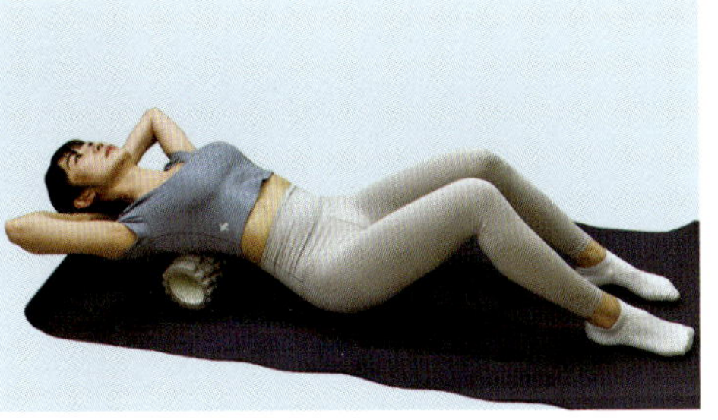

둘째, 짐볼을 이용한 흉추분절 움직임 회복법

폼롤러를 이용하면 흉추의 국소 분절 각각의 움직임을 회복할 수 있고 짐볼을 이용하면 흉추의 전체적인 과후만의 문제를 해결할 수 있다. 그뿐만 아니라 고유수용감각 기능까지 회복할 수 있다.

짐볼스트레칭

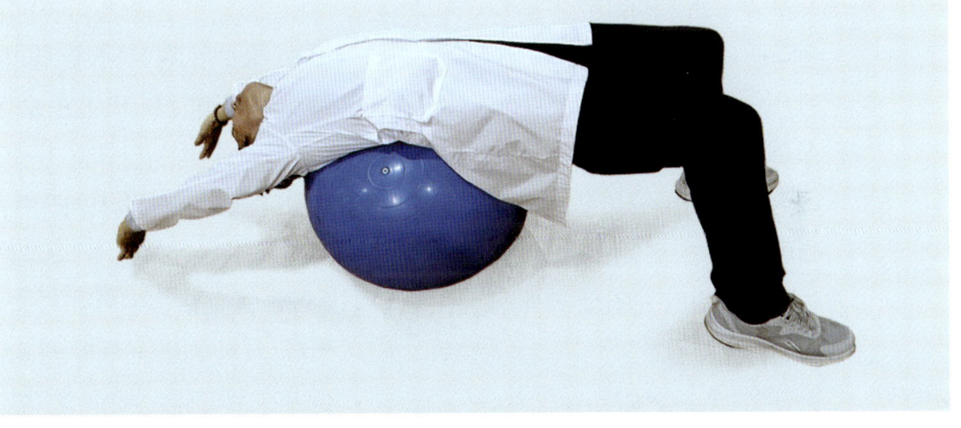

셋째, 브뤼거 호흡 운동

다음과 같이 팔을 외회전하고 가슴을 펴면서 숨을 깊이 들이마신 후 천천히 호흡을 내뱉는 동작을 반복한다. 브뤼거 호흡 운동은 흉추 후만의 문제를 해결할 뿐만 아니라 폐활량을 늘려줄 수 있기 때문에 운동량이 부족한 모든 현대인에게 필수적인 운동이라 할 수 있다.

브뤼거 호흡법

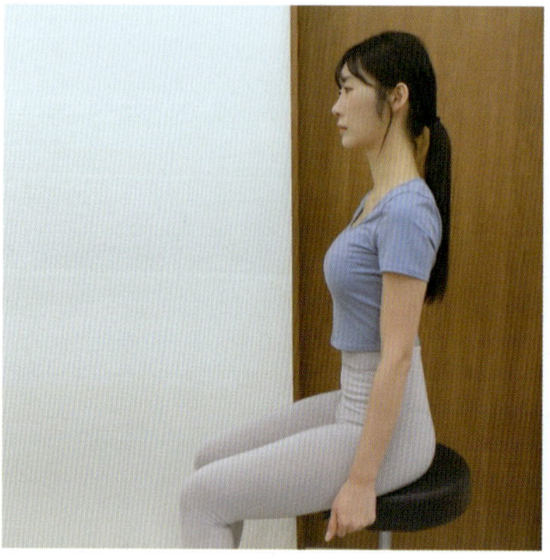

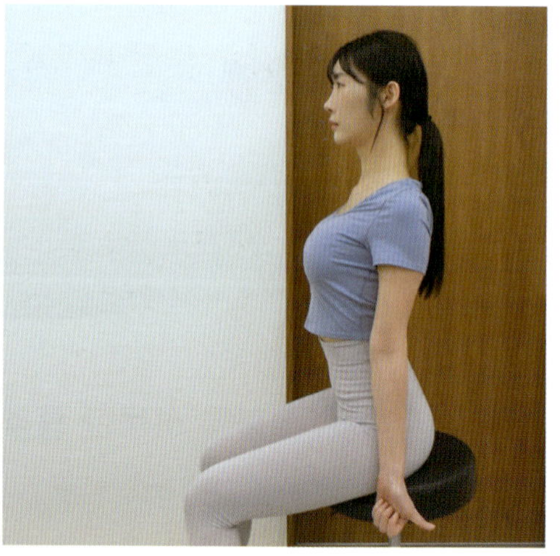

넷째, 흉추 회전을 이용한 흉추분절 움직임 회복법

(회전축을 흉추에 두고 회전하는 운동법)

다음과 같이 회전을 할 때 회전축을 흉추에 두면 흉추의 회전 움직임을 회복할 수 있다. 척추의 회전 움직임 과정에서 경추, 흉추, 요추의 회전이 일어날 수 있을 것이다. 모든 움직임이 그렇듯이 척추관절의 회전 움직임을 주려는 의도를 가지고 흉추에 회전축을 두면 흉추분절을 정확하게 움직일 수 있다. 이를 **"바이오 피드백 트레이닝"**이라고 한다.

다음과 같이 누워서 한쪽 다리를 들고 회전하면 흉추분절의 회전 기능을 회복할 수 있다. 특히 회전 운동이 필요한 골프 등을 즐기기 위해서는 매우 중요한 운동법이다. 그렇다면 과도하게 후만된 흉추분절 움직임의 회복은 언제부터 시행하는 것이 좋을까? 가능한 빨리 시작하면 좋겠지만 허리디스크 초기 통증이 심한 경우에는 "급한 불을 먼저 꺼라"라는 원리에 의해 디스크로 인한 통증 치료와 척추의 안정성 회복에 집중한다. 그리고 흉추 기능부전의 치료는 허리디스크 완치 5단계 중 3단계(닫힌 사슬 하지방사통형), 4단계(닫힌 사슬 국소 요통형)에서 시작하는 것이 좋다.

흉추분절 움직임 회복

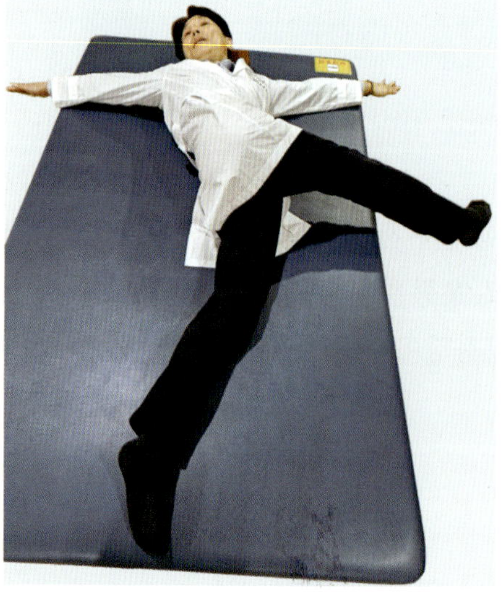

07 코어 강화에 의한 척추의 동적 안정성 회복

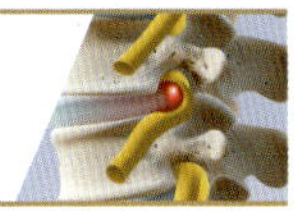

허리디스크 환자의 코어 근육을 강화하여 복내압으로 척추를 들어올릴 수 있을 정도가 되면 척추디스크에 주어지는 압박부하와 장력부하를 견뎌내고 일상 활동, 직업 활동이 가능해진다. 186 kg를 들어올리는 장미란 선수는 코어 근육의 힘으로 척추디스크에 가해지는 부하를 대신한 것이다. 그래서 허리디스크 완치를 위한 핵심 중의 핵심은 **코어근력을 강화하여 복압을 높이는 것**이라 할 수 있다.

그리고 디스크뿐만 아니라 모든 근골격계 질환을 해결하는 핵심이 코어 근육을 강화하는 것이라는 사실은 인체 움직임 기능 회복을 꿈꾸는 재활치료실에서는 누구에게나 상식이다.

디스크에 가해지는 부하 분산은 7가지 기능 회복으로

위에서 설명한 7가지 기능 회복으로 얻을 수 있는 디스크에 가해지는 압박부하의 분산에 대해서 알아보자. **척주(vertebral column)에 주어지는 부하를 140개의 척추관절에 적절히 분산한다면 어떻게 될까?** 하나의 계란은 밟아서 쉽게 깨지지만 140개에 정확히 힘을 분산한다면 그 누구도 깨뜨릴 수 없는 것처럼 척주에 가해지는 부하 분산은 중요하다. 이렇게 7가지 기능 회복의 근본적인 목표는 특정 척추관절에 가해지는 체중부하를 모든 관절에 분산하는 것이다. 허리디스크에 가해지는 압박부하와 장력부하의 정확한 분산을 위해서는 요추관절의 안정성, 후관절 기능 회복, 천장관절 기능 회복, 고관절 기능 회복, 흉추분절 움직임 회복과 함께 척추의 올바른 정렬이 필수적이다. 그리고 모든 관절 움직임 범위의 회복, 척추관절 안정성 회복과 올바른 자세를 바탕으로 올바른 보행, 올바른 러닝, 올바른 허리 굽히기 등의 움직임을 정상화하면 허리에 가해지는 압박부하와 장력부하의 분산은 완성된다. 이러한 관점에서 보면 디스크의 완치를 위해서는 9가지 CMP 정렬운동법이 초기부터 고려되고 시행되어야 한다. 디스크 완치를 위해서는 **140개 척추관절에 가해지는 압박부하와 장력부하의 완전한 분산뿐만 아니라 280여 개 모든 관절에서 부하 분산을 완성**하는 것이 CMP 치료법의 목표다. 진리는 복잡해 보이지만 대개 단순하다. 그리고 복잡한 것은 단순화해야 쉽게 실행할 수 있다.

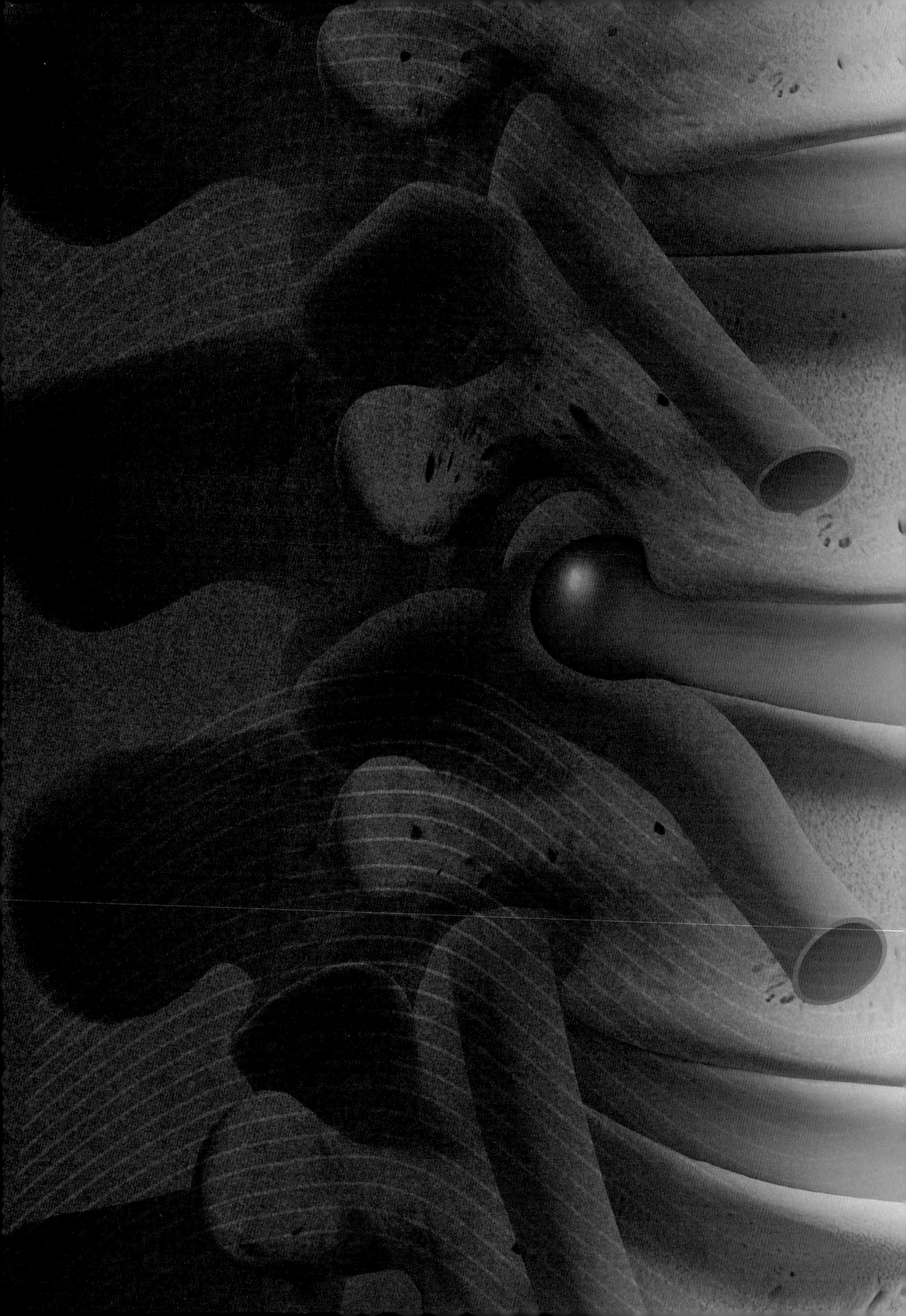

PART III.

올바른 움직임과 자세치료법(CMP therapy)은 허리디스크 완치 과정

Chapter 1.

올바른 움직임과 자세치료법(CMP therapy)의 6가지 철학과 12단계 과정

Summary

CMP therapy (correct motion and posture therapy)는 올바른 움직임과 자세 치료법으로 필자가 만든 용어다. 아래에서 소개하는 것처럼 6가지 철학과 12단계 과정이 있다. 올바른 움직임과 자세 치료법을 **순서대로 시행하면 인체 근골격계 대부분의 통증을 완치**할 수 있고, 100세까지 꼿꼿한 허리를 가지고 살아갈 수 있다.

CMP therapy의 6가지 철학

첫째, 인체의 가장 자연스러운 상태는 움직임이다.
둘째, 인체의 기능은 구조를 따른다.
셋째, 허리디스크를 포함한 모든 질병은 스스로 치유된다.
넷째, 인체가 올바른 움직임과 자세를 회복하면 통증은 자연스럽게 치유된다.
다섯째, 환자는 질병(허리디스크) 발생 전보다 더 건강해져야 한다.
여섯째, 몸과 마음은 연결되어 있다.

CMP therapy 1단계 5과정

1. 관절 움직임 범위(ROM) 진단 및 촉진 진단법
2. 맞춤(전신) 근막이완법
3. 맞춤(전신) 의학적 고립 스트레칭
4. 맞춤 관절가동 테크닉
5. 수동 관절안정화(인대증식) 치료법

CMP therapy 2단계 5과정

6. 능동 관절안정화 치료법 '안정화 근육 및 코어 강화'
7. 근력(근지구력) 불균형 측정법
8. 근력(근지구력) 균형운동 치료법

9. 세밀한 단계별 운동강도 증진 치료법
10. 전신 움직임 기능회복 운동

CMP therapy 3단계 기타 2과정

11. 9종 신체정렬 운동법
12. 통증 완화를 위한 놓아버림 이완명상법

올바른 움직임과 올바른 자세에 감사하라.

앞에서 설명한 바와 같이 허리디스크 환자의 통증은 너무도 복잡하고 통증으로 인한 움직임 장애는 결국 척추와 골반을 복잡하게 틀어지게 하고 전신의 부정렬을 악화시킨다. 이렇게 복잡한 문제를 해결하기 위해 허리디스크 완치 5단계와 허리디스크 완치를 위해 회복해야 할 7가지 기능, 허리디스크 통증 치료 3단계 관문을 제시했다.

이 장에서는 디스크 환자의 통증과 척추, 골반의 틀어짐을 적절한 순서와 단계로 치료하여 직업 활동에 복귀할 수 있는 방법을 제시하려 한다. 바로 **"올바른 움직임과 자세 치료법(correction motion and posture therapy)"**이다. 올바른 움직임과 자세 치료법은 필자가 만든 용어로 모든 근골격계 질환의 **"올바른 움직임과 올바른 자세를 회복함으로써 통증을 쉽게 치료"**하기 위한 단계적 과정 10가지와 기타 2가지로 세분화한 치료법이자 치료 철학이다. 새로운 용어를 만드는 것이 과연 세상에 유익할까라는 고민도 했지만 적절한 말이 없어 CMP therapy라는 용어가 탄생했다.

이제 6가지의 치료 철학에 대해서 알아보자. 이를 통해 디스크 치유 과정과 완치에 대해 자연스럽게 이해하게 될 것이다.

필자가 건강 강좌를 할 때 청중들에게 던지는 농담이 있다. **"인간은 움직이기 위해서 산다."** 실제로 인간은 먹는 것, 일상 행동하는 것, 일하는 것, 여행을 하는 것 모두가 움직임이고 움직임 때문에 가능하다.

첫 번째 치료 철학은 '인체의 가장 자연스러운 상태는 바로 움직임에 있다'이고 이 책에서는 디스크 환자가 인체의 가장 자연스러운 상태인 올바른 움직임을 회복하는 순서와 방법을 제시한다.

두 번째 치료철학, 모든 인체의 움직임 기능은 정확히 구조를 따르기 때문에 **인체의 움직임 기능은 우리 몸의 구조가 허용하는 범위 내에서 가능**하다. 이 원리를 기반으로 디스크 치료는 완성되어야 한다.

세 번째 치료철학, 우리 몸은 스스로 치유한다. 허리디스크는 추간판 파열, 후관절 부딪힘, 신경염증이 발생하는데, 이 과정은 염증기 3~5일, 증식기 ~3주, 재생기 ~6주를 거쳐 자연 치유된다. 환자는 잘못된 움직임으로 끊임없이 재손상을 일으키면서 디스크를 악화시키기 때문에 디스크로 고통받을 뿐이다.

네 번째 치료철학, 인체가 **올바른 움직임을 회복하면 통증은 자연스럽게 치유**된다. 올바른 움직임과 자세 치료법을 1번에서 10번까지 순서를 따라 치료하는 과정에서 인체는 최적 움직임 기능을 회복할 것이며 통증은 어느새 사라져 있을 것이다. 그런데, 통증 치료만을 좇으면 고양이가 제 꼬리를 잡기 위해 빙빙 도는 것처럼 영원히 통증에 시달릴 수도 있다. 움직임 기능을 회복한다는 것은 그만큼 중요하다.

다섯 번째 치료철학, 환자는 **질병(허리디스크) 발생 전보다 더 건강해져야** 한다. 허리디스크는 척추의 충격흡수 장치인 추간판이 기능을 잃어버린 상태다. 그래서 허리디스크 발생 전보다 더 튼튼한 허리를 만들지 않으면 디스크는 다시 파열되고 평생 통증에 시달릴 가능성이 높다. 올바른 움직임과 자세 치료법은 단계별 운동강도 증진 치료법을 통해 역도 선수 장미란처럼 튼튼한 허리를 만드는 것을 목표로 한다. 필자의 경험으로 보면 자신의 체중을 이길수 있는 정도의 튼튼한 허리를 만드는 과정은 80세가 넘는 노인도 가능하다. 이렇게 모든 환자는 디스크 발생 전보다 허리가 더 튼튼해져야 한다는 것이 핵심이다.

여섯 번째 치료철학, 마지막으로 **인간의 몸과 마음은 연결되어 있기 때문에** 디스크로 인한 통증을 단순히 디스크, 관절, 신경조직의 문제로만 치료해서는 안 된다. 마음은 다양한 경로를 통해 인체의 통증과 손상 치유에 영향을 미친다. 이것이 마지막 여섯 번째 치료철학이다.

이 6가지 치료 철학은 아래에서 소개하는 '올바른 움직임과 자세 치료법' 12단계 과정에서 자연스럽게 구현된다. 이 12단계 과정을 세분하면 1단계와 2단계 5과정, 기타 2과정으로 나누어져 있다.

이제 1단계 5과정에 대해서 간단히 알아보자. 허리디스크로 통증이 발생하면 일상 생활이 어려워지고 직업 활동을 제한받을 뿐 아니라 통증 회피 행동으로 척추와 골반이 틀어지는 등 여러 가지 문제가 복합적으로 발생한다. 이렇게 복잡한 문제가 있을지라도 인체관절의 국소적 문제로 국한시켜보면 관절 움직임 범위(range of motion, ROM)의 제한으로 귀결된다.

많은 환자들이 이미 경험하고 있듯이 디스크가 파열되면 통증과 함께 허리의 굴곡, 신전, 측굴, 회전 등의 **"관절 움직임 범위의 제한"**이 발생한다. 그래서 첫 번째 과정으로 **'관절 움직임 범위 진단 및 촉진 진단법'을** 시행함과 동시에 병리적 문제를 치료한다. 이 과정 동안에 중요한 것은 침상안정과 같은 치료적 행동수정과 초기 움직임 증진운동(mobilizing exercise), 관절 움직임 범위 증진 운동(ROM exercise)이다. 이 과정은 디스크 급성기에 **"인체의 몸은 스스로 치유한다"**라는 3번째 원리에 의해 치료하는 단계다.

다음 단계에 해야 할 일은 관절 움직임 범위 제한을 유발한 근막을 정확히 찾아내 **"맞춤 근막이완"**을 시행한 후 600여 개의 근육 중 통증유발점 때문에 짧아진 근육을 정확히 찾아서 **"맞춤 근육 스트레칭"**을 시행하는 과정이다. 근막이완법으로 근막이 부드러워진 상태에서 스트레칭하면 근육의 원래 길이를 회복할 뿐 아니라 근육통을 쉽게 치료할 수 있다. 또한 관절 움직임 범위가 증가하고 인체의 전신 정렬은 좋아질 것이다. 다음은 덜 움직이는 관절 기능부전을 해결하기 위해 **"맞춤관절가동 테크닉"**을 시행하는 단계다.

다음 단계는 **인대의 느슨함으로 인한 척추 불안정성을 치료하는 과정**으로 나사 풀린 듯 느슨해진 인대는 인대약침과 가열식 화침으로 증식 강화할 수 있다. 예를 들어 4~5번 디스크가 탈출되어 4~5번 관절 부위 인대가 느슨해져 불안정하다면 이 부위에 인대약침을 사용하여 안정성을 회복한다. 여기까지가 1단계 5가지 과정이고 이 과정이 완성되면 허리디스크 완치 5단계 중 3단계에 도달하여 통증 없이 가벼운 일상생활이 가능할 것이다.

이렇게 근막이완, 근육 스트레칭이 정확히 시행되면 허리디스크로 인한 후관절, 천장관절, 흉추, 고관절 기능부전 등의 관절기능이 회복되기 시작한다. 그 결과 관절의 부딪힘은 줄어들고 관절에 영양 공급이 잘되기 때문에 관절의 움직임 기능을 빠르게 회복할 수 있다. 그래서 맞춤 스트레칭, 관절가동 테크닉, 인대증식 치료는 연속적이고 중첩적으로 시행하는 것이 좋다. **만약 통증 Origin(척추관절 불안정 부위)을 정확하게 진단할 수 없다면 맞춤 스트레칭, 관절가동 테크닉은 여섯 번째 과정 '능동 관절안정화 치료법' 이후로 시행**하는 것이 더 안전하게 디스크 통증을 치료할 수도 있다.

다음의 2단계 5과정은 **디스크 환자가 척추의 안정성과 전신의 움직임 기능을 회복하는 단계**다. 이 과정에 대해 간단히 알아보자. 진정한 척추관절의 안정성은 근육에 의한 척추안정화 운동법으로만 완전히 회복될 수 있다. 근육에 의한 척추 안정성은 척추의 국소 안정성 근육 강화와 코어 강화 운동 두 가지로 완성된다. 이렇게 근육에 의한 **척추관절의 안정성을 회복**하면 일상 생활을 넘어 가벼운 직업 활동도 가능해질 것이다.

인체의 모든 근육은 기능적으로 **"안정화 근육**(stabilizer)**과 움직임 근육**(mobilizer)**"** 두 가지로 구분할 수 있다. 이 두 가지 근육이 어떻게 작용할 때 척추 안정성이 회복되는지 알아보자. 척추관절 안정성은 빠른 근수축 반응시간과 모든 근육의 지속적이면서 강한 협응 수축력이 만들어낸다. 그래서 디스크 관절의 재손상 없이 움직이기 위해서는 **'안정화 근육'**이 먼저 수축하여 척추관절 안정성을 회복한 상태에서 **'움직임 근육'**이 조화를 이루면서 협응수축하는 동적 안정성(dynamic stability)이 필요하다.

이렇게 안정화 근육이 작동한 상태에서 전신의 움직임이 일어날 때 척추관절은 최적의 보호 상태가 된다. 척추의 국소 안정화 근육은 다열근이고 좀 더 큰 개념의 안정화 근육은 코어 근육(횡격막근육, 복횡근, 내외복사근, 척추기립근, 골반저근육)이다.

척추관절의 안정성을 회복한 후 다음 단계는 양측 중둔근과 대둔근, 대퇴사두근 등의 **"근력**(근지구력)**의 불균형을 측정"**한 후 양측의 근지구력, 근력이 같아지도록 **'근력 균형 운동법'**을 시행한다. 순서를 만들다 보니 다음 단계라고 표현했지만 근력 균형 운동법은 디스크 초기 단계부터 일찍 시행하는 것이 좋다.

다음 단계는 **"세밀한 단계별 운동강도 증진 치료법**(specific graded exercise)**"**이다. 단일 근육의 근지구력, 근력 회복 과정에서도 세밀한 단계적 운동강도 증진 치료법을 적용해야 하고, 고유수용감각 기능인 균형 기능, 협응성 기능, 민첩성 기능 회복운동 과정도 세밀한 단계적 운동강도 증진 치료법을 적용해야 한다. 심폐지구력 회복을 위한 유산소 운동 또한 세밀한 단계적 운동강도 증진 치료법을 적용해야 한다. 그래서 **'근력 불균형 측정-근력 균형 운동법-세밀한 단계별 운동강도 증진 치료법'**은 하나의 세트처럼 이해하고 시행해야 한다.

다음 단계로 치료적 보행 교정을 포함한 **"전신 움직임 기능회복 운동법"**을 시행한다. 여기서 꼭 짚고 넘어가야 할 중요한 문제가 있다. 예를 들어 하루 종일 앉아서 컴퓨터 작업을 해야 하는 환자와 하루 종일 무거운 물건을 들어야 하는 환자를 같은 운동법, 같은 운동 강도로 치료하는 것이 과연 옳은 방법일까? 당연히 두 환자의 전신기능 회복 운동법은 달라야 한다. 이렇게 환자의 직업 활동, 스포츠 취미 활동에 따라서 모든 환자에게 각기 다른 전신기능 회복 운동법을 선택하여 시행해야 한다. 이 과정은 인체의 모든 움직임 기능을 세밀하게 등급으로 나누어 단계적으로 회복하도록 구성되어 있다. 2단계 5과정을 통해 모든 디스크 환자는 일상 생활, 직업 활동, 스포츠 활동이 가능하게 될 것이다.

이제 디스크를 완치하지 못하는 안타까운 상황을 보자. 많은 환자들이 허리디스크 완치의 마지막 단계인 **"전신 움직임 기능회복 운동법"** 과정의 중요성을 간과하는 경향이 있다. 시간이 없어서 이 과정을 간과하든 힘들고 귀찮아서 이 과정을 간과하든 디스크 완치의 마지막 단계인 이 중요한 과정을 게을리하면 허리디스크는 재발할 가능성이 매우 높다.

치료적 운동을 하기는 하는데 디스크를 완치하지 못하는 상황도 있다. 등산이나 수영으로 허리디스크를 완치했다고 믿는 사람들은 잘 생각해보라. 만약 한쪽 근육 길이가 짧고 관절 움직임 범위가 정상 회복되지 않은 상태에서 등산, 수영을 계속 반복하면 어떻게 될까? 오히려 척추관절은 틀어진 상태로 통증만 나아질 가능성이 높다. 그래서 앞에서 살펴본 바와 같이 등산, 수영만으로 디스크 통증이 나아지는 것은 우연한 사건일 가능성이 높다.

물론 **올바른 움직임과 자세 치료법의 과정**을 충실히 시행해도 완벽한 관절 움직임 범위와 근육 길이, 근력의 균형 회복은 불가능하다. 하지만 쉽게 시행할 수 있는 맞춤 스트레칭, 관절 움직임 범위 회복, 근력 균형 운동법 등의 노력을 하지 않고 수영, 등산만을 한다면 그것은 적절한 치료법이라 할 수 없다.

또한 강한 근력이 회복되지 않은 상태에서 빠르게 움직이는 민첩성 운동을 시행하면 인체의 관절은 손상 위험이 높다. 인체의 빠른 움직임으로 인한 가속도(F=ma)는 척추관절에 강한 압박-장력(전단)부하를 초래하기 때문에 디스크 재손상 위험은 커진다. 그래서 치료적 맞춤운동 프로그램의 각 과정에는 합당한 목적과 이유가 있어야 하고 휴식과 운동 강도(횟수, 세트수 등)에도 정확한 생체역학적 원리가 필요하다.

마지막 기타 2과정은 **"9종 신체정렬 운동법"**과 **"놓아버림 이완명상법"**이다. 간단하게 알아보자. 허리디스크를 완치하고 재발을 방지하기 위해서는 올바른 신체 정렬이 필요하다. **9종 신체정렬 운동법**은 머리에서 발까지 인체 정렬 개선을 위한 운동법 중에서 효과적인 것을 필자가 선정한 것이다.

9가지 운동법은 전정재활 균형운동법, 경추 안정화 운동법, 흉추교정-호흡 운동법, 견갑골 시계 운동법, 코어 강화 운동법, 고관절 안정화 운동법, 무릎 안정화 운동법, 족궁(발아치) 개선 운동법, 치료적 보행 운동법으로 이루어져 있다.

'놓아버림 이완명상법'은 뇌과학, 호흡과 연관된 자율신경과학, NLP최면요법, 마음챙김 명상법, 데이비드 호킨스 박사의 놓아버림 기법 등을 통합하여 필자가 명명한 것이다. 놓아버림 이완명상법으로 섬유근막통, 만성복합부위 통증증후군(CRPS), 강직성척추염, 류마티스 관절염, 루푸스, 암성통증 등 만성통증를 치료할 때 매우 효과적이다.

'올바른 움직임과 자세 치료법'을 제대로 완성하기 위해서 아래에 소개하는 4가지 질문을 보자. 4가지 질문에 대한 답을 하면서 해결해 나가면 효과적이다.

- 각 단계 과정은 어느 시기에 시행할 것인가?
- 각 단계 과정을 언제까지 반복 시행할 것인가?
- 각 단계 과정은 얼마나 자주 시행할 것인가?
- 각 단계 과정의 목표가 달성되어 감에 따라 얼마나 줄일 것인가?

이제 12가지 '올바른 움직임과 자세 치료법'에 대해 자세히 알아보자. 모든 과정을 실제로 실행(실천적 지혜)해 보면서 읽으면 인체의 움직임 회복의 신비를 체험할 수 있을 것이다.

Chapter 2.

CMP therapy 1단계 5과정

I CMP 관절 움직임 범위 진단과 촉진 진단법

Summary

어딘가 통증이 발생하면 가장 중요한 것은 **통증의 기원(origin)**을 찾는 것이다. 통증의 악화 사이클(손상성 통증 → 근육 통증, 관절 통증, 신경 통증, 뇌기원성 통증) 특성상 통증의 기원을 찾는 것이 쉽지 않지만 인체 관절 통증의 50%는 극돌기 압박검사로 통증의 기원을 쉽게 찾을 수 있다. 통증이 발생하면 관절 움직임 범위(ROM) 제한이 발생한다. 그래서 CMP 첫 번째 과정은 **관절 움직임 범위 진단과 촉진 진단법**이다. 나머지 4과정, 맞춤 근막이완법, 맞춤 근육 스트레칭, 맞춤 관절가동 테크닉, 수동 관절안정화 치료법 '인대증식'은 통증을 효과적으로 치료하면서 관절 움직임 범위를 정상화하는 방법이다.

280여 개 관절의 정상 움직임에 대해 감사하라.

어떤 이유에서든 통증이 발생하면 관절 움직임 범위의 제한이 발생한다. 그래서 **관절 움직임 범위의 제한 정도를 측정하는 것은 그 자체로 중요한 진단법**이다. 그리고 관절 움직임 범위 측정과 함께 시행하는 촉진으로 어디에서 손상이 발생했는지, 어디에서 통증이 심한지 등을 파악함으로써 많은 병리적 상황을 알아낼 수 있다. 또한 **촉진은 근막이완, 허혈성 압박, 교차마찰 마사지, 관절가동 테크닉 등을 병행할 수 있기 때문에 진단 및 치료법으로 활용**할 수 있다.

디스크가 파열되면 손상기원성 통증이 발생하고 이어서 후관절 부딪힘에 의한 관절 통증, 신경근 압박에 의한 신경 통증, 수많은 근막과 근육에 통증이 발생한다. CMP 5대 통증 원리에서 보는 바와 같이 통증은 상호 악화 관계에 있기 때문에 손상이 발생하고 시간이 지나면 환자의 원래 손상 부위를 찾는 것은 어려워진다. 하지만 이 모든 문제는 결국 **'관절 움직임 범위 제한'**을 유발한다. 그래서 관절 움직임 범위 진단은 중요하고 관절 움직임 범위를 개선하는 것 또한 중요한 치료법이 된다. 관절 움직임 범위 진단 과정에서 꼭 기억해야 할 것은 통증이 호전된다고 해서 절대로 관절 움직임 범위가 자연 회복되지는 않는다는 사실이다.

이렇게 디스크가 발생한 후 나타나는 관절 움직임 제한의 정도를 측정하는 것을 **"관절 움직임 범위(ROM) 진단법"**이라고 명명한다. 인체 근골격계의 모든 구조, 생리, 병리, 생체역학적 기능을 이해한 상태에서 관절 움직임 범위를 정확히 측정할 수 있다면 모든 관절의 흔한 질환의 원인을 쉽게 진단해 낼 수 있다.

좋은 질문은 좋은 답을 유도한다. 몇 가지 질문을 통해 관절 움직임 범위 진단에 대해서 좀더 자세히 알아보자.

관절 움직임 범위를 제한하는 장벽의 원인이 무엇인가?

당연히 디스크 환자의 관절 움직임 범위를 제한하는 장벽은 디스크 탈출에 의한 통증이다. 하지만 **관절 움직임 범위를 제한하는 장벽의 원인**은 그렇게 간단하지 않다. 디스크 손상에 의한 **통증뿐만 아니라 근막 긴장과 유착, 근육긴장, 근육의 짧아짐, 근육통증, 관절낭 유착, 관절 기능부전** 모두 관절 움직임 범위를 제한하는 장벽이다. 이러한 모든 문제를 해결할 때 관절 움직임 범위를 제한하는 장벽의 문제는 해결될 수 있다.

관절 움직임 범위 제한을 일으키는 장벽은 어떻게 찾아낼 수 있는가?

디스크 손상과 관절 움직임 범위를 제한하는 장벽을 찾는 방법으로 X-ray, CT, MRI 등 영상사진이 있다. 하지만 앞에서 살펴봤듯이 MRI 사진상 디스크 탈출이 있어도 통증이 없는 경우도 있기 때문에 '지금 여기서' 통증, 근막 유착, 근육 짧아짐, 관절 기능부전 등을 찾아낼 수 있는 "관절 움직임 범위진단과 촉진 진단법"이 더 중요하다고 할 수 있다.

관절 움직임 범위 검사는 환자 스스로 관절을 움직이는 **능동적 검사**와 의료인이 시행하는 **수동적 검사**로 나눌 수 있다. 능동적 검사는 환자 스스로 관절을 움직이기 때문에 수의적 근수축이 일어나고, 수동적 검사는 검사자의 힘으로 관절을 움직이기 때문에 수의적 근수축이 거의 일어나지 않는다. 이 사실을 기반으로 관절 움직임 범위 검사에서 제한이 발생하는 원인이 근수축과 관련이 있는지 아닌지를 파악할 수 있다. 즉 **수축성 구조인 근육의 문제로 관절 움직임 제한이 발생**한 것인지, 아니면 **비수축성 구조인 관절, 인대 등의 문제로 움직임 제한**이 발생한 것인지를 알아내는 것이다.

또한 체중부하의 여부에 따라 열린 사슬 상태의 관절 움직임 범위 검사와 닫힌 사슬 상태의 검사로 나눌 수 있다. 체중부하가 없는 상태에서 관절을 움직일 때 통증이 없다고 해서 체중부하가 주어지는 일상 생활에서 통증 없이 움직일 수 있는 것은 아니다. 그래서 임상에서 중요한 것은 일상 활동과 관련된 닫힌 사슬 상태의 관절 움직임 범위검사다.

문형철 교수가 알려주는 치료적 운동 상식!

열린 사슬 운동과 닫힌 사슬 운동에 대하여

열린 사슬 운동(open kinetic chain exercise)은 팔 또는 발이 땅바닥에 닿지 않고 자유로운 상태에서 시행하는 운동이다. 반대로 닫힌 사슬 운동(closed kinetic chain exercise)은 팔 또는 발이 땅바닥에 닿은 상태에서 시행하는 운동이다. **그래서 디스크 손상은 주로 닫힌 사슬 움직임 상황에서 발생**한다. 치료과정은 누워서 시행하는 치료적 운동(열린 사슬운동)으로 시작하고, 근력이 회복됨에 따라 부하를 견딜 수 있게 닫힌 사슬운동으로 세밀한 단계별 운동강도 증진 치료법으로 전환해야 한다.

관절 움직임 범위를 검사와 관절 움직임 범위 개선을 확인할 때도 열린 사슬 상태와 닫힌 사슬 상태를 나누어서 시행해야 한다. 이를 통해 환자는 자신의 통증이 언제 어떤 상황에서 발생하는지 정확하게 이해하고 치료적 행동수정을 정확하게 시행할 수 있다.

대개 임상에서 관절 움직임 범위 검사는 능동적 검사를 먼저 시행하여 환자의 근육의 상태와 통증의 정도를 파악하고, 이어서 수동적 검사를 통해 **관절 움직임 제한이 통증 때문인지, 관절강직 때문인지, 근육 마비 때문인지 등을 감별**하면 유용하다. 그리고 체중부하가 없는 열린 사슬상태의 관절 움직임 범위 검사를 먼저 시행하고 이후에 체중부하가 주어진 닫힌 상태의 검사를 시행한다.

근육통이 치료되었다고 해서 짧아진 근육 길이가 자동적으로 정상화될 수는 없다는 사실을 기억하고 다음 문장을 보자. 관절 움직임 범위 검사는 근육 길이 검사이기도 하다. 독자는 통증유발점이 발생하면 근육이 짧아진다는 것과 근육 길이가 짧아지면 근력이 약해진다는 사실을 잘 알고 있을 것이다.

그래서 근육통의 치료와 짧아진 근육 길이를 정상 회복하는 것은 매우 중요하다. 그런 관점에서 보면 정상 관절 움직임 범위를 회복하면 근육의 길이가 정상화되었다고 판단할 수 있다. 근육의 길이가 정상화되면 근육이 제 기능을 발휘할 준비가 된 것이기 때문에 디스크 치료의 절반이 완성된 것이다. 쉽게 말하면 디스크가 발생하고 틀어진 척추, 골반을 바로잡는 정확한 스트레칭을 통해 근육의 정상 길이를 회복하는 것이 디스크 완치를 위해서 매우 중요하다.

그렇다면 어느 관절의 움직임 범위를 측정할 것인가?

황당한 질문처럼 보이지만 허리디스크 완치를 위해서는 문제가 발생한 요추의 관절 움직임 범위만을 측정하면 안 된다. 몸통굴곡은 흉추, 요추, 골반, 고관절 움직임의 합이다. 따라서 관절 움직임 범위 검사가 중요한 진단적 의미를 갖기 위해서는 **전신의 관절 움직임 범위진단이 필요**하다. 인체는 근막과 근육, 신경 등으로 전신이 직접적으로 연결되어 있고 하나의 관절 움직임이 제한되면 다른 관절의 보상움직임이 필요한데, 그 과정에서 과부하를 견디지 못하는 인체조직에 손상이 발생하게 되기 때문이다.

280여 개의 관절은 모두 구조가 다르고 생체역학적으로 최적의 기능을 하기 위한 정상 관절 움직임 범위가 있다. 하지만 거의 모든 사람은 자신의 움직임 습관에 따라 비정상 관절 움직임 범위를 가지고 살아간다. 특히 디스크 환자는 비정상적인 관절 움직임이 많다. 흉추관절 움직임 범위의 감소, 한쪽 고관절과 천장관절의 움직임 범위 감소 등이 흔하게 관찰된다.

이러한 문제의 개선을 위해서 **'허리디스크 완치를 위해 회복해야 할 7가지 기능'** 챕터를 참조하라.

올바른 움직임과 자세를 회복하는 치료는 인체 부정렬을 가능한 올바른 정렬 상태로 개선하면서 전신의 최적 움직임 기능을 완성하는 과정이다. 그래서 가능하면 인체 280여 개 모든 관절 움직임 범위를 가능한 정상으로 개선하는 것이 꼭 필요하다.

올바른 움직임과 자세를 회복하는 치료에서 관절 움직임 범위 제한의 원인을 순서대로 해결하기를 주장한다. 관절 움직임 범위 제한을 일으키는 장벽의 원인이 손상부위 문제인지, 근막 유착 문제인지, 근육 문제인지, 관절 문제인지를 찾아서 순차적으로 해결하는 과정에서 디스크는 완치할 수 있고 전신의 정상 움직임 기능을 회복할 수 있기 때문이다. 독자는 이 책에서 제시하는 순서대로 환자에게 치료를 시행하다 보면 어느새 통증이 사라지고 전신의 관절 움직임이 놀랍게 개선되는 것을 직접 체험할 수 있을 것이다.

관절 움직임 범위 진단 개념을 확장하면 **환자의 모든 동작은 관절 움직임 범위 진단**의 범주에 들어간다. 특히 보행 분석, 팔 들고 앉았다 일어서기 검사는 움직임 진단

오버헤드 스쿼트

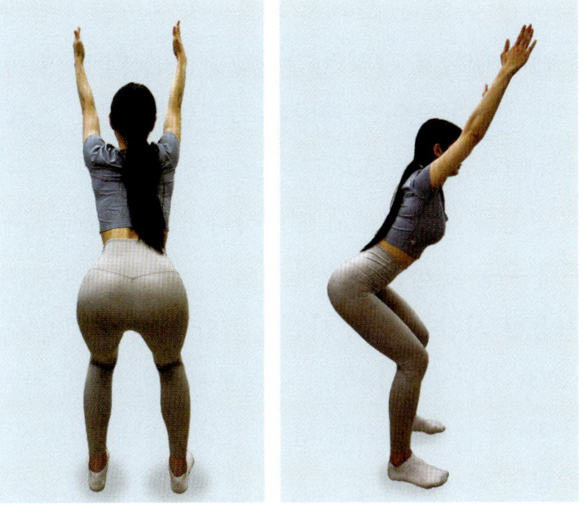

(movement assessment)의 기본이다. 이를 그대로 확장하여 치료에 적용하면 움직임 치료(movement therapy)가 된다.

관절 움직임 범위 검사를 하는데 선천적인 유연성 문제는 중요하다. 모든 사람의 유연성이 다르다. **어떤 사람은 몸이 유연하고 어떤 사람은 몸이 뻣뻣할까?**

모든 사람은 각각 다른 관절 움직임 범위를 가지고 있는데 그 차이는 근막, 근육, 건, 인대, 관절낭 등 결합조직에 콜라겐섬유가 많은지, 탄성섬유가 많은지에 따라 결정된다. **콜라겐섬유는 5%, 탄성섬유는 150%까지 늘어날 수 있기 때문**이다. 참고로 베이튼 스코어(Beighton score) 5가지로 과유연성 검사를 시행할 수 있다. 허리의 과굴곡 1점, 양측 무릎의 과신전 2점, 양측 팔꿈치 과신전 2점, 양측 엄지손가락 과굴곡 2점, 양측 새끼손가락 과신전 2점 총 9점으로 과운동성을 측정한다. 어린이를 기준으로 과운동성은 10~30%를 보이고 여성은 남성에 비해 두세 배 과운동성을 보인다. 그리고 나이가 어릴수록 관절의 과운동성의 비율은 높다.

베이튼 스코어

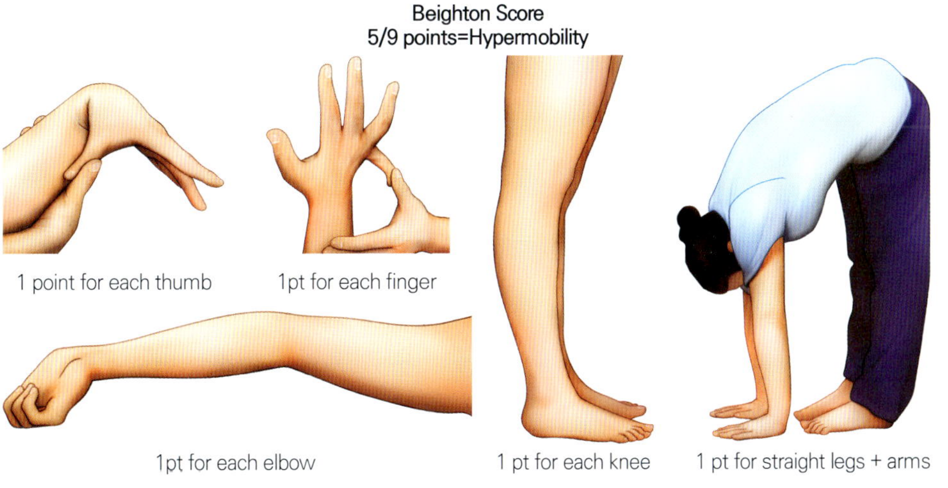

관절 움직임 범위 회복에 관한 중요한 치료적 금언은 **"과한 것은 부족한 것만 못하다"**이다. 베이튼 스코어 검사로 과도하게 유연한 사람이 스트레칭을 과도하게 시행하

면 관절의 불안정성은 더 심해질 수 있다. 그래서 과도하게 유연한 사람의 스트레칭은 양측의 균형을 맞추는 정도만 시행하고 관절의 안정화 운동을 더 많이 시행하는 것이 좋다. 그런데 임상의 현실에서 보면 유연한 사람은 끊임없이 요가, 스트레칭을 하고 뻣뻣한 사람은 스트레칭을 등한시하고 오히려 근력 운동을 한다. 이 글을 읽는 독자는 베이튼 스코어로 자신의 유연성을 측정해보고 뻣뻣하다면 주로 스트레칭을 하고, 과도하게 유연하다면 주로 근력 운동을 하기 바란다.

다음으로 **"촉진 진단에 사용한 시간은 치료 시간을 절약할 것이다"**라는 촉진의 대원칙을 마음 속에 새겨두고 촉진 진단법에 대해서 알아보자. 디스크의 완치를 **'최적 움직임 회복'**이라는 관점에서 볼 때 X-ray, CT, MRI 영상 진단보다 훨씬 중요한 것이 촉진법이다. 촉진을 통해 근막이 딱딱하게 굳어 있는지, 근육의 짧아짐과 근육통이 있는지, 관절낭이 굳어 있는지 등을 정확히 알아내고 **'지금 여기서 통증이 있는 조직'**을 찾을 수 있기 때문이다.

관절 움직임 끝느낌으로 무엇을 알 수 있는가?

관절 움직임 범위 진단법과 촉진법을 함께 시행하는 방법이 있는데 그것은 바로 **"관절 움직임의 끝느낌**(end feel) **검사"**다. 끝느낌 검사는 관절 움직임 범위 진단의 최고봉이라고 할 수 있고 오랜 임상 경험을 통해 숙달될 수 있다. 오랫동안 누워 있거나 나이가 들면 몸이 뻣뻣해진다는 사실을 기억하고 아래 글을 보자. 관절 움직임 범위는 관절의 구조뿐만 아니라 피부, 섬유막, 근막, 인대, 관절낭, 관절의 퇴행성 변화 그리고 조직손상 등에 의해서 영향을 받는다. 그리고 인대가 늘어나 느슨해지면 관절은 불안정해진다. 관절 움직임의 끝느낌 검사는 이러한 문제를 찾아내는 방법이다.

임상 경험이 많아지면 관절 움직임의 끝느낌으로 근막-근육의 상태, 관절낭의 상태, 관절의 강직 상태, 골성 제한을 알아낼 수 있다. 좀더 자세히 알아보자. 검사자에 의한 수동적 관절 움직임 범위 검사를 할 때 관절을 촉진해 보면 관절 움직임 끝 범위에서 **부드러운 끝느낌**(soft end feel)과 **단단한 끝느낌**(hard end feel)이 느껴질 것이다. 부드러운 끝느낌은 피부, 근막, 근육, 관절낭이 늘어나는 한계점 때문에 발생하고, 단단한 끝느낌은 퇴행성 변화로 골극이 생기거나 골절로 깁스를 하여 관절 구축이 있을 때 흔히 나타난다.

참고로 조직 손상이 있거나 인대 늘어남에 의한 관절 불안정성으로 통증이 심할 때는 관절 움직임의 끝느낌 검사를 시행할 수 없다. 왜냐하면 통증 때문에 관절 자체를 움직일 수 없기 때문이다.

관절 움직임 끝느낌 검사에서 단단한 끝느낌이 나타나는 경우는 매우 주의해야 한다. 이렇게 단단한 끝느낌과 함께 존재하는 관절 움직임 범위의 제한은 관절의 퇴행성 변화에 의한 골극 때문이거나 관절 구축 때문인 경우가 대부분이다. 골극이나 관절구축 때문에 관절 움직임 범위 제한이 있다면 더 이상 회복이 불가능한 경우가 많다. 그래서 CMP 요법에서는 완벽한 움직임 회복이 아니라 **"최적 움직임 회복"**을 주장한다.

한쪽 어깨 관절낭에 반대쪽 손을 얹고 어깨관절을 내회전, 외회전시키며 관절낭의 끝느낌을 느껴보라. 오랫동안 어깨 통증이 있었던 사람은 관절이 녹슨 것과 같이 뻣뻣한 느낌, 관절소리(click sound), 관절 마찰느낌(grind sensation) 등을 찾을 수 있다. 촉진과 치료를 동시에 진행하기 위해서 통증이 없는 범위 내에서 10회 3세트 반복해보면 뻣뻣한 느낌, 관절소리, 통증이 줄어들고 관절 움직임 범위가 증진되는 것을 볼 수 있을 것이다.

그리고 이어지는 몇 가지 질문을 통해 촉진법에 대해서 자세히 알아보자.

무엇을 촉진할 것인가?

촉진을 통해 피부, 근막, 근복, 근육의 가장자리, 힘줄, 점액낭, 인대, 관절낭, 신경, 뼈의 가장자리, 뼈의 융기부, 혈관 등 인체의 모든 조직의 구조, 신장성, 탄성도, 병리적 상황 등을 **아는 만큼 만지고 평가**할 수 있다. 특히 관절 움직임 제한 장벽의 원인이 되는 조직 문제는 촉진을 통해 알아낼 수 있다. 즉 촉진을 통해 천층 근막, 심층 근막의 긴장과 유착 상태를 알아내고 근육 긴장과 통증유발점의 경결점이 있는지를 알아낼 수 있다. 또한 관절의 염증으로 인한 열감, 부종을 직접적으로 촉진함으로써 문제가 얼마나 심각한지를 좀 더 정확히 알아낼 수 있다.

촉진과 치료는 별개의 과정인가?

많은 의료인들이 촉진과 치료를 따로 떼어서 생각하는 경향이 있다. 그래서 촉진 진단을 하고 난 후에 치료 시간을 따로 정하는 습관을 갖는다. 하지만 촉진 진단과 치료는 일방통행이 아니다. 올바른 촉진은 병리적 상황만을 평가하는 것이 아니라 평가된 병리적 상황을 곧바로 치료하는 것이다. 그래서 **촉진과 치료는 함께 시행**하는 것이 올바른 방법이다.

어떤 마음으로 촉진을 해야 할까?

이에 대한 매우 철학적인 대답이 있다. **"성공적인 촉진은 손뿐만 아니라 환자에 대한 사랑의 마음으로 뇌와 함께 느끼는 것"**이다. 인체의 미묘한 통증을 다루고 조직의 상태를 정확하기 평가하기 위해서는 단순히 손의 감각뿐만 아니라 사랑의 마음으로 촉진하는 것이 필요하다. 환자에 대한 연민과 사랑의 마음이 없다면 환자가 의료인을 신뢰하지 못하고 불안해한다. 그러면 근육은 과도하게 긴장 상태가 되고 환자의 근육 긴장이 과도하면 심부의 근막과 근육, 심부조직 촉진은 불가능하다. 그래서 성공적인 촉진은 단순히 손으로만 시행하는 것이 아니라 사랑의 마음으로 뇌와 함께 느끼는 것이 중요하다.

ROM 진단과 촉진 진단법은 어느 시기에 시행할 것인가?

진찰 첫 날부터 매일 측정하여 관절 움직임 범위의 변화를 보는 것이 좋다. 필자의 경험으로 보면 환자 자신의 관절 움직임 범위가 매일 조금씩 회복되는 것을 느끼면 치료에 대한 믿음과 순응도는 높아진다. 그래서 관절 움직임 범위의 측정은 진단이면서 손상 후 회복의 과정에서 중요한 역할을 한다. 또한 환자는 관절 움직임 범위를 제한하는 장벽 요소가 하나씩 치료되면서 최적 움직임 회복이 무엇인지를 알게 된다. 그리고 촉진 진단법은 통증이 있을 때마다 가능하면 시행하면서 치료하면 효과적이다.

ROM 진단과 촉진 진단법은 언제까지 반복 시행할 것인가?

디스크가 완치될 때까지 계속한다. 디스크 초기에는 체중부하가 주어지지 않는 누운 상태에서 주로 관절 움직임 범위 측정과 개선을 목표로 치료하고 서서히 회복되는 과정에서 체중부하가 주어지는 상태의 움직임을 회복한다. 또한 디스크 완치 판정을 받은 후에도 꾸준히 관절 움직임의 정상 범위를 유지하기 위한 근막이완과 스트레칭을 시행하는 것은 디스크 재발을 방지하는 길이기도 하다. 촉진 진단법은 통증이 있을 때마다 반복하면서 치료한다.

ROM 진단과 촉진 진단법은 얼마나 자주 시행할 것인가?

관절 움직임 범위 검사와 촉진법은 필요시 자주 시행한다. 특히 촉진법은 환자와의

접촉이므로 자주 시행하면 할수록 환자와의 관계는 좋아지고 치료에 대한 순응도는 높아질 것이다. 그래서 **자주 촉진하는 것이 좋다.**

ROM 진단과 촉진 진단법의 목표가 달성되어 감에 따라 얼마나 줄일 것인가?

허리디스크 완치 과정에서 관절 움직임 범위 검사는 진단과 함께 전신의 관절 움직임 기능이 회복되고 있는가를 체크하는 과정이어야 한다. 그래서 관절 움직임의 증진과 적절한 관절 움직임 범위의 유지는 자주 체크하는 것이 좋다. 허리디스크가 완치된 후에도 **주 2~3회 스트레칭을 통해 관절 움직임 범위를 측정하고 개선**하는 것이 좋다. 필자는 해외 여행을 하거나, 골프를 치거나, 하루 종일 강의를 하는 날은 항상 과도하게 사용한 근육 스트레칭과 함께 관절 움직임 범위 증진 운동을 시행한다. 그리고 촉진은 필요하다고 판단될 때 시행한다.

올바른 움직임과 자세 치료법의 관점에서 보면 위에서 설명한 **관절 움직임 범위 진단 및 촉진 진단법은 X-ray, CT, MRI 영상보다 훨씬 중요**하다. 그래서 디스크를 치료하는 의료인이라면 평생 그 탐구를 이어가야 한다.

Ⅱ 맞춤(전신) 근막이완법

Summary

인체 전신은 근막(섬유막)으로 둘러싸인 결합조직 연결체다. 근육뿐만 아니라 모든 내장도 마찬가지다. 이 근막은 어딘가 손상을 입거나, 스트레스를 받거나, 질병이 생기면 끊임없이 뻣뻣해진다. 근막이 뻣뻣해지면 인체는 움직임 장애가 생기고, 움직일 때마다 통증이 생기고, 내부 장기는 제대로 기능을 하지 못한다. 그래서 **전신의 근막을 부드럽게 하는 근막이완법은 모든 치료의 시작**이라 할 수 있다.

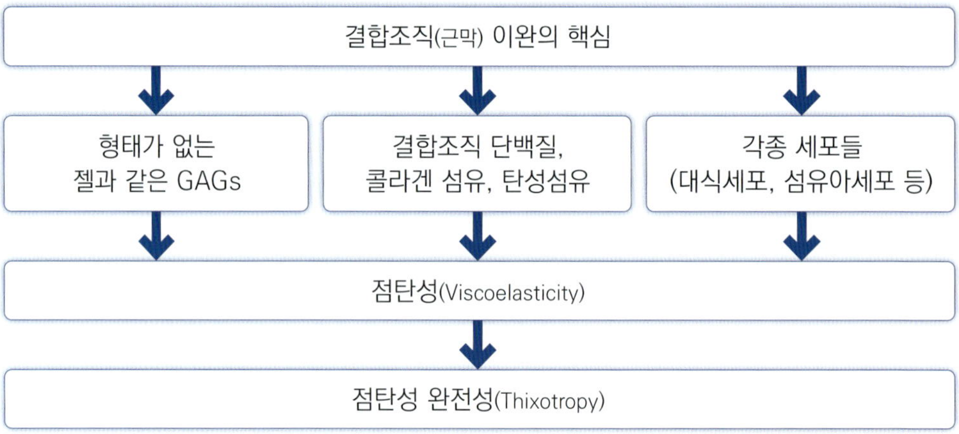

전신에 1억 개가 넘는 근육 보자기 결합조직(근막)의 점탄성 완전성에 감사하라.

허리디스크로 **통증이 심해지면 많은 근막 보자기는 긴장되면서 딱딱한 갑옷처럼 굳어지기 시작**한다. 왜냐하면 근막은 감각신경뿐만 아니라 자율신경의 지배를 받고 있어서 디스크에 의한 통증은 교감신경 흥분을 야기하고 근막 긴장, 근막 유착, 근막 섬유화를 일으키기 때문이다. 또한 스트레스를 받을 때도, 무리하게 운동을 할 때도, 역으로 움직이지 않고 침상안정을 오래 할 때도 근막은 유착되고 섬유화된다.

그렇다면 근막 긴장과 유착 상태에서 인체가 움직인다면 어떤 일이 벌어질까?

잔뜩 녹슨 로봇이 움직이는 것처럼 전신관절에 문제가 발생할 것이다. 즉, 딱딱해진 근막 때문에 근육 통증, 근육 기능부전은 심해지고 비정상적인 움직임 때문에 관절 부딪힘은 심해지고 디스크 통증(전신 관절 통증)은 더 악화된다.

그래서 인체가 부드럽게 움직이기 위한 첫 출발점은 바로 **"전신의 근막이완"**이라 할 수 있다. 이렇게 전신의 근막을 부드럽게 마사지하는 것을 **"맞춤(전신) 근막이완법"**이라고 명명한다.

그래서 근골격계 질환이 발생했을 때 첫 번째로 관절 움직임 범위를 진단 후 관절 움직임 제한 장벽의 원인을 찾아 치료하는 과정에서 손상 부위 회복을 추구해야 한다.

이후, 두 번째로 해야 할 것은 바로 **"맞춤(전신) 근막이완법"**이다.

디스크로 전신의 통증이 발생할 수 있다는 것을 기억할 것이다. 디스크로 인해 전신 통증이 있다는 의미는 전신의 근막 긴장과 유착이 시작된다는 뜻이다. 근막의 긴장과 유착은 올바른 움직임을 방해하고 척추와 골반을 틀어지게 하는 원인이 되기 때문에 **'맞춤(전신) 근막이완은 디스크 완치를 위한 출발점'**이라 할 수 있다. 다시 한번 말하지만 근육을 둘러싸고 있는 근막이 딱딱한 갑옷처럼 굳어지면 정상적인 근육 수축은 일어날 수 없다. 그래서 근막이완은 올바른 움직임과 자세 치료법의 중요한 핵심이다.

근막이완(myofascial releasing)이라는 의학용어를 쉽게 표현하면 **'근막을 적절한 강도로 만지기만 하면 부드러워진다'**는 뜻이다. 실제로 근막-근육긴장성 통증이 있을때 적절한 강도로 만지기만 하면 통증이 스스로 줄면서 근막은 이완된다. 여기서 적절한 강도란 '너무 아프지 않게 너무 약하지 않게' 하는 것을 말한다.

그렇다면 심한 통증에 시달리는 디스크 환자의 뻣뻣해진 근막을 어떻게 부드럽게 할 것인가?

인체는 600여 개의 근육이 있고 하나의 근육에 많게는 60만 개의 근막이 있으므로 인체 전체에는 2~3억 개 이상의 근막보자기가 있다고 추정할 수 있다.

다음 그림과 같이 근막보자기는 다양한 형태로 존재한다. 즉 근육을 둘러싸고 있는 피부와 섬유막이 있고, 섬유막 아래에 3층의 근막(근외막, 근주막, 근내막)이 있으며, 가장 안쪽의 근내막은 **"근수축의 최소 단위인 근섬유"**를 싸고 있다. 또한 근육은 표층에 있는 근육, 심부에 있는 근육이 층을 이루면서 겹겹이 놓여 있다.

근외막,
근주막, 근내막

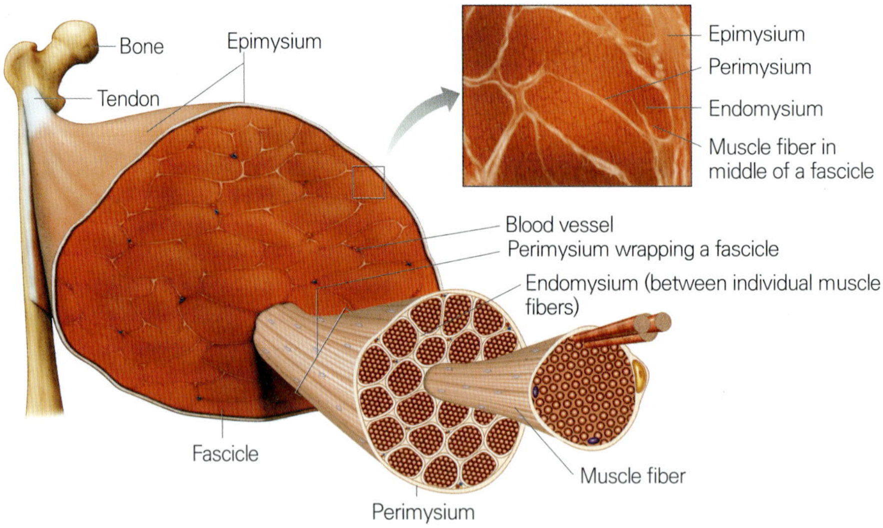

일반적으로 근육을 싸고 있는 결합조직을 통틀어 근막이라고 부르지만, 피부 아래의 섬유막(fascia)과 근육을 싸고 있는 근섬유막(myofascia)은 명확히 구분되어야 한다. 그래서 fascia는 섬유막으로 번역되어야 하고 myofascia는 근섬유막으로 번역되어야 한다. 하지만 통상적으로 근섬유막(myofascia)을 근막으로 사용하기 때문에 그 기준에 따른다.

문형철 교수가 알려주는 근막 상식!

인체는 결합조직의 연결체!

놀랍게도 인체의 거의 모든 조직은 결합조직으로 둘러싸여 있다. **"결합조직은 피부막, 섬유막, 근막 등을 포함한 큰 개념"**이다. 그래서 피부, 섬유막, 근섬유막, 힘줄, 인대, 관절낭, 장경인대, 족저근막뿐만 아니라 두피, 모상건막, 골막, 뼈, 연골, 경막, 지주막, 연막, 뇌조직, 척수, 신경, 눈동자, 코, 귀, 혀, 갑상선, 기관지, 폐, 간, 신장, 췌장, 위, 소장, 대장, 방광, 자궁, 난소 등 모든 조직은 결합조직으로 둘러싸여 있다. 심지어 백혈구, 적혈구, 혈소판 등 각종 혈구세포와 지방세포도 결합조직으로 싸여 있다. 그래서 인체는 가히 **"결합조직의 연결체"**라고 할 수 있다.

주로 결합조직으로 이루어진 피부는 표피, 진피, 피하지방 3개 층으로 되어 있다. 피부의 아래에는 천층섬유막(superficial fascia)이 근육을 덮고 있고 그 아래 심층 섬유막(deep fascia), 기관섬유막(organ fascia)이 있다. 근육을 둘러싸고 있는 근막은 근외막(epimysium), 근주막(perimysium), 근내막(endomysium) 3개 층으로 이루어져 있고, 근육과 근육 사이는 근육사이막(intermuscular septum)이라는 결합조직이 존재한다. 근육과 직렬로 연결되어 있는 힘줄은 건방조직(paratenon), 건외막(epitenon), 건내막(endotenon) 3층의 결합조직으로 되어 있고, 손목과 손가락에 있는 힘줄은 건초라는 결합조직 보자기 안에 물(활액)을 담고 있는 구조다. 또한 손목과 발목은 많은 힘줄을 벨트처럼 감싸고 있는 지대(retinaculum)라는 단단한 결합조직이 존재한다. 또한 신경은 신경외막, 신경주막, 신경내막 3개의 결합조직으로 싸여 있고 뼈는 골막이라는 결합조직으로 싸여 있다. 인체의 모든 내부 장기도 기관섬유막이라는 결합조직으로 둘러싸여 있다. 이렇게 조물주는 인체의 모든 조직을 이중, 삼중 결합조직 보자기로 싸서 보관하도록 만들었다.

그래서 전신의 결합조직(근막)을 부드럽게 하는 것은 건강한 삶의 필요조건이라 할 수 있다.

근막(결합조직)은 젤과 같은 형태가 없는 세포외 기질 안에 근막의 골격인 콜라겐섬유, 탄성섬유가 그물망처럼 연결되어 있고 그 공간안에 물과 많은 세포, 신경, 혈관이 분포하고 있는 구조다.

이러한 근막을 한 살배기 아이 피부처럼 부드럽게 만드는 방법은 무엇일까?
완전한 근막이완 상태인 '점탄성 완전성'을 회복한다는 것은 어떤 의미일까?

근막(결합조직)은 젤과 같은 세포외 기질 사이에 콜라겐-탄성섬유 복합체가 사방으로 쳐진 거미줄처럼 그물망공간을 만들어 **'탄성(elasticity)'**의 특성을 가지고, 그 안에 물을 함유하는 특성을 가진 세포외 기질 글라이코스아미노글리칸(GAGs)이 가득 들어 있어 **'점성(viscocity)'**을 갖는다.

근막(결합조직)은 이 두 가지 성질이 결합된 **"점탄성(viscoelasticity)"** 특성을 갖는다. 이렇게 세포외 기질, 콜라겐-탄성섬유 복합체, 적절한 양의 물이 결합조직 사이의 볼륨을 제공하고 잘 움직이도록 윤활 역할을 하며 결합조직의 미세 유착을 막아 점탄성을 유지하게 한다.

이러한 상태를 **"점탄성 완전성(thixotrophy)"**이라고 한다. 그래서 모든 인체 **"결합조직의 점탄성 완전성 회복"**은 근막이완이 완성된 상태라 할 수 있고 '올바른 움직임과 자세를 통한 치료'의 출발점이다.

점탄성 완전성이 망가진 상태는 병원에서 장기간 침상에 누워 있는 환자의 굳어진 관절에서 흔히 관찰할 수 있다. 그들의 굳어진 관절은 **근막(결합조직)의 세포외 기질 안에 물이 적어 콜라겐-탄성섬유와 함께 굳어진 가래떡처럼 변한 것**이다.

침상안정이 오래 지속되고 움직이지 않으면 몸 전체 결합조직에서 이런 문제가 나타난다. 처음에 환자는 스스로 몸이 뻣뻣해지고 여기저기 결리고 아프다고 느낄 것이다. 이 상태가 장기간 지속되면 전신의 근막과 관절은 완전히 굳어버린다.

우리 몸 내부장기 근막이 굳어졌을 때는 어떻게 해야 하는가?

인체의 내부장기 또한 심층섬유막과 기관섬유막이라는 결합조직으로 둘러싸여 있다. 이러한 **내부장기의 결합조직이 섬유화 되었을 때는 어떻게 해야 할까?**

복부마사지로 내부장기를 둘러싸고 있는 결합조직을 부드럽게 하고 복식 호흡을 통해 내부장기 결합조직을 움직여주는 것이 일차적으로 할 수 있는 일이다. 이러한 치료적 관점으로 탄생한 치료법이 내장기 도수치료(VM)라고 할 수 있다. 그리고 내부장기를 둘러싸고 있는 결합조직을 이완하여 점탄성 완전성을 회복하는 방법은 필자의 제안한 **"놓아버림 이완명상법"**이 있다.

이렇게 인체의 모든 결합조직이 점탄성 완전성을 회복하면 어떻게 될까?

가장 먼저 인체는 부드러운 움직임을 회복할 수 있다. 그리고 전신의 혈액순환, 림프순환, 신경계 순환, 경락 순환 등 모든 상호연결 기능이 좋아지고 통증이 사라지면서 면역세포가 인체 구석구석을 돌고 생명력이 넘칠 것이다.

이제 완벽한 근막이완을 이해하기 위해 근막의 조직학적 이해, 근막의 신경지배, 깊이에 따라 다른 근막이완법, 근막이완의 임상적 상황들, 효과적인 근막이완을 위한 방법, 장력-압박력 완전성 통합체 관점의 근막이라는 6가지 주제로 나누어 알아보자.

01 근막(결합조직)의 조직학적 이해

기능은 구조를 따른다는 CMP 치료철학을 기억할 것이다. **근막의 조직학적 구조와 조성에 대해서 이해**하면 근막의 완전한 기능회복 상태인 점탄성 완전성에 도달하기가 쉬워진다. 근막의 중요성에 비해서 많은 환자들은 근막에 대한 이해가 부족하기 때문에 자세히 알아보고자 한다.

근막(결합조직)은 첫째, 세포외 기질, 둘째, 근막내 단백질 섬유, 셋째, 근막내 세포들, 넷째, 근막내 신경과 혈관 등 크게 4가지로 구분할 수 있다.

첫 번째, 세포외 기질은 글리코스아미노글리칸(GAGs)과 프로테오글리칸(proteoglycans), 콜라겐 섬유와 탄성섬유, 당단백질, 세포외액 등으로 구성되어 있다. 쉽게 이해하기 위해 세포외 기질은 부드러운 젤리 안에 콜라겐, 탄성섬유가 들어있는 상태를 연상하면 된다.

문형철 교수가 알려주는 치료적 운동 상식!

세포외 기질 내의 물과 준비 운동에 대하여

결합조직의 세포외 기질에 대해서 좀더 자세히 알아보자.

결합조직에서 세포외 기질은 형태가 없는 젤과 같은 물질이고, 물, 글리코스아미노글리칸, 프로테오글리칸, 콜라겐섬유, 탄성섬유, 당단백질로 구성되어 있다.

이러한 세포외 기질의 구조는 물을 함유하여 인체에 기계적 지지, 물리적 강도, 조직의 점성 등을 제공한다.

기질의 주요 성분인 **프로테오글리칸(코어 단백질과 글리코스아미노글리칸의 결합)은 친수성으로 물을 빨아들이고 쿠션기능**을 제공할 뿐 아니라 콜라겐-탄성섬유 그물망 사이 공간을 가득 채운다. 이렇게 많은 물 분자가 충격흡수 장치로 작동하기 때문에 인체가 움직이면서 발생하는 수많은 압박힘과 장력 힘을 흡수할 수 있다

결합조직 내 당단백질은 주로 세포벽과 연결되어 있기 때문에 세포내와 세포외, 세포와 세포 사이의 신호 전달기능을 하면서 근막과 세포, 세포와 세포 등을 연결하고 건강한 생명기능을 유지한다. 근막이완과 스트레칭을 잘하면 결합조직 내 당단백질의 세포내외 신호 전달기능이 개선되기 때문에 최적 움직임을 가능케 한다.

독자는 세포외 기질이 물을 함유하는 특성이 있고 물이 중요한 역할을 한다는 사실을 알았을 것이다. 이제 세포외 기질의 **'물 함유 관점'**에서 근막이완, 스트레칭, 관절 가동, 관절 안정화 운동법, 전신 움직임 기능회복 운동법을 생각해보라. 등산, 골프, 축구를 하기 전에 근막이완, 스트레칭 등과 함께 준비 운동을 잘 하면 근막의 프로테오글리칸에는 물이 스며들면서 부드러워지고 근막안의 근육은 올바른 움직임을 준비 상태가 된다. 그래서 등산, 골프, 축구를 하기 전에 근막이완, 스트레칭, 가벼운 달리기 등의 사전 준비 운동은 인체의 결합조직에 점탄성을 회복하여 최적 움직임 기능을 하기 위한 준비 과정이라고 할 수 있다.

나이가 들면 결합조직 내 세포외 기질의 양은 감소한다. 그래서 노인의 피부에서는

아이들 피부의 탄력성과 팽팽함이 사라진다. 인체 움직임 회복 입장에서 보면 이러한 세포외 기질 감소는 많은 미세 유착을 형성하고 유연성을 감소시킨다.

또한 침상안정, 깁스 등과 같은 움직임의 감소는 기질 안의 물이 줄어들기 때문에 관절은 굳어지기 시작한다. 그 상태에서 장기간 움직이지 않으면 시멘트가 굳어지는 것처럼 관절이 구축(contracture)되면서 강직(joint stiffness)이 발생한다.

관절 고정을 8주 이상 시행하여 관절 구축으로 관절 강직 상태가 되면 교과서에서는 비가역적 상태로 치료가 불가능하다고 말한다.

필자는 1년 이상 진행된 **관절 구축(강직)도 6개월 이상 치료를 하면 회복**되는 것을 보면서 인체의 신비에 감탄한 것이 한두 번이 아니다.

관절 구축 변화나 다른 기저 질병이 없다면 근막(결합조직)은 쉽게 아이의 피부처럼 부드럽게 바뀔 수 있다. 세포외 기질의 수명은 대략 2~8일이므로 1주일만 적절한 자극을 주면 세포외 기질의 윤활 상태는 정상 회복할 수 있다.

근막을 부드럽게 이완하기 위한 최고의 치료 자극은 무엇일까?

일단 근막과 근육은 **적절한 강도로 만지기만 하면 이완**되고 통증이 줄어든다. 그래서 폼롤러를 이용한 근막이완, 치료적 마사지, 스트레칭으로 누구나 근막을 부드럽게 할 수 있다. 또한 근막을 부드럽게 하기 위해 더욱 효과적인 것은 운동을 할 때 우리 몸에서 스스로 발생하는 열자극이다. 우리가 걷고 달리고 등산을 할 때 땀이 나는데(몸에서 땀이 난다는 것은 몸에서 열이 난다는 뜻) 이는 점탄성 완전성을 회복하는 최고의 치료법이라 할 수 있다.

둘째, 근막(결합조직) 내의 단백질 섬유에 대해서 알아보자. 근막의 단백질 섬유는 콜라겐섬유(collagen fiber), 탄성섬유(elastic fiber), 세망섬유(reticular fiber)가 그물망처럼 연결되어 있는 구조다.

결합조직의 기능과 강도 요구에 의존하여 콜라겐섬유의 직경, 탄성섬유의 비율은 결정된다. 그래서 강력한 인장 강도가 필요한 힘줄, 인대에는 많은 콜라겐섬유가 3중 나선으로 꼬여 동아줄처럼 배열되어 있기 때문에 매우 단단하다.

참고로 **아킬레스 건의 강도는 동일 단면적의 강철보다 강하다**.

반면 적절하게 늘어는 기능이 필요한 피부조직, 섬유막, 근막조직은 탄성섬유가 많고 콜라겐-탄성섬유 복합체가 무질서한 네트워크 구조로 연결되어 있어 상대적으로 잘 늘어난다. 그래서 선천적으로 탄성섬유가 많은 사람은 콜라겐섬유가 많은 사람보다 유연하다.

문형철 교수가 알려주는 인체 상식!

콜라겐에 대해서

결합조직의 뼈대 역할을 하는 콜라겐은 피부, 근막, 근육, 힘줄, 인대, 연골, 뼈, 신경 등 거의 모든 조직에 존재한다.

현재까지 28종 이상의 콜라겐 유형이 확인되었고, 몇 가지 주요 콜라겐섬유의 기능은 아래와 같다.

막대 같은 형태의 콜라겐 분자는 주로 글라이신, 프롤린, 하이드록시프롤린 3가지 아미노산으로 구성되어 있다. 이 3가지 아미노산이 3가닥 폴리펩타이드 사슬을 만들고 우측으로 3중 나선 형태로 꼬여 콜라겐 섬유를 만든다.

비유하면 콜라겐은 세 가닥으로 꼬아 만든 동아줄과 같다.

콜라겐섬유의 강력한 힘은 아미노산 분자의 공유결합을 통해서 만들어지는데 이러한 공유결합은 결합조직에 강력한 구조적 지지를 제공한다. 콜라겐섬유는 원래 길이의 5%가량 늘어나고 결합조직 내의 공간구조를 만들고 매우 강한 장력을 견디게 한다.

조직 손상 후 회복 과정에서 type 3 콜라겐은 튼튼한 type 1 콜라겐으로 대치되는 과정에서 과도한 교차결합을 야기하여 반흔조직과 유착을 만들어 정상 움직임을 방해한다.

손상 후 정상 움직임을 제한하는 반흔조직은 콜라겐의 비정상 교차결합 패턴 때문이다.

이때 **"방향과 힘이 적절한 반복 움직임(치료적 운동)"**은 올바른 콜라겐 배열을 자극하여 비정상 교차결합 패턴의 문제를 해결한다. 그래서 조직손상 후에는 가능한 빠른 시간 내에 올바른 방향의 적절한 움직임을 반복해야 회복기간을 단축하고 반흔조직 생성을 막고 유착성 교차결합을 억제할 수 있다. 이러한 문제를 해결하는 방법이 '손상초기 움직임 증진 운동법'이다. 쉽게 말하면 올바로 움직이기만 하면 인체조직은 정상과 비슷하게 회복되고 방치하면 손상조직에 반흔조직이 남기며 지속적으로 문제를 일으킨다.

참고로 콜라겐섬유의 반감기는 20~250일(혈관은 20~100일, 힘줄과 인대는 250일 이상)이다.

현대 인류는 100세 시대를 살고 있다. 나이가 들면 세포외 기질 내 물의 양이 줄면서 몸이 뻣뻣해진다. 뿐만 아니라 나이가 들어감에 따라 모든 결합조직 내 콜라겐섬유는 당화 교차결합의 형성이 많아지면서 몸이 뻣뻣해진다. 이러한 교차결합의 증가는

20대 후반부터 시작하여 40대를 넘어서면서 급격히 증가한다. 60대, 70대의 나이는 말할 것도 없다. 그래서 나이가 들어갈수록 적절한 근막이완과 스트레칭은 매우 중요한 의미를 갖는다.

참고로 콜라겐섬유는 찬물에서는 용해되지 않지만 따뜻한 물에서는 용해되기 때문에 열을 가하면 쉽게 부드러워지고 이완된다. 목욕탕에서 따뜻한 물에 몸을 담그고 난 후 또는 줄넘기, 조깅 등으로 몸에 열을 낸 후 스트레칭을 하면 효과적인 이유가 여기에 있다.

문형철 교수가 알려주는 인체 상식!

탄성섬유에 대해서

탄성섬유는 콜라겐섬유와 함께 결합조직의 뼈대 역할을 하는 주요 단백질이다. 탄성섬유는 콜라겐과는 다르게 발린, 알라닌과 같은 소수성 아미노산을 많이 가지고 있고, 엘라스틴은 당화되지 않고 3중 나선으로 꼬이지 않기 때문에 잘 늘어나는 특성을 가진다. 탄성섬유는 원래 길이의 150%까지 늘어나기 때문에 피부, 황색인대, 항인대와 같이 신장성이 필요한 부위에 많이 존재한다.

콜라겐섬유는 5%밖에 늘어나지 않기 때문에 결합조직에 안정성을 제공하면서 움직임을 제한하는 반면, 탄성섬유는 **150%까지 늘어날 수 있기 때문에** 유연성에 중요한 역할을 할 뿐만 아니라 조직이 늘어난 후 제 길이로 되돌아 오는 탄성 능력을 가진다.

결합조직 내에서 탄성섬유는 콜라겐-탄성섬유 복합체 형태로 존재하면서 인체 모든 조직에 충분한 탄성과 장력을 제공하고 스트레칭과 움직임의 방향으로 재배열된다. 오랫동안 고정을 하거나, 나이가 들어감에 따라 탄력성이 감소되는 데 이는 세포외 기질의 질과 양의 퇴행화뿐만 아니라 콜라겐과 탄성섬유의 교차결합(cross linking)이 증가되기 때문이다.

필자의 스트레칭 경험으로 보면 탄성섬유는 인체의 기능적 요구에 따라서 그 비율이 증가하는 듯하다. 필자의 몸은 선천적으로 매우 뻣뻣해서 서서 허리를 굴곡하면 손끝이 무릎을 겨우 내려갈 정도였다. 하지만 40대 중반부터 3년 넘게 스트레칭을 한 결과 탄성섬유가 많아지지 않으면 불가능할 정도로 유연해져서 아침에도 손바닥이 땅바닥을 닿는다.

가끔 환자들이 '저는 선천적으로 몸이 뻣뻣해요'라는 말을 많이 한다. 그런 환자일수

3년 스트레칭 후 50대 중반까지 유지되는 유연성

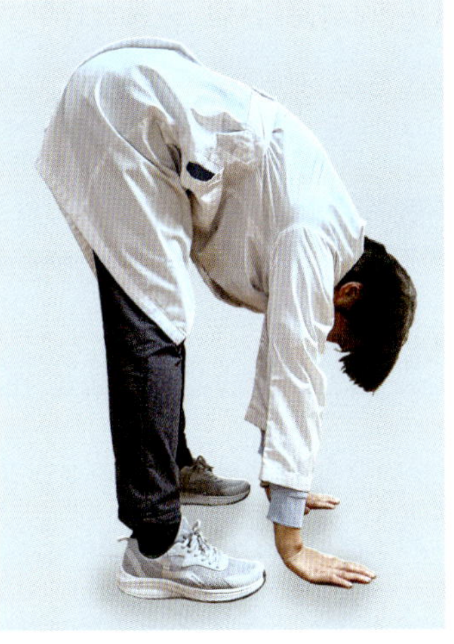

록 꾸준한 스트레칭이 필요하다. 그런데 임상 현장에서는 선천적으로 뻣뻣한 사람은 스트레칭을 거의 하지 않고 유연한 사람이 평소에 스트레칭을 많이 하는 경향이 있다. 앞에서 언급했듯이 과도하게 유연한 경우에는 스트레칭보다는 안정화 운동, 근력 운동이 더 많이 필요하다.

셋째, 근막(결합조직) 내의 각종 세포에 대해서 알아보자.

근막 안에는 섬유아세포(fibroblast), 백혈구(leukocyte), 형질세포(plasma cell), 대식세포(macrophage), 비만세포(mast cell), 지방세포(adipose cell) 등이 있다. 조직손상 후 재생 관점에서 가장 중요한 근막내 세포는 바로 '섬유아세포'다. **섬유아세포의 재생 자극**을 정확히 이해하면 근막이완, 결합조직 마사지, 미세 손상자극 치료법, 스트레칭, 관절가동 테크닉 등을 더 효과적으로 시행할 수 있을 것이다.

결합조직 안에는 위와 같이 다양한 세포들이 존재한다. 우리 몸은 대부분 결합조직으로 되어 있고 결합조직 연결체라는 말을 기억할 것이다. 이러한 결합조직 내에 면역세포인 백혈구가 있기 때문에 결합조직 근막을 부드럽게 관리한 사람은 결합조직 내 백혈구의 이동성이 좋아 인체에 박테리아, 바이러스가 침범할 때 재빨리 이동, 포식 제거할 수 있는 것이다.

반면 평소 요가나 스트레칭, 운동을 등한시하는 사람의 결합조직은 갑옷처럼 딱딱해는데 그 상태가 방치되면 그 안에 대식세포 등의 움직임은 느려질 수밖에 없다. 비유하면 적군이 침범했는데 꾸불꾸불한 도로를 느리게 움직이는 병사와 같기 때문에 초기 전투에서 패하는 것과 같다. 그래서 맞춤(전신) 근막이완은 여러모로 중요하다.

그렇다면 근막이완과 스트레칭을 어떤 강도로 언제까지 시행할 것인가? 조직손상 후 치유 과정에서 만들어지는 반흔조직을 부드럽게 하기 위해서 어떤 자극이 필요한가?

이 문제에 대한 해답은 **섬유아세포의 재생 능력**에 달려있다. 근막이완, 스트레칭 등을 어떤 강도로 시행하면 섬유아세포가 자극되고 그 결과 세포외 기질, 콜라겐, 탄성섬유가 만들어질 것인지 상상해보라. 그리고 얼마큼의 시간이 지나면 그 기능을 회복할 수 있는지를 연상해 보라. 그래서 **"연상력은 지식보다 더 중요하다"**는 금언이 중요한 의미를 갖는다.

문형철 교수가 알려주는 인체 상식! 결합조직의 재생

놀라운 인체 재생 능력, 섬유아세포에 대하여

인체의 결합조직은 손상 자극을 받으면 그 자극에 반응하여 드라마틱한 속도로 재생한다. 이렇게 인체 조직의 놀라운 재생 역할을 담당하고 있는 세포는 바로 **"섬유아세포(fibroblast)"**다.

섬유아세포는 인체 모든 결합조직의 주요 세포다. 그 세포의 형태는 방추상으로 길게 연결되어 있어 재생 자극을 받으면 콜라겐섬유, 탄력섬유 그리고 세포외 기질을 빠르게 재생한다. 치료적인 섬유아세포의 재생 자극은 크게 두 가지가 있다.

첫째, 미세손상 자극

둘째, 압박 자극과 신장 자극

이 책에서 제시하는 폼롤러를 이용한 근막이완(압박 자극)과 스트레칭(신장 자극)을 지속하면 섬유아세포 재생이 촉진되어 목표로 하는 유연성, 점탄성 완전성 등을 쉽게 회복할 수 있다. 미세손상 자극보다는 느리지만 압박, 늘어남 자극에 반응하여 섬유아세포는 콜라겐섬유, 탄성섬유, 세포외 기질 등을 재생한다.

이렇게 압박과 신장이라는 기계적 자극은 섬유아세포에 영향을 주어 언제든 근막 조성과 배열의 변화를 일으킬 수 있다. 그리고 섬유아세포의 재생 능력과 결합조직의 가소성 특성 덕분에 손상 치유뿐만 아니라 틀어진 척추와 골반의 정상 정렬의 회복이 가능하다.

섬유아세포의 재생 능력을 임상에서 어떻게 활용할 수 있을까?

침치료는 결합조직 입장에서 보면 미세손상 자극이다. 결합조직의 미세손상 자극에 의해 섬유아세포는 드라마틱한 속도로 세포외 기질, 콜라겐섬유, 탄성섬유등을 만들어낸다. 그래서 인대의 느슨함으로 인한 관절 불안정성, 테니스엘보, 수술 반흔조직, 화상피부, 여드름 등의 질환에 **"침으로 미세손상 자극"**을 주면 섬유아세포의 재생 능력 때문에 놀라운 치료 효과를 일으킬 수 있다.

참고로 동안침(정안침)으로 기미, 주근깨도 치료할 수 있는데 침치료로 기미, 주근깨 부위에 미세손상을 일으키면 세포외 기질인 프로테오글리칸 생성을 촉진하여 물의 양을 증가시킨다. 이 과정에서 기미, 주근깨 색소는 물에 의해 희석되면서 옅어지는 것이다.

넷째, 근막(결합조직) 안에는 많은 신경과 혈관이 존재한다.

인체조직은 **신경-혈관 연결구조**(neurovascular system)로 되어 있어 신경과 혈관은 항상 함께 존재한다. 근막에는 많은 신경과 혈관이 있는데 근막을 지배하는 신경은 감각신경과 자율신경이다. 근막이 자율신경의 지배를 받고 있다는 사실은 매우 중요하다.

허리디스크 통증 때문에 딱딱한 갑옷처럼 변한 근막은 결국 **세포외 기질 내에 물의 양이 부족하고 콜라겐-탄성섬유 복합체가 교차결합된 나쁜 배열 상태이고, 방추상 모양의 섬유아세포가 쪼그라 들어있는 병리적 상태**라고 할 수 있다.

이렇게 섬유화된 결합조직 내의 혈관과 신경은 어떻게 될까?

근막(결합조직)이 섬유화되면 혈관은 찌그러지면서 영양공급을 제대로 못하고, 신경은 굳어진 근막에 포착되어 신경전도 기능이 떨어질 것이다. 필자는 한의학 관점에서 경락 순환이 잘 안된다는 것을 이러한 상태라고 이해한다.

딱딱해진 근막을 부드럽게 이완하고 스트레칭을 하면 근막에 물이 스며들고 콜라겐-탄성섬유 복합체의 올바른 배열이 시작된다. 또한 쪼그라든 섬유아세포가 적절한 자극을 받아 세포외 기질, 콜라겐, 탄성섬유 등을 빠르게 재생한다.

그리고 우리 몸의 결합조직에 물이 충분하고 결합조직 내 공간에서 백혈구가 자유롭게 움직일 때 인체 면역력은 최고의 상태라 할 수 있다.

문형철 교수가 알려주는 인체 상식!

근막이완과 물, 면역력의 관계

인체의 60%를 차지하는 물은 매우 중요한 여러 가지 역할을 한다.

특히 근막(결합조직)에 존재하는 물은 인체 근막, 관절이 부드러운 움직임을 유지하기 위해 중요한 역할을 한다. 이렇게 **결합조직 내 물 함유 관점**으로 근막이완, 스트레칭, 관절가동 테크닉 등을 이해하면 좋다.

그렇다면 인체에 물은 어디에 얼마나 존재하는 것일까?

70 kg 성인(남자)을 기준으로 인체 물의 양에 대해서 알아보자. 체중의 60%는 물이기 때문에 70 kg 성인에서 물의 양은 42 L다. 이 중 체중의 60%는 물이기 때문에 70 kg 성인에서 물의 양은 42 L다. 이 중 28 L는 각종 세포 안에 들어있는 세포내액이고, 나머지 14 L는 세포외액이다. 이 세포외액은 혈장(혈액의 액체 성분, 약 3 L)과 간질액(세포와 세포 사이의 공간에 있는 액체, 약 11 L)으

로 나뉜다. 따라서 근막(결합조직)을 포함한 세포외 기질 내 물의 양(간질액)은 무려 11 L나 된다. 참고로 여성은 지방이 많고 근육량이 남성보다 적기 때문에 남성보다 물의 양이 약간 적다.

평소에 물을 많이 마시고 폼롤러로 전신의 근막을 풀어주고 전신 스트레칭을 꾸준히 하면 인체에 어떤 유익한 일이 벌어질까 상상해보라. 인체는 부드러운 움직임, 민첩한 움직임을 가질 뿐만 아니라 근막계, 면역계, 경락순환계 등의 기능이 좋아지기 때문에 항상 건강하고 면역력이 충만한 삶을 살 수 있을 것이다.

02 근막(Fascia)의 신경 지배(Nerve innervation)

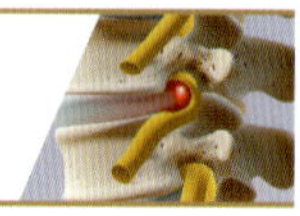

근막의 신경 지배를 이해함으로써 근막이완을 통해 무엇을 해결할 수 있는가에 대한 핵심을 이해할 수 있다. 근막(fascia)은 단순한 결합조직(connective tissue)이 아니라 감각 및 신경 전달에 중요한 역할을 하는 신경망이 풍부한 조직이다. 최신 연구에 따르면, 근막이 **단순한 구조적 지지체가 아니라** 신경근계(neuromuscular system) 및 체성 감각(somatic sensation), **자율신경이 깊이 관여하는 기능적 조직**이라는 점이 강조되고 있다.

근막에는 다양한 감각신경이 분포하며, 압력, 장력, 진동을 감지하는 기계수용기, 통증을 감지하는 통각수용기, 신체 위치감각을 제공하는 고유수용기, 온도를 감지하는 온도수용기 등이 있다.

근막 내 고유수용기(proprioceptors)는 자세(posture)와 운동 패턴(movement patterns)을 조절하는 데 필수적이다. 근막 긴장이 비정상적으로 증가하면 움직임의 제한 및 운동 기능 장애가 발생할 수 있으므로 근막을 부드럽게 하는 맞춤 근막이완은 중요하다.

더 중요한 것은 근막은 교감신경(sympathetic nervous system)의 영향을 받으며, 혈관 및 림프 순환 조절에 중요한 역할을 한다는 사실이다.

교감신경은 근막에 풍부하게 분포하여 혈관 수축(vasoconstriction) 및 확장(vasodilation)에 영향을 미치며, 근막의 긴장도(fascial tone) 조절에 기여한다. 특히 **스트레스에 의해 교감신경 활성도가 증가하면** 근막조직의 탄성이 변화하고, 만성적인 긴장(stiffness) 또는 통증이 유발될 수 있다. 그래서 지속적인 스트레스, 만성염증은 근막의 통증 감작을 일으켜 만성통증 증후군이 나타날 수 있다.

그래서 맞춤 근막이완으로 결합조직의 점탄성 완전성을 회복하는 것은 통증치료뿐 아니라 인체 면역력, 정상 움직임 회복에 중요한 역할을 한다.

03 깊이에 따라 다른 근막이완법

딱딱한 갑옷처럼 굳어진 근막의 유착을 풀어주는 근막이완은 피부와 섬유막층의 유착을 떼는 것, 섬유막과 근외막의 유착을 떼는 것, 근육사이막을 떼는 것, 천층근육근막과 심층근육근막의 유착을 떼는 것 등으로 구분하여 이해할 수 있다.

이렇게 **"깊이에 따른 근막이완법"**을 잘 이해하고 치료하면 효과적이다.

깊이에 따른 결합조직(근막) 이완을 위한 몇 가지 방법을 소개한다.

피부와 섬유층 유착을 이완하는 방법은 피부말기 기법(skin rolling)이 있다. 피부말기 기법은 피부의 진피층과 섬유막의 유착을 떼는 데 효과적인 방법인데 근막 유착이 심한 환자에게는 통증이 매우 심하므로 주의해서 시행해야 한다.

Skin rolling
치료법

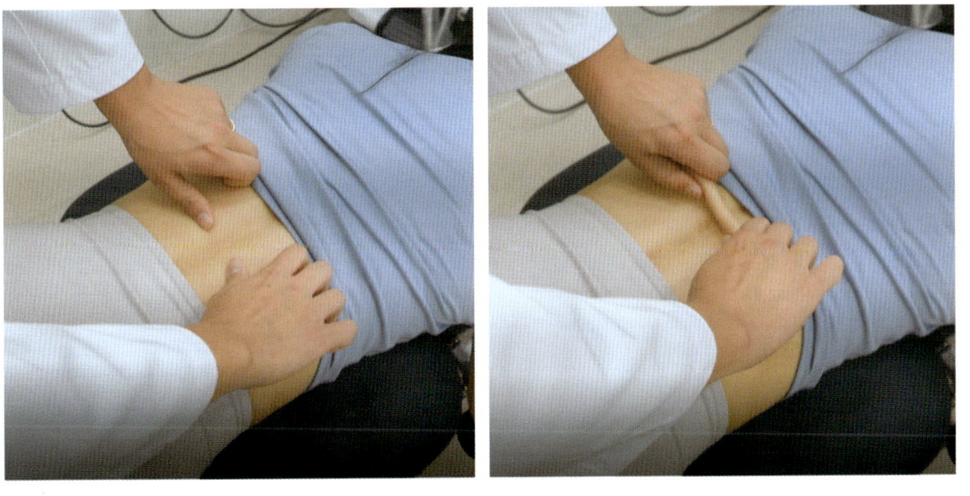

피부의 진피층에는 콜라겐섬유의 자연적 배열을 이루는 랑거스 라인이라는 일정한 방향의 배열이 있다. 그래서 피부와 섬유막 사이의 결합조직을 이완할 때 이러한 배열의 방향을 적절하게 이용하면 더욱더 효과적으로 피부 근막을 이완할 수 있다.

랑거스 라인

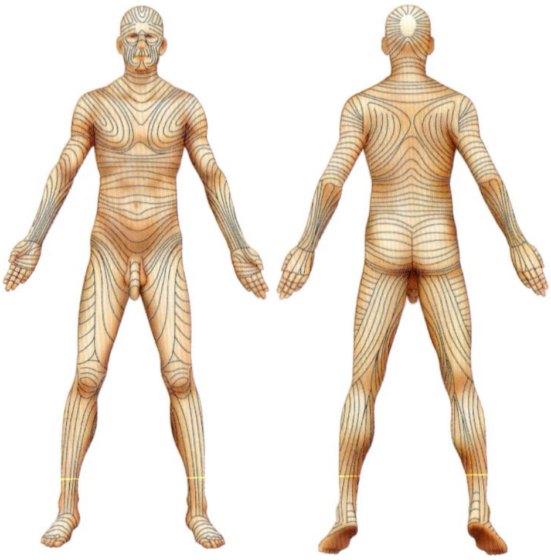

그렇다면 **심부의 근막 유착**은 어떻게 해결해야 할까?

심부근막은 잘 만져지지 않기 때문에 심부 근막 유착을 해결하기 위해서는 근육의 배열과 움직임 방향에 따라 **근육의 배열 방향으로 움직이면서** 연부조직 깊이 마사지하거나 진동 건을 이용하여 풀어주면 효과적이다.

예를 들어 종아리의 심부 근육인 가자미근의 근막이완을 할때 아래 사진처럼 발목을 앞뒤로 움직이면서 진동 건으로 심부 자극을 주면 매우 효과적이다.

진동 건을 이용한 심부근막 이완

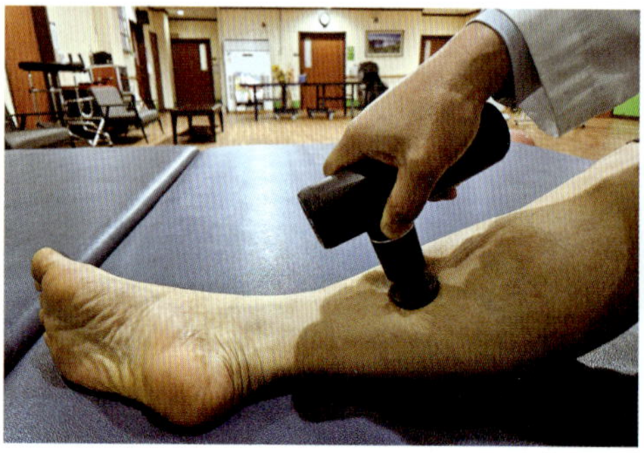

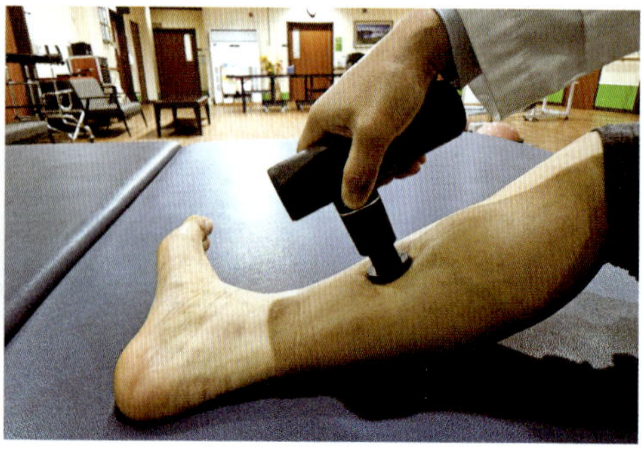

왜냐하면 실제로 아무리 경험이 많은 마사지 치료사라 하더라도 심부근막을 완전하게 부드럽게 만드는 것은 어렵기 때문에 심부근막의 유착은 스트레칭과 치료적 운동을 병행할 때만 온전한 근막이완의 목표에 도달할 수 있다.

04 근막이완의 임상적 상황들

임상의 현장에서 **다양한 근막 긴장과 근막 유착의 상황들**이 있다. 근막은 처음에는 통증 때문에 근막 긴장이 발생하지만 근막 긴장과 통증이 방치되면서 **오래되면 결합조직이 유착되면서 섬유화**된다. 그래서 단순한 근막의 긴장으로 쉽게 해결될 수 있는 상황인지 아니면 근막이 섬유화되어 치료가 어려운 상황인지를 알아야 한다. 달리 표현하면 근막의 유착, 근막의 섬유화가 얼마나 오랫동안 지속되었는가이다.

디스크 환자의 경우 아래에서 소개하는 3가지 상황으로 나누면 유용하다.

1. 급성 디스크(통증 발생 1주일 이내)에서 근막긴장과 유착
2. 만성 디스크(통증 발생 1~3개월)
3. 매우 오래된 디스크(통증 발생 6개월~1년이상)

위의 3가지 근막 유착 상황에서 근막이완의 치료법은 완전히 달라야 하고, 예후도 다르다.

근막 긴장이 발생한 시간이 짧을수록 근막 유착의 문제는 쉽게 해결되고 오래될수록 유착이 심하고 섬유화되기 때문에 완전한 근막이완에는 많은 시간이 필요하다.

다음 상황을 가정해보자.

1. **평소 근막이완, 스트레칭, 전신 움직임 운동 등을 전혀 하지 않는 경우**
2. **평소 근막이완, 스트레칭, 전신 움직임 운동 등을 지속한 경우**

위 2가지 상황에서 근막이완의 치료법과 예후 또한 완전히 다르다. 평소에 요가, 스트레칭, 수영, 춤 등 전신을 움직여 근막과 근육이 잘 이완되어 있는 환자와 그렇지 않은 환자는 근막이완을 위한 치료 전략이 완전히 다르다. 왜냐하면 평소 요가 또는 운동을 꾸준히 한 환자는 거의 근막이완이 필요없거나 최근에 발생한 근막 문제만 해결하면 되기 때문이다.

그렇다면, 어떤 경우에 근막이완이 어려울까?

1. **골절 치료를 위해 6주간 깁스를 한 경우**
2. **수술로 피부를 절개하거나 꿰맨 경우**

위와 같은 문제를 해결하기 위한 근막이완은 회복 시간과 치료 방법 등이 완전히 달라야 한다. 골절이나 수술로 인한 상황은 심각하게 근막 유착, 관절 강직이 있기 때문에 근막 유착, 관절 강직을 치료하는 데 많은 시간이 필요하다.

가능한 빨리 회복하기 위해서 유착된 근막, 관절을 적절한 강도로 자주 치료적 마사지를 하면서 근육과 관절을 움직여야 한다. 가능하면 자주 시행해야 하기 때문에 환자 스스로 유착된 부위를 압박하면서 관절을 움직일 수 있도록 티칭하는 것이 좋다.

골절 치료를 위해 6주 관절 고정(깁스)을 하여 발생하는 근막 유착, 관절 강직을 최소화하는 방법은?

뼈가 골절되어 깁스를 한 후 2~3주 이내에 가능하면 빨리 골절 부위 근육 운동을 하면 좋다. 재손상 없이 근육 저항 운동을 하는 방법은 바로 **'등척성 운동'**이다.

등척성 운동은 관절 움직임 없이 근수축만 일으키기 때문에 골절의 재손상을 일으키지 않으면서 **근막 유착, 관절 강직을 최소화**할 수 있다.

문형철 교수가 알려주는 근육수축 상식!

3가지 근수축 운동법(등척성 운동, 등장성 운동, 등속성 운동)

1. 등척성 운동

등척성 운동은 **근육의 길이가 변하지 않으면서 근수축**을 일으키는 방법이다. 특히 골절이 있을 때 또는 관절을 움직이면 통증이 발생할 때 근육 길이변화 없이 등척성 운동을 시행하면 근막유착을 막고 근위축을 예방할 수 있다. 등척성 운동 과정에서 혈류량은 수십 배 증가하기 때문에 골절 치유 기간도 훨씬 단축된다.

2. 등장성 운동

등장성 운동은 **동일한 무게로 움직임을 반복하며 근수축**을 일으키는 방법으로 구심성 운동과 원심성 운동이 있다. 구심성 운동은 근육 길이가 짧아지는 방향, 원심성 운동은 근육 길이가 길어지는 방향으로 근수축을 일으키는 것이다. CMP 근력 균형 운동을 할때 양측 근력의 균형을 맞추기 위해 근육을 고립시켜 운동을 시행하는데 흔히 등장성 운동(구심성, 원심성 운동)을 시행한다.

3. 등속성 운동

등속성 운동은 **등속성 장비를 이용하여 속도가 동일한 상태에서 근수축**을 일으키는 방법이다.

예를 들어 수술로 피부를 절개한 후 꿰맨 경우 증식기 3주 후부터 가능한 빨리 환자 스스로 마사지를 할 수 있도록 티칭하는 것이 좋다. 만약 적극적인 근막 유착을 치료하지 않고 그냥 방치하면 그 **상처 부위 유착은 평생 정상 움직임을 방해**할 것이기 때문이다.

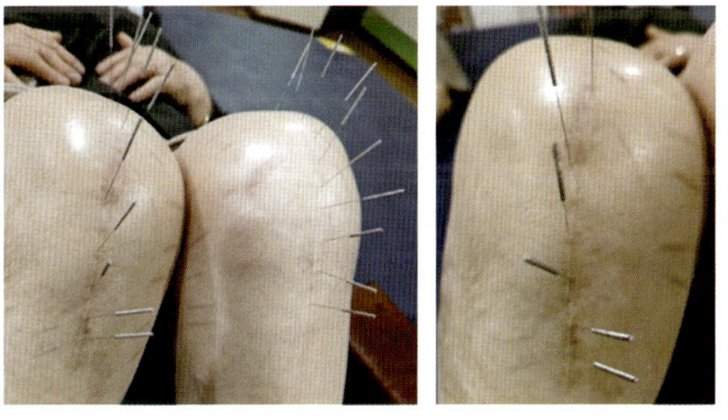
무릎 수술 꿰맨 사진

사진과 같이 수술 상처 반흔 조직에 침을 놓고 움직이면 미세손상이 일어나고 반흔 조직은 쉽게 부드러워진다. 환자는 자신의 손가락으로 상처 난 반흔 조직을 마사지하여 부드럽게 할 수 있다. 치료적 마사지의 강도가 중요한데 자신의 통증 역치 반응을 믿고 시행하면 좋다. 환자에게 이렇게 설명한다. "**지금 시행하는 치료적 마사지는 본인 자신이 가장 정확한 강도로 시행할 수 있습니다.** 너무 아프지 않게 조심스럽게 시행하면 몇 초 이내에 통증이 줄어드는 것을 경험할 수 있습니다."

마지막으로 나이가 어릴수록 근막 유착의 문제는 쉽게 해결된다. 나이가 많이 든 노인의 경우에는 근막 유착도 심하고 근막이완에 많은 시간이 필요하다. 참고로 38년생 필자의 아버지는 당신이 스스로 개발한 스트레칭 운동법을 매일 하루에 2시간씩 시행했다. 팔순을 넘긴 노년의 몸이 되어서도 근막이완이 따로 필요없을 만큼 근막(결합조직)을 유연하고 부드럽게 관리했다.

05 효과적인 근막이완을 위한 방법들

인체의 가장 자연스러운 상태는 '움직임'에 있다 라는 올바른 움직임과 자세를 통한 통증 치료 원칙을 위해 첫 번째로 해결해야 하는 문제가 바로 근막이완인데 여기서 **효과적인 근막이완**을 위한 8가지 방법을 소개한다.

1. 관절 움직임 제한이 있을 때 **딱딱해진 근막을 찾아 맞춤(전신) 근막이완을 하는 습관**을 들인다. 경험이 많아지면 흔히 근막 긴장, 근막 유착이 발생하는 부위를 알게 될 것이다.
2. 근막의 문제가 1주일 이내에 발생한 문제인지 1~3개월, 6개월~1년 이상의 지속된 문제인지를 감별한다. 이렇게 근막 유착이 얼마나 오래되었는지에 따라서 **근막이완의 예후를 추정**할 수 있다.
3. 평소 근막이완이나 스트레칭을 시행한 환자인지 아닌지를 감별한다. 평소에 근막이완, 스트레칭을 꾸준히 시행하고 있는 환자의 경우에는 유착된 근막 문제를 며칠 내로 쉽게 해결할 수 있다.
4. 나이에 따른 근막의 문제를 고려한다. **나이가 들면 근막은 더 뻣뻣하고 섬유화**되어 있으므로 근막이완에 많은 시간이 필요하다. 아이들의 근막 긴장, 근막 유착은 살짝 몇 번만 마사지해도 쉽게 이완된다.
5. 근막이완의 효과를 극대화하기 위해 **랑거스 라인, 근육의 배열 방향을 고려**하면 쉽게 근막이완의 목적에 도달할 수 있다. 근육의 형태는 익상근, 반익상근, 다익상근, 평행근, 수렴근 등이 있고 모든 근육은 일정한 방향으로 움직인다. 그러한 움직임의 방향을 정확히 이해하고 적절한 움직임과 함께 근막이완 테크닉을 시행하면 효과적이다.
6. 근막이완을 위한 **마사지 압력**은 3~5 kg다. 많게는 8~15 kg까지임을 기억하고 연습을 하면 효과적이다. 압력이 과하면 오히려 통증이 악화될 수 있으므로 환자의 표정을 보며 적절한 강도를 선택해야 한다.
7. **통증이 심한 경우**에는 통증 부위에서 먼 근막부터 이완하면 좀더 쉽게 근막을 이완할 수 있다. 그리고 통증 부위와 짝힘을 이루고 있는 부위를 찾아서 대칭적으로 근막이완하면 좀더 쉽게 치료할 수 있다.
8. 골절 치료나 **관절 수술 후 근막 유착, 관절 강직**은 치료기간이 오래 걸리므로 환자 스스로 치료할 수 있도록 티칭한다.

06 장력-압박력 완전성 통합체 관점의 근막

인체는 근막(결합조직)이라는 물리적, 화학적, 전기적 체계로 연결되어 있다. 실제로 인체는 신경계, 혈관계, 근막계라는 물리적인 실체로 연결되어 있고 경락순환계라는 기능적 선으로 연결되어 있다. 이러한 연결성을 가진 결합조직은 가소성 특성이 있다는 사실을 기억하고 이 글을 읽기 바란다. 결합조직의 가소성이란 용수철이 가소성 범위를 넘어서 늘어나면 탄성을 잃어버리는 가소성 특성을 가지듯이 결합조직(근막)도 반복적으로 이완, 스트레칭을 하면 그 특성을 유지한다. 결합조직의 가소성 특성 덕분에 인체가 올바른 정렬을 만들어내면 유지가 가능한 것이다

건강한 인체는 결합조직의 연결성 덕분에 걷고, 달리고 움직이는 동안 지구중력 공간에서 장력과 압박력을 견뎌낸다. 이러한 인체를 **"장력-압박력 완전성 통합체(tensegrity)"** 구조라고 한다.

장력-압박력 완전성 통합체 구조물인 인체는 움직이는 동안 관절과 근육에 지구 중력에 의한 압박-장력(전단)부하가 지속적으로 작용한다. 움직이는 인체에는 하나의 힘만 작용하지 않으며, 장력과 압박력 같은 기본 축 방향 힘 외에도, 회전 움직임이나 비틀림 움직임이 발생할 때 전단력, 굽힘힘, 비틀림힘과 같은 복합적인 힘들이 조직에 작용하여 손상의 위험이 높아진다.

예를 들어 허리에는 흉요건막(thoraco-lumbar fascia)이라는 단단한 띠와 같은 섬유 결합조직이 존재하고 복부 쪽에는 백선(linea alba)이라는 단단한 섬유 결합조직이 앞뒤로 힘의 균형을 맞추며 존재한다. 이렇게 인체의 모든 조직은 결합조직으로 장력-압박력 완전성 통합체 기능을 구현하여 움직인다.

불과 100년 전까지 인류의 평균 수명은 45세였다. 그래서 골다공증이나 허리가 굽어져 지팡이를 사용해야 하는 걱정을 해야 하는 사람은 극소수였다. 하지만 현대인은 100세 시대를 살아야 한다. 현대인류는 직립으로 **100년 동안 위와 같은 복잡한 장력, 압박력, 전단력, 굽힘 힘, 비틀림 힘을 이겨내며 살아야** 하는 것이다. 그런데 현대 사회에서는 역설적으로 10대, 20대 젊은 환자의 디스크가 급격히 증가하고 있다.

100세까지 튼튼한 척추 기둥을 만들기 위해서 어떻게 해야 할까?

그래서 CMP 요법의 관점에서 허리디스크 완치는 인체가 움직이는 동안 이렇게 복잡한 지구 중력의 힘을 잘 견디게 만드는 것이다. 이렇게 장력-압박력 통합체 개념은 디

스크 치료의 관점에서 매우 유용하다. 또한 인체의 모든 질병을 잘 치료하기 위해서는 이러한 결합조직에 의한 장력-압박력 완전성 통합체라는 기능적 연결선 관점에서 해결되어야 한다. 이 관점의 탐구는 토마스 마이어의 **"근막경선 해부학"**을 참고하라.

맞춤 근막이완은 어느 시기에 시행할 것인가?

근골격계 통증이 발생하면 **근막이완은 초기 단계부터 시행**하면 좋다. 왜냐하면 모든 통증은 근막 긴장을 야기하고 오래되면 근막 유착, 섬유화되기 때문이다. 손상 통증, 근육통, 관절통, 신경통이 발생하면 근육을 싸고 있는 근막의 긴장성이 높아지면서 통증을 악화시킨다. 이러한 통증이 발생하자마자 놓아버림 명상이완, 치료적 마사지, 폼롤러 근막이완을 시행하면 하면 쉽게 해결할 수 있는 통증이 매우 많다.

당신이 할 수 있는 단 하나의 치료법, 그 치료법으로 나머지를 필요 없게 또는 쉽게 할 수 있는 치료법은 무엇인가? 이 관점에서 생각해보면 근막이완을 하지 않고서도 손상초기 움직임 증진 운동법(mobilizing exercise), 관절 움직임 범위 증진 운동법, 스트레칭, 관절가동 테크닉 등을 통해 자연적으로 근막이 이완되도록 하면 더욱 좋다. 특히 골절 치료를 위해 깁스를 한 경우, 관절 수술을 한 경우에 더욱 중요하다.

맞춤 근막이완의 과정을 언제까지 반복 시행할 것인가?

깁스와 같은 오랫동안의 고정을 하지 않았다면 근막의 통증, 유착 등의 문제를 해결하는 데는 1주일이면 충분하다. 하지만 허리디스크를 치료하는 동안 근막이완은 꾸준히 반복하는 것이 필요하다. 허리디스크 환자는 후관절 부딪힘에 의한 통증, 신경통 등으로 끊임없이 근막 긴장성 통증이 발생하기 때문이다.

만성통증으로 코끼리 가죽처럼 뻣뻣해진 근막의 경우는 부드러운 근막으로 회복하는 데 3개월 이상 소요될 수 있다. 앞에서 언급한 바와 같이 **세포외 기질의 반감기는 2~8일이고, 콜라겐섬유의 반감기는 20~250일**(힘줄, 인대의 반감기는 250일)**일**이다. 하지만 근막이완, 스트레칭, 적절한 운동은 섬유아세포의 재생 속도를 드라마틱하게 높일 수 있기 때문에 섬유화된 근막을 부드럽게 하는 데는 길어도 3~4개월 정도면 충분하다.

맞춤 근막이완 과정은 얼마나 자주 시행할 것인가?

허리디스크로 통증이 심한 염증기 3~5일 동안은 하루에 2회 이상 시행해도 좋다.

이후 1주일 정도 매일매일 시행하고 나중에는 필요한 부위만 시행하고, 통증이 완전히 사라지면 가끔 폼롤러, 촉진 등으로 확인하는 과정에서 근막을 이완하면 좋다. 근육이 과사용 되면 근막 긴장은 발생한다. 그래서 **자주 체크하고 근막 문제가 발생하면 즉시 해결**하면 좋다.

골절 또는 수술 후 깁스로 근막 유착, 관절 강직이 심한 경우에는 하루에 5회 이상 자주 시행하면 효과적으로 문제를 해결할 수 있다.

맞춤 근막이완 과정의 목표가 달성되어 감에 따라 얼마나 줄일 것인가?

섬유근막통, 관절 강직 등의 심각한 문제가 아니면 근막의 문제는 며칠 내에 해결 가능하다. 하지만 필자는 **근막이완을 위한 폼롤러 등을 평생 시행**하기를 권유한다. 근막에 통증이 있고 긴장이 있다면 자율신경이 항상 항진되어 있다는 의미다. 1억 개 이상의 근막이 긴장되어 있다면 인체는 항상 흥분 상태에 있게 된다. 근막의 긴장과 통증은 스트레스 반응과 직접적으로 연결되어 수면장애, 각종 내장기능을 떨어뜨리므로 인체 건강에 매우 해롭다. 그래서 근막의 긴장 상태와 근막의 통증은 문제가 발견되면 즉시 폼롤러 근막이완, 치료적 마사지, 놓아버림 이완명상법 등의 방법으로 즉시 해결하는 것이 좋다.

나이가 들어갈수록 인체의 기능은 쇠퇴해간다. 가장 큰 쇠퇴는 결국 움직임 기능이 떨어지는 것이다. 움직임 기능의 쇠퇴는 대뇌기능의 저하를 의미하고 소화 흡수기능, 호흡기능 등 전신의 기능 쇠퇴를 유발할 것이다. 이 문제를 해결하는 중요한 핵심은 부드러운 근막을 유지하는 것이다.

그리고 올바른 움직임과 자세를 위해 근막이완과 동시에 해야 할 일은 정확한 고립 스트레칭이라 할 수 있다.

Ⅲ 맞춤(전신) 의학적 고립 스트레칭

Summary

허리디스크 통증 또는 편측 과사용 움직임의 반복으로 한쪽의 근육 길이가 짧아지면 반대쪽 근육 길이는 길어지면서 전신관절은 틀어진다. 근육 길이가 짧아지면 '근육 길이-장력 관계'에 의해 근력은 약해진다. 전신 관절의 틀어짐과 근력 약화는 허리디스크뿐만 아니라 모든 관절 부딪힘, 손상의 주요 원인이다. 이렇게 짧아진 근육 문제를 해결하는 방법이 바로 '의학적 고립 스트레칭'이다. 고립 스트레칭은 **짧아진 근육 길이를 스트레칭하여 정상화하는 치료법**이다. 그런데 관절(척추)이 불안정한 상태에서 스트레칭을 하면 관절 부딪힘에 의한 손상은 더 심해질 수 있으므로 '고립 스트레칭'은 관절 안정성 회복을 전제로 시행해야 한다.

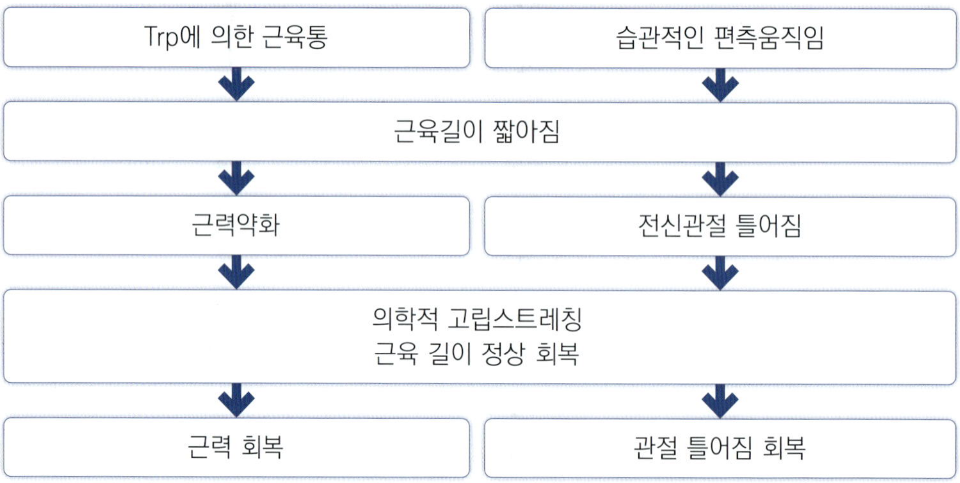

짧아진 근육 길이를 정상화할 수 있는 의학적 고립 스트레칭에 감사하라.

근육의 길이를 늘려주는 고립 스트레칭은 척추-골반의 틀어짐을 바로잡고, 올바른 움직임과 자세에 매우 중요하다. 그런데 스트레칭 과정에서 관절에 압박-장력(전단)부하가 발생하면서 손상이 발생할 수 있기 때문에 매우 주의해서 시행해야 한다.

예를 들어 허리디스크로 척추 안정성이 회복되지 않은 상태에서 무리하게 척추기립근, 장요근, 이상근 스트레칭을 하면 그 사이에 끼인 관절은 끊임없이 재손상이 발생하므로 매우 주의해야 한다.

그래서 **생체역학적 관점에서 척추에 가해지는 압박-장력(전단)부하를 피해 스트레칭을 하는 방법을 모른다면, 척추가 불안정한 초기에는 스트레칭을 하지 않는 것이 더 유리**할 수도 있다.

근육긴장이나 통증유발점이 발생하면 근육은 그 길이가 짧아진다. 그리고 근육의 길이가 짧아지면 **'길이-장력관계 원리'**에 의해 근력이 약해진다. 또한 한쪽의 근육 길이가 짧아지면 척추와 골반은 틀어짐이 발생하고 전신의 부정렬로 악화된다. 이러한 전신의 부정렬은 전신 관절에 비정상 부하와 비정상 부딪힘을 야기하며 디스크를 악화시킨다.

이렇게 짧아진 근육 문제를 해결하는 방법은 무엇일까? 바로 근육의 고립 스트레칭(isolated stretching)이다. 스트레칭을 통해 근육의 원래 길이를 회복하면 근육 긴장, 통증유발점에 의한 통증이 치료되고 약해진 근력을 회복하면서 근육은 제 기능을 발휘한다. 또한 틀어진 척추와 골반의 정렬이 개선되기 시작하면 특정 관절의 과부하와 부딪힘의 가능성이 줄어들고 통증은 사라진다.

그래서 '올바른 움직임과 자세 치료법'에서는 관절 움직임 범위 진단과 근막이완 후에 **"맞춤 근육 스트레칭"**을 시행할 것을 제안한다. 스트레칭은 근막 내의 콜라겐-탄성섬유 복합체의 구조를 변형시켜 근막의 길이를 정상화시키고 통증유발점으로 짧아진 근육 길이를 원래 길이로 정상화시키는 최고의 치료법이다. 이렇게 정확한 목적을 가지고 근육의 기시-종지 그리고 관절면의 구조를 이해한 상태에서 시행하는 치료적 스트레칭을 **'의학적 고립 스트레칭(medical isolated stretching), 맞춤 근육 스트레칭'**이라 명명한다.

문형철 교수가 알려주는 의학 상식!

근육의 길이-장력관계(muscle length-tension relationship)의 원리

근육의 길이가 짧아지거나 늘어나면 힘이 약해지고 **근절(sarcomere)이 적절한 길이(2.1~2.2 μm)일 때 근육은 최대 힘**을 갖는다. 이를 근육의 길이-장력관계 원리라고 한다. 근육의 길이가 짧아지거나 비정상적으로 길어지면 근력은 약해지고 근력이 약해지면 근육의 관절 보호기능은 망가진다. 그래서 근육의 길이를 정상화하는 스트레칭은 치료에서 중요한 의미를 가진다. 근육 길이를 회복할 때 정상 근력을 회복하고 정상 관절 움직임 범위, 근육에 의한 관절 보호기능을 회복하게 된다.

근육 길이 장력 관계

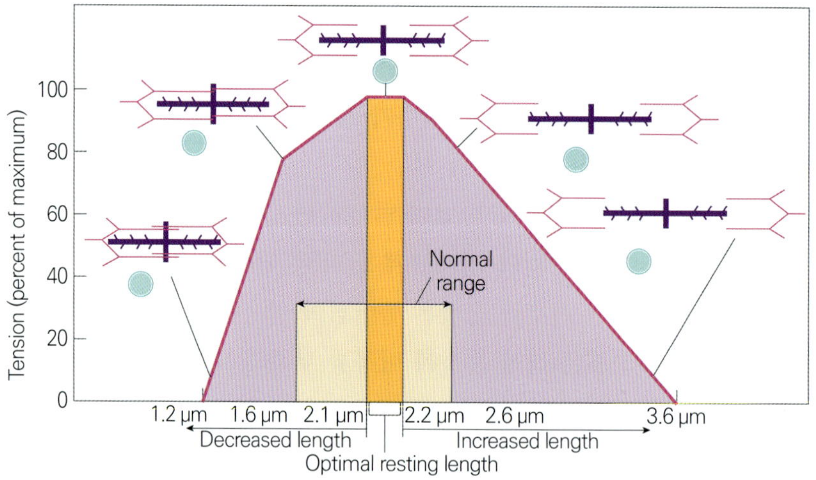

위 그림을 보면 근육(근절)의 길이가 2.1~2.2 μm일 때 최대의 힘을 발휘할 수 있다.

다음 질문을 보자. 스트레칭을 하면 무엇이 늘어나는 것일까?

이 질문에 정확한 답을 하기 위해서는 근육의 독특한 구조에 대해서 잘 알아야 한다. 근육은 **비수축성 구조인 근막과 수축성 구조인 근육**으로 되어 있다.

다음 그림을 보면서 근육을 늘리는 스트레칭을 한다고 생각해보라. 근육을 늘리는 힘이 증가함에 따라 초기에는 근막-근육이 급격하게 늘어나다가(탄성범위) 시간이 지나면 항복점을 지나면서 늘어나는 지점(가소성 범위), 거의 늘어나지 않는 지점이 있고 이 지점을 넘어 더 늘어나는 파괴 지점에 도달하면 근육-힘줄 파열이 발생한다. 그래서 스트레칭은 **가소성 범위에서 5초 정도 유지하는 동작을 반복**하는 것이다.

스트레스-스트레인 커브

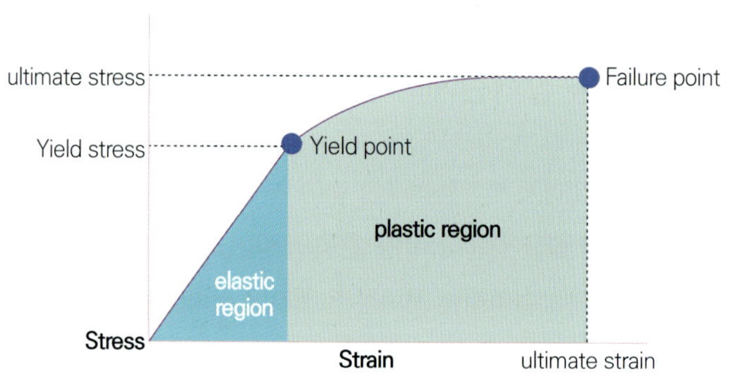

그래서 스트레칭은 근막 내에서 찌그러져 있는 콜라겐-탄성섬유 복합체가 늘어나

원하는 배열 상태로 변하는 것이고, 통증유발점에 의한 칼슘 침착(경결밴드)으로 굳어지고 짧아진 근육 문제를 해결하여 근육의 원래 길이를 회복하는 과정이다. 정확한 스트레칭을 하면 적절한 유연성, 탄력성, 점탄성 완전성이 회복될 뿐만 아니라 올바른 움직임과 올바른 자세가 완성될 수 있다.

이렇게 중요한 스트레칭의 치료적 한계는 무엇일까?

그런데 스트레칭을 2주 이상 반복하여 어느 정도 **근육의 길이를 회복하고 나면 스트레칭은 질병의 근원을 치료하는 것은 아니다**. 이때부터 스트레칭은 근육통이 발생했을 때 통증을 줄여주는 역할과 신체 부정렬이 악화될 위험을 줄여주는 역할을 할 뿐이다. 그렇다고 스트레칭의 중요성을 평가절하하는 것은 절대 아니다.

다만 디스크 완치를 위해서는 근육 스트레칭이 필요하지 않게 만드는 근본적 치료가 더 중요하다는 것이다. 여기서 근본적인 치료란 척추관절의 안정성 회복, 근력 균형 회복, 신체정렬 운동법, 올바른 보행 등이다. 척추관절의 안정성과 근력 균형의 회복, 올바른 보행을 하면 근육은 더 이상 짧아지지 않기 때문에 스트레칭의 필요성은 사라진다.

허리디스크가 발생하면 흔히 "가자미근, 비복근, 햄스트링 근육, 대둔근, 중둔근, 이상근, 장요근, 대퇴근막장근, 요방형근, 척추기립근" 등의 한쪽 근육이 연속적으로 짧아진다. 심지어 목, 어깨, 두부 쪽 근육까지 통증유발점에 의한 경결밴드로 근육이 짧아진다. 디스크에서 발생하는 흔한 근육 짧아짐 사례를 보자.

만약 환자가 좌측 장요근과 요방형근이 짧아졌다면, 우측 장요근과 요방형근은 당연히 상대적으로 늘어나 신장성 약화가 발생하고, 그 사이에 낀 척추관절은 틀어지면서 찌그러질 것이다. 이 환자가 허리를 오랫동안 펴지 못한다면 복직근은 짧아지고 척추기립근이 늘어난다. 그 사이에 끼인 척추관절과 디스크는 비정상적인 부딪힘으로 통증이 발생한다. 이때 스트레칭을 시행하여 **"짧아진 근육을 원래 길이로 회복"**하기만 하면 놀랍게 통증이 줄어든다.

위와 같은 상황에서 많은 탐구자들은 골반, 척추 틀어짐의 패턴을 분석하려고 한다. 하지만 어떤 근육이 어떻게 짧아질지는 환자의 통증회피 습관에 따라 결정되기 때문에 디스크로 인한 골반 틀어짐, 척추 틀어짐은 패턴분석이 거의 불가능하다. 많은 연구자들이 인체 부정렬의 패턴을 연구하고 있지만 임상적으로 보면 **부정렬의 패턴은 모든 환자에게서 다르다**. 그래서 각각 환자의 근육 길이 검사, 관절 움직임 범위 검사, 통증유발점 검사는 직접 확인하고 치료해야 한다.

실제 디스크로 통증이 있을 때 정확한 스트레칭을 하면 놀랍게 근력이 생기면서 통증 없이 걷거나 앉아 있는 시간이 늘어난다. 왜 그럴까? 스트레칭은 직접 근육의 힘을 길러주지는 못하지만 **'근육 길이-장력 관계의 원리**(muscle length-tension relationship)'에 의해 근육 짧아짐으로 약해진 만큼의 근력은 곧바로 회복할 수 있기 때문이다. 그래서 스트레칭을 잘하면 약해진 만큼의 근력을 즉석에서 회복할 수 있고 근육 짧아짐으로 야기되는 근력약화를 예방할 수 있다.

거의 대부분의 디스크 환자는 한쪽의 비복근, 가자미근, 햄스트링 근육, 대둔근, 중둔근, 이상근, 요방형근, 장요근, 척추기립근 등이 짧아져 있다는 사실을 기억하고 다음 질문을 보자.

한쪽의 비복근, 가자미근이 짧아진 상태에서 걷는다면 어떻게 될까?
한쪽의 햄스트링 또는 대퇴사두근이 짧아진 상태에서 걷는다면 어떻게 될까?
한쪽의 대둔근, 장요근, 요방형근, 척추기립근이 짧아진 상태에서 걷는다면 어떻게 될까?

당연히 한쪽의 보폭은 짧아지고 짧아진 보폭 상황에서 똑바로 앞으로 가려면 척추, 골반 등에서 회전 변형이 있어날 것이다. 여성들이 치마를 입고 걸을 때 치마가 한쪽으로 돌아가는 것을 흔히 보는데 모두 이와 같은 상황이다. 그래서 근육의 짧아짐은 척추와 골반의 틀어짐을 유발하고 척추관절과 골반에 비정상인 부하를 야기하기 때문에 디스크 완치를 방해하는 중요한 요인이다.

필자가 스트레칭 부분을 강의할 때 항상 던지는 말이 있다. **"당신이 할 수 있는 하나의 치료법, 그것을 함으로써 다른 모든 치료를 쉽게 또는 필요 없게 만드는 것은 무엇인가?"** 이 관점에서 생각해보라. 주사와 침을 맞고, 물리치료를 하고, 마사지를 하고, 견인 치료를 하는 등 허리디스크 통증에 좋다는 치료를 해서 통증이 줄었다 하더라도 짧아진 근육 길이는 정상화되지 않는다. 오직 정확한 고립 스트레칭을 시행할 때만 근막이 늘어나고 근육 길이가 정상화될 때 관절 움직임 범위는 정상화되고 틀어진 척추와 골반의 정렬을 정상화할 수 있다.

01 꼭 알아야 할 스트레칭 주의사항 5가지

1. 손상 직후의 염증기나 관절이 불안정한 시기에는 절대로 무리한 스트레칭을 해서는 안 된다. 허리디스크의 경우, 완치 5단계 중 1단계와 2단계가 바로 이 시기에 해당한다. 이때는 '침상 안정과 손상 초기 움직임 3원칙'을 따르고, 누운 상태에서 치료적 마사지(근막 이완)나 치료사에 의한 스트레칭과 같은 전문가의 치료가 필요하다. 특히 **척추가 불안정한 상태에서는 스트레칭을 무리하게 시행해서는 안 된다**. 불안정한 척추에 과도한 스트레칭을 가하면 관절의 비정상적인 마찰과 충돌이 발생할 수 있으며, 이는 척추 안정성 회복을 지연시킬 뿐만 아니라 추가적인 손상을 유발할 위험이 있기 때문이다.

   따라서 스트레칭을 할 때 기억해야 할 중요한 치료적 금언은 다음과 같다.

   "과한 것은 부족한 것만 못하다."

   "통증이 나를 보호하리라."

2. 스트레칭은 가능하면 근막이완으로 근육을 싸고 있는 **근막을 충분히 부드럽게 한 후 시행**해야 한다. 근막이 충분히 이완이 되지 않은 뻣뻣한 상태에서의 스트레칭은 근막과 근육의 통증을 악화시킬 수 있고 관절의 비정상적인 부딪힘을 일으켜 통증을 악화시킬 수 있기 때문이다.

3. 세밀하게 단계적으로 스트레칭의 강도를 높여야 한다. 만약 단계적으로 강도를 높이지 않고 무리하게 스트레칭을 시행하면 근육에 미세 손상을 일으킬 뿐만 아니라 디스크는 더 파열되고 통증은 악화될 수 있다.

   그래서 스트레칭은 체중부하가 없는 누운 자세에서 시작하고 통증이 회복됨에 따라 체중부하가 주어지는 닫힌 사슬 스트레칭을 시행할 수 있다. 마지막 단계에서는 전신의 기능적 스트레칭으로 단계를 높일 때 효과적이다. 이는 "전신 움직임 기능 회복 운동법" 챕터를 참조하라. 근육 파열 환자, 디스크 환자, 골절 환자, 인대 파열 환자에게 이렇게 **단계적으로 강도를 높여 조심스럽게 하지 않으면 스트레칭은 오히려 재손상의 원인**이 될 수 있다. 반대로 스트레칭이 필요한 시기에 제대로 **스트레칭을 시행하지 않으면 반흔조직, 관절 강직으로 오랜 기간(또는 평생) 움직임 기능 부전**, 통증에 시달릴 수 있다. 이러한 역설적인 문제를 해결하는 것이 진정한 치료라 말할 수 있는 것이다.

문형철 교수가 알려주는 근육 상식!

근파열 치료법

종아리 근육, 햄스트링 근육 파열은 임상에서 매우 흔하다. 근육이 파열되면 어떻게 치료해야 할까? 근육이 파열되면 모든 조직의 손상 회복과 마찬가지로 염증기(3~5일), 증식기(~3주), 재생기(~6주)를 거쳐 회복된다. 그리고 파열된 근섬유의 일부는 회복이 되지만, 일부는 원래 근육으로 재생되지 못하고 결합조직으로 그 공간을 대체한다. 그래서 근육 파열의 치료란 **원래 근육의 길이를 회복하도록 가능한 빨리 정확한 스트레칭을 하는 것이 유일한 치료법**이라고 할 수 있다. 그리고 파열된 근육만큼 약해진 근력은 근력강화 운동으로 회복해야 한다.

4. 예를 들어 허리디스크로 통증이 심할 때는 대개 염증이 있고 **관절 불안정성이 있는 것이므로 스트레칭을 하지 않는 것이 좋다**. 꼭 시행해야 한다면 통증이 없는 먼 관절의 근육부터 스트레칭 하면 효과적이다. 통증이 없는 먼 관절에서부터 근막이완, 스트레칭을 하면 통증이 있는 관절의 근막이완, 근육 짧아짐 문제를 해결하는 데 수월할 수 있다.

5. 스트레칭이 잘 안될 때 환자들은 습관적으로 '몸에 반동을 주는 탄성 스트레칭(ballistic stretching)'을 시행하는 경우가 많다. 하지만 이러한 **탄성 스트레칭은 매우 위험**하다. 만약 척추관절 불안정성에 의한 통증이 있는 환자가 탄성 스트레칭을 한다면 디스크가 깨지는 반동 움직임에도 멈출 수 없기 때문에 순간적으로 디스크 탈출을 일으킬 수 있으므로 주의해야 한다.

02 12가지 스트레칭의 방법과 원리

1. 스트레칭은 **5초 지속, 5~10회 정도를 자주 반복**하는 것이 좋다. 스트레칭의 효과가 30초가 좋다는 논문도 있고 심지어 20분 스트레칭이 효과적이라고 주장하기도 한다. 하지만 디스크 환자가 스트레칭 시간을 길게 하면서 발생하는 통증을 무시하고 지속하면, 통증 스트레스가 뇌의 변연계를 자극하고 변연계 근육긴장(limbic spasm)을 일으키며 스트레칭을 무력화시키고 통증을 악화시킬 수 있기 때문에 5초 지속, 5~10회 정도를 자주 반복하기를 권한다.

2. 스트레칭은 항상 **호흡을 내뱉으면서 시행**할 때 효과적이다. 왜냐하면, 호흡을 내뱉을 때 부교감 신경이 활성화되면서 근육(근막)이 곧바로 이완되면서 그 효과가 극대화되기 때문이다. 특히 스트레칭의 끝 단계에서 숨을 깊이 내뱉으면서 시행해야 스트레칭의 원래 목적인 근육 길이를 충분히 늘려줄 수 있다.

3. 짧아진 쪽 근육 스트레칭을 2배 이상 시행하면 양쪽의 근육 길이를 동일하게 맞출 수 있다. 환자뿐 아니라 정상인도 양측의 근육 길이는 대부분 다르다. **짧아진 쪽 근육 스트레칭을 2배 이상 시행**하면 짧게는 며칠, 길게는 3개월 이내에 양측의 근육 길이가 비슷하게 개선될 수 있다. 양측 근육의 길이가 동일해지면 CMP 9종 신체 정렬 운동법과 치료적 보행 교정의 기초가 마련된 것이라 할 수 있다.

4. 인체는 생체역학적 **구조상 항상 짧아지는 근육**이 있다. 항상 짧아지는 근육은 후두하근, 소흉근, 상완이두근, 손가락 굴곡근, 장요근, 햄스트링, 가자미근 등이다. 항상 짧아지는 근육은 수시로 스트레칭을 시행할 때, 거북목 증후군, 둥근어깨 증후군, 중흉추 후만, 골반 틀어짐, O다리, X다리 등의 인체 골격의 틀어짐을 방지할 수 있다.

5. 인체는 나이가 들면 근막(결합조직)이 유연성을 잃고 뻣뻣해진다. 그래서 **나이가 들어갈수록 많은 스트레칭이 필요**하다. 예를 들어 어깨 탈구가 있을 때 노인의 경우는 어깨가 쉽게 굳어지기 때문에 가능한 빨리 스트레칭 및 관절 움직임을 우선적으로 많이 시행하는 것이 좋다. 하지만 어린 아이의 경우에는 불안정성의 문제가 더 심각하기 때문에 스트레칭보다는 관절의 안정화 회복이 더 중요하다.

6. 환자 스스로 시행하는 자가 스트레칭과 치료사에 의한 치료적 스트레칭을 구분하여 시행해야 한다. **스트레칭은 가능하면 환자 스스로 시행**하는 것이 좋다. 하지만 많은 임상적 상황(예를 들어 심한 허리디스크, 각종 관절수술 환자)에서 환자는 자가 스트레칭을 할 수 없는 경우가 많다. 이때는 치료사에 의해 치료적 스트레칭을 할 수 있다.

7. 단일 근육을 고립하여 시행하는 스트레칭과 근막경선의 기능적 연결의 관점에서 시행하는 전신의 기능적 스트레칭을 구분해서 시행해야 한다. 단일 근육 스트레칭만으로는 해결되지 않는 통증이 기능적 연결을 이해한 스트레칭을 시행하면 놀랍게 통증이 줄어드는 경우가 많다. 그래서 허리디스크 4단계에서 시행하는 **전신의 기능적 스트레칭**은 반드시 필요하다. 자세한 것은 "전신 움직임 기능회복 운동법" 챕터를 참조하라.

8. **단관절 근육과 다관절 근육을 이해한 상태에서 스트레칭**을 시행하면 효과적이다. 예를 들어 누워서 햄스트링을 스트레칭 하는데 무릎을 편 상태에서의 스트레칭과 무릎을 구부린 상태의 스트레칭은 다르다. 또한 비복근과 가자미근을 스트레칭할 때 비복근은 다관절 근육이므로 무릎을 펴서 스트레칭을 해야 하고 가자미근은 단관절 근육이므로 무릎을 구부려서 스트레칭해야 한다.

9. **몸이 뻣뻣한 사람이 스트레칭을 시행하는 경우** 심한 통증이 발생할 수 있다. 하지만 2~3주만 꾸준히 시행하면 스트레칭이 쉬워지고 오히려 개운하고 편안함을 느낄 수 있으므로 걱정하지 않아도 된다.

10. **스트레칭을 시행하기 전에 따뜻한 목욕, 폼롤러를 이용한 근막이완** 등을 하면 쉽게 스트레칭을 할 수 있다. 또한 근육생리를 이용한 근육 이완 기법(근에너지 테크닉, PNF 테크닉)을 이용하면 스트레칭에 매우 효과적이다.

문형철 교수가 알려주는 근육 상식!

근에너지 테크닉으로 스트레칭하는 법: 등척저항 후 이완(PIR)과 상호억제(RI)

근육은 적절한 저항을 받으면 이완되는 생리적 특성을 가지고 있다. 근육내 근방추와 골지 건기관은 근육의 길이 변화와 장력 변화를 감지하여 반응하는데 **등척저항과 수축저항을 받으면 근육은 이완**된다. 근육 생리학자 셰링턴은 저항을 받은 반대쪽 근육(길항근)에서도 이완된다는 원리를 찾아냈고 이를 상호억제(reciprocal inhibition)라고 한다. 이러한 근육의 생리학적 특성을 치료법으로 이름 지은 것이 근에너지 테크닉(muscle energy technique)이다. 근에너지 테크닉에는 등척저항 후 이완 기법(PIR)과 상호억제 기법(RI)이 있고, PNF 테크닉에서는 고정 후 이완(hold relax), 수축 후 이완(contract relax)법이 있다. 이렇게 근육생리, 관절생리를 이해하면 치료 테크닉을 배우지 않아도 근에너지, PNF 테크닉은 자유자재로 활용하고 응용할 수 있다.

11. **도구를 이용한 스트레칭을 이해**해야 한다. 모든 스트레칭은 하나의 고정점을 두고 근육의 길이를 늘리는 것이다. 이때 다양한 도구를 이용해서 스트레칭을 시행하면 스트레칭의 효과를 극대화할 수 있다. 도구를 잘 활용하면 스트레칭을 매우 쉽고 편안하게 시행할 수 있다.

12. 스트레칭의 **목적과 목표를 명확하게 설정한 후 시행**한다. 베이튼 스코어에서 본 것처럼 선천적으로 과도하게 유연한 사람도 있고 선천적으로 매우 뻣뻣한 사람도 있다. 이러한 상황 등을 고려하여 스트레칭의 목적과 목표를 명확히 정하고 그에 맞게 시행해야 한다. 또한 야구 투수는 어깨의 외회전이 90도를 넘어 130도까지 넘어가야 하는데 이렇게 직업적으로 필요할 때는 과도한 스트레칭이 필요할 수 있다.

Ⅳ 맞춤 관절가동 테크닉

Summary

280여 개 인체 관절은 움직이는 과정에서 압박-장력(전단)부하를 이겨내지 못하면 손상된다. 관절이 불안정한 상태에서 움직이면 관절 염증이 생기고, 염증이 방치되면 굳어진다. 결국 불안정성, 염증, 굳어짐 3가지 문제가 발생한다. **관절가동 테크닉이 놀라운 효과를 발휘하는 상태는 바로 관절 굳어짐**이다. 관절 굳어짐 상태에서는 약물을 써도, 주사를 맞아도 효과가 없다. 굳어져서 혈관이 없고 약물이 흡수되지 않기 때문이다. 이럴 때 가장 효과적인 방법이 바로 '관절가동 테크닉 치료법'이다. 그리고 **'굳어진 관절 침 놓고 움직이기 테크닉'**은 필자가 동기 침법을 수정 보완한 것으로 굳어진 관절을 부드럽게 하고 즉석에서 통증을 50~70% 이상 줄여주는 놀라운 치료법이다.

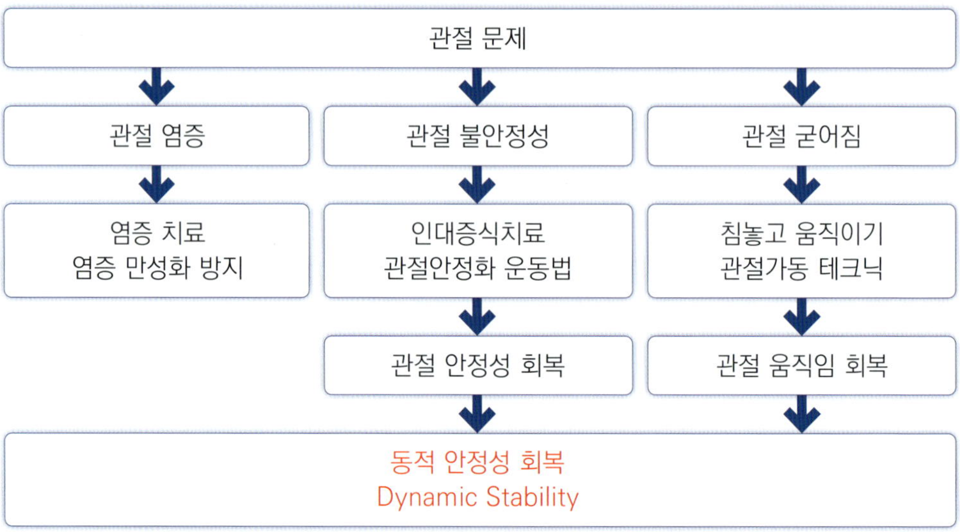

굳어진 관절을 움직이게 하는 최고의 방법 '관절가동 테크닉'에 감사하라.

우리 몸의 관절은 대략 280여 개가 사슬처럼 연결되어 있고, 지구 중력을 이겨내 걷고, 달리고, 무거운 물건을 드는 과정에서 끊임없이 손상이 발생한다. 관절의 문제는 크게 **'염증, 불안정성, 굳어짐'** 3가지 형태로 나타난다. 관절의 3가지 문제는 각각 전혀 다른 치료법이 필요하다.

첫째, 관절 염증이 있을 때는 어떻게 치료해야 할까?

먼저 급성염증인지 만성염증인지를 감별해서 급성염증라고 추정되는 경우에는 앞에서 소개한 바와 같이 치료적 행동수정(침상안정), 얼음 팩, 염증치료 약물로 치료하면 염증기 3~5일을 거쳐 자연치유 과정을 거친다. 이 과정에서 가장 중요한 것은 **재손상을 방지하는 치료적 행동수정**이다. 만성염증은 '만성염증 치료법' 챕터를 참고하라.

둘째, 관절의 불안정성 문제가 있을 때는 어떻게 치료해야 할까?

관절이 불안정하다는 의미는 뼈와 뼈를 연결하는 인대가 늘어나 나사 풀린 듯 헐렁해졌다는 의미다. 이렇게 나사 풀린 듯 헐렁한 상태에서 관절을 움직이면 관절은 재손상이 반복되며 심각한 관절 마찰에 의한 마모, 관절염으로 진행한다. 이렇게 인대가 느슨해진 관절은 **인대증식 치료**(수동 안정성 회복)**와 관절안정화 운동법**(능동 안정성 회복)**으로 관절을 튼튼하게** 하는 치료를 해야 한다.

셋째, 관절이 굳어져 움직임 장애가 있을 때는 어떻게 치료해야 할까?

급성 관절염증을 깁스와 같은 고정을 하거나, 초기 움직임 증진 치료법, 관절 움직임 증진 치료법 등을 시행하지 않고 방치하면 관절은 어떤 형태로든 굳어진다. 관절 움직임이 완전히 회복되지 않아 ROM 제한이 있다면 어떤 형태로든 염증 또는 관절 굳어짐이 존재한다고 판단하고 치료하면 좋다. 관절 굳어짐은 쇠가 녹이 스는 것처럼 굳어진 상태이므로 이 챕터에서 소개하는 **침 놓고 움직이기 테크닉이나 관절가동 테크닉으로 정상적인 움직임을 회복**해야 한다.

문형철 교수가 알려주는 인체 상식!

동기침법의 변형 '굳어진 관절 침 놓고 움직이기 테크닉'

관절이 굳어지면, 굳어진 부위(통증 origin)는 약물을 먹어도, 주사를 맞아도 혈액 공급이 되지 않기 때문에 치료 효과가 없다. 이때 굳어진 부위에 침을 놓고 움직이면 즉석에서 50~70% 이상 통증이 줄어드는 것을 경험할 수 있다. 왜냐하면 침에 의한 미세손상이 통증 감작을 즉석에서 치료하기 때문이다. 또한 굳어진 관절에 혈관신생을 유도하여 관절가동 테크닉의 효과를 더 빠르게 하고, 그 효과를 극대화할 수 있다. 이 치료법은 **'굳어진 관절 침 놓고 움직이기 테크닉'**으로 명명한다. 즉석에서 통증을 잘 치료하기 위해서는 세 가지를 지키면 된다. 첫째, 호흡을 내쉬면서 통증에 저항하지 않기. 둘째, 천천히 움직이기. 셋째, 10회 정도 움직이고 통증이 줄지 않으면 급성 염증이거나 다른 원인이므로 바로 발침하기.

침놓고 움직이기 테크닉

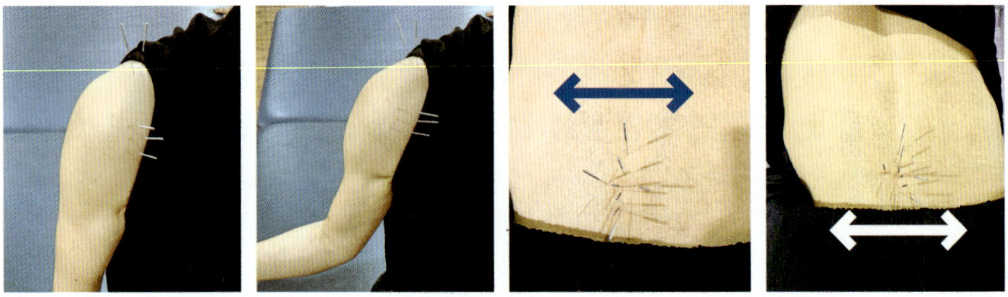

예를 들어 디스크 파열, 후관절 부딪힘, 신경 압박으로 발생한 염증 때문에 반사성 근수축, 통증유발점(TrP)이 발생하면서 관절 움직임 제한이 발생한다. 그래서 첫 번째로 관절 움직임 범위 검사를 시행하고, 다음으로 맞춤 근막이완, 맞춤 근육 스트레칭을 시행한 후 굳어진 관절 움직임 회복을 위해 **"관절가동 테크닉**(joint mobilization technique)**"**을 시행하면 효과적으로 관절 문제를 해결할 수 있다. 이렇게 관절이 굳어져 움직임 장애가 있을 때, 관절가동 테크닉을 시행하면 놀랍게도 즉시 관절에 활액(윤활유)이 분비되면서 관절 움직임이 회복된다. 이를 **"CMP 맞춤 관절가동 테크닉"**이라고 명명한다. 참고로 관절 염증이 있을 때도 관절가동 테크닉을 시행하면 관절 대사를 촉진하여 빠르게 염증을 제거할 수 있고, 앞에서 소개한 초기 움직임 증진운동법과 관절 움직임 범위 증진운동법 또한 비슷한 효과를 내는 치료법임을 알아두면 좋다.

다시 한번 말하면 염증이 있는 관절은 침상안정, 얼음 팩 등의 치료적 행동수정만 잘 하면 3~5일이면 쉽게 해결된다. 그런데 디스크 파열, 후관절 부딪힘이 발생한 후 손상초기 움직임 증진운동법을 하지 않고 과도한 침상안정으로 방치하면 관절은 굳어져 버린다.

이렇게 관절이 굳어지면 어떻게 치료해야 할까?

관절 연골에는 혈관이 없기 때문에 관절 연골에 영양 물질을 공급하기 위한 유일한 방법은 압박부하를 주었다 떼는 과정을 반복하는 것이다. 관절가동 테크닉은 관절 연골에 영양 물질인 활액이 차오르도록 압박-이완 과정을 반복하는 것이다. **굳어진 관절 침 놓고 움직이기 테크닉은 관절가동 테크닉의 변형**이라 할 수 있다. 그리고 딱딱해진 관절낭은 신장성을 회복하도록 ROM 증진 치료법과 같은 방법으로 반복적으로 움직임을 주면 된다.

인류는 매일 3천 보, 많게는 만 보를 걷고 움직인다. 걷고 움직이는 행위를 관절 입장에서 보면 관절 연골에 영양을 공급하는 최고의 방법이다. 정상적인 상태의 관절이라면 일상 생활과 보행만으로 관절에 영양 공급이 충분할 것이다. 하지만 뻣뻣하게 굳어진 관절은 일상 활동과 보행만으로는 굳어진 관절 문제가 해결되지 않기 때문에 관절가동 테크닉이 치료적으로 중요하다.

문형철 교수가 알려주는 CMP 관절 상식!

3가지 관절 문제(염증, 불안정성, 굳어짐)의 연관성

관절가동 테크닉에 대해 알아보기 전에 3가지 중요한 관절 문제를 살펴보자.

첫째, **"관절 불안정성과 관절염증의 연관성"**이다. 관절을 연결하고 있는 인대가 느슨해지고 근육이 약해지면 관절 불안정성이 발생한다. 관절이 불안정한 상태에서 인체가 움직이면 관절 부딪힘을 유발, 관절 염증을 유발할 수 있다. 이렇게 인대가 느슨해지고 근육이 약해지면 관절 불안정성으로 과도한 관절 움직임이 일어나고 관절 부딪힘, 관절 염증이 발생한다. 참고로 관절에는 혈관이 없어서 관절에 영양을 공급하는 유일한 방법은 적절한 관절 부딪힘-이완(joint compression and releasing)이다. 즉 관절이 영양을 공급받고 기능을 잘 하기 위해서는 적절한 압박부하가 필수 조건이다. 그래서 관절의 적절한 부딪힘은 관절 연골에 영양을 공급하기 위한 유일한 방법이다. 이렇게 관절에 영양 공급을 하기 위해서는 적절한 움직임이 필요한데 불안정한 관절 상태에서 움직이면 관절 연골이 손상되면서 관절 염증이 발생한다. 즉 관절이 불안정한 상태에서의 움직임은 과도한 관절 부딪힘을 야기하고, 관절 부딪힘은 마찰열이 발생하는 것처럼 염증으로 진행한다. 그 결과로 관절 연골이 손상되면 관절염이라고 진단한다. 이러한 '인체 움직임 역설' 문제 해결이 바로 이 책의 주제다.

둘째, **"관절 굳어짐과 관절 염증의 연관성"**이다. 관절에 염증이 발생하면 염증기 3~5일 동안 침상안정으로 관절에 주어지는 부하를 줄이면 자연 치유된다. 하지만 침상안정이 과도하게 길어지면 관절이 굳어지면서 움직임 장애가 발생한다. 마치 가래떡이 수분을 잃고 딱딱하게 굳어지는 것과 같은 상황이다. 관절이 굳어진 상태에서 갑자기 움직이면 녹슨 기계가 손상되듯이 관절은 쉽게 염증상태가 된다. 이렇게 관절의 염증 상황과 관절 굳어짐은 상호 연관되어 있다. 임상 현장에 있어서 더욱 혼란스럽게 하는 것은 같은 척추관절에서도 어떤 부위는 관절 굳어짐이 있고, 어떤 부위는 관절 염증이 있다는 사실이다. 임상 경험으로 보면 흉추관절은 관절 굳어짐이 흔하고, 요추 4~5번, 요추 5번~천골 1번은 관절 불안정성과 염증이 흔하게 발생한다. 이러한 임상적 상황을 정확하게 이해하지 못하면 많은 치료적 오류가 발생한다. 예를 들어 추나 치료를 하고 통증이 심해지는 경우가 있는데 이는 나사 풀린 듯 불안정한 척추관절을 밀치기(thrust) 테크닉으로 관절의 불안정성을 더욱 악화시켜 발생하는 경우가 대부분이다.

셋째, **"관절 염증과 근육통의 상호 악화관계"** 문제다. 관절 염증으로 통증이 발생하면 관절을 보호하기 위해서 관절 주위 근육은 생리적 반응으로 반사성 근수축(reflexive muscle contraction)이 발생한다. 반사성 근수축이 오랫동안 지속되면 근육에 칼슘이 침착되는 통증유발점(TrP)이 발생하면서 근육통이 유발된다. 반사성 근수축과 통증유발점은 통증뿐만 아니라 근육이 짧아지게 하기 때문에 관절 부딪힘은 더욱 심해진다. 관절의 부딪힘은 관절면의 초자연골을 손상시키고 관절염을 일으키고 관절염증을 방치하면 관절 굳어짐이 발생하는 악순환이 계속된다. 그래서 관절의 3가지 문제(염증, 불안정성, 굳어짐)를 해결해야 관절 통증, 근육통이 근본적으로 치료되고 역으로 근육의 문제가 해결되어야 관절 문제가 근본적으로 치료된다.

01 관절가동 테크닉을 잘 알기 위한 9가지 지식

관절가동 테크닉을 효과적으로 시행하기 위해서는 많은 것을 알아야 한다. 관절가동 테크닉 목적, 관절의 구조와 움직임, 관절의 움직임과 관절가동 2가지 테크닉, 관절가동 테크닉을 위한 '일반동작과 특수동작', 관절의 고정축과 움직임 뼈, 치료면(treatment plane), 조직학적 관점에서 4가지 관절 병리와 치료법, 열린 관절 자세(open pack joint position)와 관절가동 테크닉, 치료사의 부상 방지, 관절가동 테크닉의 다양한 응용법 등의 **9가지 주제**로 살펴보자.

첫째, 관절가동 테크닉의 목적 2가지

관절가동 테크닉으로 굳어진 관절의 움직임을 회복하면, 즉석에서 관절 통증이 완화되는 것을 경험할 수 있다. 임상에서는 **관절 통증 치료와 굳어진 관절낭 신장**(움직임 회복) **두 가지 목적으로 시행**할 수 있다. 두 가지 다른 목적에 따라 관절가동 테크닉의 강도, 지속시간, 횟수 등을 결정할 수 있다. 관절 통증 치료를 목적으로 시행하는 관절가동 테크닉은 적절한 강도를 선택하여 2~5초, 5~10회(통증이 완전히 치료될 때까지 자주 시행)로 충분하다. 굳어진 관절낭의 신장을 위해 시행하는 관절가동 테크닉은 통증을 치료하기 위한 방법과는 다르다. 가장 중요한 차이는 테크닉의 강도와 시간이다. 관절가동 테크닉의 강도를 높이는 방법은 움직임의 끝 지점에서 관절낭이 더 늘어나도록 하고, 2초보다는 5초 이상 시간을 늘리고, 횟수도 늘리면 관절낭의 신장성은 좋아질 것이다.

움직임의 끝 지점에서 관절낭의 신장성을 개선하는 방법으로 가장 효과적인 것은 **호흡을 내뱉으면서 늘리는 것**이다. 몸통 회전 움직임을 통해 자가 관절가동 테크닉을 시행한다고 해보자. 몸통 회전 초기에는 근막-근육이 일어나고, 스트레칭 되는 끝 지점에서 관절낭의 신장이 일어날 것이다. 스트레칭의 끝 지점에서 관절낭이 늘어나기 때문에 스트레칭의 마지막 단계에서 호흡을 내뱉으면서 더 회전하면 관절낭의 신장 개선이라는 관절가동 테크닉의 목적에 맞는 치료법이 된다.

참고로 근막-근육의 늘어남이 없는 관절 움직임은 불가능하다. 그래서 근막을 잘 이완하고, 짧아진 근육 길이를 정상화하는 정확한 스트레칭을 하면 그 과정에서 많은 관절 움직임이 회복될 수 있다. 관절가동 테크닉을 전 세계에 보급한 프레디 칼텐본이 스트레칭의 대가 올라프 에반스와 공동으로 칼텐본-에반스 테크닉을 만든 이유가 여기에 있다.

둘째, 관절의 구조와 움직임

기능은 구조를 따른다는 CMP 철학의 원칙을 상기해보라. **인체 움직임은 관절의 구조에 의해 결정**된다. 280여 개 인체의 모든 관절을 구조적으로 구분하면 구상관절(ball and socket joint), 타원관절(ellipsoid joint), 경첩관절(hinge joint), 차축관절(pivot joint), 평면관절(plane joint), 안장관절(saddle joint) 등으로 구별할 수 있다. 이러한 관절은 일차적으로 해부학적 구조에 따라 움직임의 기능이 결정되고 관절낭, 인대, 근육 때문에 자신만의 독특한 움직임 범위를 갖는다. 관절가동 테크닉은 관절 정상 움직임 기능을 회복하는 것이므로 이러한 관절의 종류와 기능에 대해서 잘 알아야만 올바로 시행할 수 있다. 그래서 관절가동 테크닉은 **'원래의 관절이 가지고 있는 움직임 범위를 반복해서 움직이기만 하면 되는 과정'**이라 할 수 있다.

관절의 다양한 종류들

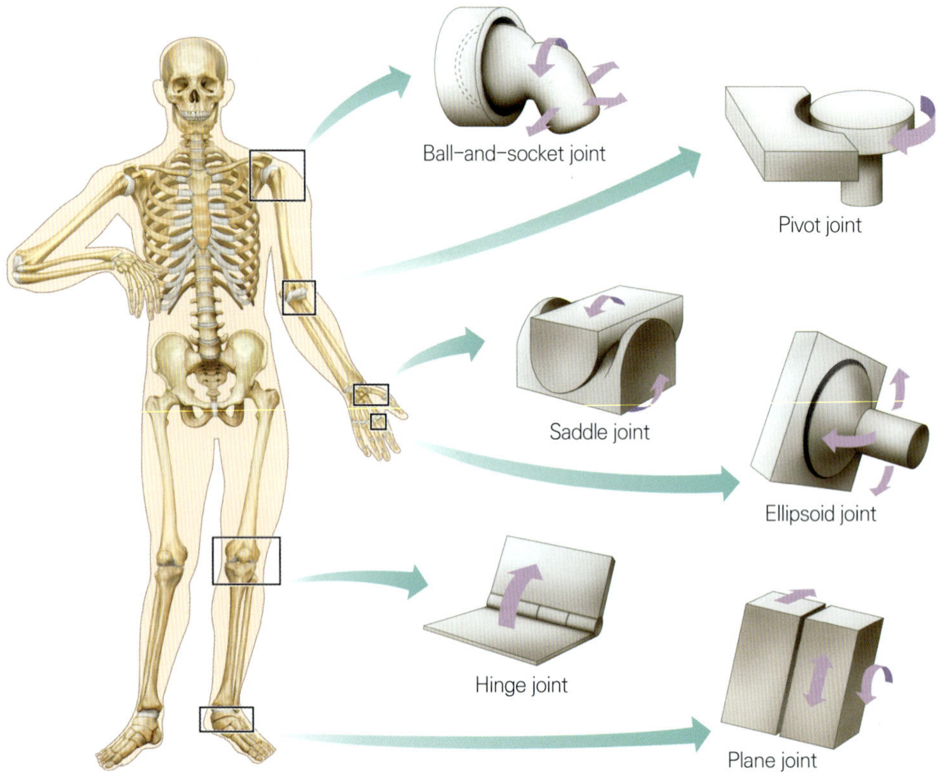

셋째, 관절의 움직임과 관절가동 2가지 테크닉

인체의 움직임을 해부학적으로는 굴곡, 신전, 외전, 내전, 측굴, 회전 등으로 표현한다. 물리적 관점에서 실제 인체의 움직임은 대부분 직선 운동과 회전 운동이 결합된 곡선-직선의 합 운동(curvilinear motion)의 형태를 보인다. 관절 운동 형상학의 관점에서 보면, 관절면 사이에서는 구름(rolling)과 미끄러짐(gliding) 움직임이 발생한다. 또한, 치료사가 수동적으로 유도하는 특수 동작들로는 관절면이 평행하게 이동하는 평행 움직임(translation movement), 관절면이 서로 멀어지는 관절의 멀어짐(distraction), 가까워지는 관절의 가까워짐(approximation) 등이 있다. **"CMP 맞춤 관절가동 테크닉"**은 위와 같은 인체의 움직임을 이용해 굳어진 관절의 정상 움직임을 회복하고 관절 통증을 해결하는 치료법이라 할 수 있다. 이론적으로 **관절가동 테크닉은 크게 두 가지 방법**이 있다.

지속적 이동 관절가동 테크닉(Sustained translatory joint mobilization techniques)

- 1단계(Grade I, loosen): 그림과 같이 작은 진폭의 관절 움직임(distraction)을 관절낭에 거의 부하 없이 시행
- 2단계(Grade II, tighten): 그림과 같이 충분한 관절 움직임(distraction or glide)을 관절낭에 부하를 약간 주는 정도로 시행
- 3단계(Grade III, stretch): 그림과 같이 큰 진폭의 움직임으로 관절낭의 제한 부위를 넘어서 관절 움직임을 시행

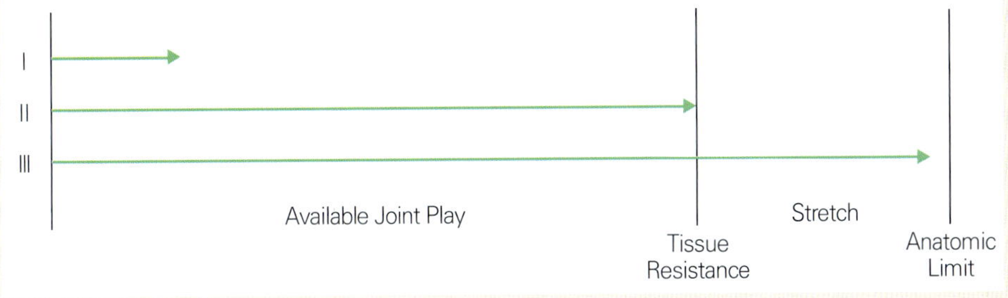

단계적인 진동 테크닉(Graded oscillation techniques)

- 1단계(Grade I): 치료하고자 하는 관절에 작은 진폭의 리드믹한 진동 테크닉을 관절 움직임 시작 범위에서 시행
- 2단계(Grade II): 큰 진폭의 리드믹한 진동 테크닉이 관절 움직임의 생리적 제한 이내의 범위에서 시행
- 3단계(Grade III): 큰 진폭의 리드믹한 진동 테크닉이 관절 움직임의 생리적 제한 범위를 넘어서 조직에 저항스트레스가 가해진 범위에서 시행
- 4단계(Grade IV): 작은 진폭의 리드믹한 진동 테크닉이 조직저항이 가해지는 스트레스 범위 끝에서 시행
- 5단계(Grade V): 일명 밀치기 테크닉(thrust technique)으로 작은 진폭, 높은 속도의 밀치기 테크닉은 유착이 진행된 관절 끝 범위에서 스냅을 이용하여 시행

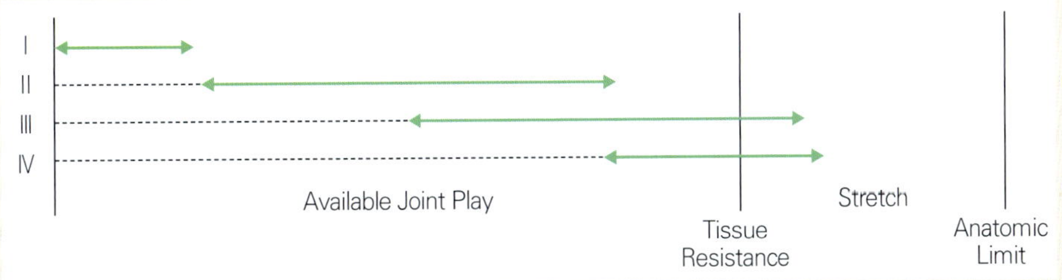

넷째, 관절가동 테크닉을 위한 2가지 '일반동작과 특수동작'

관절가동 테크닉을 탐구하는 치료사의 입장에서 중요한 움직임은 **"특수동작"**이다. 왜냐하면 특수동작은 관절의 평행 움직임, 관절 멀어짐과 가까워짐 등의 움직임을 이용하는데, 이 동작은 치료사가 따로 학습하지 않으면 시행할 수 없는 동작이기 때문이다. 인체 스스로 일으킬 수 있는 일반동작과는 완전히 다른 동작이다.

일반동작을 이용한 관절가동 테크닉은 **인체 스스로 움직일 수 있는 일상의 동작으로 관절을 움직여 관절기능을 정상 회복하는 방법**이다. 그래서 CMP 관절가동 테크닉은 일상 활동, 스포츠 활동에서 자연스럽게 일어나는 일반동작 관절 움직임을 중시한다. 실제로 임상 현장에서 관절의 특수동작에 의한 관절가동 테크닉은 통증 초기에 잠시 필요할 뿐이다. 특수동작 관절가동 테크닉만을 반복하고 일반동작을 이용한 관절가동 테크닉을 소홀히 하면 인체 움직임 기능 회복은 한계를 가질 수밖에 없다.

문형철 교수가 알려주는 의료 상식!

아탈구(Subluxation)에 대하여

흔히 관절 축의 위치가 약간 어긋난 상태를 아탈구라고 한다. 아탈구라는 개념은 추나 테크닉에서 매우 중요한 개념이다. 하지만 올바른 움직임을 회복을 추구하는 CMP therapy 관점에서 아탈구는 그냥 하나의 관점일 뿐이다. 관절은 아탈구되지 않아도 염증, 불안정성, 기능부전이 발생할 수 있고, 아탈구 상태에서는 그러한 문제가 좀더 심할 뿐이다. 그래서 **아탈구된 상태에서도 올바른 움직임과 자세는 회복할 수 있고 허리디스크는 완치될 수 있다**. 물론 정상 회복 가능한 아탈구된 상태를 방치해도 된다는 뜻이 아니다. 다만 280여 개 척추관절은 나이가 들어 퇴행화되면서 수많은 아탈구가 진행된다. 그래서 허리디스크를 치료할 때 중요한 것은 아탈구 자체가 아니라 관절의 염증, 불안정성, 기능부전 3가지 문제를 정상화하는 것이다. 우리가 치료를 올바른 움직임과 자세라는 관점으로 바꿀 때 아탈구를 넘어서 최적 움직임 회복이 완성된다고 할 수 있다. 디스크가 파열되면 디스크 간격이 좁아지고, 약간의 아탈구가 발생하면서 후관절 부딪힘 등이 발생한 것이라 할 수 있다. 그래서 CMP therapy의 근막이완, 스트레칭, 관절가동 테크닉, 코어 강화 운동, 9종 신체정렬 운동법은 아탈구 문제를 해결하여 최적 움직임 회복을 하게 할 수 있다.

다섯째, 관절의 고정축과 움직임 뼈, 치료면

특수동작 관절가동 테크닉은 주로 평행이동 움직임을 이용하기 때문에 치료사가 관절의 고정 축과 움직임 뼈, 치료면(treatment plane)을 결정하고 치료하는 과정이다. 하지만 일반동작 관절가동 테크닉은 관절의 고정 축, 움직임 뼈, 치료면이 움직이기 때문에, 구름(rolling)과 미끄러짐(gliding) 과정에서 **오목면과 볼록면의 비정상 부딪힘이 발생, 통증이 악화될 수도** 있다.

예를 들어, 볼록-오목 규칙에 의해 오목면에 볼록면이 치받는 현상은 주로 구상관절인 어깨관절과 고관절에서 일어난다. 그래서 어깨와 고관절의 가동 테크닉을 할 때는 가능하면 열린관절 자세를 유지하고 볼록-오목 규칙에 의해 관절이 부딪히지 않도록 특수동작을 이용할 수 있다.

고관절
굴곡+부딪힘

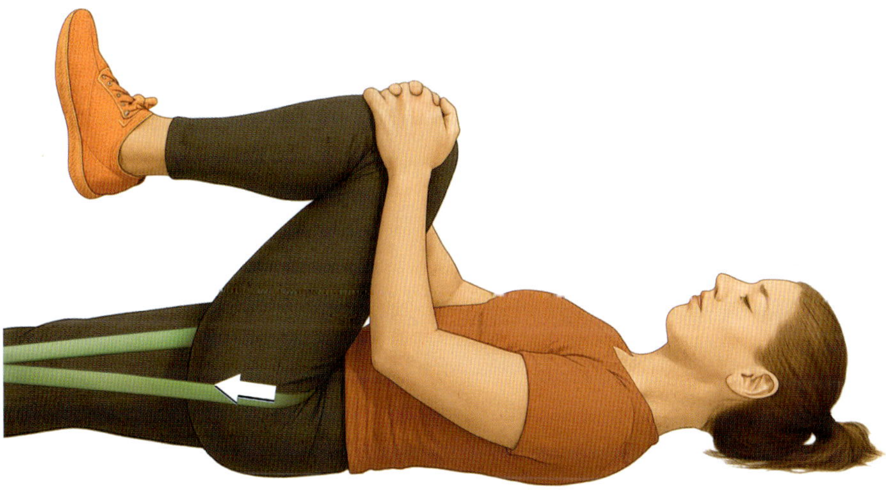

그림에서 보는 것처럼 대퇴골을 아래로 당기면서 고관절 굴곡을 하면 부딪힘이 줄어들 수 있다.

여섯째, 조직학적 관점에서 4가지 관절 병리와 치료법

조직학적 관점에서 관절은 **'관절 염증, 관절낭 유착, 관절 윤활액 부족, 손상된 연골면'** 4가지 문제가 개선되어야 한다. 급성 관절염증은 염증 치료 약물을 복용하면서 치료적 행동수정으로 악화요인만 잘 제거하면 3~5일이면 자연 치유된다. 그런데 관절염증이 방치되면 관절낭이 유착되면서 관절 윤활유가 부족해지고, 그 과정에서 관절 연골면은 손상된다. 관절 염증과 관절 부딪힘이 계속되면, 관절면은 딱딱해지면서(경화) 골극이 생긴다. 이 상태에서 관절을 움직인다고 생각해보라. 관절이 부딪히는 마찰음,

관절이 갈리는 감각(grind sensation), 뚝뚝 소리가 나고 관절 부딪힘이 심하면 관절 손상은 계속될 것이다. 이런 결과로 발생하는 관절낭 유착, 윤활유 부족, 손상된 관절면 치료는 그렇게 간단하지 않다.

골극이 다수 관찰되는 X-ray 사진

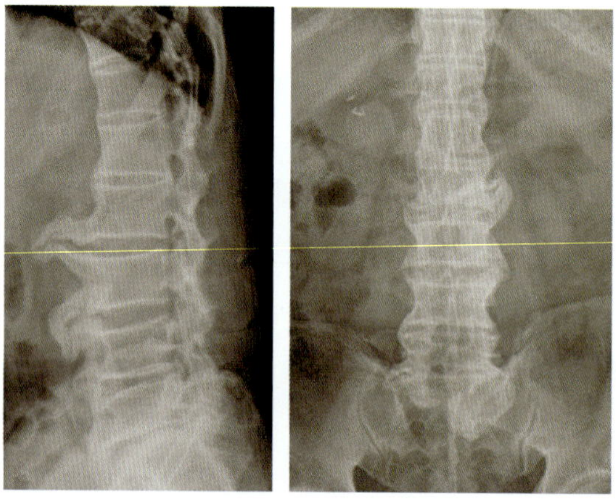

그림과 같이 관절은 두 개의 뼈가 만나고, 뼈 관절면은 초자연골로 구성되어 있다. 그리고 관절낭이 둘러싸고 관절낭 안에는 관절 윤활액이 들어 있다. 비정상적인 관절 부딪힘은 초자연골의 미세 손상을 초래하고 관절염증을 일으킨다. 염증이 방치되면 관절은 굳어지고, 계속 악화되면 초자연골을 닳아져 경화되면서 골극이 발생한다.

그렇다면, 관절낭 유착, 윤활유 부족, 손상된 관절면 치료는 어떻게 해야 할까?

다음 그림과 같이 관절 연골면 손상이 있다면 관절 윤활유 부족, 관절낭 유착은 함께 존재할 가능성이 많다. 이런 상황에서 관절을 움직여보면, 관절 움직임 과정에서 **돌이 갈리는 느낌**(grind sensation)**, 관절면이 부드럽지 않아 나타나는 마찰 느낌, 관절낭의 딱딱함** 등을 촉진으로 감지할 수 있다. 이렇게 관절면 스크래치에 의한 미세손상이 있는 경우는 관절가동 테크닉을 몇 번만 시행하면 치료 즉시 위와 같은 병리적 느낌이 개선되면서 부드러워지는 경우도 있다.

초자연골의 병리(마찰, 긁힘, 탈수) 사례

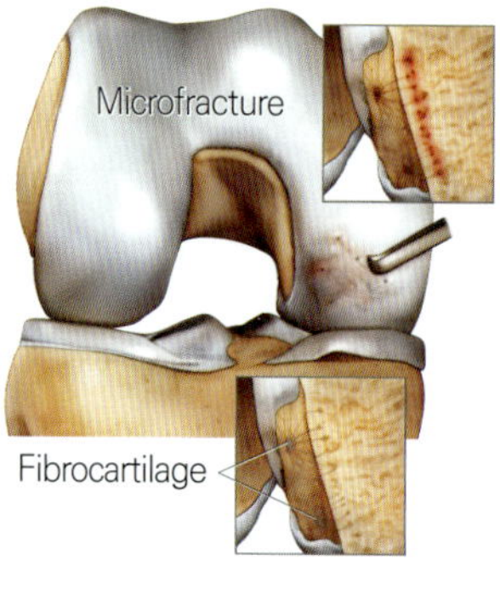

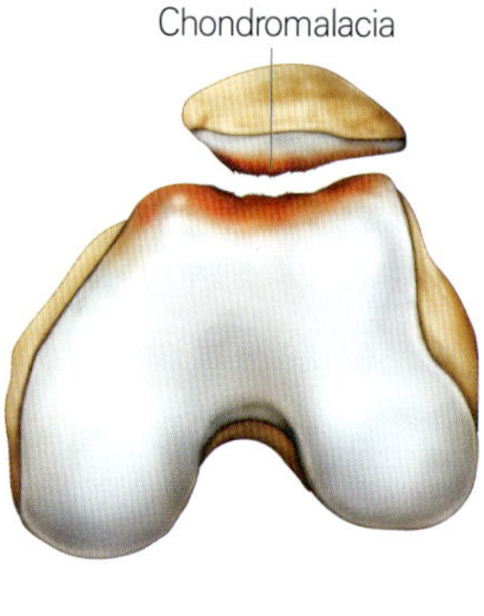

그래서 관절가동 테크닉 과정에서 이런 병리적 느낌이 즉시 개선되는 간단한 문제인지, 아니면 관절 마찰음이 계속되는 심각한 문제인지를 관찰하여 관절면 손상의 정도를 알아내고 예후를 추정할 수도 있다. 참고로 관절면 손상이 심하고 초자연골이 완전히 닳아진 경우에는 관절가동 테크닉을 반복해도 돌이 갈리는 느낌, 마찰 느낌은 개선되지 않을 것이다.

관절 움직임의 마지막 각도의 느낌을 **끝느낌**(end feel)이라고 한다. 끝느낌은 촉진을 할 때 정확하게 알 수 있다. 이 끝느낌으로 관절가동 테크닉을 이해해 보자.

생체역학적 관점에서 관절병리는 관절 염증, 불안정성, 굳어짐 세 가지가 있다. 먼저 이 세 가지 문제가 정확히 진단되어야 관절의 어떤 기능을 어떻게 개선할 것인가를 결정할 수 있다. 이 세 가지 병리는 X-ray, CT, MRI 등으로 상태를 추정할 수 있지만 **임상 현장에서 중요한 것은 촉진에 의한 끝느낌 진단**이다.

관절 움직임의 끝느낌은 정상적 끝느낌과 병리적 끝느낌으로 나뉜다. 정상적 끝느낌은 대개 부드러운 끝느낌으로 시작해서 약간 단단한 끝느낌이 있다. 대개 양측 관절 움직임의 끝느낌을 비교하면 비정상적인 끝느낌인지, 정상 끝느낌인지를 알아낼 수 있다.

병리적 끝느낌은 관절 염증, 관절 불안정성, 관절 굳어짐이 있을 때 각각 다르다. 관절 염증 상태에서 끝느낌에 대해 알아보자. 먼저 시진으로 관절이 부어 있는지를 관찰하고 촉진으로 관절의 열감을 파악한 후 관절 움직임의 끝느낌을 느껴본다. **관절염증이 있을 때 끝느낌**은 환자가 통증에 대한 저항으로 미는 끝느낌이 나타난다.

관절의 불안정성이 있을 때 끝느낌에 대해 알아보자. 인대가 느슨해져 관절 불안정성이 있으므로 관절을 움직일 때 첫 멈춤(first significant stop)을 넘어선 다음에 끝느낌이 나타난다. 정상적인 느슨함 지점을 넘어서 관절이 과도하게 움직이면서 첫 멈춤을 넘어서는 과움직임이 발생하는 것이다. 그런데 관절불안정성으로 통증이 심할 때는 검사 자체가 불가능하므로 주의해야 한다.

관절 굳어짐 상태에서 끝느낌에 대해 알아보자. 관절 굳어짐 상태에는 관절낭이 딱딱하게 굳어져 있기 때문에 관절 움직임 정상 각도 이전에 첫 멈춤이 발생하고 단단한 느낌과 같은 병리적 끝느낌이 발생한다. 이런 촉진과 치료는 동시에 진행해야 한다는 치료 원칙에 입각해서 관절가동 테크닉, 침 미세손상 치료법, 관절 굳어짐을 풀어주는 약침 등을 사용하면서 동시에 치료하면 좋다.

이번에는 관절 손상과 관련된 병리적 문제 해결을 위해 **관절의 장력-응력관계**(stress-strain curve)로 이해해보자. 정상적으로 관절낭이 늘어날 때는 그림과 같이 느슨함(slack) 지점이 있고 다음 단계로 늘어남 지점(부드러운 끝느낌, elastic region), 다음 단계로 단단한 끝느낌(plastic region)이 나타난다. 이 단계를 넘어서는 힘이 가해지면 관절낭의 신장이 발생한다. 더 큰 힘이 가해지면 인대가 끊어지고 관절낭은 찢어질 것이다.

만약 관절낭이 굳어져 뻣뻣해져 있다면 느슨함 지점이 없고 바로 단단한 끝느낌이 나타날 것이다. 이렇게 관절낭의 정상과 비정상 느낌을 알아야 정상 관절 느낌을 회복할 때까지 관절가동 테크닉을 시행할 수 있다. 참고로 관절낭의 신장성을 회복하기 위해서는 마지막 단계의 끝느낌에서 5~10초 유지(필요에 따라 5회, 10회, 20회, 30회 반복)하면 관절낭의 신장이 좀더 효과적으로 일어날 수 있다.

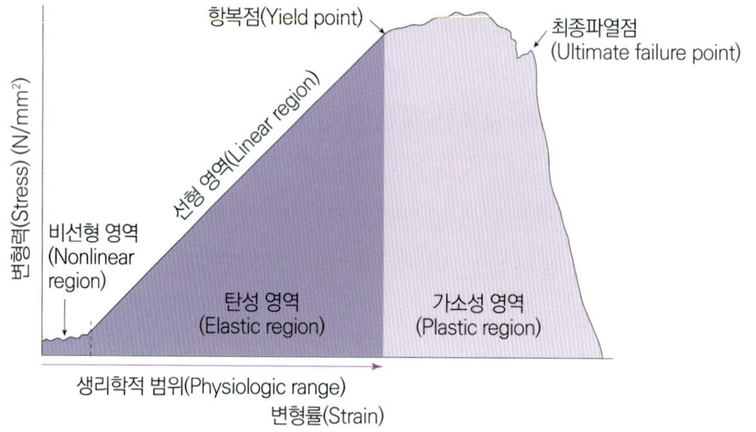

일곱째, 열린관절 자세와 관절가동 테크닉

관절가동 테크닉 초기에 통증 없이 안전하게 시행하기 위해서는 **"관절의 구조와 열린관절 자세**(open pack joint position)"를 잘 알아야 한다. 다음 글을 참조하라.

문형철 교수가 알려주는 CMP 관절 상식!

열린관절 자세(Open packed position, loosed packed position)

모든 관절은 관절내 압력이 가장 적고 관절주위 구조가 느슨해지면서 이완되고 큰 관절 활동의 범위를 허용하는 **"열린관절 자세"**가 있다. 요추의 열린관절 자세는 허리를 약간 구부린 자세이기 때문에 베개를 배에 깔고 엎드리는 자세, 옆으로 누워 고양이처럼 허리를 약간 구부린 상태가 허리디스크 환자에게 가장 편한 자세라고 할 수 있다.

열린관절 자세와 닫힌관절 자세의 생체역학적 비교

특징	열린관절 자세	닫힌관절 자세
정의	관절이 가장 느슨하게 위치한 상태	관절이 가장 단단하게 맞물린 상태
관절의 안정성	불안정함	매우 안정적
관절의 가동성	높은 가동성	제한된 가동성
관절의 압력	낮은 압력	높은 압력
예시	팔꿈치의 70도 굴곡, 무릎의 약간 굴곡된 상태	팔꿈치의 완전 신전, 무릎의 완전 신전 상태
생리학적 기능	관절의 유연성과 운동 범위를 증가시킴	관절의 안정성을 극대화하고 부상을 예방함

그런데 열린관절 자세를 취하면 통증이 없고 가장 편해져야 하는데 실제로 그렇지 않은 경우가 있다. 이때 중요한 개념이 **"실제 열린관절 자세(actual open packed position)"**다. 디스크 파열로 인해 관절의 제 위치가 바뀌면 실제 열린관절 자세는 달라질 수 있다. 그래서 급성 디스크로 통증이 심할 때는 누워서 요추의 열린관절 자세를 취해도 통증이 지속되는 경우가 있다. 이런 경우 실제 열린관절 자세를 찾아서 최소의 조직 긴장이 느껴지는 관절의 위치를 취하면 통증이 줄어든다. 참고로 무릎관절의 열린 자세는 15~25도 굴곡 자세이고, 어깨관절의 열린 자세는 굴곡 60~70도, 외전 30도, 약간 외회전된 상태다. 열린 자세에서 **관절이 가장 이완되고 부딪힘이 없는 자세**이므로 통증을 악화시키지 않기 위해서는 열린 자세를 잘 알아야 하고, 열린 자세에서 관절가농테크닉을 이용하면 가장 효과적이다. 인체 모든 관절의 열린 자세와 닫힌 자세는 아래 표를 참조하라.

가동관절의 열린 관절 자세와 닫힌 관절 자세

관절의 종류	열린관절 자세	닫힌관절 자세
후관절	굴곡과 신전의 중간	신전
턱관절	입을 약간 벌린 자세	이를 꽉 문 자세
어깨관절	55~70도 굴곡, 30도 수평외전	최대 외전 및 외회전
견쇄관절	팔을 내려 놓은 편안한 자세	어깨 90도 외전
완척관절 (humeroulnar joint)	70도 굴곡, 10도 회외	완전 신전과 회외
완요관절 (humeroradial joint)	70도 굴곡, 35도 회외	90도 팔꿈치 굴곡, 5도 회외

관절의 종류	열린관절 자세	닫힌관절 자세
proximal 요척관절	70도 팔꿈치 굴국, 35도 회외	5도 회외와 완전신전
distal 요척관절	10도 회외	5도 회외
고관절	30도 굴곡, 30도 외전, 약간 외회전	완전 신전, 내회전과 외전; 90도 굴곡, 약간 외전 그리고 내회전
tibiofemoral	25도 굴곡	완전신전
talocrural	10도 족저굴곡, 내반과 외반의 중간	최대 족배굴곡
거골하 관절	10도 족저굴곡, 내반과 외반의 중간	최대 내반

여덟째, 치료사의 부상 방지

관절가동 테크닉은 치료사의 힘으로 환자의 관절을 움직이는 테크닉이므로 치료사는 항상 부상의 위험에 노출되어 있다. 그래서 관절가동 테크닉을 시행할 때, 치료사가 무리되지 않는 자세, 치료사의 고정손 위치와 움직임을 주는 손 위치를 잘 고려하여 시행해야 한다. 예를 들어 열린관절 자세에서 관절가동 테크닉을 시행하면 환자, 치료사 모두 편안하면서 매우 효과적이다. 그리고 생체역학을 잘 이해하면 **치료사의 힘을 들이지 않고 다양하게 관절 가동을 시행할 수 있는 방법을 고안**해낼 수 있을 것이다.

아홉째, 관절가동 테크닉의 다양한 응용법

관절가동 테크닉과 함께 **저항을 이용한 PNF 테크닉과 근 에너지기법**(muscle energy technique)**을 조합**하면 관절의 기능 회복뿐만 아니라 전신의 움직임 기능까지 동시에 회복할 수 있다.

사례를 들어 설명해보자. 허리디스크 환자에게 흔히 시행하는 회선테크닉(rotational technique) 마지막 각도에서 환자가 반대로 5초 정도 최대 힘의 20~30%로 저항을 주면 **등척저항 후 이완**(post isometric relaxation)이 일어난다. 좀더 강한 능동적 수축을 일으키면 **수축-이완**(contract-relax) 테크닉이 되고 이 과정에서 근육의 기능은 활성화된다. 이렇게 저항을 이용해서 환자가 능동적으로 움직이면 관절의 기능뿐만 아니라 전신의 움직임 기능까지 회복할 수 있다.

02 관절가동 테크닉 7가지 순서

이제 관절가동 테크닉을 시행하기 위한 7가지를 순서대로 알아보자. 독자는 이 과정을 통해 관절가동 테크닉을 좀더 정확히 이해할 수 있을 것이다.

첫째, 관절가동 테크닉을 시행하기 위해서 먼저 관절의 3가지 상태인 관절 염증, 관절 불안정성, 관절 굳어짐 상태를 파악한다. 이렇게 관절 상태의 평가를 통해 **관절 염증을 줄일 것인가, 불안정성을 회복할 것인가, 관절 움직임 기능**(관절낭의 신장)**을 개선할 것인가 치료 목적을 먼저 결정**한다.

둘째, 관절가동 테크닉의 **시작 자세와 고정 축을 결정**한다. 관절가동 테크닉은 관절을 움직여 치료하는 행위이므로 고정축과 움직이는 뼈가 존재한다. 그래서 관절가동을 시행하기 위해 좋은 시작 자세와 고정축이 필요하다. 인체관절의 대부분은 짝을 이루고 있어 움직임이 매우 복잡하기 때문에 이를 위해서는 다양한 탐구와 많은 임상적 경험이 필요하다.

처음 관절가동 테크닉의 시작 자세는 체중 부하가 없는 열린사슬 상태여야 하고, 열린 관절자세일 때 더 효과적이다. 다음으로 특수동작으로 할 것인지 일반동작으로 할 것인지를 결정하고 관절가동 테크닉을 시행한다. 특수동작은 전적으로 치료사가 시행하는 관절가동 테크닉이고, 일반동작은 환자 스스로 시행할 수도 있고, 치료사의 도움과 함께 시행할 수도 있다. 허리디스크 완치 3, 4단계처럼 일상 활동이 가능해지면 닫힌사슬 상태의 관절가동 테크닉 관점으로 운동 프로그램을 전환해야 한다. 참고로 디스크 탈출로 척추가 불안정한데 디스크에 압박-장력(전단)부하가 주어지는 닫힌사슬 상태로 관절가동 테크닉을 시행하면 관절의 불안정성은 더 심해지고 통증이 오히려 악화될 수 있다.

셋째, 관절가동 테크닉의 목적이 결정되었으면 **관절가동 테크닉의 적용 단계를 결정**한다. 당연히 통증을 치료하기 위한 관절가동 테크닉의 단계와 관절 굳어짐 치료를 위한 테크닉은 완전히 다르다. 통증을 줄이기 위해서는 지속적 관절가동 테크닉과 단계적 진동테크닉 1, 2단계의 기법을 주로 사용하고, 관절 움직임을 개선(굳어진 관절의 움직임 회복)하기 위해서는 3~5단계 테크닉을 주로 사용한다.

넷째, **관절가동 테크닉의 속도, 강도, 지속시간을 결정**한다. 통증 치료를 위해 시행하는 관절가동 테크닉은 가능한 천천히, 2~3초 유지, 1초 휴식, 5회 반복으로 충분하다. 필자의 경험을 보면 관절가동 테크닉이 적절하면 3~5회 정도 시행되면서 환자는 즉석에서 통증이 줄어들기 시작한다. 만약 통증이 줄어들지 않는다면 염증기 상태이거나 관절 불안정성이거나 아직 진단되지 않은 다른 질환일 수 있으므로 관절가동 테크닉은 치료법이자 예후 진단법이라 할 수 있다. 그리고 관절 움직임 개선을 위한 관절낭의 신장을 위해 시행하는 관절가동 테크닉은 3~5초 유지, 10회 이상 반복이 필요하다.

참고로 관절가동 테크닉은 위와 같이 길어야 5분도 안 걸리는 과정이다(물론 관절이 심하게 굳어진 경우 10~20분 이상 시행하는 경우도 있다). 그래서 관절 움직임 범위가 늘어나고 새로 획득한 관절 움직임 범위 유지를 위해 자가 스트레칭, 스스로 시행하는 관절가동, 전신기능 회복 운동법을 시행하도록 해야 한다.

다섯째, 시작 자세와 관절가동 테크닉의 방법이 결정되면 다음 단계로 **관절가동 테크닉에 사용하는 힘과 움직임의 방향을 결정**한다. 대부분 인체 움직임은 곡선-직선움직임(curvilinear motion)의 연속이다. 관절가동 테크닉은 고정축, 관절 움직임 방향, 치료면 세 가지가 존재한다. 그래서 고정축, 관절 움직임 방향, 치료면을 결정한 후 관절가동 테크닉을 적용하기 위한 힘과 방향이 있어야 한다. 언어로 표현하기에 어려움이 있지만 이 개념은 실제 시행해보면 쉽게 이해할 수 있다.

여섯째, 관절가동 테크닉을 시행하는 과정에서 **"같음 또는 나아짐(same or better) 원칙"**을 이해하고 시행한다. 관절가동 테크닉을 시행하는 동안 환자의 통증이 같거나 나아지면 그 치료는 잘 시행된 것이다. 왜냐하면 환자가 호소하는 통증이 동일하더라도 관절가동 테크닉 동안 관절 움직임은 조금씩 더 증가하기 때문에 관절가동 테크닉은 잘 시행되었다고 판단할 수 있다. 경험적으로 볼 때 관절가동 테크닉이 적응증과 시행방법이 정확하면 즉석에서 통증은 줄어들고, 굳어짐은 해소되어 관절 움직임 범위가 증가한다. 하지만 염증기 3~5일 기간에는 관절가동 테크닉을 아무리 잘 시행해도 염증 때문에 통증이 쉽게 개선되지 않는다.

일곱째, **관절가동 테크닉의 다음날 치료 반응 살피기**다. 치료를 시행하고 다음날 치료 결과를 살펴서 어제 시행한 관절가동 테크닉이 적절했는지를 판단할 수 있다. 참고로 통증이 나아지면 환자는 체중부하가 주어지는 악화 행동을 할 우려가 크다. 관절가동 테크닉을 잘 적용하면 통증 호전, 관절 움직임 개선이 확연하기 때문이다. 그래서 적절한 치료적 행동수정을 잘 지키도록 하면서 다음날 치료 반응을 살펴야 한다.

관절가동 테크닉의 금기증은 없을까?

당연히 있다. 금기증이라기보다는 매우 주의해서 시행해야 하는 경우라고 보는 것이 맞다. **관절 불안정성, 관절 염증, 류마티스 관절염, 악성 종양 등이 있을 때는 금기증이거나 매우 주의해서 관절가동 테크닉 1단계 정도만 시행해야** 한다. 관절낭과 관절면의 상태를 추정하면 관절가동 테크닉의 주의 사항을 쉽게 연상할 수 있다. 예를 들어 류마티스 관절염처럼 지속적인 관절 염증이 있는 경우 과도한 관절가동 테크닉을 시행하면 관절면이 망가질 수 있다.

이제 허리디스크 환자에게 적용할 수 있는 관절 가동의 실제 사례를 보자. 대부분 일반동작으로 구성되어 있음에 주목하라. 척추관절의 가동을 위한 자세는 천정을 보고 누운 자세, 엎드린 자세, 앉은 자세, 선 자세 등이 있다. 허리디스크 완치 5단계 과정에서 1, 2, 3단계는 누운 자세에서 주로 시작하고 4단계인 닫힌사슬 국소요통형 정도에 도달하면 대부분의 동작이 가능하므로 그 단계에서 전신 기능 움직임 회복을 위한 관점으로 관절 움직임 회복 단계를 높여가야 한다.

천정을 보고 누운 자세에서의 관절 가동

골반전후방 운동(Pelvic tilting exercise)

이 동작에 의한 관절가동 테크닉은 환자 스스로 일반동작으로 관절 가동이 일어나 치료 효과를 얻는 방법이다. 그림과 같이 앙와위로 누워 무릎을 구부린다. 그리고 척추의 아치를 만들었다가 척추가 땅바닥에 닿도록(flat back) 반복하는 운동을 골반전후방 운동법이라고 한다. 이 운동법은 체중부하가 없는 열린사슬 운동법이므로 **척추디스크가 파열된 대부분의 환자에서 시행하는 첫 운동법**이라 할 수 있다.

천천히 골반전후방 운동을 환자 스스로 반복함으로써 추간판, 후관절, 천장관절에 대사를 개선하는 관절가동 테크닉이 되고 척추기립근, 다열근 등의 근육이 활성화된다. 그래서 허리디스크 완치 1, 2, 3단계 환자가 매일 스스로 시행할 수 있는 최고의 관절가동 테크닉이자 운동법이다.

골반전후방 운동

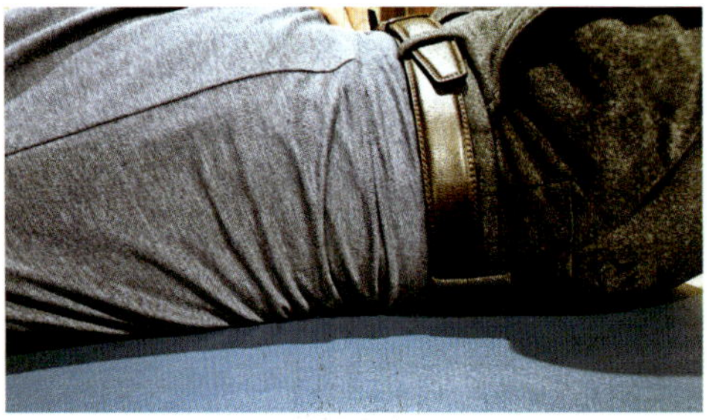

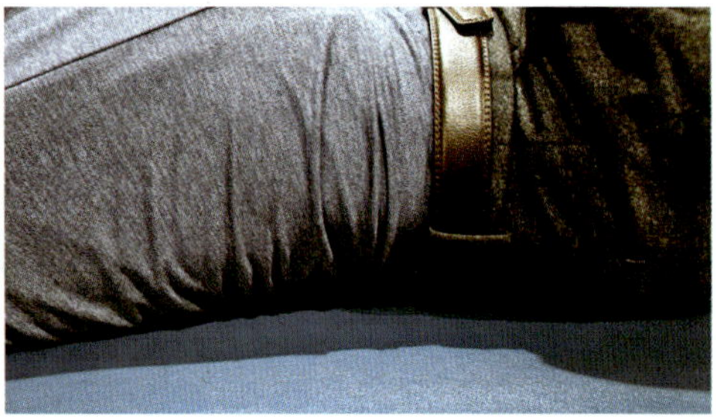

허리 굴곡

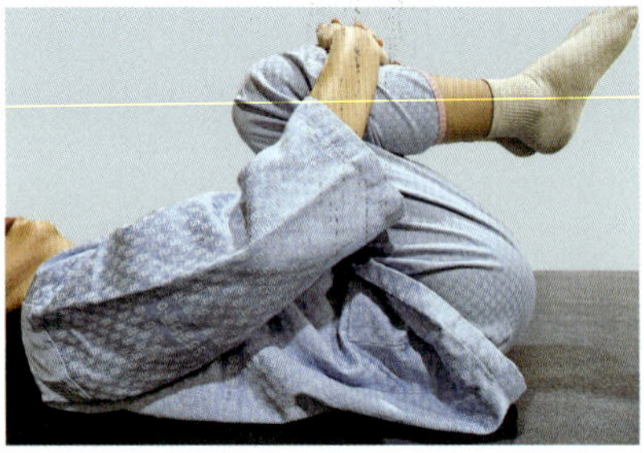

허리 굴곡

이 동작도 환자 스스로 일반동작으로 관절 가동이 일어나 치료 효과를 얻는 방법이다. 사진에 보는 것처럼 앙와위로 누워서 양측 무릎을 잡고 천천히 통증 없는 범위에서 허리를 굴곡하면서 관절 가동이 일어나도록 한다. 통증이 나를 보호하리라 관점에서 볼 때, 통증이 있다면 관절 불안정성을 악화시킬 수 있고, 요추 굴곡 자세는 **디스크 탈출을 악화시킬 수 있으므로 매우 주의해서 시행해야** 한다.

척추 회전

사진과 같이 누워서 무릎을 구부리고 몸통 회전을 통하여 환자 스스로 후관절가동 테크닉을 시행할 수 있다. 환자 스스로 자주 시행할 수 있기 때문에 매우 효과적인 방법이다. 하지만 환자 스스로 하는 치료 테크닉이기 때문에 과도하게 시행하여 통증이 악화되지 않도록 주의해서 시행해야 한다. 처음에는 손상초기 움직임 3원칙을 적용하여 10회 3세트, **천천히 통증이 없는 범위 내에서 움직임을 반복하다가 이후 관절 움직임 범위 증진운동법을 적용**하면 좋다.

척추 회전

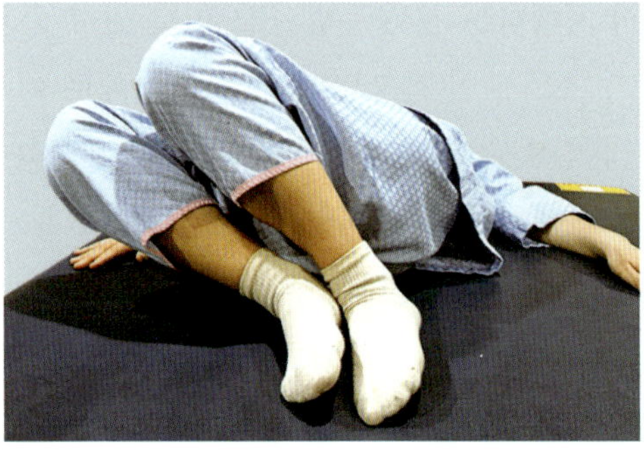

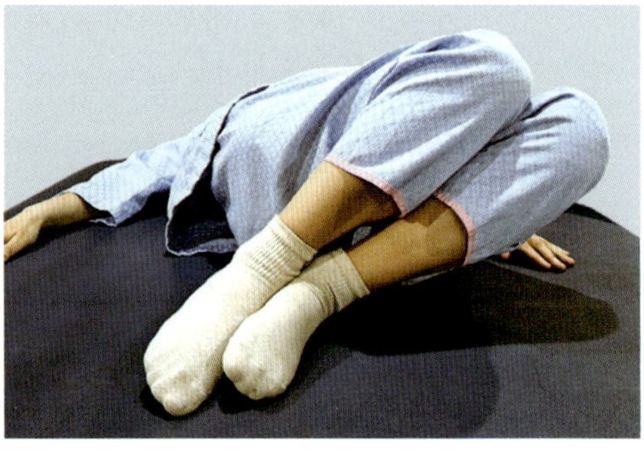

폼롤러를 이용한 흉추신전

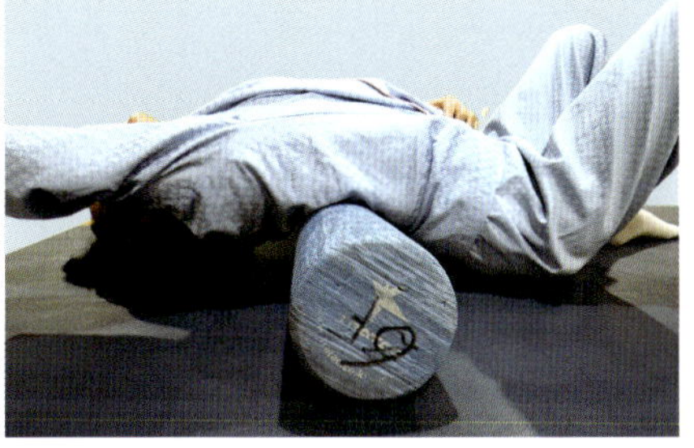

폼롤러를 이용한 흉추신전 관절 가동

흉추는 주로 중흉추 후만 변형으로 관절 움직임이 적어지는 경우가 대부분이다. 생체역학적으로 볼 때, 흉추가 덜 움직이면 요추가 많이 움직이면서 허리디스크가 탈출되기 때문에 허리디스크 4단계 국소요통형 단계에서 **폼롤러를 이용해서 흉추신전 관절가동을 하면 효과적**이다.

엎드린 자세에서의 관절 가동 사례

골반 전후방 움직임

엎드린 자세에서도 골반 전후방 움직임을 주면서 환자 스스로 관절 기능을 회복할 수 있다. 천장을 보고 누운 자세에서 통증이 있는 허리디스크 완치 1, 2단계의 환자는 이와 같이 엎드린 자세에서 베개를 배에 넣고 골반전후방 움직임을 반복함으로써 관절 대사를 촉진하여 염증을 효과적으로 치료하고 통증을 줄일 수 있다.

엎드린 자세 능동석 관절가동

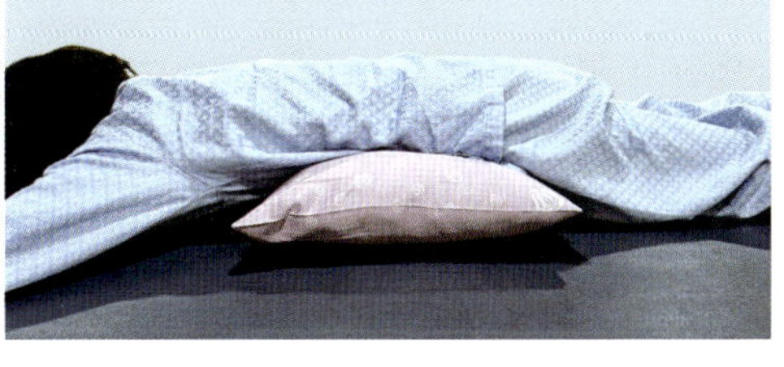

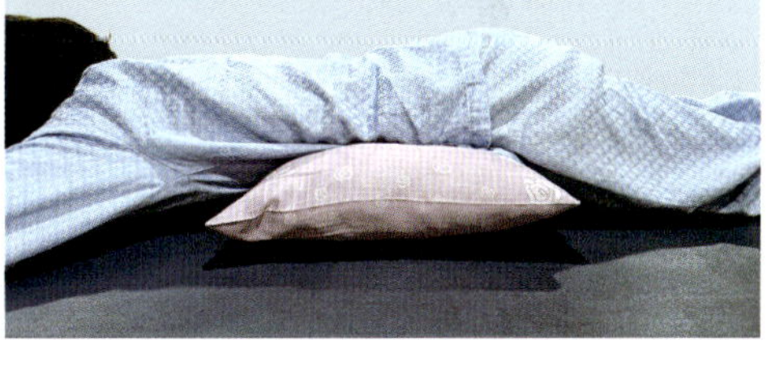

허리 신전 움직임

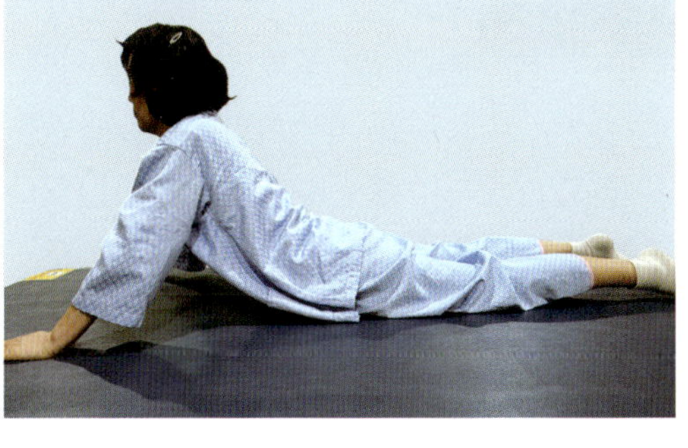

허리 신전 움직임

엎드린 자세에서 허리 신전 움직임은 후관절 부딪힘, 추간공 좁아짐을 유발하는 자세이므로 매우 주의하면서 시행해야 한다. 척추의 신전(매켄지 신전운동)은 탈출된 디스크가 흡수된다고 알려져 있지만 필자는 권유하지 않는다. 디스크는 80% 이상이 물 성분이라 시간이 지나면 자연 흡수되므로 굳이 요추관절 불안정성, 후관절 부딪힘, 신경 압박 위험이 있는 허리 신전 움직임은 디스크 초기에는 절대 하지 않기를 권한다. 허리디스크 4단계 **국소요통형 상태에서 시행**하면 좋다.

옆으로 누운 자세에서의 관절 가동 사례

허리디스크 완치 1, 2단계에서는 위에서 소개한 3가지 후관절가동 테크닉을 시행하여 후관절 기능을 회복하고 3단계가 되면 치료사에 의해 시행하는 회선 테크닉을 이용하여 후관절 가동 테크닉을 시행하면 효과적이다. 필자의 경험으로는 허리디스크 3, 4단계의 환자가 허리 통증을 호소할 때 매우 효과적인 치료법이다.

옆으로 누운 자세 Self 관절 가동(좌) 치료사 관절 가동(우)

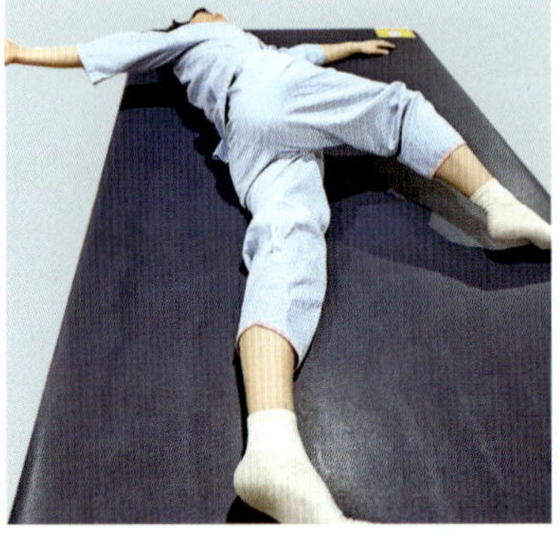

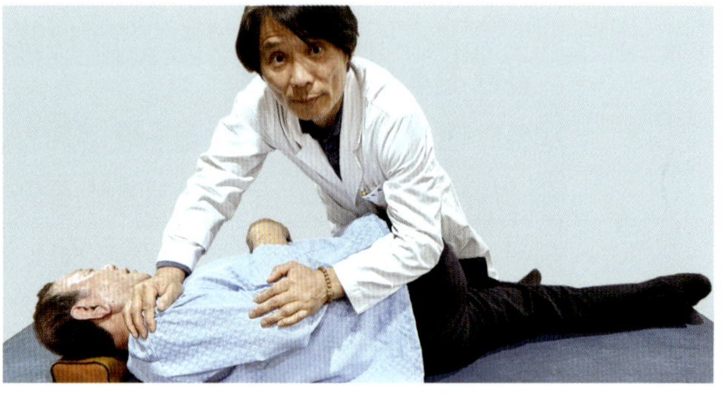

앉은 자세 흉요추 회전 관절가동

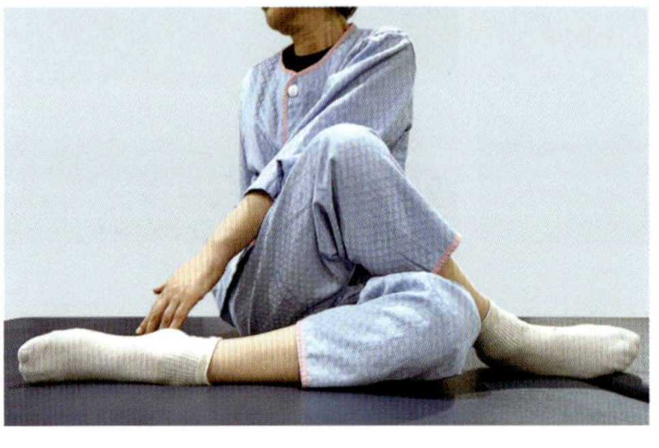

앉은 자세에서 관절 가동 사례

척추 회전

이 자세는 허리디스크 4단계 국소요통형 단계에서 시행하면 좋다. 관절의 기능 회복을 위한 움직임과 스트레칭을 위한 움직임이 다르지 않다는 것을 기억하라. 이는 일반동작 관절가동 테크닉에서 정확히 그렇다.

앉은 자세 몸통굴곡 관절가동

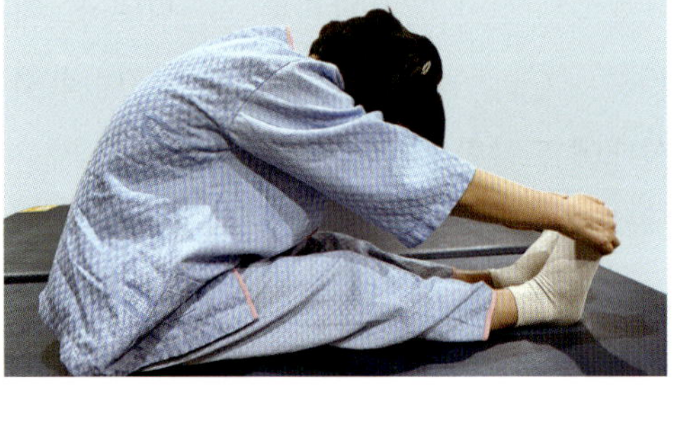

몸통 굴곡

앉은 자세에서 몸통 굴곡은 척추관절에 압박, 장력부하가 주어지므로 가능한 단계를 세밀하게 평가하여 시행해야 한다. 이 자세도 허리디스크 4단계 국소요통형 단계에서 조심해서 시행하면 효과적이다.

선 자세에서 관절 가동 사례

허리디스크 4단계 국소요통형 단계에서 아래 사진과 같이 선 자세로 다양하게 관절 가동 테크닉 관점을 적용하여 시행하면 전신의 움직임 기능을 빠르게 회복하여 허리디스크 완치, 올바른 움직임과 자세를 달성할 수 있을 것이다.

선 자세에서 관절 가동

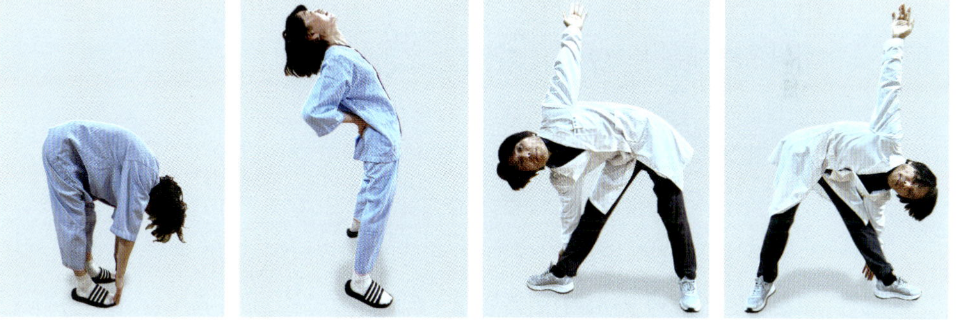

위와 같이 관절 가동 테크닉을 시행할 수 있는데, 다음 질문을 보자. 매우 중요한 질문이다. 왜냐하면 이 질문에 답을 하지 않으면 끊임없이 통증이 발생하면서 관절 가동 테크닉이 필요해지기 때문이다.

더 이상 관절 가동 테크닉이 필요 없게 하는 방법은 무엇일까?

관절 가동 테크닉을 시행하는 이유는 관절의 기능을 회복함과 동시에 통증을 효과적으로 치료하기 위함이다. 우리의 목적은 역도 장미란 선수처럼 튼튼한 허리를 만들어 **더 이상 관절 가동 테크닉이 필요 없게 만드는 것**이다. 더 이상 관절 가동 테크닉이 필요치 않기 위해서는 관절에 가해지는 부하가 적절하게 분산되어야 하고 관절의 동적 안정성이 완성되어야 한다. 독자는 CMP therapy 과정을 거치면서 자신도 모르게 관절 가동 테크닉이 필요 없는 상태에 도달할 수 있을 것이다.

관절가동 테크닉은 어느 시기에 시행할 것인가?

허리디스크 초기 절대적 침상안정이 필요한 시기에는 심한 통증 때문에 관절가동 테크닉은 거의 불가능하다. 이때는 앞에서 언급한대로 **"손상초기 움직임 3원칙"**에 의해 환자 스스로 천천히 움직여 치유하는 과정이 필요하다. 3~5일 염증기가 지나고 일상 생활 움직임이 가능해지면 근막, 근육 문제를 서서히 해결해가면서 관절 가동 테크닉을 시작할 수 있다.

관절 가동 테크닉은 관절의 기능을 회복할 뿐 아니라 통증을 줄이는 데 매우 효과적이기 때문에 조심스럽지만 빨리 시행하는 것이 좋다. 하지만 디스크가 초기 관절이 불안정한 상태에서 관절 가동 테크닉을 무리하게 시행하면 오히려 관절 불안정성이 악화되므로 매우 주의해야 한다.

관절 가동 테크닉을 언제까지 반복 시행할 것인가?

관절 통증이 심한 초기에는 치료사의 테크닉에 의한 특수동작을 이용하여 시행하고, 관절 기능이 서서히 회복됨에 따라 인체 스스로 움직이는 일반동작으로 관절 가동을 시행한다. 대개 특수동작은 초기에 관절의 염증에 의한 통증을 줄이기 위해 주로 필요하고, 일반동작을 이용한 관절가동 테크닉은 복잡한 기능적 움직임을 이용하여 치료할 때 시행한다.

허리디스크의 치유는 환자 자신이 시행할 때 가장 효과적이다. 그래서 치료사에 의한 관절가동은 가능하면 줄이고 환자 스스로 관절 기능이 회복되도록 치료 프로그램을 짜는 것이 좋다. 280여 개 모든 관절은 항상 적절하게 움직이는 것이 필요하기 때문에 **매일 틈나는 대로 스트레칭과 함께 관절 가동이 일어나도록 움직임**을 주면 좋다.

관절가동 테크닉은 얼마나 자주 시행할 것인가?

통증이 있을 때마다 관절가동 테크닉을 시행하면 통증을 줄이는 데 매우 효과적이다. 관절진동 테크닉, 지속적 관절가동 테크닉의 1단계는 관절에 염증이 있을 때 시행하므로 3~5일이면 충분하다. 그리고 관절이 굳어진 경우에는 그 문제가 해결될 때까지 관절가동 테크닉을 반복한다.

얼마나 자주 시행할 것인가의 문제는 관절 강직에 의한 움직임 저하가 얼마나 심한가에 달려 있다. 필요하다면 자주 시행해서 가능하면 빠르게 관절의 정상 움직임을 회복해야 한다.

관절가동 테크닉의 목표가 달성되어 감에 따라 얼마나 줄일 것인가?

관절가동 테크닉은 통증이 없어짐에 따라 움직임이 회복됨에 따라 스트레칭으로 대체하는 것이 좋다. 관절가동 테크닉은 과도하면 관절의 불안정성을 초래하므로 **통증이 사라지고 관절 움직임이 정상화되면 바로 중단**해도 된다. 인체 관절의 영양 공급은 오직 적절한 압박과 이완에 의해 가능하므로 모든 근육을 스트레칭하면서 모든 관절을 움직인다면 더 이상 관절가동 테크닉은 필요하지 않을 것이다.

V 수동 관절안정화(인대증식) 치료법

Summary

관절 안정성은 **'인대에 의한 수동 안정성과 근육에 의한 능동 안정성'** 2가지로 나눌 수 있다. 뼈와 뼈를 연결하는 인대가 나사 풀린 듯 느슨해진 상태를 치료하는 방법을 '수동 관절안정화(인대증식) 치료법'이라고 한다. 가열식 화침, 인대 증식약침(산화질소 NO 약침), 프롤로, DNA 주사 등으로 느슨해진 인대를 증식, 강화하여 수동 안정성을 회복할 수 있다.

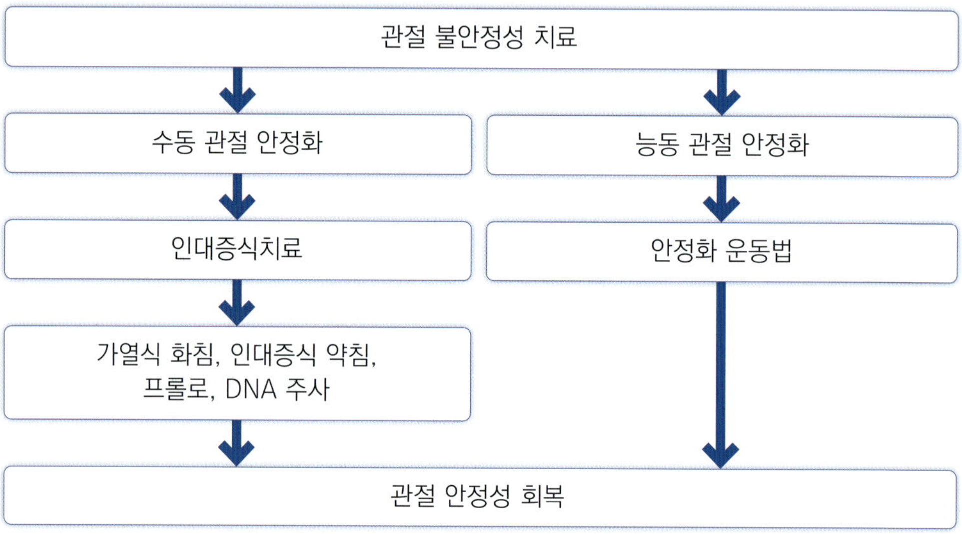

나사 풀린 듯 헐렁한 관절 '인대증식 치료'에 감사하라.

이 챕터에서는 허리디스크 발생 원인이기도 하고, 결과이기도 한 척추관절의 불안정성을 치료하는 방법을 다룬다. 척추관절의 안정성을 담당하는 인대는 모든 관절을 단단하게 연결(bone to bone fixation)하여 수동 안정성을 만든다. 지구 중력 상황에서 인체 관절은 1차 **인대에 의한 수동 안정성**, 2차 **근육에 의한 능동 안정성**을 기반으로 손상 없이 움직인다. 그래서 허리디스크 완치를 위해 1차 핵심은 **"척추관절의 안정성"**을 회복하는 것이다. 지반이 흔들리는 건물은 결국 무너지듯이 척추-골반이 불안정한 상태에서 인체가 움직이면 관절 축의 과도한 움직임으로 디스크가 파열될 수 있다. 척추관절의 안정성을 회복하는 방법은 인대증식 치료로 튼튼하게 하는 방법과 안정화 근육(코어 운동법)으로 튼튼하게 하는 방법 두 가지가 있다. 이제 느슨해진 인대를 증식 강화하여 척추의 수동 안정성을 회복하는 방법에 대해 알아보기로 하자.

인대는 조직학적으로 단단한 콜라겐섬유(70~80%)로 되어 있고, 인대가 손상되어 늘어나면 마치 동아줄 가닥이 떨어지듯이 손상되면서 느슨해진다. 이렇게 **한번 느슨해진 인대**(ligament laxity)**는 인대증식 치료**(약침, 가열식 화침, 프롤로, DNA 주사) **등 적극적으로 재생하는 방법을 사용하지 않고서는 인대는 쉽게 증식 강화되지 않는다.**

인대 재생의 원리를 이용하여 인대를 증식 강화하는 방법이 있다. 인대증식 약침, 프롤로, DNA 주사는 손상되어 느슨해진 인대에 직접 인대증식 성분을 주사 치료하는 방법이고, 가열식 화침은 느슨해진 인대에 침을 놓고 침체(침병)를 가열하여 인대 재생을 촉진하여 증식 강화하는 치료법이다. 이를 **"수동 관절안정화**(인대증식) **치료법"**이라고 명명한다.

콜라겐 재생과정

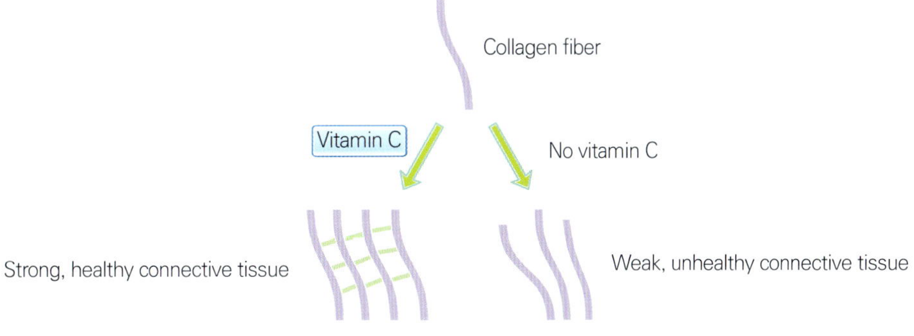

콜라겐은 프롤린과 라이신이 하이드록실기를 부착하여 프로콜라겐을 만드는 과정에서 위 그림과 같이 **비타민** C가 있어야, 강하고 단단한 인대 구조를 만들어 낼 수 있다. 또한 콜라겐 합성에 필요한 주요 미네랄로는 **구리와 아연, 철분** 등이 있다. 구리와 아연이 적절하게 존재할 때, 완전한 삼중 가닥 구조를 만들고, 철분은 세포 성장과 DNA 합성에 중요한 역할을 한다. 이렇게 콜라겐 합성에 꼭 필요한 영양소가 부족할 때, 인대증식은 제한될 수 있으므로 잘 알아두면 좋다.

만성 염증이 있는 경우, 염증 반응이 지속되어 치유회복이 늦어진다. 만성염증은 세포, 조직 손상을 일으키고, 콜라겐 합성과 조직 재생을 지연시킨다. 또한 염증 매개체들이 지속적으로 분비되면, 조직 회복에 필요한 세포 활동이 억제될 수 있다. 이로 인해 상처 치유가 지연되고, 조직의 정상화가 어려워질 수 있으므로 척추 불안정이 지속되는 환자는 이런 상황을 고려해서 치료해야 한다.

문형철 교수가 알려주는 CMP 관절 상식!

척추와 골반의 수동 안정성 구조물에 대하여

척추의 전체 모습

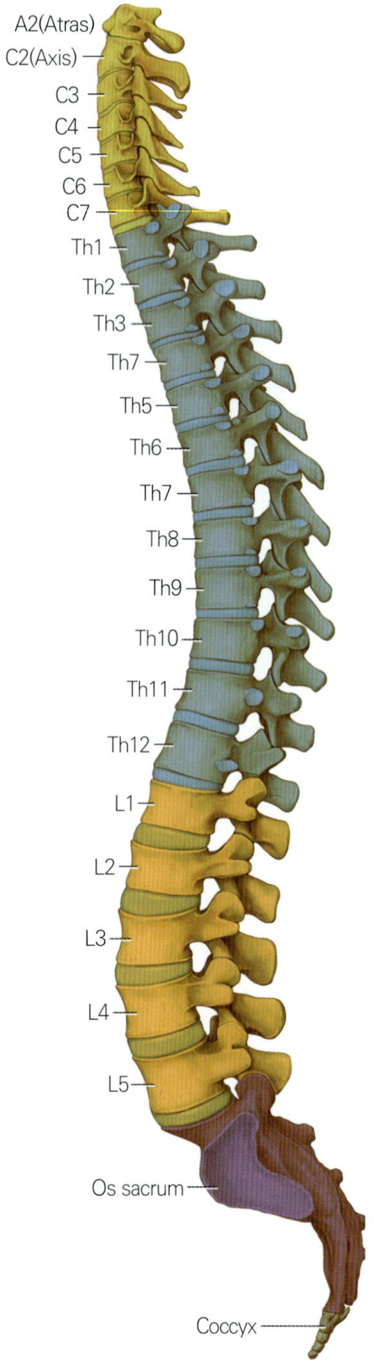

인체의 기둥 척주(vertebral column)는 경추 7개, 흉추 12개, 요추 5개, 천추 1개(5개의 뼈가 하나로 결합), 미추 1개(4개의 뼈가 한두 개 관절로 결합), 골반 2개로 총 35개의 뼈로 연결되어 35층 아파트 구조라고 이해하면 좋다. 좌측 그림처럼 35층 건축물이 직립으로 서 있는 구조가 척주다. 35층 척주와 골반의 구조적 안정성(수동 안정성)에 대해서 알아보자.

고층 아파트를 지어 올릴 때 지반의 고정이 중요하듯이 척주의 아랫 부분인 **하부척추와 골반의 안정성이 중요**하다. 골반이 불안정해지면 하부척추(요추 4~5, 요추 5~천추 1)의 디스크가 흔히 손상된다. 골반은 4개의 미추와 5개의 천추는 이미 여러 개의 뼈가 하나로 단단히 결합되어 있다. 중앙의 천골을 중심으로 양쪽의 장골이 구조적 안정성을 만들고 또한 다음 페이지 그림에서 보는 바와 같이 매우 많은 인대로 단단히 고정되어 있다. 이러한 구조적 안정성에 양쪽으로 50여 개의 근육이 관절 안정성을 만들어 인체가 걷고 달리고 앉았다 일어서는 동안에 발생하는 엄청난 중력부하를 평생 견뎌내야 하는 구조가 천장관절이다. 이를 **"골반 안정성 또는 천장관절 안정성"**이라고 한다. 천장관절 증후군은 대표적인 골반 불안정성 문제이고 디스크를 완치하기 위해서는 반드시 해결해야 하는 문제다.

앞쪽에서 바라본 골반

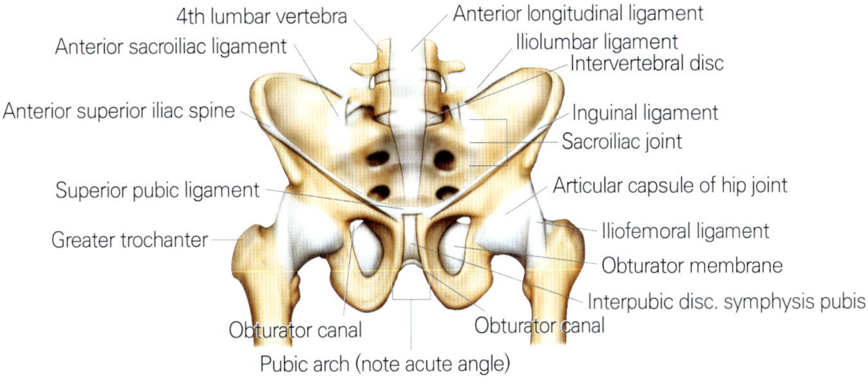

뒤쪽에서 바라본 골반

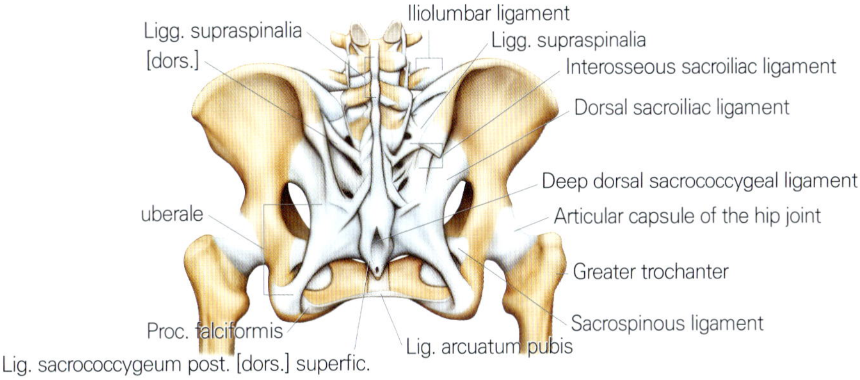

천장관절 위에 5개 층으로 되어 있는 요추관절의 구조적 안정성에 대해서 간단히 알아보자. 요추는 1개의 추간판(디스크)과 2개의 후관절로 **3관절 시스템으로 구조적 안정성**을 만들고 **전종인대, 후종인대, 황색인대, 극간인대, 극상인대로 단단하게 고정**되어 있다. 그리고 척추에는 다열근, 척추기립근, 횡돌기간근, 흉요건막, 광배근, 요방형근, 장요근, 복횡근, 내외복사근, 복직근, 복부백선 등 많은 근육이 있고 **근육에 의한 동적 안정성**을 만든다.

척추의 주요 인대

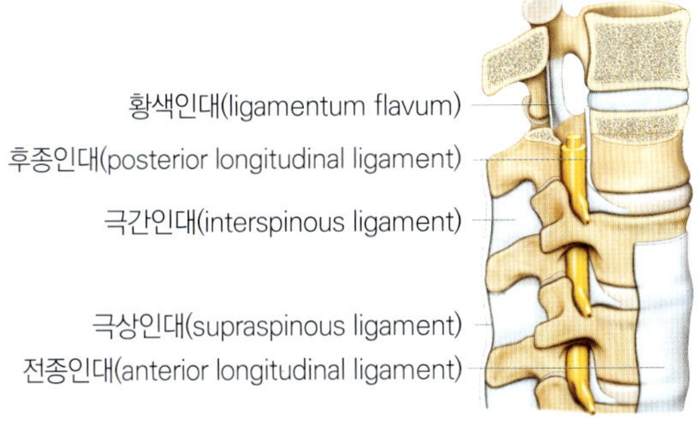

2가지 척추관절의 불안정성

척추의 불안정성은 크게 **구조적 불안정성과 기능적 불안정** 2가지로 나누어 설명할 수 있다. 척추와 골반의 구조, 구조를 연결하고 있는 인대가 느슨해져 생기는 불안정성을 구조적 불안정성이라고 한다. 척추 안정화 근육이 약해져서 발생하는 불안정성은 기능적 불안정성이다. 간단히 다시 설명하면 인대는 과도한 장력에 의해 늘어나거나 디스크 파열로 추체 사이가 좁아지면 느슨해지면서 구조적 불안정성이 발생한다. 그리고 척추의 동적 안정성을 담당하는 안정화 근육에 통증이 발생하면 근육은 관절 보호 기능을 잃고 기능적 불안정성이 발생한다. 이와 같이 **척추관절의 인대가 느슨해지고 척추 안정화 근육이 약해진 결과가 바로 요추 불안정성**이다.

임상에서 흔하게 관찰되는 척추관절의 구조적 불안정성에 대해 알아보자. 척추분리증, 후관절 굴성 변화는 대표적인 구조적 척추관절의 불안정성 원인이다. 척추전방, 후방 전위증은 육안적으로 관찰할 수 있는 척추 불안정성의 결과다. 척추의 구조적 불안정성에 대해서는 아래 글을 참조하라.

문형철 교수가 알려주는 척추 상식!

척추의 구조적 불안정성 3가지
척추분리증, 척추전방전위증, 후관절 굴성 변화에 대하여

누구나 역도 장미란 선수처럼 튼튼한 허리를 만들 수 있지만 선천적으로 허리가 약한 경우가 있다. 선천적으로 허리가 약한 3가지 경우에 대해서 알아보자. 바로 척추분리증(spondylolysis)과 척추분리증에 의한 전후방전위증(spondylolisthesis), 척추분리증 없이 후관절의 굴성 변화(facet troposim)에 의한 전후방전위증(pseudospondylolisthesis)에 의한 척추 불안정성이다. 위 3가지 상황은 디스크를 완치하지 못하는 많은 환자들이 동반하고 있는 구조적인 척추불안정성 문제이므로 잘 알아야 한다.

먼저 **척추분리증**에 대해서 알아보자. 척추분리증은 그림과 같이 후관절을 이루는 상관절 돌기와 하관절 돌기 사이의 좁아진 부위(협부)에 결손이 발생한 상태를 말한다. 척추분리증이 있으면 후관절에 의한 구조적 안정성을 상실한 상태이므로 쉽게 인대가 느슨해지고 척추 안정화 근육이 약해진다. 다음 그림과 같이 후관절에 의한 구조적 안정성 상실은 척추전방, 후방전위를 일으키면서 디스크 파열, 신경근 압박, 척추관절의 퇴행화가 촉진된다. 그래서 척추분리증은 척추의 구조적 불안정성의 가장 대표적인 원인이고 척추관절의 퇴행화로 척추관협착을 일으키기 때문에

후관절의 모습들

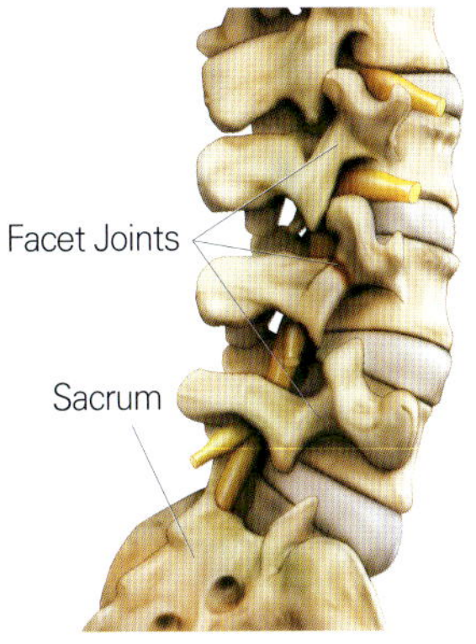

척추관협착증의 가장 흔한 원인이다.

다음으로 **후관절의 굴성 변화(후관절면의 비대칭 배열, facet tropism)에 의한 척추관절 불안정성**에 대해서 알아보자. 후관절은 척추체의 상관절 돌기와 하관절 돌기가 만나서 이루는 관절이다. 후관절의 정상관절 각도는 아래 정상 그림과 같이 양측이 동일해야 한다. 이러한 후관절의 구조는 척추의 안정성에 중요한 역할을 한다. 그런데 후관절 굴성 변화와 같이 관절돌기의 각도가 틀어지면 척추의 구조적 안정성이 훼손된다. 정상인의 경우 후관절면의 비대칭을 가지고 있는 굴성 변화 비율은 대략 27% 정도이고, 허리디스크 환자의 후관절 굴성 변화는 48%나 된다. 이러한 통계를 보면 후관절의 굴성 변화는 척추 불안정성을 일으키는 하나의 중요한 원인이라는 것을 알 수 있다.

후관절의 굴성 변화

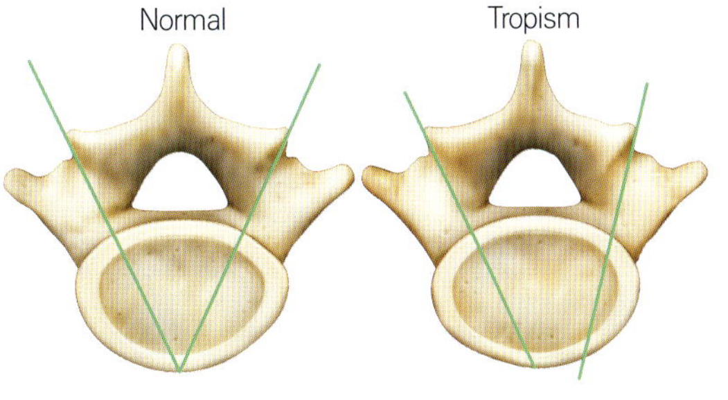

하지만 **후관절 굴성 변화가 있는 27%의 사람들은 왜 디스크가 발생하지 않았을까?** 그리고 나이 50~60대가 될 때까지 허리 통증이 거의 없이 살아온 많은 척추분리증 환자가 있다. 독자는 이 현상에 주목해야 한다. 척추분리증, 후관절 굴성 변화는 척추관절의 구조적 불안정성의 원인이지만 인대가 튼튼하고 척추관절 안정화 근육이 강한 경우 척추관절을 잘 보호하기 때문에 디스크는 발생하지 않을 수 있는 것이다.

척추 고정술 시술 후 X-ray

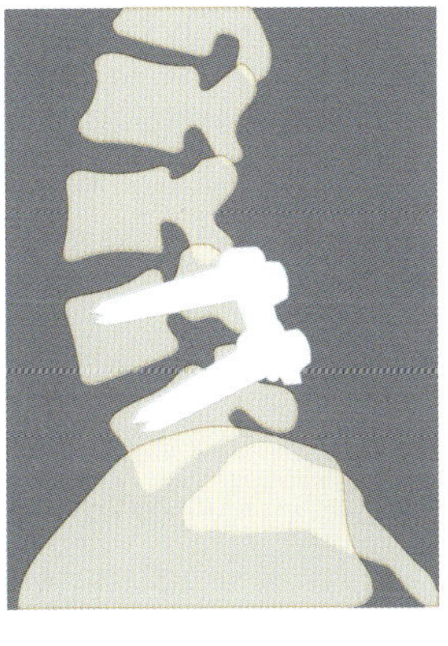

이렇게 35층 아파트와 같은 척주는 앉았다 일어서고, 걷고, 달리고, 허리를 구부리고 펴는 등의 움직임을 반복하면서 일상 활동, 직업 활동을 가능케 한다. 그런데 후관절의 굴성 변화나 척추분리증이 존재하면 척추 구조에 의한 안정성이 약하기 때문에 쉽게 통증이 발생할 수 있다. 그 결과 척추 안정성에 중요한 역할을 하는 인대가 느슨해지고, 척추 안정화 근육이 약해지면 척추 전방, 후방전위증이 발생할 수 있고 심하면 척추 고정술의 대상이 되기도 한다.

놀랍게도 많은 척추분리증 환자가 일상 생활에 전혀 불편이 없을 뿐만 아니라 척추관절의 맷돌질이 일어나는 골프와 같은 운동을 즐기는 경우는 너무도 많다. 이렇게 튼튼한 허리를 만들기 위해서 위해서 우리는 무엇을 해야 할까?

이 책은 그 질문에 답을 하고 있다. 척추분리증 환자든, 후관절 굴성 변화가 있는 환자든, 척추전방전위증이 있는 환자든 누구나 CMP therapy 과정을 따라 치료하면 누구나 튼튼한 허리를 만들 수 있다는 사실은 큰 위안이다.

위와 같은 척추분리증이나 후관절 굴성 변화와 같은 구조적 불안정성의 문제는 대개 선천적인 문제다. 필자는 후관절 굴성 변화나 척추분리증과 같은 불안정성이 있다 하더라도 **인대증식 치료와 척추 안정화 운동법이라는 훌륭한 해결책**에 주목한다. 이제 많은 허리디스크 환자들의 통증을 유발하는 중요한 원인인 인대의 느슨함에 의한 불안정성 치료법인 인대증식 약침(프롤로, DNA주사), 가열식 화침의 구체적인 사용법에 대해서 알아보자.

인대증식 약침, 가열식 화침은 어떻게 사용하는 것이 가장 효과적일까?

필자의 경험을 기반으로 소개한다. 척추 불안정성이 심하고 통증이 심할 때는 주 3회 인대증식 약침(프롤로)을 주사하고 이후에는 주 2회, 주 1회로 줄여가는 것이 좋다. 가열식 화침은 침을 놓고 침병(침체)에 열을 가하여 인대를 증식하는 치료법이다.

극간인대, 극상인대

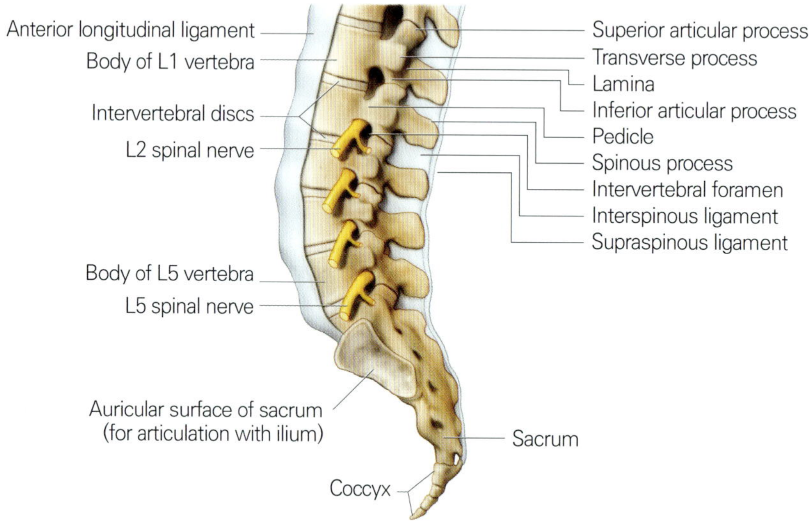

필자의 경험에 따르면 인대증식 약침, 가열식 화침은 **즉석에서 치료 효과**가 있다. 가열식 화침은 열에 의한 미세손상 후 재생 치료이기 때문에 매일 시행해도 좋다. 그리고 환자가 잠깐 따끔하다는 통증을 호소하도록 열이 정확하게 전달될 때 효과적이다. 약침과 가열식 화침을 병행하면 더 효과적이다.

문형철 교수가 알려주는 CMP 치료 상식!

가열식 화침에 대하여

가열식 화침

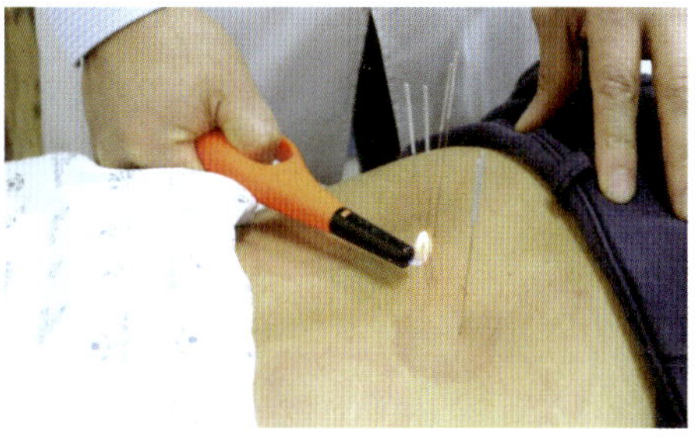

극상인대, 극간인대에 침을 놓고 침병(침체)에 열을 가하는 침법을 **"가열식 화침"**이라고 한다. 가열식 화침은 열 자극에 의해 재생세포인 섬유아세포를 자극하여 인대의 성분인 **"콜라겐섬유, 탄성섬유 재생"**을 촉진할 뿐만 아니라 열에 의해 단백질 전사 과정을 촉진하는 열충격 단백질(heat shock protein)이 나오면서 치유를 촉진하기 때문에 느슨해진 인대를 즉석에서 단단하게 만들 수 있다.

이러한 과학적 근거를 바탕으로 가열식 화침은 수술 후 흉터, 화상, 욕창, 사마귀, 협착성 건초염, 방아쇠수지, 테니스 엘보, 아킬레스 건병증, 필러 부작용(스컬트라 결절) 등에 다양하게 응용할 수 있다.

초음파 유도하 약침 주사

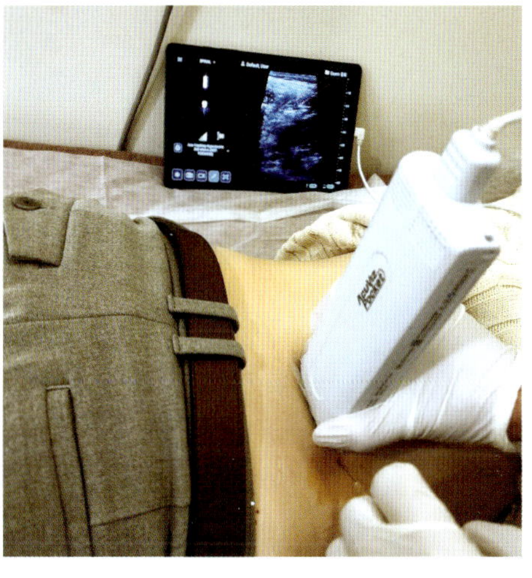

약침과 가열식 화침을 적절하게 사용하면 척추관절의 국소 안정성은 잠깐 동안 쉽게 회복되기 때문에 척추 불안정성으로 인한 통증에 매우 효과적이다. 마치 순간접착제로 고정시키는 듯한 느낌으로 이해하면 적합할 것이다. 그런데 너무도 많은 환자들이 약침과 가열식 화침으로 잠깐 국소 안정성이 개선되어 통증이 줄어든 것을 완치로 착각하고 2~3시간씩 운전하는 등의 척추의 불안정성을 악화시키는 행위를 하는 경우가 많다. 잊지 말자. **약침, 가열식 화침으로는 인대에 의한 수동 안정성만 잠시 회복**할 뿐이다. 환자는 여전히 치료적 행동수정을 잘해야 하고 척추 안정화 운동(코어 강화 운동)을 통해 가능한 빨리 척추의 동적 안정성을 회복해야 한다.

비유적으로 표현하면 이렇다. 100층 아파트를 지어 올릴 때, 시멘트가 완전히 굳어지지 않은 상태에서 건물을 올리면 어떻게 되겠는가? 약침, 가열식 화침은 효과적이지만 시멘트가 완전히 굳어질 때까지 치료적 행동수정과 코어 강화운동법을 지속, 척추안정성을 회복해야 디스크 완치의 길로 들어설 수 있다.

약침과 가열식 화침으로 인대가 증식되는 과정에서 무리한 동작으로 통증이 발생하면 느슨해진 인대는 단단해지지 않는다. 인대에 의한 수동 안정성 회복기간이 얼마나 소요되고 어떻게 대처할 것인가는 '허리디스크 완치 5단계' 챕터를 참조하라.

인대 증식 약침, 가열식 화침은 어느 시기에 시행할 것인가?

약침과 가열식 화침은 인대 느슨함에 의한 척추관절 불안정성에 매우 효과적인 치료법이기 때문에 **가능한 일찍부터 시행**하는 것이 좋다. 하지만 통증이 심한 환자에게는 첫날에는 가열식 화침만 시행하고 경과를 관찰하면서 약침을 사용하기를 권한다. 왜냐하면 통증이 심한 환자, 통증 감작이 있는 환자에게 약침을 주사하면 약침에 의한 통증 가중 결과로 오히려 통증을 악화시킬 수 있기 때문이다.

인대 증식 약침, 가열식 화침은 언제까지 반복 시행할 것인가?

앞에서 설명한 극돌기 압박 검사(스프링 테스트) 등의 방법으로 **척추관절 안정성이 확인될 때까지 반복 시행**한다. 주의해야 할 것은 인대 증식을 위해 시행하는 약침주사는 침습적이고 그 자체로 통증을 일으키는 치료이므로 CMP therapy 전신 기능회복 운동법을 강도 높게 시행할 때는 약침 주사통증으로 치료적 운동에 방해가 될 수도 있으므로 주의해야 한다.

인대 증식 약침, 가열식 화침은 얼마나 자주 시행할 것인가?

올바른 움직임과 자세 치료법은 **"인체 최적의 움직임 기능을 회복하는 것을 목표"**로 한다. 그래서 약침, 가열식 화침과 같은 **침습적 시술은 가능하면 적게 시행하는 것이 좋다**. 인대 느슨함이 심한 환자에게는 초기에 매우 효과적이지만 마지막 단계의 안정성은 결국 근육에 의한 능동 안정성으로만 완성될 수 있다. 186 kg을 들어 올린 장미란 선수와 같은 튼튼한 허리는 오직 근육으로만 만들 수 있다.

인대 증식 약침, 가열식 화침 단계의 목표가 달성되어 감에 따라 얼마나 줄일 것인가?

약침, 가열식 화침은 심각한 문제를 일으키지는 않지만 침습적인 치료법이다. 인대에 의한 **척추관절 안정성이 회복되면 약침, 가열식 화침 치료는 전혀 필요 없다**. 그래서 완전히 중단해야 한다.

Chapter 3.

CMP therapy 2단계 5과정

VI 능동 관절안정화 치료법 ‘안정화근육 및 코어 강화’

Summary

인대증식 치료, 수동 관절안정화 치료법을 시행한 후 또는 동시에 근육으로 척추관절을 보호하는 능동 관절안정화 운동 치료법을 병행하면 빠르게 허리는 튼튼해진다. 지구 중력 상황에서 주어지는 부하를 이겨내며 무거운 물건을 들고, 골프, 테니스 동작을 하고서도 통증이 없는 상태를 **‘동적 안정성(dynamic stability)’이 완성된 상태**라고 할 수 있다. 관절의 안정성, 특히 동적 안정성 개념을 정확하게 이해하고 우리 몸에 적용할 때, 비로소 허리디스크는 완치된다라고 말할 수 있다.

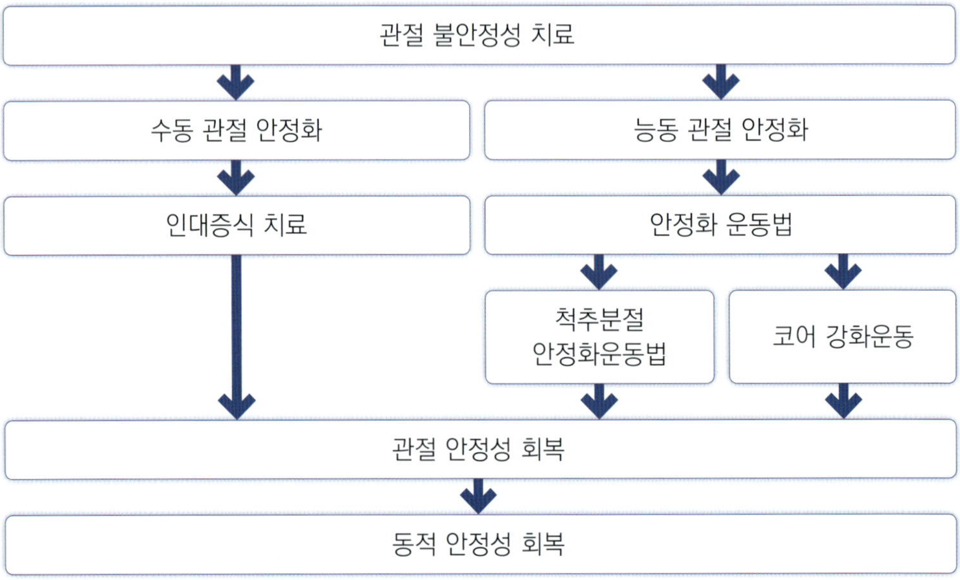

척추관절의 안정화 근육에 감사하라.

독자는 이제 척추관절이 불안정한 상태에서 인체가 걷고 무거운 물건을 들면 마치 나사 풀린 로봇의 관절 축이 망가지는 것과 같은 일이 일어날 것이라는 것은 충분히 짐작할 수 있을 것이다. 그래서 척추관절 안정성의 회복은 디스크 치료뿐만 아니라 모든 근골격계 통증을 치료하는 데 가장 중요한 핵심이다.

쉽게 말해 척추관절의 안정성이 회복되면 체중부하가 주어지는 일상 생활에서도 거의 통증이 없고 디스크 완치 단계에 가까워진다. 특히 허리디스크 완치 3단계 이상에서 **"체중부하가 관절에 주어질때 발생하는 통증"**을 방지 및 치료하기 위해 가장 중요한 단계는 "관절 안정화운동 치료법(Joint stabilizing exercise therapy)"이다. 그래서 근육에 의한 관절 안정성 회복을 위한 치료법을 **"능동 관절안정화 치료법"**이라고 명명한다. 디스크 완치의 필수 과정인 관절 안정성이 무엇인지를 알아보기 위해 다음 질문을 보자.

안정성과 움직임의 역설, 관절의 동적 안정성(dynamic stability)이란 무엇인가?

허리디스크 완치의 핵심은 **'척추 관절의 동적 안정성'**에 달려 있다. 인체는 지구중력 상황에서 끊임없이 압박-장력(전단)부하를 받으며 움직인다. **'안정성과 움직임의 역설'** 관계에서 지구중력 부하를 이겨내며 살아야 하는 것이다. 필자는 관절의 동적 안정성에 대해서 5번의 빅아하(big Aha)가 있었다. 그리고 나서 인체 움직임에 대한 큰 통찰이 찾아왔다. 관절의 동적 안정성 개념에 대해 5가지 관점으로 알아보자.

첫째, 관절 안정성에 대한 일반적 개념으로 이해하는 방법이다.

관절 안정성은 관절의 구조와 인대에 의한 수동 안정성과 근육에 의한 능동 안정성으로 나뉜다. 280여 개 가동관절은 각각의 안정성을 위한 독특한 구조를 가진다. 그런데 관절은 다양한 방향으로 움직이기 때문에 그 독특한 구조 안에서 관절 움직임 범위를 가지고 있다. 이렇게 안정성의 개념적 정의에서부터 **"관절 안정성과 움직임 역설"**의 이해는 시작된다.

예를 들어 **발목과 무릎관절의 구조에 의한 관절 안정성**과 관절 움직임 범위, 압박부하, 손상 빈도, 관절 퇴행화 정도를 알아보면 골격 구조에 의한 관절 안정성이 어떤 의미를 갖는지 이해할 수 있을 것이다. 발목 관절은 무릎보다 체중부하가 더 많고 더 자주 삔다. 그런데 나이가 들면 퇴행성 관절염에 시달리는 관절은 발목관절이 아니라 그 무릎관절이다. 왜 그럴까? 이는 관절안정성과 움직임의 역설을 이해하면 쉽게 알 수 있다. 아래 그림을 보면 발목은 안정성이 높은 요철 구조이고, 무릎 관절은 대퇴골과 경골이 편평하게 놓여져 있어 상대적으로 불안정하다. 이렇게 발목과 무릎관절은 **'구조적 안정성'**의 차이로 인해 발목은 체중부하를 더 많이 받고 더 자주 삐는데도 불구하고 무릎보다 발목 통증으로 고생하는 환자가 상대적으로 적다.

발목과 무릎 관절

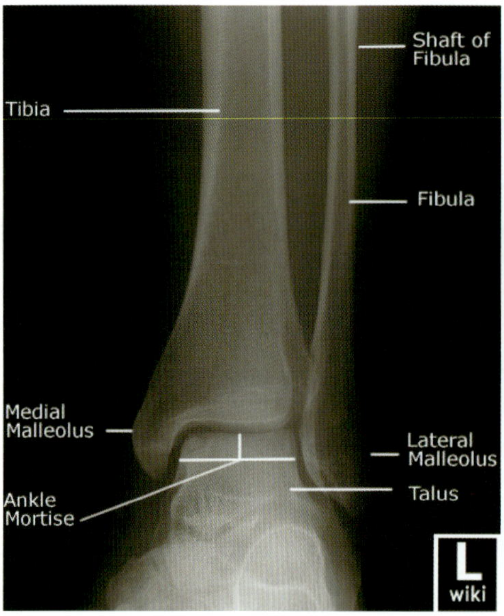

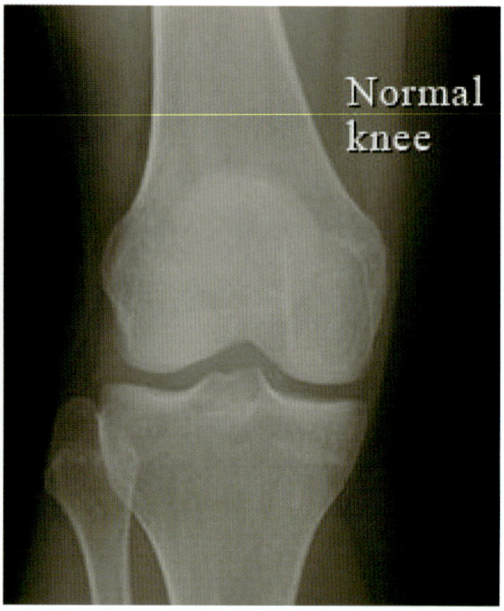

다음으로 **요추의 회전 움직임 관점에서 관절 안정성**에 대해 알아보자. 요추 1~5번까지는 회전이 가능한 각도가 1도씩이고, 요추 5번과 천골 1번의 회전 각도는 4도씩 좌우 8도로 관절 움직임 범위가 크다. 움직임 범위가 크다는 것은 운동성에는 유리하지만 관절의 안정성을 회복하기는 상대적으로 어렵다. 그래서 요추 5번~천골 1번의 디스크 탈출 환자의 완치가 다른 부위 디스크보다 더 어렵다.

이번에는 같은 **구상관절인 어깨관절과 고관절의 안정성**, 압박부하, 손상 빈도, 통증의 관점으로 살펴보자. 고관절은 어깨관절에 비해 매일 엄청난 체중부하를 견뎌내야 한다. 그런데 고관절보다 어깨관절 통증으로 고생하는 환자가 훨씬 많다. 왜 그럴까? 고관절에는 수동 안정성 구조인 단단한 인대와 능동 안정성 구조인 근육이 엄청나게 발달해 있어 어깨관절보다 안정성이 좋다. 그리고 어깨관절은 작은 인대와 근육들이 존재하여 상대적으로 안정성이 부족하면서 고관절보다 훨씬 더 크고 복잡한 움직임을 갖는다.

이렇게 관절의 구조에 의한 안정성을 이해하면 그 질환의 예후를 추정할 수 있다. 그리고 **'관절안정성과 움직임 역설'**의 개념은 모든 근골격계 통증 치료에 매우 중요하다.

그림과 같이 고관절의 대퇴골두는 관골구에 정확히 들어가 있어 어깨관절의 걸쳐져 있는 구조와는 다르게 상대적으로 더 안정성을 가지고 있다.

고관절의 해부학적 구조

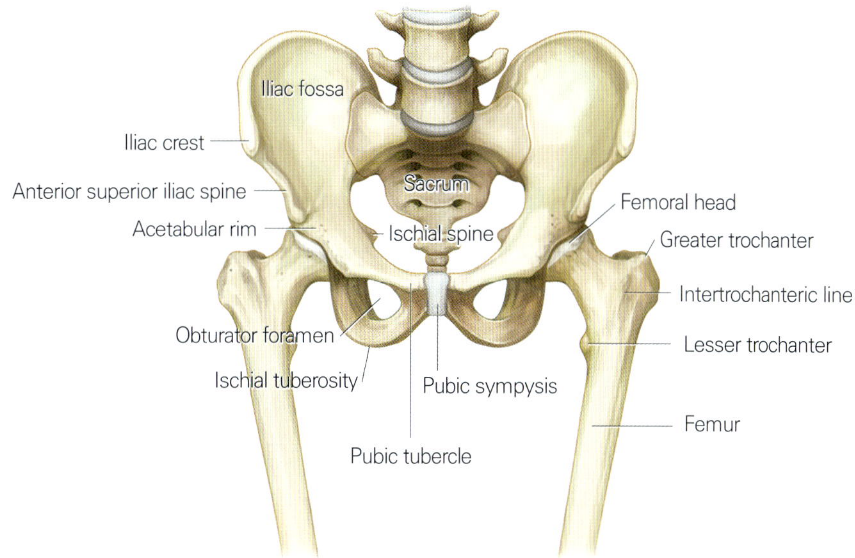

어깨관절의 해부학적 구조

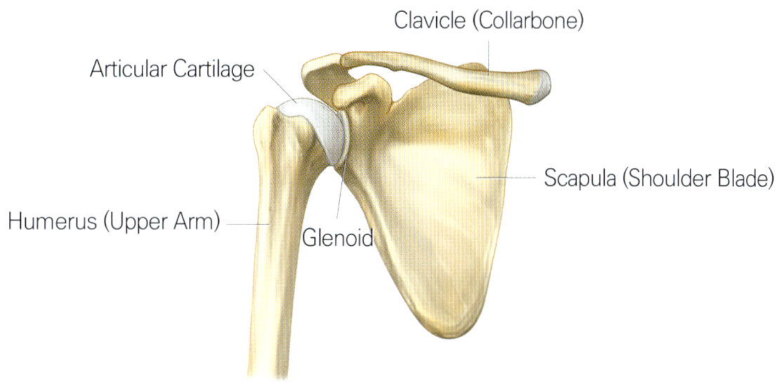

둘째, 조직학적 관점에서 "점탄성 완전성"에 의한 관절 안정성 개념의 이해다.

로봇 관절 축의 나사가 풀렸다고 해서 움직이는 로봇의 나사를 꽉 조이기만 하면 제대로 움직일 수 없을 뿐 아니라 관절 축에서 과도한 마찰열이 발생하면서 망가질 것이다. 인체 관절 축도 이와 같다. 인체 관절은 움직임의 축이고 앞에서 설명한 바와 같이 움직임의 축인 관절은 **과도하게 움직여서도 안 되고 과도하게 굳어져서도 안 된다.** 이를 이해하려면 **"점탄성 완전성(thixotrophy)을 기초로 한 동적 안정성"**이라는 개념을 알면 유용하다.

앞에서 살펴보았듯이 관절낭은 결합조직이므로 조직학적 조성을 보면 젤과 같은 세포외 기질 안에 단백질 기둥(콜라겐섬유, 탄성섬유 등)과 각종 세포, 신경, 혈관으로 이루어져 있다. 이 **결합조직은 점성과 탄성을 동시에 갖는 점탄성(viscoelasticity)의 특성**을 갖는다. 이러한 점탄성의 특성은 과도하게 딱딱하지도 않고 과도하게 물렁거리지도 않기 때문에 점탄성 완전성이 회복되면 척추관절은 부드럽게 움직이면서도 강한 장력과 압박력을 견딜 수 있는 상태가 된다. 그래서 허리디스크 환자가 점탄성 완전성을 회복한다는 의미는 파열된 디스크분절이 부드러운 협응 움직임을 가지고 동적 안정성을 회복한다는 뜻이다. 이렇게 **관절은 점탄성 완전성을 회복한 후 근육에 의한 동적 안정성을 회복해야 허리디스크 완치는 완성**된다.

점탄성 완전성과 동적 안정성을 깊이 이해하면 과도한 침상안정, 깁스, 허리 수술 후 허리 보호대, 어깨 수술 후 어깨 보호대 등을 과도하게 오래하여 관절이 굳어지는 것이 얼마나 심각한 문제인지를 알 수 있다. 실제로 많은 수술 환자들, 골절 환자들이 관절 굳어짐이라는 불완전한 점탄성 상태 때문에 고통받고 있다. 하나의 관절이 과도하게 굳어져 정상적인 관절 움직임 범위를 회복하지 못하면 반드시 보상 움직임이 발생하면서 인체의 전신 정렬은 틀어지기 시작한다.

점탄성 완전성 관점에서 관절 안정성을 회복하기 위해서 우리는 무엇을 해야 할까? 오직 올바른 방향과 올바른 힘에 의한 **"치료적 운동"**만이 점탄성 완전성을 기초로 한 동적 안정성을 완성할 수 있다. 그래서 골절, 인대 손상, 힘줄 손상, 급성 디스크 환자에게 시행하는 **'손상초기 움직임 3원칙'**에 의한 손상초기 움직임 증진운동법 등은 매우 중요하다.

셋째, 인체 근육 수축 순서에 의한 관절 안정성 개념의 이해다.

인체 근수축 순서에 의한 관절 안정성 이해를 위한 호저스 연구가 있다. 정상인은 삼각근(deltoid)을 이용하여 팔을 굴곡, 신전, 외전할 때 놀랍게도 가장 먼저 복횡근(다열근, 골반저근육은 복횡근과 동시 수축함)이 수축하고 다음으로 내외복사근, 복직근, 척추기립근의 순서로 수축한다. 그런데 척추 불안정으로 허리 통증이 있는 환자는 코어 안정화 근육인 복횡근이 수축하기 전에 허리 근육인 척추기립근을 먼저 수축한다. 이렇게 **척추 안정화 근육이 먼저 수축해서 관절을 보호하지 못한 상태에서 척추 기립근이 동원되면 나사 풀린 로봇의 관절축이 망가지는 것과 같은 현상**이 나타난다. 그래서 척추의 동적 안정성이 회복된다는 의미는 복횡근, 다열근, 골반저근육 등이 인체의 어떤 움직임보다 먼저 수축하여 척추의 안정성을 회복한 후 사지의 다른 움직임이 일어난다는 뜻이다. 예를 들어 허리디스크로 인해 척추 안정성이 손상된 상태에서 인체가 움직이면 디스크는 더 파열되며 악화된다. 이는 몸통과 팔다리가 움직이는데 척추 기둥이 흔들리는 것과 같다.

호저스의 척추 안정성 개념을 깊이 이해하고 사고를 확장해 보면 장미란 선수는 100 kg 이상을 매일 수십 번, 수백 번씩 들고도 허리가 멀쩡하고 일반 환자들은 종이 한 장 들다가도 디스크가 탈출되는 이유를 명확히 이해할 수 있을 것이다.

척추 안정화 근육을 먼저 수축한 후 팔다리 근육을 움직이게 하기 위해서 무엇을 해야 할까?

바로 복횡근, 골반저근육의 활성화시키기 위해서는 복식호흡 트레이닝을 하고, 다열근 근육 활성화 운동으로는 골반전후방 운동이 좋다. 그래서 코어 강화 운동 초기에 복식 호흡과 골반전후방 운동은 매우 중요하다. 이렇게 복식 호흡은 마음을 다스리는 놓아버림 이완명상법 뿐만 아니라 디스크 치료에도 중요하다.

호저스의 연구에 의하면, 팔을 들어올리는 동작(굴곡, 외전, 신전)을 할 때 복횡근은 항상 먼저 수축하고 내복사근은 외전, 신전할 때 먼저 수축히고, 복직근은 신전할 때 먼저 수축한다. 그리고 외복사근, 척추기립근은 팔 움직임 이후에 근육이 수축한다.

넷째, 근수축 동원 원리에 의한 관절 안정성 개념의 이해다.

근육에 의한 척추관절 안정성 회복 개념을 헨네만의 운동단위의 **'사이즈 원리**(size principle)**와 운동단위 동원 패턴**(motor unit recruitment pattern)'이라는 신경생리학적 관점으로 알아보자.

다음 그림과 같이 운동뉴런-축삭-신경근 접합-근육의 연결체를 **"운동단위**(motor unit)"라고 한다. 이렇게 인체의 움직임을 담당하는 운동신경은 근육과 신경근 접합을 이루어 근육을 수축한다. 일반적으로 대둔근과 같은 큰 근육은 하나의 운동단위가 1,500개 이상의 근섬유를 지배하고, 눈주위 안륜근과 같은 작은 근육은 하나의 운동단위가 10개 미만의 근섬유를 지배한다. 즉 대둔근의 운동단위는 대체로 사이즈가 커서 많은 근섬유를 지배하고, 안륜근의 운동단위는 사이즈가 작아서 적은 근섬유를 지배한다. 이렇게 각 근육마다 근섬유를 지배하고 있는 운동단위의 사이즈는 다 다르다.

운동단위 크기에 따른 근섬유 분류

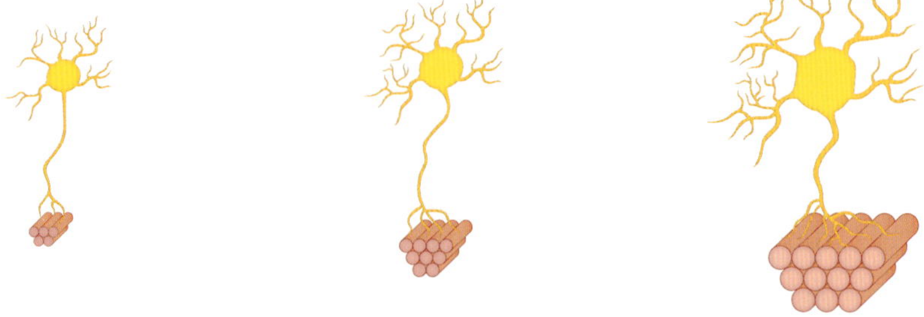

이러한 운동단위에 대한 이해를 바탕으로 **'운동단위 동원패턴의 원리'**에 대해 알아보자. 하나의 근육에 많게는 60만 개(예: 전경골근)의 근섬유가 있다는 사실을 상기해보면, 많은 운동단위(대략 600~800여 개)가 하나의 근육을 지배하고 있다고 추정할 수 있다. 즉 600~800여 개의 운동단위가 하나의 근육을 수축하는데 운동단위가 작은 근섬유부터 동원하기 시작하여 운동단위가 큰 근섬유를 동원한다. 이렇게 인체가 정상적인 움직임 상황에서 근육을 수축할 때는 **'운동단위 크기'**가 작은 것부터 동원하기 시작하여 점차 크기가 큰 운동단위를 동원하는 패턴을 가진다. 이를 **"운동단위 사이즈 원리, 운동단위 동원패턴의 원리"**라고 한다. 이 원리에 의하면 작은 움직임이 필요할 때는 작은 에너지를 사용해서 작은 운동단위를 동원하고 정밀한 움직임을 수행한다. 그리고 크고 강한 동작을 하거나 무거운 물건을 들 때는 큰 에너지가 필요하므로 작은 운동 단위와 큰 운동단위를 모두 동원한다.

그런데 **허리디스크 환자나 평소 운동을 규칙적으로 하지 않는 환자들은 운동단위 사이즈가 작은 것부터 큰 것을 동원하는 근수축 패턴이 망가져 있다**. 그래서 급하게 움직이려 할 때 또는 무거운 물건을 들 때 작은 근육의 수축을 생략하고 큰 근육만 동원한다. 작은 근육은 대개 인체 심부에 있고 관절의 안정성을 담당하는데, 심부의 관절 안정성을 담당하는 작은 근육이 동원되지 않으면 관절이 불안정한 상태에서 움직이면서 디스크가 탈출되는 것이다.

그렇다면 **어떻게 해야 운동단위 사이즈가 작은 것부터 순차적으로 원하는 모든 근육을 완전하게 동원할 수 있을까?** 그것은 CMP 관절 움직임 범위 검사와 회복, 맞춤 근막이완과 스트레칭, 관절가동 테크닉, 관절안정화 약침 등의 치료를 잘 시행하여 부드러운 근막, 근육의 원래길이, 정상 관절 움직임을 회복한 후 이 챕터에서 제시하는 코어 강화 운동법을 통해서 가능하다.

그리고 손상초기 움직임 증진 운동법, 관절 움직임 범위 증진 운동법, 관절 안정화 운동, 근지구력 운동, 근력 운동, 평형 운동, 협응성 운동, 민첩성 운동이라는 회복 순서도 이러한 근육동원 개념을 기반으로 시행해야 한다. 이러한 개념을 잘 이해하면 왜 천천히 정확한 동작으로부터 치료적 운동을 시작하여 빠르고 강하게 단계적으로 운동 강도를 높여야 하는지를 이해할 수 있을 것이다.

다섯째, 이번에는 '코어 강화라는 실질적인 허리강화 운동법'으로 관절의 안정성 개념에 대해서 알아보자.

여기서 제시하는 코어 강화 운동법을 시행할 때 위에서 소개한 4가지 관절 안정성 개념을 잊지 말고 적용해야 함을 기억하고 아래 글을 보자.

허리디스크 완치의 핵심인 **"척추관절의 국소 안정성과 동적 안정성"**은 빠른 근수축 반응시간과 척추 주위 모든 근육의 지속적이고 강한 협응 수축력으로 완성된다. 척추를 둘러싸고 있는 몸통의 많은 근육은 일차적으로 움직이는 역할을 수행할 뿐만 아니라 움직임 동안에 체중부하에 대한 보호 역할을 하며 척추를 안정화시키는 데 중요한 역할을 한다. 만약 몸통 근육이 제 기능을 하지 못하고 동적 안정성이 없으면 디스크는 깨지고 척추는 틀어지고 굽을 것이다. 지팡이를 짚고 걷는 90대 노인의 척추를 상상해보라.

참고로 복횡근, 내외복사근, 골반저 근육, 요방형근, 등의 근육과 척추의 국소 안정화 근육인 다열근, 척추 기립근 등은 서로 협력하여 허리를 튼튼하게 할 수 있는데, 우선순위는 다열근, 척추기립근의 강화가 먼저임을 기억하라.

코어 강화 운동법(core strengthening exercise)의 순서를 치료적 관점에서 알아보자.

1. 척추 주위 근막이완(전신 근막이완)
2. 척추 주위 근육 길이 정상화(전신 근육길이 정상화)
3. 국소안정화 근육인 다열근, 회선근, 횡돌기간근, 복횡근, 내외복사근, 횡격막근육, 골반저근육, 대둔근, 중둔근, 이상근, 장요근, 대퇴사두근, 햄스트링 근육의 근육 통증 치료(전신 근육통증 치료)
4. 국소안정화 근육인 다열근, 회선근, 횡돌기 간근의 근육활성
5. 코어근육(복횡근, 내외복사근, 횡격막근육, 골반저근육)의 근육활성(전신 근육활성)
6. 코어근육 강화
7. 대둔근, 중둔근, 대퇴사두근, 햄스트링 근육의 힘의 균형회복(전신근력 균형 회복)

예를 들어 허리 MRI 영상상에서는 추간판 탈출이 심해서 여전히 통증이 심할 것 같

척추를 들어올리는 힘, 복내압

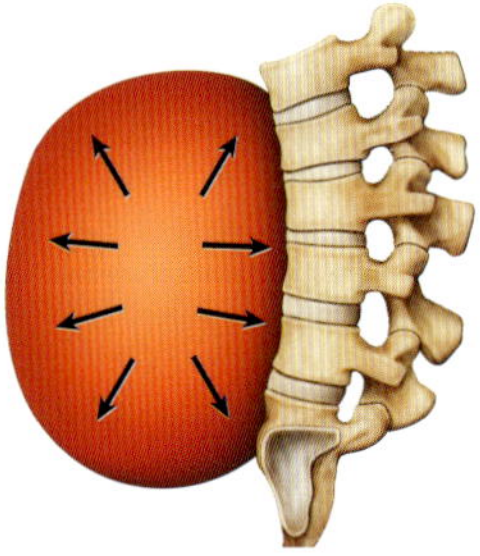

지만 허리에 맷돌질과 같은 엄청난 회전력을 요하는 운동인 골프를 치는 데 아무런 문제가 없는 분이 계셨다. 코어 강화 운동으로 만들어낸 강력한 복내압(intra-abdominal pressure)으로 **마치 공기압으로 척추를 띄워 놓고 회전을 하는 것**과 같기 때문에 골프의 강력한 압박력과 회전력을 이겨내는 것이다. 놀랍게도 코어 강화 운동에 대한 의지와 자발성만 있다면 80세 노인도 이러한 척추관절 안정화 운동 치료법으로 자신의 척추를 공기압으로 띄울 힘을 기를 수 있다.

근지구력, 근력을 강화하기에 앞서 근막이완과 스트레칭이 선행되어야 한다는 사실을 잘 기억하고 있을 것이다. 코어근육의 근막이완과 스트레칭에 대해서 알아보자. 그

내외복사근

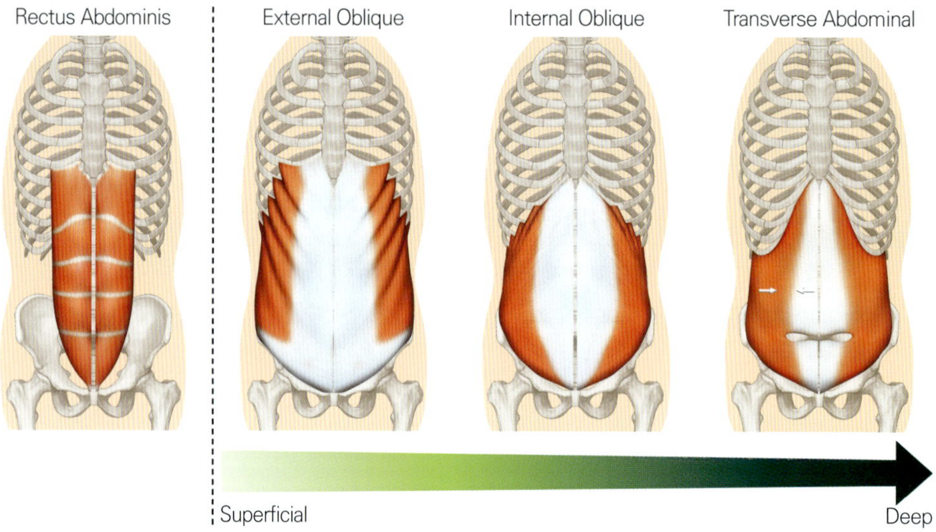

골반저근육

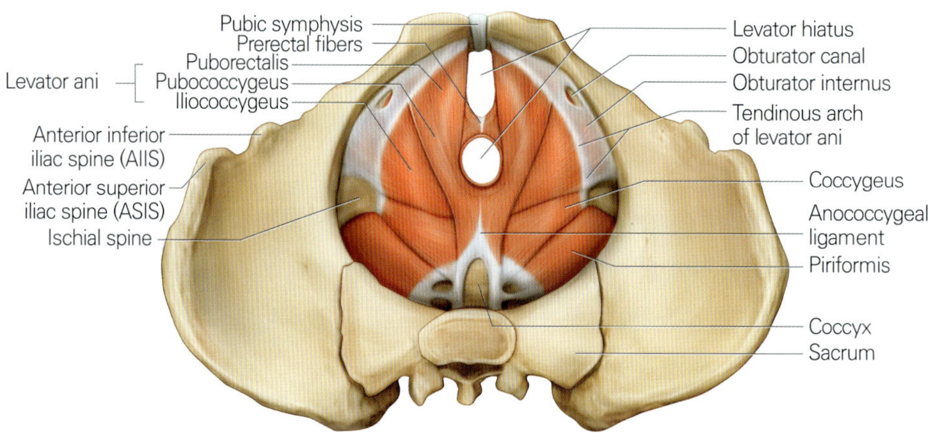

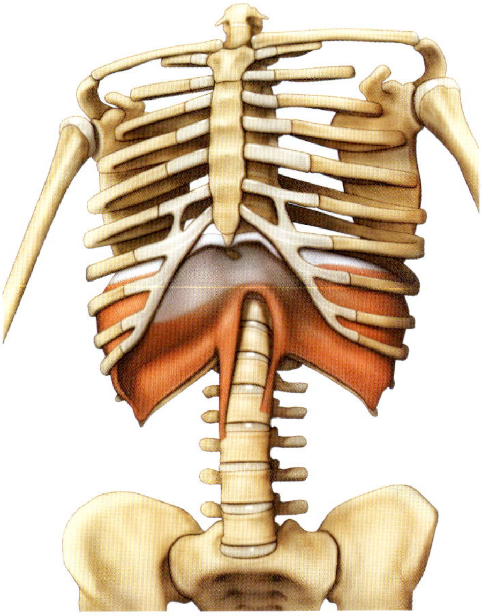

횡격막근육

런데 척추 안정화를 위한 코어근육의 근막이완과 근육 스트레칭은 쉽지 않다. 왜냐하면 코어 근육의 기시와 종지, 형태를 보면 횡격막과 복막 안에 근육이 있고 고정점이 없기 때문이다.

스트레칭을 위해서는 고정점이 있고 근육을 늘리는 방향이 있어야 하는데, 위 근육은 형태 구조상 그런 스트레칭은 쉽지 않다. 대신 횡격막근육, 복횡근, 내외복사근, 골반저근육은 복식 호흡 과정에서 근육의 길이가 늘어나는 스트레칭이 일어난다. 그래서 복식 호흡은 코어근육 스트레칭과 근육 활성을에 매우 유용한 방법이라 할 수 있다. 독자는 지금 복식 호흡을 해보라. 복식 호흡을 통해 위 근육을 정확하게 스트레칭 할 수 있다는 것을 알 수 있을 것이다. 그리고 코어근육의 근막이완은 진동건을 이용하면 효과적이다.

이제 관절 안정화 운동 치료법의 핵심인 **코어 강화 운동법**에 대해서 알아보자. 복압을 높이는 운동법과 척추 국소관절의 안정성을 담당하는 안정화 근력 강화를 몸통의 앞, 옆, 뒤에서 적절하게 조합하면 복횡근, 내외복사근, 횡격막근육, 골반저근육, 다열근, 척추기립근 등이 동시 수축, 협응 수축하여 **강력한 복내압**을 만들 수 있다. 이렇게 만들어진 강력한 복내압은 척추를 들어올릴 수 있기 때문에 디스크는 완치 과정으로 가는 중요한 관문이라 할 수 있다. 여기에 중둔근, 대둔근, 고관절 내전근 근력 강화 및 근력 균형을 맞추면 코어 강화 운동이 완성되는 것이다.

주의해야 할 것은 **급성 디스크 환자에게 복압을 높이는 운동을 강하게 시행하여 복내압 상승하면 디스크 내압 상승, 디스크 탈출을 악화시킬 수 있다**는 사실이다. 그래서 코어 강화 운동법은 세밀한 단계별 운동강도 증진 치료법을 적용하여 조심스럽게 시행해야 한다. 그리고 코어 강화 운동을 시행하다가 조금이라도 통증이 악화된다면 즉시 중단하고 통증 origin을 찾아 해결한 후 다시 운동을 하든지, 아니면 며칠을 기다렸다가 시행하는 것이 좋다.

코어 강화 운동법으로 몸통 전면, 측면, 후면 3가지로 나누어 운동법을 소개한다. 여기서 소개하는 운동법도 세밀한 단계별 운동강도 증진 치료법을 적용하는 것이 좋다. 3가지 운동법을 적용하는 데 꼭 알아야 할 것이 있다. 복압을 높이는 데 가장 중요한 운동은 몸통 전면 근력 강화 운동법이라는 것이다. 얼핏 생각하면 허리를 튼튼하게 하기 위해서는 척추 기립근 등의 근육을 강화하는 것이라 생각할 수 있다. 그래서 허리를 튼튼하게 하기 위해 등 근육을 강화하는 운동법을 먼저 연상하기 쉽다. 하지만 디스크가 발생한 이유는 복내압(intraabdominal pressure)이 약해 척추를 들어올리지 못했기 때문이다. **나이가 들어 허리가 굽어져서 걷는 노인들도 굽어진 허리를 펴기 위해서 처음 시작해야 하는 운동법은 바로 복압을 높이는 것**이다.

첫째, 몸통 전면 근력 강화 운동법

복부 컬업 운동법

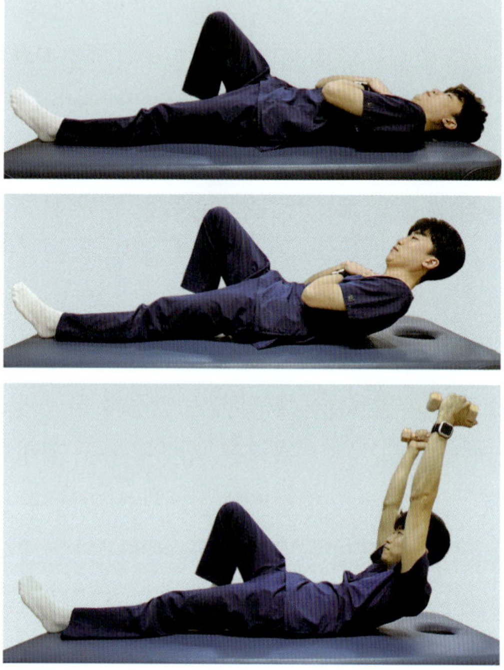

복부 컬업 운동법(abdominal curl up exercise)

좌측 사진과 같이 한쪽 무릎은 구부리고 반대쪽 무릎은 편 상태로 손을 뒷머리에 대고 상체를 들어 올려(구심성 수축) 5초 멈춘 후 복압을 높인 상태로 내려온다(원심성 수축). 처음 시작할 때는 5개 정도에서 시작하고 최소 12회 3세트, 휴식시간 1~2분 실시한다. 이 운동의 목표는 **복내압을 높이는 것이므로 최대한 배에 힘을 주고 실시**한다. 좌측 사진처럼 손에 아령을 들고 복부 컬업 운동을 하면 단계별로 운동강도 증진 프로그램을 만들 수 있다.

이 운동을 하다가 어지러움을 호소하는 환자들이 있는데, 그 이유는 흉쇄유돌근의 과긴장 때문이다. 즉시 운동을 중단하고 흉쇄유돌근 이완, 스트레칭 등의 치료를 시행하면 바로 어지러움증이 사라지는 경우가 대부분이니 걱정하지 않아도 된다.

다리 들어올리기-내리기를 이용한 복압운동

다음 사진과 같이 첫 동작은 골반을 후방으로 움직여 허리가 바닥에 닿게 하고, 배에 힘을 가하여 복압을 높인 상태에서 다리를 들어올렸다 내렸다를 반복하는 운동법이다. 참고로 **복부 컬업 운동법은 상복근 운동이고 다리 들어올리기-내리기 운동법은**

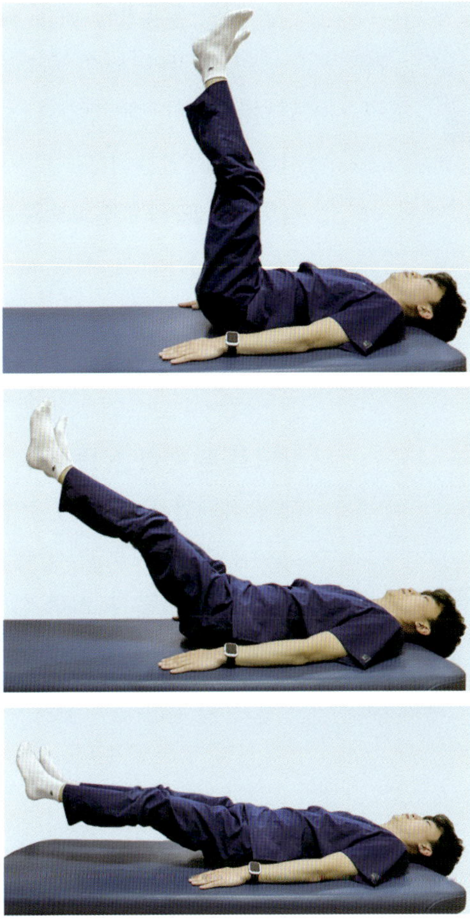

다리 들어올리기-내리기를 이용한 복압운동

하복근 운동법이다. 그래서 두 가지 운동을 적절하게 조합하면 상복근, 하복근을 조화롭게 강화할 수 있다. 단계별 운동강도 증진프로그램은 좌측 사진처럼 다리 내리기 각도로 만들어 낼 수도 있고, 발 쪽에 모래주머니를 1 kg, 2 kg, 3 kg 증량을 하면 된다.

여기서 중요한 것은 허리가 바닥에서 떨어지지 않게 하는 것이다. 허리가 바닥에서 떨어져 아치(요추신전)가 만들어지면 압박, 장력, 전단부하가 발생하면서 통증이 발생할 수 있기 때문이다.

모관 운동법

모관 운동법은 의학용어가 아님에도 불구하고 임상에서 유용하여 그 용어를 그대로 사용한다. 좌측 사진과 같이 양손과 발, 머리를 들어 올린 상태에서 복압을 최대로 높이고 5초 동안 손발을 흔드는 운동법이다. 운동 강도는 시간을 늘려도 되고, 횟수를 높여도 된다. 환자는 복잡한 운동을 어려워하고 잘 수행해내지 못한다는 관점에서 필자는 허리를 튼튼하게 하는 단 하나의 운동법을 고르라면 모관 운동법을 추천한다. 많은 디스크 환자들이 모관 운동법 하나로 강력한 복압을 만들어 디스크 완치를 경험했다.

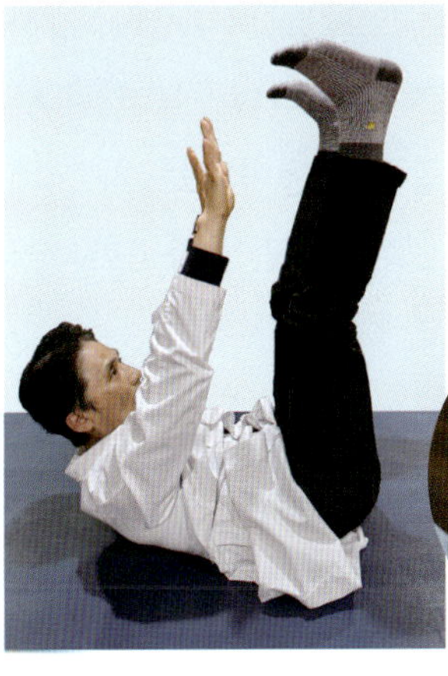

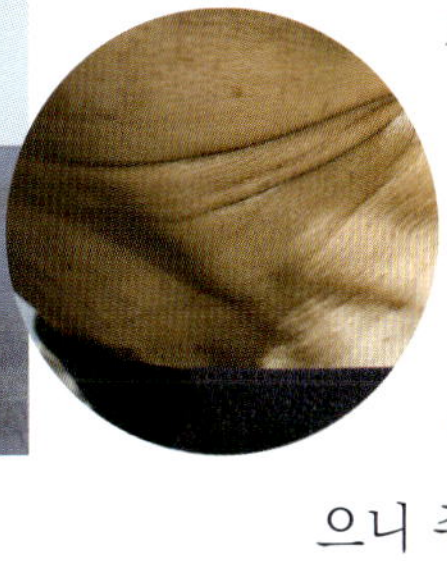

모관운동법

혹시 머리를 들고 모관 운동을 하다가 흉쇄유돌근이 과도한 긴장을 하면 어지러움, 메슥거림, 두통이 발생할 수 있으니 주의해야 한다.

V-싯업 운동법
(아령을 이용해 운동강도 높일 수 있음)

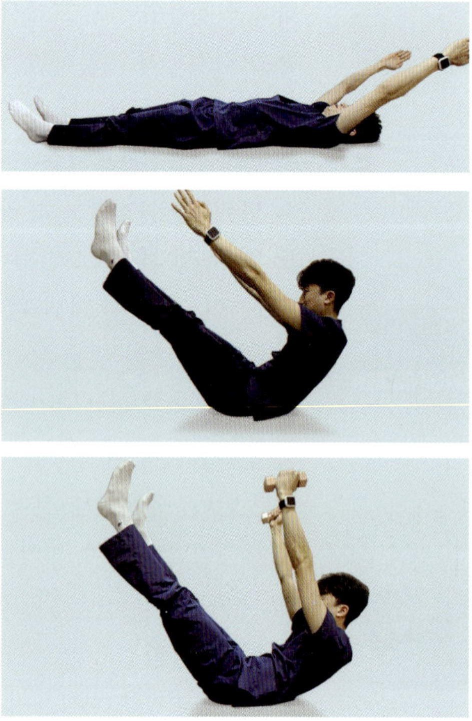

V-싯업 운동법(V-sit up exercise)

V-싯업 운동법은 허리디스크 완치 5단계 중 4단계 국소요통형 단계에서 시행할 수 있는 강도 높은 운동임을 기억하라. **필자의 경험으로는 이 운동법을 25회 3세트를 해낼 수 있다면 누구나 골프를 칠 수 있다.** 좌측 사진과 같이 앙와위 자세에서 몸통을 V자로 만들었다 1~2초 멈추고 복압을 유지한 상태로 팔다리를 내리는 동작을 반복하는 강력한 복압 운동법이다.

손에 아령을 들고, 발에 모래주머니를 차고 무게를 올리면 단계별 운동강도 증진프로그램을 만들 수 있다.

윗몸 일으키기

윗몸 일으키기 운동법은 허리디스크 완치 판정을 내린 후에 실시한다. 척추관절의 동적 안정성이 회복되기 전에 윗몸 일으키기와 같은 동작을 반복하면 압박, 장력, 전단부하가 디스크 재손상을 일으킬 수 있기 때문이다.

흔히 허리디스크 환자가 윗몸 일으키기를 하면 추간판과 후관절이 강한 압박, 장력, 전단부하를 받으며 재손상이 일어날 수 있다. 하지만 **허리디스크 완치 단계에서 윗몸 일으키기는 튼튼한 허리를 유지할 수 있는 매우 좋은 운동**이다. 필자가 제시하는 올바른 움직임과 자세 치료법은 금지하는 운동법은 없다. 다만 압박부하, 장력부하, 전단부하를 견딜 수 있는 범위 내에서 운동을 시행하면 된다는 것이다.

윗몸 일으키기

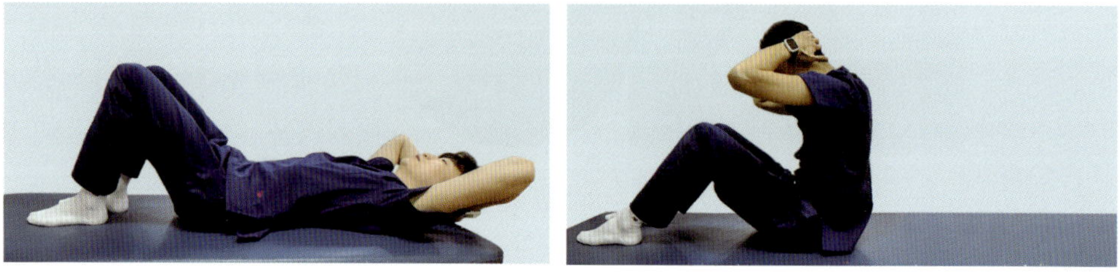

몸통 측면 근력 강화운동법

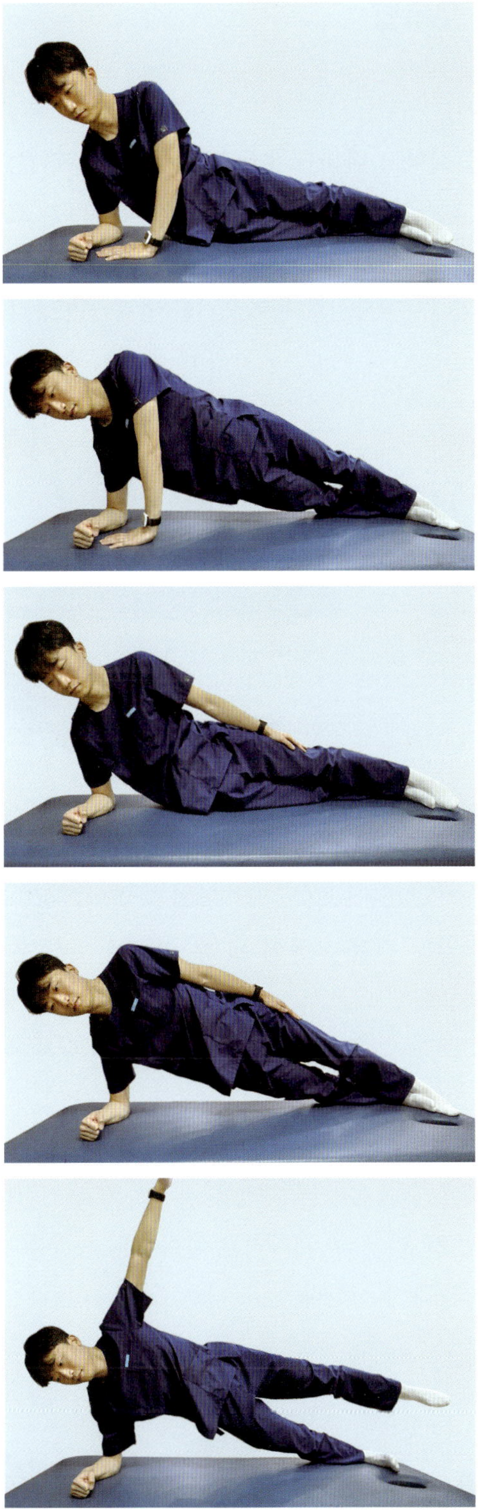

둘째, 몸통 측면 근력 강화 운동법(Side bridge exercise)

좌측 사진과 같이 사이드 브릿지 자세를 취하고 5초 멈춘 후 내려온다. 이 운동법의 목적도 복내압을 높여 척추를 들어 올리는 것이므로 복압을 유지한 상태로 사이드 브릿지 운동법을 반복해야 함을 잊지 말자. 좌측 사진과 같이 3가지 동작(세밀한 단계별 운동강도 증진 치료법)으로 처음에는 5회에서 출발하여 12~15회 3세트 휴식시간 1~2분 운동으로 운동 강도를 높여간다. 이 과정에서 **코어의 측면 근육인 외복사근이 강화**된다.

허리디스크 환자는 흔히 목, 어깨 통증이 동반되는 경우가 많은데, 어깨 통증이 있는 환자에게는 조심스럽게 해야 하는 운동법이다.

셋째, 몸통 후면 근력 강화 운동법

등 근육 강화 운동법

아래 사진과 같은 시작 자세를 취하고 다리를 조금 들어올리는 동작은 다열근 고립 저항 운동이다. 더 들어올리면 대둔근 저항 운동이 된다. 팔과 다리를 교차로 들어올리는 운동은 다열근, 대둔근, 척추기립근, 하부승모근이 강화되는 몸통 후면 근력 강화 운동법이다. 각 동작은 5초간 멈춘 후 제자리로 돌아오기를 반복하면 좋다.

등 근육 강화 운동법

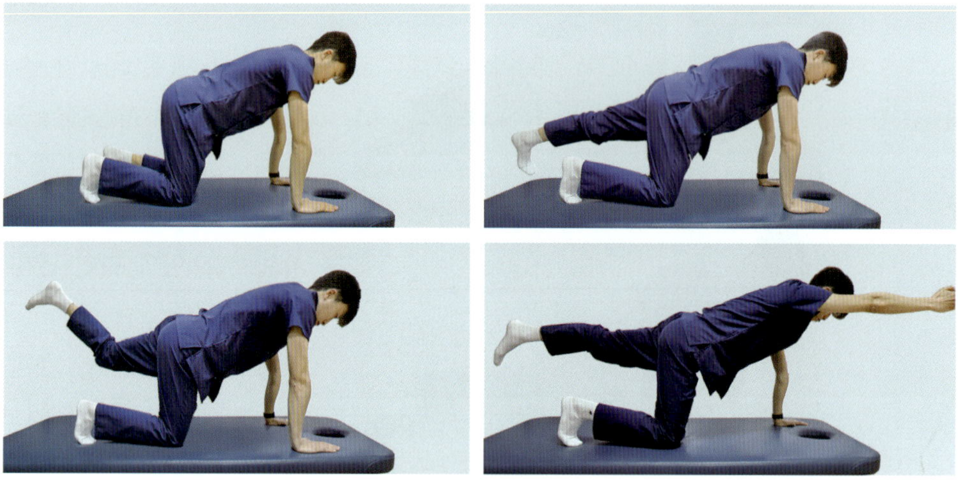

가능하면 저항 운동의 목적에 맞는 근육 운동이 될 수 있도록 보상 움직임을 하지 않는 것이 좋다.

슈퍼맨 운동법

슈퍼맨 운동법은 적절한 용어가 없어 필자가 임의로 만든 용어다. 사진과 같이 엎드린 자세로 슈퍼맨처럼 팔과 다리를 들어올리는 동작을 반복하는 운동법이다. 사진과 같이 팔과 다리를 들어올리고 5초간 멈춘 후 제자리로 돌아오는 동작을 반복한다. 환자가 할 수 있는 최대 횟수를 1세트만 실시한다.

슈퍼맨 운동법

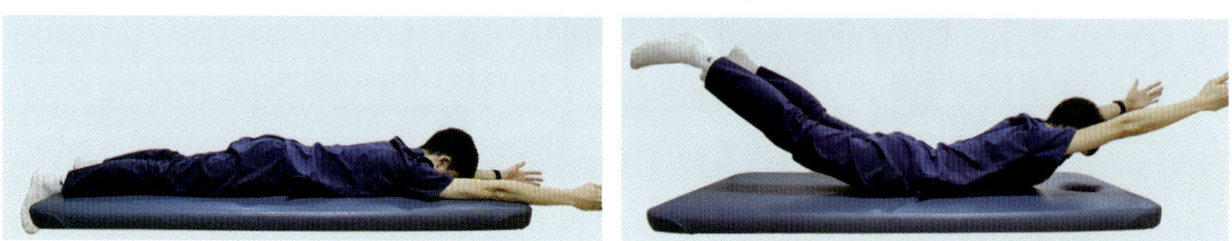

꼭 기억해야 할 것은 슈퍼맨 운동법은 **허리디스크 완치 4단계 국소요통형 단계 이후에 완치를 위해서 앞뒤 균형을 맞추기 위해 마무리하는 운동법**이라는 사실이다. 이유는 허리디스크 환자가 항상 약해지는 근육은 몸통 전면, 옆면부(복횡근, 복직근, 내외복사근) 근육이기 때문이다.

문형철 교수가 알려주는 CMP 척추 안정화 상식!

척추 불안정성의 검사법 "극돌기 압박 검사"

요추를 굴곡한 상태에서 X-ray

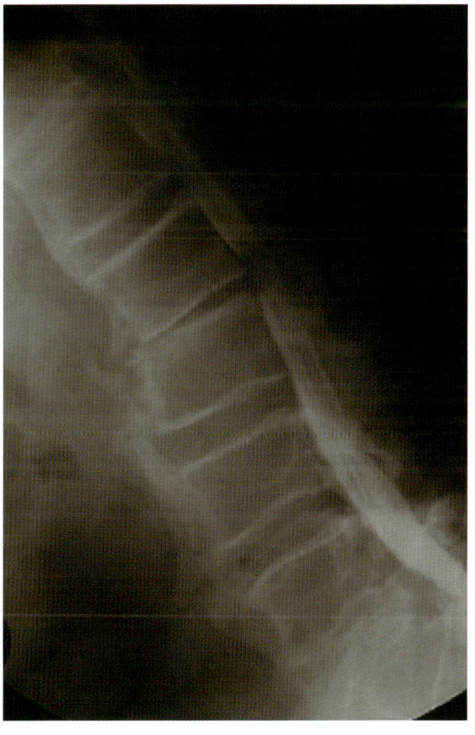

척추 국소분절의 불안정성을 검사하는 방법으로 위 사진처럼 요추 굴곡, 신전한 상태에서 X-ray를 촬영하기도 한다. 척추분절이 심하게 불안정하면 X-ray 영상처럼 비정상적으로 꺾이는 각도가 발생할 것이다. 하지만 임상에서 필요한 것은 기능적인 국소분절의 불안정성 진단이다. 실제로 허리 굴곡신전 X-ray상 정상인 경우에도 척추 불안정성으로 인한 통증을 호소하는 환자가 훨씬 더 많다. 그래서 임상적으로 **척추분절의 불안정성을 찾아내는 방법으로 추천하는 검사는 극돌기 압박 검사**(스프링 테스트)다. 디스크가 탈출한 부위의 극돌기를 강하게 압박할 때 그 부위 관절이 불안정하다면 통증이 발생한다. 필자의 경험으로는 디스크 환자가 일상 활동에서 거의 통증이 없다 하더라도 극돌기 압박 검사에서 통증이 남아 있다면 더 치료해야 한다. 이 환자들은 2~3시간 오래 앉아 있거나 무거운 물건을 반복해서 들면 척추의 안정성이 완전히 회복되지 않았기 때문에 대부분 통증이 악화된다. 그래서 척추 국소분절의 불안정성을 간단하게 알아낼 수 있는 극돌기 압박 검사는 매우 유용한 검사라 할 수 있다 인체 움직임과 기능을 이해하기 위해 다음 질문을 던져보자.

척추관절의 안정성이 그렇게 중요하다면 척추를 고정하면 어떨까?

척추 고정술

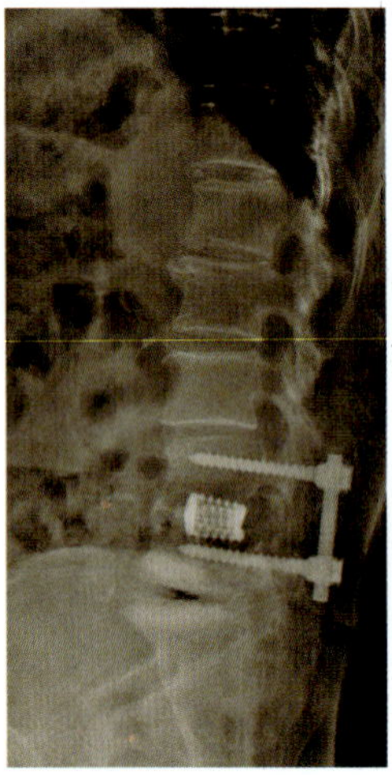

임상 현장에서 흔히 시행되는 좌측 그림과 같은 척추 고정술은 당장은 통증을 줄이고 편하게 할 수 있다. 하지만 그림과 같이 척추분절의 완전한 고정은 몇 년 후 수술한 부위 위와 아래의 척추분절에서 다시 디스크 파열 문제를 일으킬 가능성이 매우 높다.

결국 평생 움직임 속에서 살아가는 인체는 고정과 같은 과도한 안정성만 필요한 것이 아니라 적절한 움직임이 필요하다. 이를 **"동적 안정성**(dynamic stability)**"**이라고 한다. 인체는 **"안정성과 적절한 움직임의 역설"**이라는 동적 안정성 속에서 평생 중력과 대항하면서 살아가야 하는 것이다.

관절안정화 운동 치료법은 어느 시기에 시행할 것인가?

척추관절 안정성 회복은 디스크 치료의 핵심이다. 그래서 **가능한 일찍 시행**되어야 한다. 다만 허리디스크 완치 1, 2단계에서는 손상 치유, 염증 치유 기간을 기다리면서 손상초기 움직임 3원칙을 따르고, 세 번째 단계인 닫힌 사슬 하지방사통형 단계에서 조심스럽게 시작한다. 만약 열린 사슬 하지방사통형 단계에서 시행하면 코어운동 과정에서 복내압이 높아지고, 그 결과 디스크 내압이 높아지면서 디스크 탈출은 심해질 수 있기 때문이다.

관절안정화 운동 치료법을 언제까지 반복 시행할 것인가?

허리디스크가 완치될 때까지 **자신 능력의 최대치까지 복내압을 높이는 것**이 좋다. 자신 능력의 최대치가 어느 정도일까 궁금할 것이다. 하지만 관절 안정화 운동법을 시행해보면 환자는 스스로 일상 생활이 가능한 강도, 스포츠 활동이 가능한 강도를 느낄 수 있다. 복내압 측정기도 있지만 필자의 경험으로 그렇게 유용하지 않다.

필자는 허리디스크가 완치된 후에도 코어 강화 운동법을 평생 지속하는 것이 100살까지 꼿꼿한 허리를 유지하는 유일한 길이라고 생각한다. 다만 주기화 원리에 의해서 안정화 운동강도와 횟수는 자신의 직업 활동, 스포츠 활동을 고려하여 70~90%까지 줄여야 한다. 필자는 복내압 강화(코어 강화)는 최대치의 90%를 유지하기 위해 꾸준히 코어 강화 운동을 시행하고 있다.

관절안정화 운동 치료법은 얼마나 자주 시행할 것인가?

코어운동은 안정화 운동법이므로 하루에 3~5회를 반복해도 된다. 많이 하면 많이 할수록 허리는 더 빠르게 안정성을 회복할 것이다. 초기에는 가능하다면 아침 저녁으로 시행하면 효과적이다.

코어 강화(척추 안정화 운동법)를 아침 저녁으로 시행하면서 지연후 근육통(DOMS)이 발생하지 않도록 하기 위해서는 홀튼 다이어그램 근력 운동프로그램을 따르면 된다. 필자의 경험으로 **홀튼다이어 그램 기준에 따라서 강력한 근력 운동을 구성하여 운동 강도를 높이면 매우 힘든 과정임에도 불구하고 지연 후 근육통은 전혀 발생하지 않는다**. 홀튼 다이어그램의 내용을 참조하라.

관절안정화 운동치료법의 목표가 달성되어 감에 따라 얼마나 줄일 것인가?

디스크가 완치될 때까지는 코어 강화 운동법을 자신의 최대 능력까지 높이고 완치 판정을 받은 이후에는 주 1~3회 5~10분 정도 시행하면 일상 활동에 필요한 복내압이 유지될 것이다. 필자의 경험으로는 주 1~3회 5분 운동만으로도 척추 안정성은 최대치의 80% 이상 유지되는 것 같다. 주기화 운동법의 원리에 따라 만약 코어 안정화 능력이 떨어졌다고 생각되면 며칠 동안 코어운동 강도를 높이면 바로 최대치의 90%를 넘어설 것이다. **이렇게 한번 제대로 완성된 코어 안정화 능력은 주기화 원리로 관리하면 평생 허리를 보호할 것이다.**

VII 근력(근지구력) 불균형 측정법

Summary

근력의 불균형을 측정하지 않고 저항 운동을 하는 것은 아무런 계획 없이 운동을 하는 것이기 때문에 언제 치료 목표에 도달할지를 알 수가 없다. 그래서 근력(근지구력)의 차이를 측정하는 불균형 측정법은 중요하다 인체는 **600여 개의 근육이 300개씩 양측, 대칭으로 280여 개 관절을 현수교처럼 연결해서 움직이면서 끊임없이 근육길이 차이, 근력 불균형이 발생**한다. 예를 들어 편측 움직임(골프, 테니스)을 매일 반복하면 근육 길이만 달라질 뿐 아니라 근력(근지구력)도 차이가 난다. 이 근력(근지구력)은 측정이 가능하다. 다만 최대근력의 ~%를 측정하기 때문에 저항 운동의 횟수로 알아낼 수 있다.

근력 불균형 검사

↓

1RM의 %근력검사

↓

양측 근력 비교(불균형 검사)

↓

홀튼 다이어그램에 의한 저항운동

↓

양측 근력 차이 회복(근력 균형)

양측 근력의 불균형을 측정해서 근력 균형을 맞출 수 있음에 감사하라.

허리, 골반, 다리 양측의 근력 차이가 있는 **근력 불균형 상태에서 걷고, 달리고, 앉았다 일어서기를 반복**한다고 생각해보라. 근육 힘이 불균형한 상태에서의 일상 생활은 척추, 관절의 과도한 부딪힘을 허용하고 디스크를 더 손상되게 할 것이다. 근육 힘을 약화시키는 근막 유착 문제와 근육통, 근육의 짧아짐으로 인한 문제를 해결하는 방법은 앞 장에서 이미 제시했다. 이 챕터에서는 근력의 차이는 왜 발생하고, 어떻게 측정할 것인가에 대해 알아보려 한다.

근육 힘은 '**근지구력과 근력**' 두 가지로 나누어 이해하면 유용하다. 근지구력은 근육에 주어지는 부하에 대하여 근육이 지속적으로 수축하여 힘을 만드는 능력을 말한다. 그래서 근지구력이 좋으면 오랫동안 원하는 동작을 지속(반복)할 수 있다. 근력은 최대한 많은 수의 운동단위와 근섬유를 동시에 동원(recruitment), 근육 전체가 발휘할 수 있는 최대 힘을 말한다. 일반 용어로 이해하면 최대 근력의 65% 힘으로 25회 3세트 운동을 반복할 수 있는 힘을 근지구력 저항운동이라 하고, 최대근력의 80~90%로 5~10회 3세트 운동을 반복할 수 있는 힘을 근력 저항운동이라고 할 수 있다(참고로 근지구력과 근력을 동시에 강화하기 위해서는 최대근력의 70%로 15회 3세트 저항운동을 시행한다).

임상의 현장에서 근력 강화와 근지구력 강화는 **저항 운동의 무게, 횟수, 휴식시간 등이 완전히 다르기 때문에 그 둘은 명확히 구분되어야** 한다. 엘리트 운동선수들에게는 최대근력을 강화하는 것이 상대적으로 더 중요하다. 하지만 일반 환자들에게 중요한 것은 오랫동안 원하는 동작을 반복할 수 있는 능력인 근지구력이 훨씬 중요하다. 그리고 근지구력 운동은 관절 안정화 운동법과 같다.

그런데 근력(근지구력) 강화를 위해 저항 운동을 시작하기에 앞서 반드시 필요한 것은 바로 몸통과 하지 양측 힘, 앞뒤 힘의 불균형을 측정하는 것이다. 이를 **'근력 불균형 측정법'**이라고 명명한다. 만약 양측 근력이 측정되지 않은 상태에서 근력 운동을 시행하려면 많은 의문이 생긴다. **무게는 어떻게 정할 것인가? 몇 회를 반복할 것인가? 세트 간 휴식시간은 얼마인가?** 또한 근력 불균형을 측정하지 않고 저항운동을 시행하면 오히려 근력의 불균형을 초래할 수도 있다. 반면 양측 근력이 동일해지고, 앞뒤 근력의 불균형이 정상화되면 척추관절과 디스크에 주어지는 부하를 분산할 수 있기 때문에 작은 근지구력(근력)만으로도 디스크와 척추관절을 보호할 수 있다. 그래서 근력강화 운동에 앞서 근력의 불균형을 측정하는 것은 매우 중요한 일이다.

문형철 교수가 알려주는 근력 상식!

근지구력과 근력

근지구력과 근력에 대해 좀더 자세히 알아보자. 근지구력이란 **무게에 저항하여 오랫동안 근육을 수축할 수 있는 능력**을 말한다. 근지구력이 약하면 근육은 쉽게 근피로가 발생하기 때문에 디스크와 관절을 보호하는 능력을 상실한다. 그래서 디스크뿐만 아니라 모든 통증질환의 완치를 위해서는 근지구력이 가장 중요하다.

최대근력이란 **근수축을 하는 동안 무게에 저항하여 발휘할 수 있는 최대 힘**을 말한다. 그래서 강한 근력은 허리에 가해지는 큰 충격이 있을 때 디스크와 후관절을 보호할 수 있다.

인체의 움직임을 **예상한 힘과 예상치 못한 힘**으로 구분해 보면 근지구력과 근력이 어떻게 허리를 보호하는지 이해할 수 있다. 2층 높이에서 떨어지는 등의 충격은 예상치 못한 압박부하이고 이때는 강한 근력이 척추관절과 디스크를 보호하는 데 중요한 역할을 할 것이다. 오래 걷거나, 오래 앉아 있는 상황은 예상한 힘이 근지구력에 의해서 척추관절과 디스크를 보호한다. 아무리 예상한 힘이라 하더라도 오래 걷기, 오래 앉아 있기 등으로 근피로가 발생하면 디스크와 후관절에 가해지는 부하를 이겨내지 못하기 때문에 통증이 악화될 수 있다.

지구중력 상황에서 움직이는 인체의 관절은 근지구력과 근력으로만 보호될 수 있다는 관점에서 보면 허리디스크 완치를 위해 근력 불균형 측정 후 근력 균형을 시행하는 것이 얼마나 중요한지 잘 알 수 있을 것이다.

거의 모든 디스크 환자의 양측 척추기립근, 내외복사근, 대둔근, 중둔근, 대퇴사두근, 햄스트링의 근력과 근지구력은 불균형을 보인다. 이러한 근육의 근력(근지구력) 차이는 디스크 치료의 완치를 방해하는 중요 원인이다. 허리디스크 완치 4단계(닫힌 사슬 국소 요통형)에서 완치를 위해 1시간 걷기 운동을 하고 있다고 가정해보자. 그런데 이 환자의 양측 중둔근의 근력 차이가 있다면 어떻게 되겠는가? 척추, 골반이 좌우로 흔들림이 발생하고 그렇게 **불안정한 상태로 계속 걸으면 디스크, 후관절에 비정상적인 부하가 주어지면서 통증은 다시 악화**될 것이다. 그래서 양측 근력 불균형을 측정한 후 근력 균형 운동으로 근력의 균형을 회복한 후 올바른 보행을 해야 한다.

01 근육 생리 관점에서 근력이 약해지는 2가지 이유

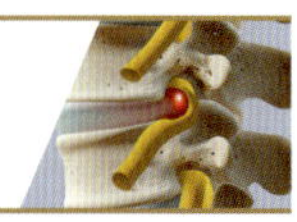

이러한 근력 불균형은 왜 발생하는 것일까?

실제 임상에서 허리디스크에 의한 근력 불균형의 흔한 원인은 바로 디스크로 인한 통증과 운동신경 마비에 의한 것이다. 운동신경 마비에 의한 근력 약화를 어떻게 회복할 것인가에 대해서는 **'허리디스크 완치 1단계'**를 참조하라. 그리고 디스크로 인한 운동신경 마비 외에 근육과 신경 생리학적인 관점에서 근력이 약해지는 경우는 **"근육의 크기가 작아지는 경우"**, **"신경발화 및 신경전도 기능이 떨어지는 경우"** 2가지로 나누면 유용하다.

첫째, 근육의 크기가 작아져(근위축) 근력이 약해지는 경우

다음은 근육의 크기가 작아진 경우인데 흔히 **근위축**(muscle atropy)이라 한다. 근위축은 침상안정 등 정상적인 근육 사용이 제한되는 상황이 길어지면서 서서히 진행한다. 근육 크기가 작아져 근력이 약화되는 근위축을 개선하기 위해서는 오직 저항 운동을 통한 **근비대**(muscle hypertrophy)와 **근증식**(muscle hyperplasia)이 필요하다. 이 과정이 진정한 의미의 근력(근지구력) 강화라고 할 수 있다.

근비대는 보디빌더의 근육처럼 근육 섬유 하나하나의 크기가 커지는 것을 말하며, 근증식은 근섬유의 숫자가 증가하는 것을 의미한다. 흔히 근육의 크기는 큰데 실제로 근력이 약한 사람들이 있고 근육의 크기는 작은데 엄청난 힘을 가지고 있는 사람들이 있다. 예를 들어 암벽등반을 하는 사람들은 근증식을 통해 강력한 근지구력과 근력을 강화한 경우다. 그래서 근지구력과 근력을 키워 힘의 균형을 회복하려는 치료적 운동 관점에서 중요한 개념은 근증식이라 할 수 있다.

둘째, 신경발화 및 신경전도 기능이 떨어져 근력이 약화되는 경우

그리고 신경발화 및 신경전도 기능이 떨어져 근력이 약해진 경우는 평소 규칙적인 운동을 하지 않는 사람들에게서 흔히 나타난다. 근육은 운동신경의 지배를 받고 있기 때문에 운동신경의 기능을 개선하면 근력은 강화할 수 있다. 신경 발화 및 신경전도기능의 개선은 **움직임의 의도를 가지고 저항 운동을 조금만 반복하면 빠르게 회복**할 수 있다. 자세한 것은 아래 글을 참조하라.

문형철 교수가 알려주는 근육 상식!

신경발화 및 신경전도 기능 개선을 통한 근력 강화법

신경학적 요인에 의한 근육힘은 신경발화 빈도수(neural firing frequency)와 신경동조(neural synchronization), 시냅스 전억제(pre-synaptic inhibition), 신경적응(cortical adaptation) 등에 의해 결정된

다. 기억하라. 신경학적 요인에 의한 근육 힘은 즉석에서 회복되기 시작하고 1주 이내에 50%가량 회복할 수 있다. 신경학적 요인에 의한 근력과 근지구력의 강화를 위해서는 협응수축을 위한 반복(45회 3세트)이 효과적이고, 근지구력을 위한 반복 25회, 근력을 위한 반복운동으로 3~7회를 몇 번만 시행하면 된다. 쉽게 말하면 신경발화, 신경동조를 일으키는 몇 번의 저항 운동으로도 신경학적 요인에 의한 근력강화는 쉽게 회복된다.

신경기능 요인에 의한 근력 증강의 개념을 잘 활용한 근력회복 프로그램이 바로 **고유수용성 신경근 촉진법(PNF 테크닉)**이다. 그래서 근육 마비 환자에게 근막이완, 근육 스트레칭을 충분히 시행하고 몇 번의 근육패턴 움직임을 시행하면 즉석에서 힘이 회복되는 것을 볼 수 있다. 중풍 환자, 척수 부분마비와 구안와사 등 각종 마비질환에 이러한 지식을 응용하면 효과적으로 근력을 회복할 수 있을 뿐만 아니라 근육마비 회복의 예후를 알 수 있다.

02 근육 병리 관점에서 근력이 약해지는 5가지 이유

근지구력, 근력 강화운동 프로그램으로 증진시킬 수 있는 근육 힘은 최대 10배 정도라고 한다(예를 들어 평소 저항 운동을 거의 하지 않은 사람이 20 kg의 무게를 들 수 있는데, 저항 운동으로 근력을 강화하면 최대 200 kg 정도까지 들어 올릴 수 있다는 뜻). 그래서 강한 코어의 근력과 근지구력은 이미 파열된 디스크를 보호하여 재발을 방지할 수 있는 거의 유일한 힘이다. 척추관절과 디스크를 보호하기 위한 근력(근지구력) 강화 운동을 위해서는 먼저 양측 근력(근지구력)의 불균형을 측정하고 근력 균형 운동을 시행해야 한다.

당연한 이야기지만 디스크로 인한 **근육통은 특정 근육이 제 기능을 발휘하지 못하는 상황**이므로 다른 근육의 과사용이 발생하고 비정상적인 관절 부딪힘을 야기한다. 흔히 디스크로 인해 통증이 심하면 척추와 골반이 틀어진 상태에서 걷게 되는데 이러한 잘못된 근육 사용의 습관은 근육의 병리적 문제를 일으켜 근육 약화를 초래하고, 후관절 부딪힘, 신경 압박 등을 악화시킨다. 그래서 근육통을 잘 치료하고 근육의 길이를 정상화하는 스트레칭을 정확히 시행한 후 근력 불균형 측정, 근력균형 운동은 디스크 완치를 위한 필요조건이라 할 수 있다.

다음으로 블라드미르 얀다 선생님이 제시한 임상에서 흔히 **근력 약화를 초래하는 5가지 근육 병리의 원인과 치료법**에 대해 알아보자. 정확한 근력 측정을 위해서 아래에서 소개하는 근육 병리를 잘 치료해야 함을 잊지 말자.

첫째, 긴장성 근력 약화(Tightness weakness)

근육은 저항 운동을 하거나 과사용되면 근육 밀도가 높아지고 근육 크기가 커지면서 근력은 강해진다. 그러나 지속적인 저항 운동은 비수축성 조직(근막)의 양을 증가시키고 탄성을 감소시킨다. 그렇게 되면 근육은 딱딱한 갑옷 안에서 움직이는 현상이 발생하고 이러한 상태를 방치하면 근섬유에 허혈과 퇴행성 변화가 일어나면서 근력이 약해진다. 이를 **"긴장성 근력 약화"**라고 한다. 쉽게 말하면 근력을 강화하기 위해 운동을 시작했는데 스트레칭과 같은 적절한 후속 대책을 등한시하면 오히려 근력을 약화시킬 수 있다는 뜻이다.

이러한 긴장성 약화를 치료하기 위해 가장 효과적인 방법은 "근막이완과 스트레칭"이다. **긴장성 약화가 발생한 근육은 비수축성 구조인 근막을 먼저 이완하고 수축성 구조인 근육 스트레칭을 해야** 한다. 긴장성 약화가 있을 때 스트레칭은 2~3주 동안 매일 실시되어야 한다. 그리고 긴장성 근육 약화를 예방하기 위해서는 강력한 근력 운동을 시행한 후 즉시 근육 스트레칭을 시행해야 한다.

둘째, 관절성 근력 약화(Arthrogenic weakness)

관절 통증은 관절기원성 근억제뿐만 아니라 반사성 근수축에 의한 근육 긴장과 통증에 의한 근력 약화를 일으킨다. 이를 **"관절성 근력 약화"**라고 한다. 관절성 근육 약화는 관절의 문제로 척수의 전각세포를 통한 근육 활동이 억제되면서 나타나고 그 결과로 다시 관절 기능부전이나 관절 통증이 악화된다. 그래서 **관절성 근력 약화는 "관절 염증, 관절 기능부전, 관절 불안정성" 세 가지 문제가 정확히 정상 회복될 때 해결**된다.

관절성 근력 약화가 있을 때 치료법으로 앞에서 소개한 관절가동 테크닉이 있다. 관절가동 테크닉은 관절기능이 정상 회복되고 근육 힘의 균형 회복과 근육 힘의 증진을 통해 관절에 가해지는 압박부하를 견뎌낼 수 있을 때까지 반복 시행되어야 한다. 아무리 관절가동 테크닉을 잘 해도 관절 안정화 운동이 완성되지 않아 압박부하를 견뎌내지 못하면 관절 통증은 계속 반복되기 때문이다.

셋째, 통증유발점 근력 약화(TrP weakness)

근육 통증은 그 자체로 근육 기능부전, 근력 약화의 근본원인이다. 또한 통증유발점으로 근섬유에 과흥분 밴드(경결점)가 발생하면 자극 역치가 떨어져 병리적으로 근수축이 일어나기 때문에 쉽게 근피로가 발생하면서 근력이 약화된다. 허리디스크 환자는 많은 원인에 의해 수많은 통증유발점이 발생하고 그 결과 **"통증유발점 근력 약화"**가 발생된다. 그래서 통증유발점을 치료함으로써 근력 불균형의 일차 원인은 치료될 수 있다.

통증유발점은 허혈성 압박, 근육 스트레칭, 근에너지 기법, PNF 테크닉, 통증 주사, 침치료 등 다양한 방법으로 치료할 수 있다. **통증유발점에 의한 통증성 근력 약화는 짧으면 3일, 길어도 1주일 이내에 치료 가능**하다. 하지만 디스크로 인한 통증의 근본 원인이 해결되지 않으면 끊임없이 통증유발점은 발생한다. 그래서 통증유발점이 발생하지 않도록 디스크, 후관절, 신경 압박요인이 완전히 개선될 때까지 근육통은 지속적으로 치료되어야 한다.

넷째, 단축성 근력 약화(Shortening weakness)와 신장성 근력 약화(Lengthening weakness)

위에서 언급한 근육 긴장과 통증유발점은 모두 근육 짧아짐을 유발한다. **근육이 짧아지거나 늘어나면 근육의 길이-장력관계 원리에 의해 근력은 약해진다.** 그런데 현대인의 장시간 컴퓨터, 운전 등의 습관적인 자세는 대흉근, 소흉근, 상부승모근, 견갑거근, 흉쇄유돌근은 짧아지게 하고 승모근, 능형근, 전거근 등은 늘어나게 하여 상부교차 증후군을 야기, 근력이 흔히 약화된다.

놀랍게도 **근육의 길이가 정상화되면 즉시 근력은 회복**되기 시작한다. 그래서 짧아진 근육의 스트레칭이 가장 먼저 시행되어야 한다. 주의해야 할 것은 스트레칭을 며칠 시행하면 근육 길이가 늘어나는 것 같지만 중단하면 다시 원래 상태로 되돌아가 버린다는 사실이다. 근육 짧아짐과 늘어남 문제는 근육을 싸고 있는 근막의 결합조직과 신경 가소성 변화가 일어나야 하기 때문에 최소 3개월 이상 지속해야 임상적으로 의미 있는 근육 길이 변화가 일어난다.

다섯째, 근피로에 의한 근력 약화(Fatigue weakness)

근피로는 당뇨, 간질환, 갑상선 질환, 악성종양 등의 대사장애, 신경학적 문제에 의해서 흔히 발생한다. 이러한 대사장애 환자들은 일상 활동에서도 쉽게 근피로를 유발한다. 특정 근육에 근피로가 발생하면 보상성 움직임이 일어나면서 어떤 근육은 과사용이 발생하고 결국 관절의 부딪힘을 일으키고 통증을 일으킬 수 있다.

이렇게 근피로에 의한 근력 약화가 있는 환자는 **피로의 원인인 선행질환을 잘 치료**

하고, 근피로가 발생하지 않도록 운동의 양과 질을 잘 고려해서 시행해야 한다. 위와 같은 질환을 가진 환자들이 지속적인 근력 운동과 유산소 운동을 시행해 보면 인체에 놀라운 회복력에 대해서 감탄하게 될 것이다.

근력 균형과 관련하여 중요한 문제 한 가지에 대해 알아보자. 좌우 대칭으로 되어 있는 인체의 좌우 근력은 거의 같아야 한다. 그렇다면 인체 모든 근육의 앞뒤 근력도 똑같은 것이 좋을까? 그렇지 않다. 인체의 앞뒤 근력은 **생체역학적 힘의 균형**이 필요하다.

흔히 디스크 환자는 몸통의 굴곡근과 신전근 힘의 비율, 대퇴사두근과 햄스트링 근육 힘의 비율이 현저히 차이 난다. 정상인의 경우 몸통 신전근력 100%대 굴곡근력 60%, 대퇴사두근 근력 100%대 햄스트링 근력 60%를 유지하는 것이 생체역학적 힘의 균형이다. 그런데 디스크 환자는 몸통 굴곡 근력이 흔히 약해져 있기 때문에 복내압을 높이는 복부 컬업 운동(abdominis curl up exercise)이 중요한 의미를 갖는 것이다. 어쨌거나 직립 보행하는 인체의 양측, 앞뒤 힘의 불균형 차이는 디스크의 원인이 되기도 하고 디스크의 결과로 악화되기도 한다.

문형철 교수가 알려주는 생체역학 상식!

허리디스크와 후관절에 가해지는 부하

지구 중력 상황에서 인체는 물건을 들고 걷고 달리는 등의 활동을 할 때 **근육과 관절에는 끊임없이 압박부하와 장력부하**가 주어진다. 이 부하에 대해서 좀더 자세히 살펴보자. 허리의 굴곡 신전 측굴 회전 등의 동작이 일어날 때 디스크와 후관절에는 주로 굽힘 힘(bending force), 꼬임힘(torsion force), 전단힘(shear force) 등의 압박-장력부하가 주어지고 관절, 인대, 근육, 힘줄에는 주로 장력부하가 주어진다. 실제로 인체가 무거운 물건을 들고, 걷고, 달리고, 던질 때 다양한 부하는 전신관절, 근육에 복합적으로 주어진다. 이러한 부하를 인체 조직이 견디지 못할 때, 골절, 디스크 파열, 인대 파열, 근육 파열, 힘줄 파열 등 손상이 발생한다.

그래서 근골격계 질환의 진정한 치료란 약물치료, 주사치료, 침치료, 물리치료, 수술을 하는 것이 아니라 일상 생활, 직업 활동에서 발생하는 지구 중력에 의한 각종 부하를 견딜 수 있는 균형 있는 힘을 만들어 자유롭게 움직이게 만드는 것이다. 이를 위해서 280여 개 관절, 600개의 근육에 주어지는 압박부하를 나누게 하여 **최적의 부하분산(weight distribution) 상태에서 움직임**이 일어나야 한다. 그 답을 찾아가는 과정이 디스크를 완치하는 진정한 치료다.

척추에 가해지는 정상적인 생체역학적 부하에 대해서 알아보자. 정상적인 정렬 상태에서 척추에 주어지는 부하는 "척추체-디스크와 양쪽후관절"에서 분산된다. 벽돌을 쌓은 것과 같은 척추체-디스크-척추체 부위를 전방부위(anterior portion)라고 하고 후관절 부위를 후방부위(posterior portion)라고 하는데, 이 구조물에 가해지는 정상적인 부하를 생체역학적으로 분석해보면 다음과 같다. 정상인의 경우 선 상태에서 허리를 최대로 신전하는 자세에서도 **"후방부위에 주어지는 압박부하는 30%를 넘지 않아야"**이 정상이다.

척추의
전방부위
후방부위

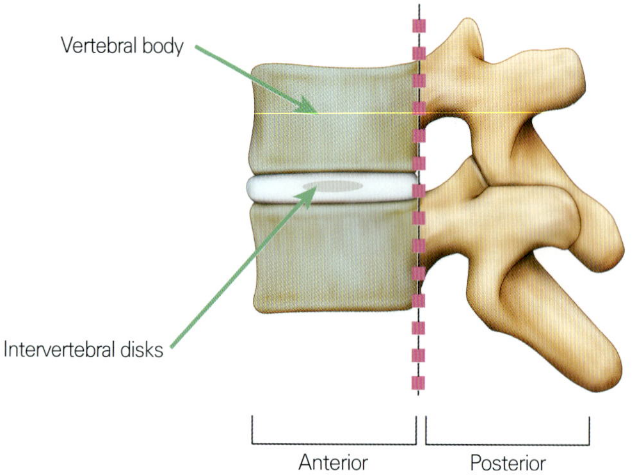

거의 모든 허리통증 환자는 추체 전방부위 근력을 담당하는 코어근육이 약해져 있기 때문에 척추 후방부위인 후관절에 비정상적인 부하가 주어져 부딪힘이 발생한다. 후관절의 부딪힘은 통증을 유발하고 그 결과 척추와 골반이 틀어지는데 그렇게 되면 디스크와 한쪽 후관절, 한쪽 천장관절에 가해지는 부하는 더욱 증가한다. 이 과정에서 디스크는 서서히 미세손상이 일어나다가 갑자기 심하게 파열된다.

그래서 일자허리, 측만증, 골반틀어짐, O다리, X다리, 편평족 등의 흔한 인체 부정렬은 이러한 비정상적인 부하를 악화시키고 그 상태에서 허리를 굴곡, 신전, 측굴, 회전 등의 동작을 반복하면 디스크 발생 확률이 높아진다. 하지만 많은 인체 부정렬을 가진 환자들이 허리디스크를 완치하고, 약간의 부정렬이 있는 상태에서도 통증 없이 건강하게 살아가는 것을 보면 분명 해결책이 있다는 것을 알 수 있다. 어떠한 치료적 운동도 완벽한 움직임 회복은 불가능하다. 가능한 최선의 정렬을 회복하고, 최적 움직임 회복을 추구하는 것이 우리가 할 수 있는 일이다.

디스크와 척추관절에 가해지는 체중부하를 어떻게 견뎌낼 것인가라는 입장에서 보면 세밀한 단계별 운동강도 증진법으로 코어근력을 강화하는 것이 최선이다. 차선책

으로 디스크와 후관절이 체중부하를 견딜 수 있을 만큼만의 활동으로 줄이는 것을 선택할 수도 있을 것이다. 강의할 때 자주 농담처럼 던지는 말이지만 체중부하의 분산을 위해서 네발로 기어도 된다.

하지만 체중 분산을 위해 네발로 기어다닐 수도 없고 잠시 쉴 수는 있지만 일상 활동, 직업 활동을 포기할 수도 없다. 그렇기 때문에 허리디스크의 완치란 일상 활동, 직업 활동, 스포츠 취미 활동 시 디스크와 관절이 체중부하를 견뎌낼 수 있도록 코어근력을 강화하고 전신의 근력 균형을 회복하는 것이라 할 수 있다.

참고로 모든 사람은 오른손잡이 또는 왼손잡이다. 오른손잡이는 우측 팔과 우측 다리를 많이 사용하고 왼쪽으로 편측 회전을 많이 한다. 그 결과 **모든 인류는 끊임없이 근육 길이가 틀어지고 근력-근지구력의 불균형이 발생**한다. 이러한 근육 길이 차이와 근력-근지구력 차이는 척추와 골반 틀어짐을 악화시키고 디스크 완치를 방해한다. 그래서 근육 스트레칭, 전신의 근력-근지구력 측정과 근력 균형을 회복하는 것은 허리디스크를 완치하기 위해서, 100세까지 꼿꼿한 허리를 갖기 위한 필요조건이라 할 수 있다.

인체 근력의 불균형을 측정하는 방법을 알아보기 전에 아래 질문을 이어가 보자.

근력-근지구력이 측정되지 않은 상태에서 저항 운동을 한다면 어떻게 될까?
저항 운동을 하려고 결정했다면 어떤 무게로 저항 운동을 시작할 것인가?

이 챕터에서는 이 질문에 대한 답을 설명한다. 다음 질문을 이어서 보자.

얼마만큼의 무게로 몇 회, 몇 세트를 반복할 것인가?
저항 운동의 무게를 언제까지 증량할 것인가?

이 질문에 대한 답은 근력 균형 운동법에서 설명할 것이다.

위와 같이 중요한 질문에 대한 해답 없이 무심코 저항 운동을 시작하면 건강한 사람일지라도 근력의 불균형을 일으켜 통증을 일으킬 수 있다. 유능한 헬스 트레이너의 지도에 의해 상체와 하체, 앞뒤 균형에 맞는 저항 운동을 한다고 하더라도 정확한 근력을 측정하지 않으면 양측, 앞뒤의 균형에 맞는 운동을 정확히 시행하는 것은 이론적으로 불가능하다. 그래서 보디빌더처럼 근육이 잘 발달하더라도 허리, 목, 어깨, 무릎 등 여기저기 통증을 호소하는 환자는 많다. 그들은 근력 균형을 위한 전략 없이 저항 운동을 시작하기 때문에 흔히 **좌우, 앞뒤 근력 불균형으로 오히려 통증이 발생**할 수 있다. 실제 사례를 한번 보자.

50대 초반 남자 환자가 뒷목과 양쪽 능형근 부위에 3개월 넘는 통증에 시달리고 있었다. 병원에서 경추 MRI, 어깨 MRI 등을 촬영해봤지만 아무런 문제가 없었다. 그 환자는 평소에 건강했었고 더 건강하기 위해 8개월 전부터 근력 운동을 시작하여 남성미가 넘칠 정도로 큰 대흉근, 삼각근 근육을 가지고 있었다. 필자는 환자에게 이렇게 설명했다. **"이것은 가설입니다. 당신은 지금 남성미를 위해 대흉근이 과하게 발달하여 앞뒤 힘의 불균형으로 통증이 발생한 것으로 추정합니다. 오늘부터 대흉근과 소흉근 스트레칭을 알려드릴테니 일주일간 그것만 하세요."** 3개월 동안 큰 병원을 다니면서도 해결하지 못한 통증은 5일 만에 사라졌다.

다시 한번 강조하지만 허리디스크 완치를 위해서 **전신의 양측, 앞뒤 근육 힘의 불균형을 먼저 측정한 후 근력 균형을 정상화시키는 것이 중요**하다. 그래서 전신의 양측, 앞뒤의 근력과 근지구력은 반드시 비교 평가해야 하고 어떤 무게로 시작하여 언제까지 강화할 것인지 구체적인 계획이 있어야 한다. 그 과정을 정직하게 수행할 때 허리디스크 완치 5단계, CMP 10단계는 완성되고 인체의 최적 움직임 회복이 완성될 수 있다.

이제 근력 불균형의 패턴 개념을 제시한 현대 근골격계 통증 재활의 아버지라 불리는 블라드미르 얀다 선생님의 관점을 통해서 근력의 불균형이 유발되는 원인에 대해서 알아보자. 바로 **상부교차 증후군, 하부교차 증후군**이다.

현대인은 운전, 컴퓨터 등의 시간에 과도하게 노출되는 습관적인 움직임 오류로 상부교차 증후군, 하부교차 증후군이 발생하면서 근육 길이 차이가 발생하고 전신의 근력 불균형은 악화된다. 이러한 지식을 통해 흔하게 약해지는 근육을 쉽게 찾아낼 수 있고 우선적으로 스트레칭을 해야 하는 근육, 우선적으로 근력을 측정하고 강화해야 하는 근육을 선정할 수 있을 것이다.

그리고 얀다 선생님에 의하면 허리디스크 환자는 통증으로 균형이 틀어질 때 인체 균형을 잡는 방법으로 고관절 전략을 사용한다고 한다. 그래서 허리디스크 환자는 통증으로 인한 불균형에 대해 고관절 전략을 사용하면서 한쪽의 대둔근, 중둔근, 대퇴사두근의 과사용이 발생하고 근력 불균형은 더욱 심해지는 것이다.

문형철 교수가 알려주는 인체정렬 상식!

상부교차 증후군, 하부교차 증후군

많은 연구자들이 인체의 정렬의 틀어짐을 연구하고 있다. 그래서 독자들도 일자목, 두부전방 자세, 둥근어깨 증후군, 흉추후만, 측만증, 일자허리, 과전만허리, 골반 회전성 부정렬, O다리, X다리, 과신전 무릎, 평발 등에 대해서는 한 번쯤 들어봤을 것이다. 인체 부정렬을 탐구할 때 나타나는 오류 중 하나는 모든 사람을 몇 가지 부정렬 패턴으로 분석하여 모든 사람의 치료를 일정한 규칙을 가진 루틴화된 치료법을 만들려고 하는 것이다.

하지만 **"모든 사람의 부정렬 패턴, 근육 과사용 패턴은 모두 다르다."** 그래서 천편일률적인 부정렬의 패턴에 의한 스트레칭, 운동법은 존재할 수 없다. 필자 또한 이러한 탐구의 오류에서 몇 년을 낭비했다. 수많은 환자를 치료하면서 모든 환자는 자신만의 통증 회피 행동, 움직임 습관 때문에 각각의 부정렬 패턴이 존재하고 과사용되는 근육은 모두 다르다는 사실을 알게 되었다. 심지어 오늘 과사용하는 근육과 1주일 후에 과사용하는 근육이 다르다는 사실에 많은 충격을 받았다. 이 글을 읽은 독자가 의료관계자라면 지금 당장 부정렬 패턴을 탐구하려는 불필요한 노력을 포기하고 환자 한사람 한사람의 관절 움직임 범위 검사, 근육 길이 검사를 포함한 인체 부정렬을 찾고 개개인에 맞는 맞춤 스트레칭, 정렬 운동법을 탐구하기 바란다.

그럼에도 불구하고 유용한 부정렬 패턴은 블라드미르 얀다 선생님의 **"상부교차 증후군, 하부교차 증후군"**이다. 하늘을 향해 손을 뻗는 행위가 사라지고 컴퓨터, 운전 등에 과도하게 노출된 현대인은 얀다 선생님의 상부교차 증후군 문제가 공통적으로 나타나고 있기 때문이다. 그래서 이러한 지식을 기반으로 치료에 적용하면 매우 유용하다.

컴퓨터, 운전 등 의자 환경에 익숙해진 인류는 팔을 하늘로 뻗는 동작을 거의 하지 않는다.

이 글을 읽는 독자는 자신이 철봉에 매달린 기억을 떠올려 보라.

아마 기억이 나지 않을 만큼 오래되었을 것이다.

그 결과 많은 현대의 인류는 진화에 역행하고 몸은 격자에 갇힌 듯이 온전한 움직임을 제한받고 있다.

이러한 신체 부정렬을 어떻게 해결할 것인가에 대해서는 **'9종 신체정렬 운동법'**을 참조하라.

위에서 설명한 근력불균형에 관한 상황을 이해하고 이제 **"근력 측정법"**에 대해서 알아보자. 근력을 정확히 측정하기 위해서는 3가지 주의사항이 있다.

첫째, 통증이 없어야 한다. 만약 통증이 있다면 정확한 근력 측정은 불가능하다.
둘째, 근막이 충분히 이완되어야 하고 스트레칭으로 근육의 정상 길이를 회복해야 한다. 만약 근막이 딱딱한 갑옷처럼 굳어져 있고 근육이 짧아져 있다면 정확한 근력 측정은 불가능하다.
셋째, 근력 측정을 시작하기 전에 10회 이상 움직임을 반복 연습해야 한다. 움직임의 방법에 익숙하지 않아서 제 근력을 발휘하지 못하는 문제를 해결할 수 있기 때문이다.

03 근육 생리 관점의 3가지 근수축 방법 '등척성, 등장성, 등속성 근수축'

근육 생리학적으로 보면 근육의 수축은 **'등척성 근수축, 등장성 근수축, 등속성 근수축'** 3가지 방법이 있다. 등척성 근수축은 근육 길이가 고정된 상태에서 근육이 수축하는 것이고, 등장성 근수축은 무게가 고정되어 장력이 동일한 상태에서 근육이 수축하는 것이고, 등속성 근수축은 움직임 속도가 고정된 상태에서 근육이 수축하는 것이다. 그래서 세 가지 상황에서 근력을 측정할 수 있다.

첫째, 등척성 근력 측정법

등척성 근력 측정법은 **근육의 길이가 고정된 상태에서 근육이 수축**하는 것이므로 관절의 특정 각도, 근육의 특정 길이에서 근력을 측정하는 것이다. 등척성 근력 측정 장비를 이용하여 정확하게 측정할 수도 있지만 다음 그림과 같이 의료진의 주관적 판단으로 근력을 측정하는 방법이 흔히 사용된다. 다만 등척성 근수축에 의한 근력 측정은 관절의 특정 각도에서 순간의 힘만을 측정하기 때문에 한계가 있다. 모든 통증은 관절의 특정 각도에서 특히 심하고 인체의 움직임은 관절의 특정 각도, 근육의 특정 길이에서의 기능이 전체를 대표하지는 않기 때문이다.

하지만 임상적 관점에서는 간단하게 근력의 불균형을 측정할 수 있기 때문에 매우 유용하다. 필자의 경험으로는 근력 불균형을 측정하면서 환자에게 깊은 신뢰를 주고,

환자는 자신의 근력 불균형을 이해함으로써 저항 운동(근력균형 운동)의 동기 부여에 매우 유용하다.

중둔근 근력 측정(좌)과 대둔근 근력 측정(우)

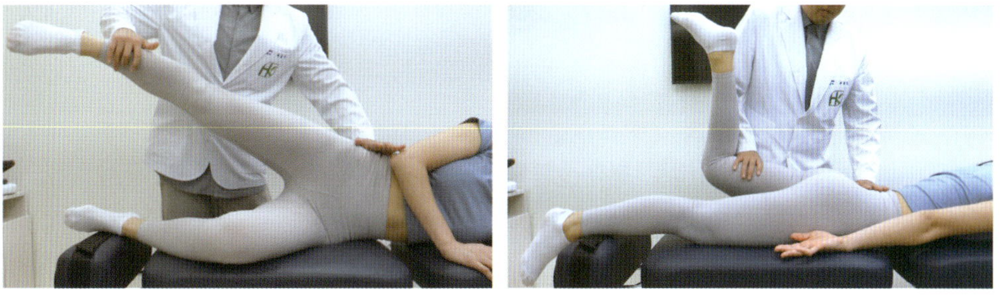

둘째, 등장성 근력 측정법

고립 운동법(isolated exercise)으로 가상의 최대근력에 대한 %근력을 측정하는 방법이다.

고립 운동법으로 최대근력의 %근력을 측정할 수 있다. 이는 **무게가 고정된 상태에서 시행하기 때문에 등장성 근수축**을 이용한 방법이다. 용어는 약간 어렵지만 실제 해보면 너무도 상식적인 개념이 **"최대근력의 %근력"**을 측정하는 방법이다. 예를 들어 중둔근의 근력을 측정하기 위해서는 중둔근만 단독적으로 수축을 할 수 있는 시작 자세를 만들고 중둔근만 수축이 일어나도록 고립시켜 특정 무게에서 몇 회를 반복할 수 있는가를 측정한다. 이것이 **"고립운동에 의한 근력 측정법"**이다.

중둔근 고립 운동에 의한 최대근력의 %근력 측정법

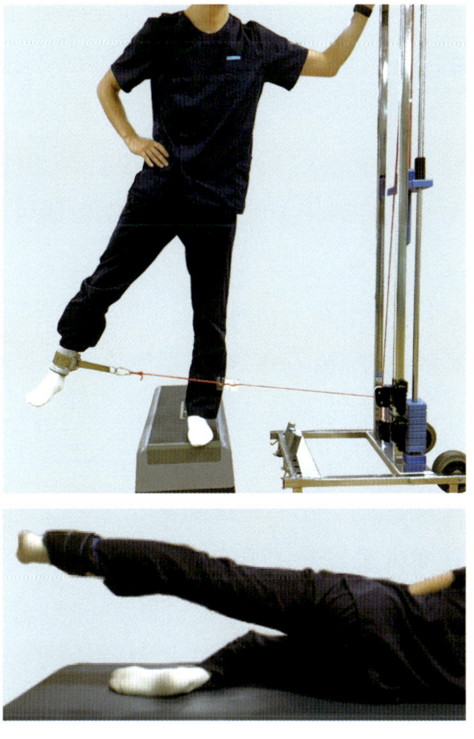

고립 운동법으로 가상의 최대근력(1RM, repetition maximum)에 대한 %근력을 측정하는 과정을 **"근력 불균형 측정법"**이라고 명명한다.

고립 운동법을 시행하기 위해서는 시작자세(starting position), 움직임 범위, 움직임의 리듬과 속도를 정확하게 설정한다. 그리고 측정하고자 하는 근육만을 고립시켜 저항 움직임을 반복한다. 리듬이 깨지거나 다른 근육을 사용하는 보상움직임이 일어나면 바로 중단하고 그 횟수가 최대 반복수치다. 참고로 고립 운동을 정확하게 시행하면 몇 번을 반복해서 측정해도 자신이 반복할 수 있는 횟수는 놀랍게 동일하다는 사실에 놀랄 것이다. 자신이 반복할 수 있는 횟수가 동일하다는 뜻은 가상의 최대 힘을 거의 정확하게 측정할 수 있다는 의미다.

중둔근을 사례로 최대근력의 %근력 측정에 대해서 알아보자.

위 그림처럼 풀리 저항 운동장비 5 kg으로 중둔근 저항운동 반복횟수, 좌측은 11회, 우측은 16회를 시행했다고 가정해보자. 홀튼 다이어그램에 의하면 11회는 최대근력의 80% 저항무게다. 첫 번째 치료 목표는 양측 근력을 동일하게 맞추는 운동이 필요하다. 10% 무게를 줄인 4.5 kg으로 11회 3세트 저항 운동을 하면 신경기능 회복에 의한 근력 향상과 저항 운동으로 인한 근력 향상으로 11회 3세트 며칠 이내에 좌측 중둔근 근력은 강화되어 우측과 균형을 맞출 수 있을 것이다.

다음으로 60% 근지구력 운동을 하기 위해서 무게를 계산해보자.

계산과정: X:60=5:80

X=3.75

60% of 1 RM = 3.75 kg

그 다음에 최대근력의 60% 정도 무게인 3.75 kg(4 kg) 저항으로 시행할 수 있는 최대 횟수를 찾는다. 예를 들어 30회가 가능하다면 반복 횟수 20%를 줄여 24회 3세트를 시행하면 근육통 없이 저항 운동을 할 수 있다.

반복 횟수는 20%를 줄이고, 무게는 10%를 줄여 저항 운동을 시행하는 것이 원칙이다.

좌측 중둔근을 강화하여 근력 균형을 맞추어야 하므로 4 kg 무게로 24회 3세트를 시행하면 **며칠 이내에 50% 정도 근력이 증가**할 것이다.

이는 신경기능 회복에 의한 근력 증진이다. 이후부터 근력(근지구력) 증진은 진정한 근력증진이라고 할 수 있다.

이후부터는 양측 중둔근 근력을 강화해 치료 목적에 도달할 때까지 근력을 강화한다. 주 3회 저항 운동을 하면 2주에 20% 정도 근력을 증진할 수 있다는 것을 알고 세밀한 단계별 근력 증진, 근력 균형 맞추기를 완성하면 된다.

홀튼 다이어그램 (% 최대근력 횟수)

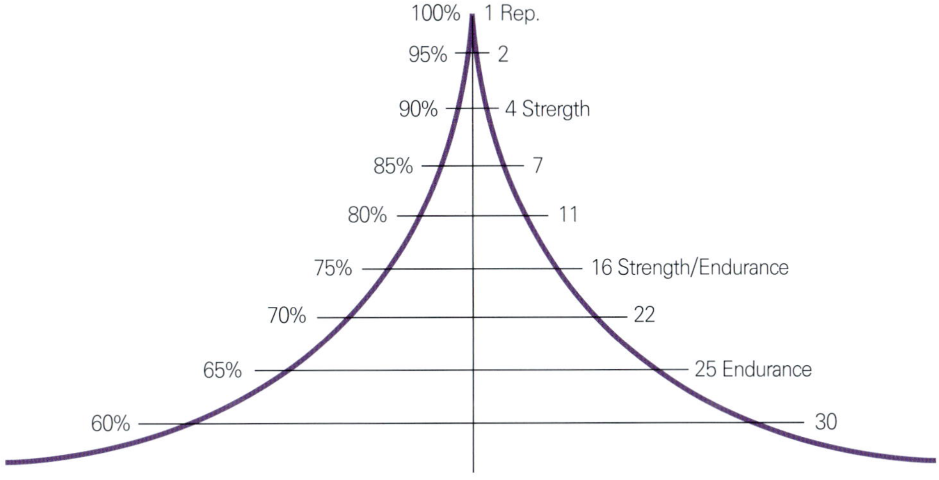

저항운동으로 양측 근력 균형을 맞춘 후 세밀한 단계별 운동강도 증진치료법으로 근지구력, 근력 강화 프로그램을 구성하면 된다.

문형철 교수가 알려주는 근력 상식!

최대근력과 %근력

인체가 단 1회를 반복할 수 있는 힘이 최대근력(1RM)이다. 최대근력을 넘어서는 지점은 인체 조직 손상가능성이 높은 지점이다. 예를 들어 장미란 선수는 186 kg을 들어 세계 신기록을 세웠다. 186 kg를 드는 힘이 최대근력일까? 거의 최대근력 근처에 도달했겠지만 최대근력은 아닐 것이다. 그래서 최대근력은 인체가 낼 수 있는 이상적인 최대 힘에 대한 가상의 수치다. 인체에서 완벽한 최대근력의 측정은 실제로 거의 불가능하다.

이러한 관점으로 최대근력 대비 몇 %의 힘인가라는 %근력이 중요한 개념이 되고 최대근력의 80~90%의 힘으로 시행하는 저항운동은 **근력 강화**, 60%는 **근지구력 강화**, 40~50회는 **협응력 강화 운동**이라는 이론이 존재하는 것이다.

CMP 근력불균형 측정법에 의해서 %근력을 측정하는 습관을 들이고 목적에 맞는 강도로 저항훈련을 하면 빠르게 근력-근지구력의 균형을 회복할 수 있다. 이렇게 최대 근력 대비 %근력을 측정하여 저항운동을 하는 습관을 들이면 통증 없이 빠르고 정확하게 계획한 근력-근지구력을 회복할 수 있다.

다음 질문을 보자.

근력 균형 운동을 시행할 때 같은 무게를 언제까지 반복할 것인가?

한번 정해진 무게로 저항 운동을 계속 반복하면 더 이상 근력, 근지구력은 강화되지 않는다. 그래서 저항 운동의 무게를 늘리기 위해서 근력의 재평가가 필요하다. **근력의 재평가는 2주 후 무게를 20% 높여서 동일하게 검사**한 후 마찬가지 방법으로 시행한다. 2주에 20% 근력을 증진할 수 있다는 것은 평균치에 불과하다. 그래서 반드시 2주 후에 재평가한 후 저항 무게를 높이거나 반복 횟수를 늘려야 한다.

실제로 근지구력 운동을 위해 25회 3세트를 시행해보면 고립근육은 운동을 하는 동안 근육이 터질 듯한 통증이 온다. 하지만 운동을 하고 나면 상쾌해지고 지연 후 근육통과 같은 문제는 거의 발생하지 않는다. 필자는 홀튼 다이어그램에 의한 근력 측정과 근력강화 운동법을 적용해 보면서 놀라움을 금치 못한다. 안전하고 효과적인 근력강화 프로그램을 위해서 얼마나 오랫동안 연구했을지 생각해보면 그저 감사할 따름이다. 반복하지만 홀튼 다이어그램을 이용하여 근력, 근지구력 운동을 시행하면 지연 후 근육통 등의 문제를 일으키지 않고 빠른 속도로 근력을 키울 수 있다.

셋째, 등속성 장비를 이용한 근력 측정법

등속성 근수축은 움직임 속도가 고정된 상태에서 근육이 수축하는 것이기 때문에 컴퓨터로 각속도가 제어된 등속성 기계가 필요하다. 등속성 장비를 이용한 근력 측정법과 근력 강화에 대해 알아보자. **등속성 장비는 120, 180 등 각속도가 동일한 장비를 이용하여 인체가 관절 움직임을 일으킬때 속도를 동일하게 하는 저항운동 장비**다. 등속성 저항장비로 저항에 대응하여 자신에 낼 수 있는 최대 토크로 반복 운동한다. 예를 들어 등속성 장비를 이용하면 대퇴사두근의 근력이 체중 대비 몇 %의 힘을 낼 수 있는지를 정확히 측정할 수 있다. 또한 각속도를 바꾸어 시행하면 근지구력이 약한지, 근력이 약한지를 잘 알 수 있다.

그리고 다음과 같은 계획을 세울 수 있다. 대퇴사두근 토크값이 체중 대비 220%일 때 환자는 트레드밀에서 재손상 없이 걸을 수 있고 250%일 때 트레드밀에서 뛸 수 있고 평지에서 통증 없이 걸을 수 있다. 280%일 때 평지에서 뛸 수 있고 300%가 넘을 때 플라이오 메트리스와 같은 전신 기능회복 운동법을 통증 없이 수행할 수 있다.

등속성 장비로 저항운동을 시행하면 두 가지 장점이 있다. 첫째, 정해진 각속도에서 최대 근수축으로 반복 운동을 하기 때문에 **저항운동 효율이 극대화**된다. 둘째, 각속도를 측정하기 때문에 **특정 각도에서 통증이 발생하고 근력이 저하되는지를 알아낼** 수 있다. 예를 들어 무릎 신전 30도의 각도에서 통증이 발생한다면 그 각도에서 관절 가동 테크닉이나 등척 저항 운동 등을 시행하여 통증 문제를 해결해야 한다.

모든 관절 통증 환자는 특정 움직임 각도에서 가장 심한 통증이 있다. 통증을 치료하고 관절 움직임을 정상화하기 위해서는 심한 통증이 발생하는 특정 각도에서의 관절 움직임을 정상화시켜야 한다. 등속성 운동장비는 통증이 가장 심한 특정 각도를 정확히 알려준다. 그래서 그 특정 각도에서의 문제를 해결해야 완전한 관절 움직임을 회복할 수 있다.

참고로 각속도란 회전 운동의 속도를 나타내는 양이다. 등속성 장비로 저항 운동을 할 때 **각속도가 느리면 강한 근력이 필요**하고 **각속도가 빠르면 강한 근력보다는 근지구력이 필요**하다. 이러한 원리에 의해서 등속성 장비를 이용한 저항 운동을 통해 근력, 근지구력을 정확히 측정할 수 있고, 효율 높은 근력운동과 근지구력 운동을 시행할 수 있다.

다음 질문을 보자.

어떤 근육의 근력, 근지구력을 측정할 것인가?
디스크 완치를 위해서 반드시 측정되고 근력이 회복되어야 하는 근육은 무엇인가?

가장 이상적인 관점에서 보면 600여 개의 모든 근육의 길이와 근육 힘은 측정되고 개선되는 것이 좋다. 임상의 현장에서 꼭 필요한 근력 측정과 개선해야 할 근육에 대해서 알아보자.

몸통 굴곡근력과 몸통 신전근력

몸통 굴곡을 담당하는 근육은 복직근, 복횡근, 내외복사근, 장요근 등이다. 몸통의 신전근력은 척추기립근, 요방형근, 다열근 등이 담당한다. **몸통의 신전근력을 100%로 볼 때, 몸통의 굴곡근력은 60% 정도가 되어야 몸통 앞뒤 힘의 올바른 균형**이라고 할 수 있다.

등속성 장비를 이용하여 측정하면 몸통 굴곡근력과 신전근력을 측정할 수 있지만 임상의 실제에서 몸통 굴곡근력과 신전근력을 측정하는 방법은 자주 사용하지는 않는다. 허리디스크 환자가 굴곡신전을 할 때 통증이 발생하기 때문이다. 또한 몸통 굴곡신전은 여러 근육 힘의 합이기 때문에 단일 근육의 힘을 측정할 수는 없다. 그래서 몸통 굴곡근력 강화는 코어 운동으로 대신하고, 신전근력 강화는 매켄지 신전 운동을 시행한다.

몸통 측굴근력

몸통 측굴을 담당하는 근육은 외복사근, 내복사근, 요방형근이다. 양측측굴의 근력-근지구력은 10% 이내로 거의 동일해야 한다. 임상에서 몸통 측굴근력은 사이드 브릿지 반복운동 횟수로 양측 복사근의 근력 불균형을 측정하고, 근력 균형을 회복하는 것이 중요한 치료다. 허리디스크 환자가 몸통 측굴근력의 차이가 심하면 척추 불안정성이 심하다는 의미이므로 반드시 해결해야 한다.

몸통 회전근력

몸통 회전을 담당하는 근육은 내외복사근, 광배근, 척추기립근, 복직근이다. 양측 회전 근력 및 근지구력의 균형은 운동 능력과 부상 예방을 위해 10% 이내의 차이로 거의 동일하게 유지하는 것이 중요하다. 오른손잡이는 좌측 회전을 습관적으로 많이 한다는 사실을 기억하고 근력을 측정하고 근력의 균형을 회복하면 좋다.

고관절 신전근력

고관절 신전을 담당하는 근육은 대둔근, 햄스트링이 있다. 고관절 신전의 양측근력-근지구력은 10% 이내로 거의 동일해야 한다. 고관절 신전을 담당하는 대둔근의 근력-근지구력은 허리, 골반의 안정성에 매우 중요한 역할을 한다. 대둔근이 약하면 "대둔근 약화 보행"을 하는데 앞뒤로 흔들리는 보행이다. 그래서 대둔근의 근력-근지구력의 균형은 정확히 측정되어야 하고, 근력-근지구력 균형 운동과 세밀한 단계별 운동강도 증진 치료법으로 강화해야 한다.

참고로 고관절 굴곡을 담당하는 **장요근은 항상 과사용되고 단축되기 때문에 주로 스트레칭만이 필요**하다. 예외적으로 100미터 단거리 달리기 선수들에게는 장요근 운동이 필요하다.

고관절 외전근력

고관절 외전을 담당하는 근육은 중둔근, 소둔근이 담당하고, 보조근육으로 대퇴근막장근, 대둔근이 있다. 고관절 외전의 양측근력-근지구력은 10% 이내로 거의 동일해야 한다. 고관절 외전을 담당하는 중둔근, 소둔근의 근력-근지구력은 보행 시 좌우 균형에 중요한 역할을 한다. 중둔근이 약하면 중둔근 약화 보행인 "트렌델렌버그 보행"을 하는데 **좌우로 흔들리는 보행**이다. 그래서 중둔근의 근력-근지구력의 균형은 정확히 측정되어야 하고, 근력-근지구력 균형 운동과 세밀한 단계별 운동강도 증진 치료법으로 강화해야 한다.

고관절 내전근력

고관절 내전을 담당하는 근육은 치골근, 장단내전근, 대내전근 등이 있다. 위에서 설명한 고관절 외전근력이 약해진 쪽에서 내전근력이 약해질 수 있으므로 참고하면 좋다. 다만 **고관절 내전 운동은 외전 근력 운동처럼 많이 필요하지는 않다**. 그래서 고관절 내전 근육을 몇 번 활성화하는 정도로 끝내도 된다.

무릎 신전근력과 굴곡근력

대퇴사두근은 무릎 신전근육, 햄스트링은 무릎 굴곡 근육이다. 그리고 이 두 근육은 고관절의 앞뒤 균형을 잡아주는 중요한 근육이다. 생체역학적으로 볼 때 **대퇴사두근의 힘이 100%라면, 햄스트링의 근력은 60%가 되어야 힘의 균형**이라 할 수 있다. 요추-골반-고관절 복합체의 관점에서 볼 때 대퇴사두근과 햄스트링의 근력-근지구력 균형은 매우 중요하다.

근력 불균형 측정법은 어느 시기에 시행할 것인가?

근력의 균형 회복은 **가능한 빠를수록** 좋다. 그래서 가능한 빨리 측정하는 것이 좋다. 하지만 누워 있는데도 통증이 있다면 근력 불균형 측정은 불가능하다. 그래서 앉아서 체중부하를 견디지 못하는 닫힌사슬 하지방사통형 단계에서는 누워서 중둔근, 대둔근 근력 측정을 할 수 있고 앉거나 서서 체중부하를 견딜 수 있는 닫힌사슬 국소요통형 단계에서 중둔근과 대둔근, 대퇴사두근의 근력을 자유롭게 측정할 수 있다.

쉽게 말하면 통증이 있을 때는 근력 불균형 측정법이 불가능하다. 그래서 가능한 빨리 통증을 치료하고 근력 불균형을 측정하여 근력-근지구력 균형 운동법을 시행해야 한다.

근력 불균형 측정법은 얼마나 자주 시행할 것인가?

초기에는 2주에 20%의 근지구력, 근력을 증진시킬 수 있으므로 **2주에 1회 측정**이 필요하다. 어느 정도 근력이 회복되고 나면 근력증가 속도는 미미해진다. 인체의 근력-근지구력을 무한히 증가시킬 수는 없기 때문에 환자의 직업 활동, 취미 활동을 고려하여 저항 운동의 목표를 정해야 한다.

참고로 건강하다고 생각하는 사람들 대부분 양측근력-근지구력의 불균형이 있다. 그래서 근력 불균형의 차이는 틈틈히 측정해보는 것이 좋다.

근력 불균형 측정법은 언제까지 반복 시행할 것인가?

근력 불균형의 측정은 원하는 근지구력, 근력을 완전히 회복할 때까지 최소 2주에 1회 이상씩 반복해서 측정해야 한다. 근지구력, 근력은 빠르면 평균 2주에 20% 증가시킬 수 있다. 완치한 후에도 틈틈히 중둔근과 대둔근의 근력은 비교해 측정할 필요가 있다. 모든 사람은 편측 움직임에 노출되기 때문에 흔히 근력-근지구력의 차이는 발생하기 때문이다. 골프, 테니스 등의 움직임이 얼마나 편측 근육만 발달시키는지 상상해보라. 그러면 근력 불균형 측정을 언제까지 반복할 것인지에 대한 해답은 나온 것이다. **평생 동안 수시로 근력 불균형은 측정되고 근력 균형 운동을 시행**하면 좋다.

Ⅷ 근력(근지구력) 균형운동 치료법

Summary

양측 근력이 불균형한 상태에서 일상 생활, 스포츠 활동을 하면 끊임없이 손상의 위험에 노출된다. 인체의 근육은 대칭적으로 존재하기 때문에 양측 근력을 측정 후에 비로소 근력 균형 운동을 시행할 수 있다. 디스크가 파열되어 신경까지 압박된 환자를 완치하기 위해서는 반드시 양측의 근력 균형 검사를 한 후 근력(근지구력) 균형을 맞추기 위한 저항 운동을 세밀한 단계별 운동강도 증진 치료법으로 시행해야 한다. 특히 허리디스크로 국소 마비까지 진행한 환자는 반드시 **근력(근지구력) 균형을 맞추어야 완치에 도달**할 수 있다.

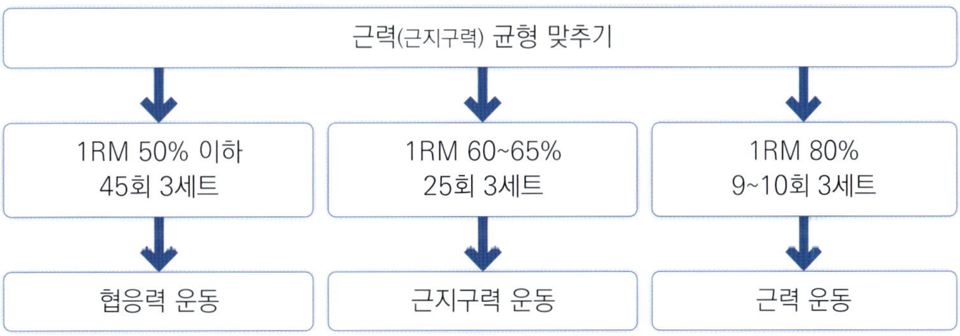

근력의 균형이 완성된 상태에서의 움직임에 감사하라.

앞에서 소개한 것처럼 근력의 불균형을 측정한 후에는 근력 균형 회복을 위해 반드시 저항 운동을 시행해야 한다. 독자는 **저항 운동 없이 근지구력과 근력은 절대로 회복되지 않는다**는 것과 저항 운동을 성실히 수행하면 **2주에 20%가량의 근력을 회복할 수 있다**는 사실에 주목해야 한다. 그래서 허리디스크 마비, 중풍 마비가 아닌 일반 환자의 대부분 근력 불균형은 2~4주 이내에 양측 근력(근지구력) 균형을 맞출 수 있다.

허리디스크 환자의 근력을 측정, 양측 비교하여 거의 비슷할(10% 이내 근력 차이) 때까지, 앞뒤 힘은 생체역학적 균형(예를 들어 몸통신전 근력 100%: 몸통굴곡 근력 60%, 대퇴사두근 근력 100%: 햄스트링 근력 60%)이 회복될 때까지 저항 운동을 해야 한다. 이를 CMP **"근력(근지구력) 균형 운동 치료법"**이라고 명명한다.

근력-근지구력 균형을 맞추기 위해 어떤 무게로 시작할 것인가에 대한 해답은 근력 불균형 측정법에서 알아봤다. 이제 다음 질문을 던져보자.

근력 균형 회복을 위해 저항 운동을 몇 회, 몇 세트를 반복할 것인가? 세트 사이의 휴식시간은 얼마여야 하는가?

많은 연구자들이 결론으로 도출한 것을 보면 **근력을 강화하는 운동법**은 최대근력의 80~90% 5~9회 3세트, 세트 사이 휴식시간은 2분을 권장하고, **근지구력을 키우기 위한 운동법**은 최대근력의 60%로 25회 3세트, 세트 사이 휴식시간은 1분~1분 30초이다. 최대 근력의 70~80%로 12~15회를 반복하면 근지구력과 근력을 동시에 개선할 수 있는 저항운동 강도다. 참고로 협응력 운동법과 관절기능 개선을 위한 운동법은 최대근력의 50% 이하로 45회 3세트, 휴식시간 1분이다.

예를 들어 심한 디스크로 인해 좌측 중둔근의 근력이 우측에 비해 약화된 환자가 있다. 이 환자의 좌측 대둔근 외전운동 가능횟수는 20회이고, 우측은 30회라고 가정하자. 이 환자의 근력 균형 운동프로그램은 어떻게 구성해야 할까?

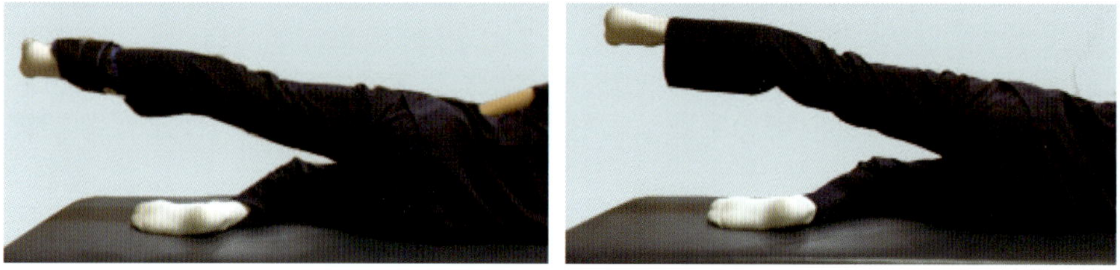

3세트를 시행하기 위해서는 무게를 20% 줄이든지, 횟수를 10% 줄여야 하므로 좌측 대둔근 외전운동의 횟수를 10% 줄인 18회 3세트를 휴식시간 1분 30초, 주 3~5회 시행하면 효과적이다. 2주에 평균 20% 근력을 강화할 수 있으므로 2주 후에 22회를 시행할 수 있을 것이다. 다시 2주 후에 26회가 가능하기 때문에 이론적으로는 6주 이내에 양측 중둔근의 근력을 거의 동일하게 맞출 수 있다. 그런데 실제로는 양측 근력 균형을 맞추는 데 1주일이면 충분하다. 이유는 **1주 이내에 신경발화 및 신경전도기능의 개선으로 50% 이상의 근력을 회복**할 수 있기 때문이다.

참고로 중둔근의 근력이 약해지면 대부분 대둔근의 근력도 약해져 있을 것이므로 반드시 체크해야 한다. 대둔근은 L5, S1, S2의 신경이 지배하고 중둔근은 L4, L5, S1, 장요근은 L1, L2, L3 신경지배를 받고 있다. 그래서 디스크로 인한 근력약화는 대둔근, 중둔근에서 흔히 나타난다.

허리디스크로 국소마비가 발생하여 근력이 약해져 있는 경우 회복되는 시간은 얼마나 필요할까?

이 질문에 대한 대답은 **'마비 정도에 따라 다르다'**이다. 다만 대둔근, 중둔근의 근력은 단일 신경의 지배를 받는 것이 아니기 때문에 근력 회복은 어렵지 않다. 인체의 모든 근육은 이렇게 하나의 신경 지배를 받고 있는 경우는 없다. 예를 들어 요추 5번 신경근(L5 nerve root)이 디스크로 압박받아 중둔근 마비가 발생하더라도 요추 4번 신경근, 천추 1번 신경근이 동시에 신경지배를 하고 있기 때문에 완전마비는 발생하지 않는다. 그렇다 하더라도 디스크에 의해 운동신경마비가 발생한 근육과 일반적인 통증 때문에 근력이 약화된 경우는 그 회복의 속도가 완전 다르기 때문에 주의해서 저항운동 프로그램을 구성해야 한다.

앞에서 알아봤듯이 근력은 근육통이 있을 때, 근육이 짧아졌을 때, 근위축이 왔을 때, 마비가 있을 때 등 다양한 요인에 의해 약해진다.

근력 약화의 원인을 치료하고 결국 저항운동을 통해서 근력(근지구력)을 강화하면서 근력균형을 맞추는 것은 중요하다.

마비에 의한 근력 약화든, 통증 때문에 발생한 근력 약화든 가능한 빠르게 근력 균형을 회복하는 것은 중요하다. 가능한 빠르게 근력을 회복하기 위해서는 최적의 저항운동을 시행해야 한다. 최적의 저항 운동을 위해서 환자의 상황에 맞게 저항 운동 프로그램을 구성해야 한다. 예를 들어 최대근력의 50% 힘으로 45회 1~3세트, 최대근력의 60% 힘으로 25회 2~5세트, 최대근력 70% 힘으로 15회 1~3세트, 최대근력 80% 힘으로 9회 1~3세트, 최대근력 90%의 힘으로 4회 1~3세트, 최대근력 95% 힘으로 2회 1~3세트 등의 조합을 다양하게 시행하면 빠르게 근력을 회복할 수 있다.

반복횟수와 반복무게

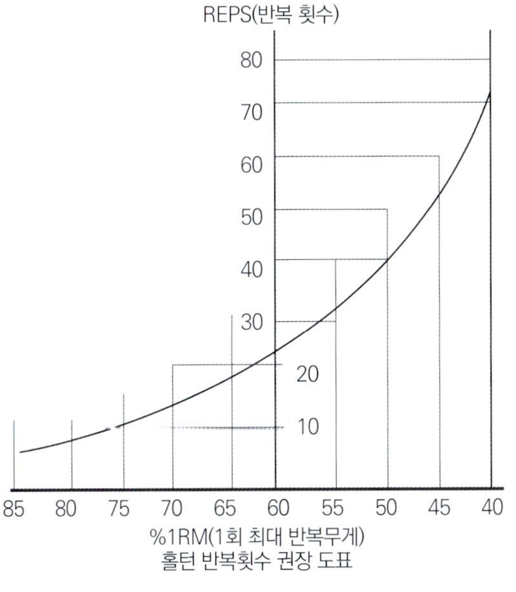

홀턴 반복횟수 권장 도표

많은 환자들이 무거운 물체를 반

복적으로 들어올리는 저항 운동을 힘들어 한다. 실제 저항 운동은 매우 힘든 운동이다. 이렇게 **저항 운동은 매우 힘든 과정이므로 재미있고 환자가 성취감을 느낄 수 있도록 다양하게 구성**해야 한다. 필자의 경험으로 볼 때 1년 이상 저항 운동을 꾸준히 하면 나중에 저항 운동이 주는 미묘한 즐거움을 체험할 수 있을 것이다. 저항 운동 후에 분비되는 행복호르몬 도파민, 세로토닌, 엔돌핀 등이 주는 미묘한 쾌감을 느낄 수 있을 것이다. 꼭 경험해보라.

치료 목적에 맞는 저항 운동이란 무엇일까?

이것은 매우 중요한 질문이다. 저항운동은 최대근력의 40~50% 45회 3세트, 최대근력의 60% 25회 3세트, 최대근력의 70~80% 9~15회 3세트, 80~90% 4~9회 등으로 나눌 수 있다. 어떤 환자가 무릎관절에 통증이 있다고 가정해보자. **이 환자에게 어떤 운동 강도를 적용해야 치료 목적에 맞는 저항 운동일까?** 결론부터 말하면 무릎부종이 있으면 관절대사를 촉진하기 위해 가능하면 저항 무게 없이 관절 움직임을 반복하고 서서히 저항 무게를 증가하여 40~50% 45회 3세트를 시행한다. 무릎관절의 부종이 치료되면 단계적으로 저항 무게를 높여 **최대 근력의 60%로 25회 3세트 운동**을 시행한다. 이 운동은 관절안정화 운동법이면서 근지구력 운동이므로 완성되면 일상적인 걸음, 가벼운 등산을 무릎 통증 없이 할 수 있게 된다. 이 환자가 계단 보행, 달리기, 축구 등을 할 수 있으려면 **최대근력의 80~90% 저항운동**을 시행하여 무릎에 주어지는 강한 체중부하를 견딜 수 있어야 한다. 이렇게 치료 목적에 맞는 저항 운동을 정확하게 시행하는 것은 매우 중요하다.

근지구력이나 근력 강화를 위해 저항 무게와 횟수, 세트 수, 휴식시간이 정해지면 1주에 3~5일 시행한다. 엘리트 운동선수들의 경우 주 5일 이상 시행하고, 경우에 따라서는 아침 저녁으로 시행하기도 한다. 다음 질문을 보자.

저항 운동을 하면 모든 환자의 근력이 교과서대로 2주에 20% 증진될까?

적절한 저항 운동을 하면 2주에 20%의 근력-근지구력을 증강할 수 있다고 하지만 실제로는 전혀 그렇지 않다. 이 문제를 어떻게 이해해야 할까? 4가지 관점으로 알아보자.

첫째, 근력 강화의 속도는 남성과 여성이 다르고 노인과 성인, 아동이 다르다.

여성은 선천적으로 근육보다는 지방이 많기 때문에 여성들의 근력-근지구력을 강화하는 것은 남성에 비해서 어렵다. 그리고 어린이와 노인의 근력-근지구력 회복 속도는 젊은 성인에 비해서 매우 느리다. 그래서 이러한 차이를 정확히 이해하고 주의 깊게 저항 운동 프로그램을 구성해야 한다.

문형철 교수가 알려주는 근육 상식!

근육의 노화에 대하여

인체의 근육은 근지구력을 주로 담당하는 Type 1 섬유와 강한 근력을 담당하는 Type 2 섬유 두 종류로 되어 있다. **50대부터 강한 근력을 담당하는 Type 2 섬유를 재생하는 위성세포의 숫자가 급격하게 줄어들면서** 운동단위의 숫자, 골격근 섬유의 숫자가 급격하게 줄어든다. 그 결과 강하고 빠른 힘을 내는 능력이 현저하게 줄어들기 때문에 노인의 경우 민첩성과 근력이 떨어진다.

근육의 노화

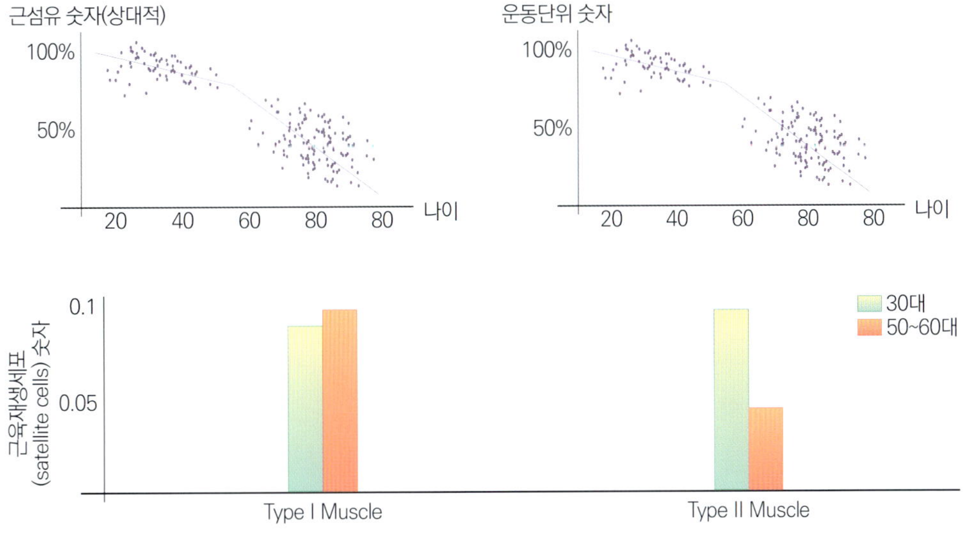

다행히 지속적인 저항 운동을 통해서 근력을 회복하고 유지할 수 있다. 그래서 100세 시대를 살아야 하는 현대인은 나이가 들면 반드시 저항 운동을 통해 근력을 강화하는 것은 삶의 질 향상을 위해 매우 중요하다. 2021년 대한민국(미국은 2017년)은 근감소증에 질병코드를 부여하여 심한 근감소증이 질병이라는 것을 명확히 하고 있다.

나이에 따른 근력 변화에 대해 좀 더 자세히 알아보자.

근육은 태어날 때 체중의 25%이고 성인이 되면 체중의 40%를 차지한다. 그리고 근섬유의 총 숫자와 Type 1 섬유와 Type 2 섬유의 비율은 1세 이전에 결정된다. 근섬유 크기와 근육 질량은 청소년기까지 계속 직선적으로 증가하기 때문에 근력, 근지구력은 사춘기까지 거의 직선적으로 증가한다. 특히 사춘기에 근섬유 크기와 질량이 빠르게 증가하는데 근육 질량은 매년 30% 넘게 증가한다. 그래서 이 시기에 근력 운동을 시행하면 놀라운 근력 향상을 가져올 수 있다. 사춘기 남성의 경우 근력에 앞서 근육 질량, 키, 체중이 최고에 다다르는데 사춘기 소녀의 경우 체중에 앞서 근력이 최고에 다다른다. 그 결과 근육 질량은 여성에서 16~20세, 남성에서 18~25세에 정점에 다다른다.

슬프지만 이러한 **근육 질량은 25세부터 감소되기 시작**한다. 그리고 근력은 50~60대까지 매 10년마다 8~10% 줄어든다. 60~70대까지 근력 감소는 매 10년마다 15~20%가 줄어들고, 이후에는 매 10년마다 30%가 줄어든다. 그리고 **80세가 되면 최대 근육 질량에 비해 50%까지 감소**된다. 이 과정 동안 근섬유 크기(단면적), Type 1, 2 근섬유 숫자, 그리고 알파운동뉴런은 모두 감소한다. 위에서 살펴본 바와 같이 우선적으로 Type 2 근섬유가 감소하면서 나이가 들면 강한 근력과 빠른 움직임 기능을 잃어버린다. 이러한 근육 노화의 지식을 바탕으로 적절한 저항 운동 프로그램을 구성해야 한다.

이렇게 **나이가 들면 근육의 Type 2 섬유가 현저하게 줄어들기 때문에 근력을 기반으로 한 민첩성 등에 문제가 발생**한다. 근력 운동을 통해서 근육의 질량, 근육의 크기를 드라마틱하게 키울 수 있기 때문에 그나마 다행이 아닐 수 없다.

둘째, 타고난 체형에 따라서도 근력 강화 속도는 다르다.

같은 나이, 같은 성별이라도 각 개인의 체형(체질)에 따라 완전히 다르다. 즉, 셸던의 분류에 의한 내배엽, 중배엽, 외배엽에 따라서도 완전히 다르다. 이제마 선생님의 사상체질 분류에 의한 태양인, 소양인, 태음인, 소음인에 따라서도 완전히 다르다. 아래 글을 보자.

문형철 교수가 알려주는 CMP 체형 상식!

셸던의 체형 분류(내배엽, 외배엽, 중배엽)

1940년 미국의 심리학자 윌리엄 셸던은 인간을 내배엽형, 중배엽형, 외배엽형 세 가지로 체형을 분류하였다. 이를 간단하게 소개하면 외배엽형 체형은 이윤석, 강수지처럼 근육 발달이 느리고, 체중을 늘리면 체지방이 주로 늘어나는 유형의 사람이다. 중배엽 체형은 권상우, 장혁, 문형철처럼 약간만 저항 운동을 해도 쉽게 근육이 발달하는 유형의 사람이다. 내배엽 체형은 노사연, 강호동 등과 같이 골격이 크고, 전체적으로 우람한 체격을 가진 유형의 사람이다.

참고로 이제마 선생님의 사상체질과 셸던의 체형 분류를 보면 유사한 점이 많다. 그래서 소음인은 외배엽형, 소양인은 중배엽형, 태음인은 내배엽형과 체형적으로는 유사하다. 이렇게 각각의 **타고난 체형마다 근력과 근지구력을 강화하는 방법과 전략, 속도가 다르다**는 사실을 잘 알고 근력강화 프로그램을 짜야 한다.

셋째, 저항 운동 프로그램의 전략에 따라 근력 강화 속도는 다르다.

즉 저항 운동의 양과 근력 증가는 직선적이지 않다. 그래서 저항 운동은 환자의 의지와 목표, 체형 등에 따라 다양하게 구성해야 한다. 참고로 **"근력-근지구력 운동과 유산소 운동"**을 병행하면 근력-근지구력 운동 단독으로 많이 시행한 것보다 훨씬 더 효율이 높다. 예를 들어 근지구력을 강화하기 위해 25회 3세트 운동을 아침 저녁으로 주 5일 시행한 경우와 25회 3세트를 오전1회 주 5일 시행하면서 오후에는 유산소 운동으로 대사능력을 증가시킨 경우 두 가지를 비교해보면 후자의 근지구력 증진 효과가 훨씬 우월하다.

넷째, 평소 근력-근지구력 운동을 꾸준히 하는 사람과 처음 운동을 시작하는 사람의 근력-근지구력 증진의 속도는 완전히 다르다.

평소에 근력-근지구력 운동을 하던 사람들은 매우 빠르게 근력-근지구력이 근육을 재생하는 위성세포(satellite cell)가 쉽게 활성화되기 때문에 **평소 근력 운동을 하지 않던 사람들**보다 빠르게 근력이 회복된다. 그리고 허리디스크를 앓은 지 1주일 된 환자와 6개월 이상 고생하고 있는 환자의 근력 회복의 속도와 방법은 많이 다를 수 있다. 6개월 이상 디스크로 고생하는 환자의 근력 불균형을 개선하는 데는 많은 시간이 필요할 것이다.

근력-근지구력 강화를 정확히 해야 하는 이유는?

다음으로 근력-근지구력 강화 운동법이 왜 복잡하고 어려운 과정인지 허리 굴곡 시 근육활성과 대퇴사두근의 근육 활성 두 가지를 예를 들어 알아보자.

허리를 굴곡하는 가장 이상적인 근수축 과정은 **복횡근-골반저근육-다열근이 가장 먼저 수축**하고, 다음으로 내외복사근, 횡격막 근육 등이 수축하여 코어근육이 동시 수축하여 안정성을 회복한 후 허리굴곡이 시작된다. 허리굴곡이 일어나는 초기에는 극간인대, 극상인대가 척추의 안정성을 담당하기 때문에 척추기립근은 수축하지 않는다. 이후 허리의 굴곡각도가 증가하면서 **표층에 있는 척추기립근이 먼저 수축**하고, 허리굴곡 30도가 되면 **심부 척추기립근이 원심성 수축**을 시작하고 앞쪽에서는 장요근이 구심성 수축을 시작한다. 45도 굴곡이 되면 **양측 요방형근은 원심성 수축**을 시작하고, 90도가 되면 요방형근이 최대 활성이 일어난다. 그 과정에서 **햄스트링은 원심성 수축**, 대퇴사두근은 구심성 수축을 한다(참고로 구심성 수축은 근육이 짧아지면서 일어나는 근수축이고 원심성 수축은 근육의 길이가 늘어나면서 일어나는 근수축이다).

허리굴곡이라고 표현되는 간단한 동작처럼 보이는 것은 위와 같이 매우 복잡한 근육수축의 결과물이다. 이제 디스크가 발생하여 척추, 골반이 틀어지고 허리 통증, 골반 통증, 종아리 통증이 심한 환자가 허리를 굴곡할 때 어떤 일이 일어날까 생각해보라.

디스크 환자는 이러한 근육동원의 순서가 잘못되고 비정상적인 근육과 사용이 일어나면서 관절 부딪힘, 신경 압박에 의한 통증이 악화될 것이다. 또한 근육 통증은 근력 약화와 근육의 길이 변화를 일으켜 척추, 골반을 더 틀어지게 할 것이다. 그래서 디스크의 완치는 이러한 근육 길이를 정상화하여 인체 정상 정렬을 회복하고 근육동원 순서를 정상화시키면서 근력-근지구력 균형을 개선하는 복잡한 과정인 것이다.

대퇴사두근

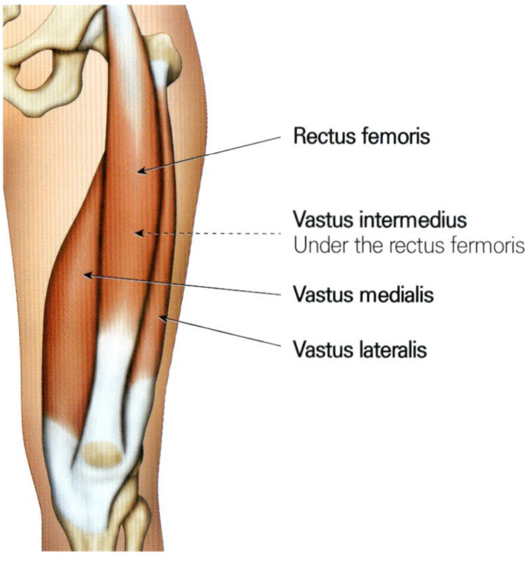

이번에는 단일 근육이라고 생각하는 대퇴사두근의 수축 과정에 대해 알아보자. 대퇴사두근은 무릎 신전의 주동근인데 올바른 무릎 신전을 위해서 내측광근, 외측광근, 대퇴직근의 힘의 비율과 근수축의 순서가 있다.

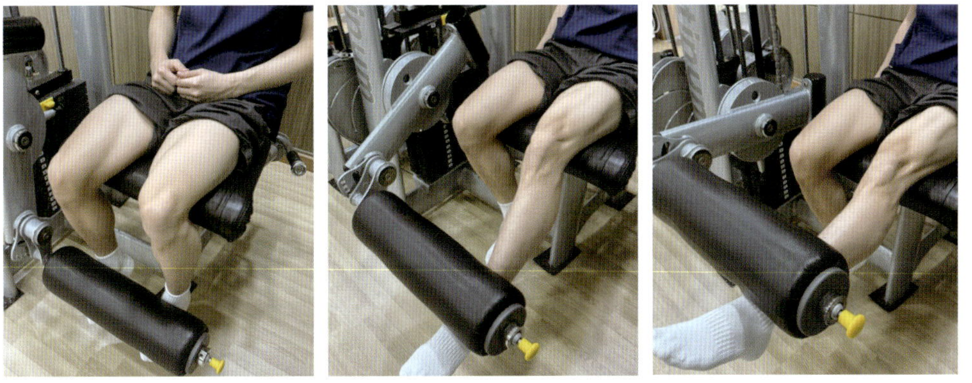

무릎 신전 과정에서 근육 활용

위 사진처럼 무릎을 90도 굴곡에서 **신전을 할 때 저항이 시작되면 처음에는 대퇴직근이 활성화**되어야 한다. 대퇴직근이 가장 먼저 활성화되어야 슬개골이 안정화되기 때문이다. 이후 외측광근이 주로 수축하여 무릎 신전을 담당하고 마지막 10도 전부터는 내측광근, 완전 신전 단계에서는 다시 대퇴직근의 근육이 동원되어야 한다. 간단히 무릎을 펴는 운동을 하는데 뭐가 이리 복잡해라는 생각이 드는 독자도 있을 것이다.

만약 대퇴사두근의 근력을 강화하는 데 위와 같은 정확한 근수축 순서를 무시하면 어떤 일이 일어날까?

무심코 대퇴사두근 운동을 시행하면 흔히 외측광근의 근력이 강화될 가능성이 매우 높다. 만약 외측광근이 비정상적으로 발달하면 **슬개골 활주**(patella tracking)**에 비정상적인 움직임**이 일어난다. 만약 무릎 신전이 올바르게 일어나지 않으면 무릎관절은 슬개골의 비정상 활주가 일어나면서 슬개골과 대퇴골의 비정상 부딪힘이 발생할 것이다. 그 결과 **슬개골 연골연화증, 오스굿 슐레터** 등 심각한 문제가 발생한다.

참고로 슬개골 활주는 그림과 같이 대퇴골에 대해 슬개골이 무릎 최대굴곡 상태에서 완전 신전 동안 7~8 cm 움직이는 것을 말한다. 많은 사람들은 다리가 벌어지는 양반걸음을 걷는다. 양반걸음은 고관절이 외회전된 상태에서의 걸음이고 외측광근을 과도하게 사용하는 보행이다. 그래서 이러한 보행을 하는 사람의 외측광근은 비정상적으로 강화되고 내측광근은 약화된다. 이러한 문제를 해결하기 위해서 시행하는 대퇴사두근 근력 강화는 매우 정확하게 시행되어야 하는 것이다. 이렇게 단일근육에서도 근수축 순서가 제대로 이루어지도록 저항운동은 정확히 시행되어야 한다. 근력 균형 운동 치료법이란 이렇게 중요한 개념이다.

독자는 이제 근력 균형 운동법의 중요성을 충분히 이해했을 것이다. 근력 균형을 위해서는 약해진 쪽의 근력이 강화되어야 한다.

그렇다면 근력은 어떻게 개선되는 것일까?

골격근 장력(근력-근지구력) 생성에 영향을 주는 요인들에 대해서는 간단하게 정리해 보면 다음과 같다.

1. 근육의 길이-장력 관계의 정상화로 인한 근력 증가
2. 신경 발화 빈도수의 증가, 신경동조 기능의 개선 등에 의한 근력 증가
3. 운동단위 동원의 패턴 개선에 의한 근력 증가
4. 근육 섬유배열 즉, 깃각(pennation angle)의 변화로 인한 근력 증가
5. 근육의 단면적과 근육 크기(근섬유의 숫자와 크기)에 의한 근력 증가
6. 근섬유 종류, 즉 type 2 근섬유의 발달에 의한 근력 증가

근력 불균형을 개선하기 위한 근력 균형 운동 치료법을 시행할 때 위의 6가지 요인을 고려하여 우선 순위를 정하면 효과적이다. 예를 들어 **근육이 짧아져 있을 때는 스트레칭만으로도 길이-장력관계 정상화로 인한 근력 증가** 효과를 볼 수 있다. 신경발화 빈도수 증가, 신경동조 기능개선은 몇 번의 근육 활성만으로도 개선될 수 있고, 운동단위 동원 패턴은 천천히 작은 힘부터 동원한 후 최대 힘까지 동원함으로써 개선될 수 있다. 나머지 3가지는 **오직 적절한 무게를 선택하여 저항 운동을 해야만 근력이 개선**될 수 있다.

근력-근지구력 강화를 위한 저항 운동 시 주의시항

1. 반드시 근력을 측정한 후 **저항 운동의 목표를 정하고 시행**해야 한다.
2. 근피로는 근육 통증과 부상을 일으킬 수 있기 때문에 **저항 운동 후 근피로의 회복 시간이 고려**되어야 한다.
3. **근력 운동을 시행한 후 즉시 정확한 스트레칭을 시행**해야 한다. 만약 강한 저항 운동을 한 후 스트레칭을 게을리하면 앞에서 설명한 근육의 긴장성 약화에 의해서 근력(근지구력)은 약해질 것이다.
4. 저항운동 치료적 자극이 되기 위해서는 **천천히 정확한 동작으로 시행**되어야 한다.

5. 정확한 동작을 위해서는 **올바른 시작 자세**가 있어야 한다.
6. 운동을 하고자 하는 **움직임 범위가 결정**되어야 한다.
7. 적절한 **움직임 속도가 결정**되어야 한다. 근육과 관절은 천천히 움직일수록 모든 근육을 순서적으로 동원한다.
8. 저항 운동은 힘든 과정이므로 **재미있게 구성**되어야 한다.

근력의 균형이 완성되면 어떤 일이 일어날까?

근력의 균형이 완성되었다는 뜻은 근막이 부드러워지고, 근육의 길이가 정상화되고, 관절 움직임이 회복되고, 근수축이 정상화되어 근육이 관절을 보호할 수 있다는 뜻이다. 그래서 **근력 균형이 완성되면 통증 없이 일상 활동이 가능**해진다. 근력 균형이 완성된 후에는 자신의 직업 활동, 스포츠 취미 활동에 맞는 강한 근력과 근지구력이 필요하다.

그렇다면 디스크 완치를 위해 필요한 최소한의 근지구력, 근력은 얼마일까?
근력 강화를 위해 저항 강도를 언제까지 높여야 할까?

어느 정도까지 근지구력, 근력을 강화할 것인가의 문제는 매우 중요하다. 이것은 임상적 경험 속에서 결정되어야 하고, 등속성 장비인 바이오덱스와 같은 장비로 체중대비 % 근력을 측정하여 목표를 정할 수 있다. 하지만 코어 강화 운동, 근력 균형 운동, 세밀한 단계별 근력 증진 운동법 등을 통해서 디스크 완치를 경험한 환자들은 이렇게 말한다.

'몸이 안다. 자신의 직업 활동, 스포츠 취미 활동이 가능할지 아닌지는 몸이 그냥 안다.' 인체는 이렇게 신비롭다. 디스크 환자가 허리디스크 완치 5단계에 맞춰 적절한 침상안정, 근막이완, 스트레칭, 관절 움직임 회복, 코어 운동을 하고 근력 균형 운동이 완성되면 인체는 어느 순간부터 통증이 사라지고 어느 정도 활동이 가능한지를 신비롭게 그냥 알고 활동한다. 몸 움직임에 대한 신비는 이렇게 경이롭기까지 하다.

근력(근지구력) 균형 운동 치료법은 어느 시기에 시행할 것인가?

근육 힘의 균형은 가능한 빨리 회복하면 좋다. 하지만 근력 불균형 측정법에서 설명했듯이 디스크 초기 통증이 심할 때는 근력 불균형 검사는커녕 기본적인 일상 활동도 쉽지 않다. 실제로 근력 불균형 검사는 **닫힌 사슬국소 요통형(빠르면 닫힌 사슬 하지방사통형) 단계에서나 가능**하고 바로 이어서 근력 불균형을 개선하기 위한 운동법을 시행할 수 있다. 양측의 근지구력, 근력 차이가 개선됨과 동시에 척추 안정성이 회복되면 허리디스크는 거의 완치단계에 들어선다.

근력(근지구력) 균형 운동 치료법은 언제까지 반복 시행할 것인가?

디스크를 완치할 때까지, 전신기능 회복 운동법을 완성할 때까지 반복 시행한다. 디스크가 완치된 후에도 주기화 운동법에 의해 근력 균형 운동법을 지속하는 것이 좋다. 모든 인류는 편측의 과사용 때문에 항상 자세가 틀어진다. 오른손잡이는 우측 팔과 다리를 많이 사용하고, 배드민턴, 골프 등을 하면서 끊임없이 좌측으로 몸통 회전을 한다. 그 과정에서 발생하는 근육 길이 차이, 척추와 골반의 틀어짐, 근력의 불균형은 인류의 숙명과도 같다. 그래서 **평생 스트레칭을 통한 근육 길이와 근력 균형 운동법을 주기적으로 시행**하는 것이 좋다.

근력(근지구력)균형 운동 치료법은 목표가 달성되어 감에 따라 얼마나 줄일 것인가?

근지구력, 근력 증진은 2주에 20%이므로 빠르게 힘의 균형을 개선할 수 있다. 그래서 환자의 직업과 취미 활동에 따라 최종 목표를 결정하고 운동 강도를 얼마나 높일 것인지, 얼마나 줄일 것인지를 결정한다. 그리고 근력 불균형이 회복되면 세밀한 단계별 운동법과 기능적 회복 운동 단계로 넘어간다.

IX 세밀한 단계별 운동강도 증진 치료법

Summary

인체 근골격계 모든 손상은 압박-장력(전단) 부하를 견디지 못해서 발생하는 것이다. CMP therapy 치료 철학인 '허리디스크를 완치하기 위해서는 디스크 발생 전보다 더 건강해져야 한다'를 실행하기 위해서 꼭 필요한 치료법이 바로 **'세밀한 단계별 운동강도 증진 치료법'**이다. 예를 들어 풀코스 마라톤을 준비하는데, 10 km → 20 km → 30 km → 40 km 단계적으로 운동 강도를 높이고, 누워서 체중부하가 없는 열린 사슬 운동으로 운동을 시작하고, 서서히 체중부하가 주어지는 닫힌 사슬 운동으로 전환을 하는 데 세밀한 단계별 운동강도 증진 치료 계획을 세워야 **재손상의 우려 없이 치료적 운동의 목표**에 도달할 수 있다.

CMP 세밀한 단계별 운동강도 증진 치료법의 실제 사례

1. 손상초기 움직임 증진 운동법(mobilizing exercise)
2. 관절 움직임 범위 증진 운동법(ROM exercise)
3. 관절 안정화 운동법(joint stabilizing exercise)
4. 근지구력 강화 운동법(muscle endurance exercise)
5. 근력 강화 운동법(muscle strengthening exercise)
6. 고유수용성 기능 회복을 포함한 전신기능 회복 운동법(functional exercise)

천 리 길도 한 걸음부터!
세밀한 단계별 운동강도 증진 치료법에 대해서 감사하라.

인체조직이 체중으로 인한 지구 중력의 압박-장력(전단)부하를 견뎌내지 못하면 손상되어 염증이 생기고, 염증의 결과로 통증이 발생한다. 허리디스크 환자는 추간판이 부하를 견디지 못하고 손상을 입은 상태다. 그래서 **부적절하게 운동 강도를 높이면** 디스크, 후관절은 부하를 견디지 못하고 **재손상**을 입는다. 이렇게 적절하지 않은 운동 강도는 인체의 디스크, 관절, 인대, 근육, 힘줄에 손상을 일으킬 수 있다.

그래서 디스크의 완치는 차근차근 단계를 밟아 186 kg을 들어올린 장미란 선수 같은 튼튼한 허리를 만들어가는 과정이어야 한다. 이 과정에서 중요한 것은 디스크가 깨져 무너진 척추 기둥이 서서히 체중부하를 견딜 수 있도록 코어근육의 힘을 점진적으로 높여가는 **세밀한 단계별 운동강도 증진치료의 원칙**이다.

이 과정을 쉽게 말하면 다음과 같다.

1. 천천히 움직임을 시작하여 조금씩 빠르게 운동 강도를 높이고,
2. 약한 강도로 운동을 시작하여 서서히 강한 강도로 운동 강도를 높이고,
3. 처음에는 통증이 없는 범위 내에서 관절을 움직이고 서서히 완전한 움직임(full ROM)을 회복할 때까지 움직임 각도를 높이고,
4. 인체 근육과 관절이 압박부하, 장력부하, 전단부하를 견딜 수 있도록 체중부하가 없는 열린 사슬 운동에서 시작하여 체중부하가 주어지는 닫힌 사슬 운동으로 서서히 저항 운동 강도를 높인다.

생체역학적으로 정리하면 누워서 체중부하가 없는 열린 사슬 상태에서 운동을 시작하여 체중부하가 주어지는 닫힌 사슬 상태로 운동 강도 증진, 저항무게를 높여 점진적으로 운동강도를 높이기, 그리고 느린 움직임에서 빠르고 강한 움직임 단계로 증가시키는 방법이 있다. 이를 CMP **"세밀한 단계별 운동강도 증진 치료법"**이라고 명명한다.

그래서 올바른 움직임과 자세요법(CMP therapy)에서 가장 중요한 개념 하나를 꼽으라면 **세밀한 단계별 운동강도 증진 치료법**이다. 허리디스크 완치 5단계 분류법, 허리디스크 통증 치료 3가지 관문, 그리고 10단계 치료법도 세밀한 단계별 운동강도 증진 원칙을 접목한 것이다.

앞장에서 설명한 최대근력의 % 근력 측정과 근력불균형 측정법의 궁극적 목표는 세밀한 단계별 운동강도 증진 치료법을 위한 사전 작업이다.

허리디스크를 완치하는 세밀한 단계별 운동강도 증진 치료법을 언어로 표현하면 위와 같다. 그리고 각각의 단계에서도 세밀하게 단계별 운동강도 증진법을 적용해야 통증 없이 디스크뿐만 아니라 모든 근골격계 통증을 재손상 없이 완치할 수 있다. 각각의 주제에 대해 자세히 알아보자.

01 손상초기 움직임 증진 운동법의 적용

인체 조직 손상이 일어나면 염증기 ~3일, 증식기 ~3주, 재생기 ~6주를 거쳐 치유된다. 이렇게 정상적인 치유 과정을 촉진하기 위해서 손상 초기 염증기에는 관절을 고정(immobilization)하는 깁스나 침상안정 등을 한다. 그리고 증식기에는 서서히 치유가 촉진되는 정도의 움직임을 단계적으로 증진한다.

이를 **'손상초기 움직임 증진 운동법'**이라고 한다. 이 운동법은 **'손상초기 움직임 3원칙**(천천히, 통증이 없는 범위 내에서, 45회 3세트)**'에 따라 시행**한다.

참고로 재생기는 서서히 저항 운동의 강도를 높여야 하는데 약간의 과부하에도 조직은 재손상될 수 있으므로 주의해야 한다. 그래서 조직 손상 후 치유 과정에서 콜라겐이 합성되고 조직에 주어지는 부하와 장력을 견딜 수 있는 저항 운동 강도를 추정하여 운동 강도를 높여야 한다.

디스크 파열로 추체간격이 좁아지면 후관절 부딪힘이 발생하고, 신경근 압박으로 인한 손상 염증이 함께 발생하기 때문에 이 사실에 기반하여 손상초기 움직임 증진운동법을 적용하면 좋다. 꼭 기억해야 할 것은 손상초기 움직임 증진운동법을 시행하는 과정에서 약간이라도 **과도한 부하가 주어지면 디스크 파열, 후관절 부딪힘, 신경근 압박 등의 재손상**을 일으키기 때문에 가만히 두는 것만 못하다는 사실이다. 과한 것은 부족한 것만 못하다는 원칙이 여기에서 중요한 의미를 갖는다.

02 관절 움직임 범위 증진 운동법의 적용

인체조직에 손상이 발생하면 항상 관절 움직임 범위가 줄어든다. 그래서 손상 후 치유 과정에서 관절 움직임 범위 증진 운동법이 반드시 필요하다. 그런데 손상 초기에는 관절 움직임 범위 증진 운동을 조금만 무리하게 시행하면 조직은 재손상 되면서 염증 치유는 늦어진다. 그래서 이 과정도 손상 치유 과정을 정확히 이해한 상태에서 서서히 단계적으로 늘려가야 한다. 두 가지 운동법은 거의 비슷한 과정이지만 목적이 다르다. **손상초기 움직임 증진 운동법의 목적은 손상 치유를 촉진하기 위함이고, 관절 움직임 범위 증진 운동법은 관절 움직임 범위의 개선이 목적**이다.

그래서 관절 움직임 범위 증진 운동법은 통증이 없는 범위 내에서 관절 움직임의 마지막 각도까지 시행하는 것이 중요하다. 관절 움직임 범위 증진 운동법의 3원칙은 **"천천히, 통증이 없는 범위 내에서 관절 움직임을 시행하고, 10회 3세트를 시행하는데 마지막 각도에서 1초 정도 머무는 것"**이다.

만약 손상 초기에 관절 움직임 범위증진 운동법을 하지 않는다면 어떻게 될까?

손상 치유 과정에서 생기는 반흔 조직이 크게 남고 관절낭의 움직임 조절기능은 완전히 잃어버리고 **심하면 관절낭에 구축이 발생**할 것이다. 그리고 관절 주위의 근막은 섬유화되고 근육은 짧아짐-늘어남 고착이 일어나면서 근육 통증 및 근력 약화가 발생하고 심하면 근위축이 발생할 것이다. 평생 움직임 속에서 살아야 하는 인체에게는 그야말로 재앙이 닥치는 것이다. 그래서 관절 움직임 범위 증진 운동법은 중요하다.

03 관절안정화 운동법의 적용

관절 움직임 범위 증진운동법 이후에(가능하면 함께) 시행해야 하는 것은 **"관절안정화 운동법"**이다. 관절안정화 운동법은 디스크 환자가 압박, 장력, 전단부하를 견뎌낼 수 있게 하는 운동법이므로 관절 움직임 범위 증진 치료법 이후에(가능하면 함께) 시행하는 것이 좋다. 인체조직의 손상이 발생하면 가능한 빠르게 치유하면서 정상 관절 움직임을 회복하고 관절 안정성을 회복해야 인체 본래의 움직임을 회복할 수 있다. 이는 **안정성과 움직임의 역설을 해결하는 과정**이다.

특히 수술 후 이 과정은 매우 중요하다. 많은 환자들이 수술 후 세밀한 단계별 운동강도 증진 프로그램 없이 장기간 고정 후 근막, 근육, 관절이 유착, 굳어진 상태에서 일상 생활을 시작하면서 통증에 시달리고 있다. 그런데 모든 수술 환자에게 손상초기 움직임 증진 운동법, 관절 움직임 범위 증진 운동법, 관절안정화 운동법을 단계적으로 적용하면 대부분 6~8주 이내에 정상 움직임이 가능하다.

허리디스크 완치를 위해서 세밀한 단계별 운동강도 증진 치료법이 가장 잘 적용되어야 하는 분야가 척추관절의 안정화 운동법인 **"코어 강화 운동"**이다. 코어 강화 운동은 복내압을 높여서 척추관절과 디스크를 공기압으로 띄우는 것을 목표로 한다. 그래서 매우 강한 복내압이 필요하다. 다시 한 번 강조하지만 허리디스크 완치 1, 2, 3단계의 척추가 불안정한 상태에서 복내압을 과도하게 높이면 디스크 내압이 함께 높아지면서 디스크 탈출을 악화시킬 수 있으므로 매우 주의해야 한다. 이렇게 복내압(디스크 내압 상승)과 코어근력 강화의 역설을 해결하는 방법이 바로 세밀한 단계별 운동강도 증진 치료법이다.

04 근지구력 강화 운동법의 적용

허리디스크 통증에서 자유로워지기 위해 급한 일은 앞에서 언급한 '관절 안정화 운동법'이고, 동시 또는 그 다음에 해야 하는 운동법이 고관절, 무릎 관절의 근지구력 강화 운동법이다. 참고로 관절 안정화 운동법과 근지구력 운동법의 저항강도는 25회 3세트로 동일하다. 그래서 척추관절 안정화 운동법과 고관절, 무릎관절 안정화 운동법이라고 이해해도 된다.

인체는 600여 개의 근육이 좌우 대칭으로 존재하여 280여 개의 관절을 움직이는 구조다. 이때 좌우 대칭의 근력(근지구력)이 다른 상태에서 움직이면 그 구조는 틀어질 수밖에 없다. 필자는 평소에 전신의 근육 길이를 측정할 뿐만 아니라 근지구력 균형이 맞는지를 측정을 해본다. 놀랍게도 몇 개월만 방치하면 근육 길이와 근지구력(근력) 균형에 차이가 나는 것을 볼 수 있다. 특히 대퇴사두근, 중둔근, 대둔근의 근력은 몇 개월만 운동을 게을리하면 근지구력(근력)의 차이가 심해진다. 그래서 **직립 인간의 최적의 신체 정렬을 위해서는 근력(근지구력) 균형운동법이 필수**인 것이다. 저항운동을 통해 근력(근지구력)을 강화하는 과정 또한 세밀한 단계별 운동강도 증진 치료법이 필요하다. 흔히 '점증부하의 원칙'이라고 한다. 만약 근력균형을 위한 운동과 근력강화 운동을 점증부하의 원칙 없이 무리하게 시행하면 통증이 심해지면서 디스크는 악화될 수 있다.

05 근력 강화 운동법의 적용

인체의 앞뒤, 좌우의 근지구력 균형을 맞춘 다음에 실시해야 하는 운동이 바로 '전체적인 근력 강화 운동법이라 할 수 있다. 근력 강화 운동법 또한 균형의 관점에서 세밀한 단계별 운동강도 증진 프로그램으로 시행해야 재손상 없이 허리를 튼튼하게 할 수 있다. **근력은 2주에 약 20%를 증진**할 수 있기 때문에 일반인들은 양측 근력이 동일한

지 체크한 후 1~2주만 저항 운동을 반복하면 바로 근력 균형을 회복할 수 있다. 그래서 독자는 평소 조금만 관심을 갖고 근육의 길이 개선을 위한 스트레칭, 근력 균형을 위한 저항 운동을 시행하면 평생 꼿꼿한 허리, 건강한 척추를 가지고 살아갈 수 있을 것이다.

06 고유수용성 기능 회복을 포함한 기능적 운동법의 적용

디스크 환자처럼 인체 조직 어디선가 손상을 입으면 통증과 함께 고유수용감각 기능은 곧바로 뚝 떨어진다. 이렇게 디스크 환자가 고유수용 감각기능이 떨어지면 척추의 위치, 자세, 평형 및 움직임의 정도와 방향에 대한 정보에 혼란이 온다. 디스크는 인체의 기둥 축의 문제이기 때문에 **척추의 고유수용감각이 떨어지면 몸 전체에서 비정상 움직임이 발생**하고 그 결과 척추, 골반이 틀어지고 디스크는 악화된다. 그래서 디스크 완치를 위해서는 반드시 고유수용 감각기능을 회복해야 하는데 고유수용 감각기능을 단계적으로 회복하는 방법은 **"균형 운동**(balance exercise)**, 협응력 운동**(coordination exercise)**, 민첩성 운동**(agility exercise)**"**의 순서로 시행하는 것이다.

문형철 교수가 알려주는 인체 상식!

고유수용 감각(proprioception)의 놀라운 능력

고유수용 감각이란 **자신의 신체 위치, 자세, 평형 및 움직임의 정도와 방향에 대한 정보를 파악하여 중추신경계로 전달하는 감각**이다. 예를 들어 눈을 감고 음료수를 들어서 마실 때 어느 방향으로 손을 더듬어 어느 정도의 힘으로 음료수를 집어야 하며, 어떤 속도로 입에 가져가야 음료수가 쏟아지지 않는지 알 수 있다. 이러한 놀라운 신체의 위치, 평형, 움직임의 정도와 방향에 대한 감각이 고유수용 감각이다. 또한 이 감각은 근육의 수축과 신장, 혹은 관절굴곡과 신전 등의 신체 내부의 자극에 의하여 신체의 움직임이나 운동 방향을 알 수 있도록 한다.

고유수용 감각은 시각이나 청각기관과 같은 외부수용기가 자극에 대하여 의식의 개입을 허락하는 것과는 달리 대뇌의 의식적인 처리 과정을 거치지 않고 무조건 반사반응을 통해서 나타난다. 이 감각 덕분에 우리는 아무런 생각 없이 한 발로 서고, 걷고 달리기를 할 수 있는 것이다.

고유수용 감각은 피부, 근막, 근육, 힘줄, 관절에 있는 심부기계적 수용기가 그 기능을 담당한다. 그래서 고유수용 감각 기능 회복을 위해서 근막이완, 스트레칭, 관절기능 회복법, 근력 운동 등을 정확하게 시행하는 것이 중요하다.

고유수용 감각기능에 대해 감사하라. 자신의 몸을 자유롭게 사용하기 위해 고유수용 감각기능을 키워라. 고유수용 감각기능을 키우기 위해 틈틈이 **한 다리 스쿼트, 한 다리 발끝으로 서기, 폼롤러 위에 서서 스쿼트, 철봉대에서 걷기, 짐볼에 앉아 있기** 등을 해보라. 그러면 고유수용 감각의 놀라운 기능을 체험할 수 있을 것이다.

50대 중반 필자의 골프기록

라이프 베스트 캐디스코어 5월26일

베르힐 68

Sky - Verthill (2코스) white

HOLE	1	2	3	4	5	6	7	8	9	TOTAL
PAR	4	4	5	4	3	4	3	5	4	36
SCORE	0	-1	-1	0	0	0	0	-1	0	33
PUTT	-	-	-	-	-	-	-	-	-	0

HOLE	10	11	12	13	14	15	16	17	18	TOTAL
PAR	4	5	4	3	4	4	3	4	5	36
SCORE	0	0	0	-1	+1	0	-1	0	0	35
PUTT	-	-	-	-	-	-	-	-	-	0

고유수용 감각과 대뇌, 소뇌, 전정기관, 체성감각기관 등의 기능이 통합되어 몸으로 표현된 개념이 바로 균형 능력, 협응력, 민첩성이다. 필자는 이러한 능력을 몸으로 체험하기 위해 골프를 즐긴다. 결과는 놀랍다. 필자는 주말 골퍼인데도 불구하고 50대 중반에 68타 4언더를 3번이나 기록했다.

위와 같이 언어로 표현하면 간단한 것을 실제로 환자에게 적용하고 그 결과를 내는 것은 매우 어려운 과정이다. 통증이 조금 호전되었다고 오래 앉아 있거나 많이 걸으면 조직이 견뎌낼 수 없는 압박부하가 주어지면서 통증은 악화된다. 이렇게 허리디스크 환자는 세밀한 단계별 운동강도 증진 치료법을 제대로 적용하지 않으면 디스크, 후관절이 반복적으로 재손상되면서 통증이 악화된다.

이 과정을 비유적으로 표현하면 이렇다. 100층 건물의 중간에 시멘트 보강공사를 했는데 시멘트가 굳어지기 전에 건물이 흔들려 망가뜨리는 것을 반복하는 것과 같다. 세밀한 단계별 운동강도 증진법을 시행하지 않으면 시멘트가 완전히 굳어지지 않은 상태에서 건물이 흔들리는 것처럼 디스크 환자의 척추 불안정성은 해결되지 않을 것이다. 하지만, 정확한 치료적 행동수정과 세밀한 단계별 운동강도 증진 치료법을 적용하면 디스크는 쉽게 완치할 수 있다.

여러 번 강조했지만 **허리디스크 완치란 인류가 할 수 있는 모든 움직임 동작을 시행할 수 있고 시행해야** 한다. 인류가 할 수 있는 모든 움직임을 다 시행하기 위해서는 세밀한 단계별 운동강도 증진 치료법에 의해 체계적으로 완성해야 한다.

세밀한 단계별 운동강도 증진 치료법 단계는 어느 시기에 시행할 것인가?

세밀한 단계별 운동강도 증진 치료법은 **허리디스크를 치료하는 모든 과정에서 치료 철학으로 적용**한다. 세밀한 단계적 치료법은 이 책의 근간이다.

그래서 손상초기 3가지 움직임 원칙, 허리디스크 5단계 완치과정, 허리디스크 통증치료 3가지 관문, 허리디스크 완치를 위해 회복해야 하는 7가지 기능, 9종 정렬 운동법 등의 모든 단계에서 적용되어야 하는 치료 과학, 치료 철학이어야 한다.

세밀한 단계별 운동강도 증진 치료법 단계는 언제까지 반복 시행할 것인가?

세밀한 단계별 운동 치료법은 허리디스크를 완치할 때까지 지속적으로 단계를 높여가는 방법이므로 **완치할 때까지 반복** 시행한다. 그리고 완치가 되었다고 판단되면 주기화 운동법에 의해서 얼만큼 운동을 줄여서 유지할 것인가를 결정해야 한다. 얼마만큼 운동을 줄일 것인가에 대해서는 아래의 글을 참조하라.

주기화 운동원리로 최고기능의 70~80%로 살아가는 방법

세밀한 단계별 운동강도 증진 치료법처럼 운동강도를 높이는 것만큼 중요한 것이 운동량을 적절하게 줄이는 것이다. 이를 **'주기화 운동법'**이라고 한다. 허리디스크 환자가 근막이완, 스트레칭, 관절가동법, 안정화 운동법, 코어 강화, 전신 기능회복 운동법을 세밀한 단계별 등급으로 나누어 아침저녁으로 1~2시간씩 시행하고 보행, 런닝 교정을 30분~1시간씩 시행해서 완치가 되었다고 하자.

이후 얼만큼 운동량을 줄여야 할까?

그 해답은 **"주기화 운동원리"**에 있다. 주기화 운동원리를 이해하기 위해서는 인체가 항상 최고의 기능을 보유할 수도, 또 그럴 필요도 없다는 사실을 알아야 한다. 허리디스크 환자가 완치를 위해 시행한 수많은 운동들은 주기화 운동원리에 의해 운동강도나 횟수를 줄여야 한다. 본인의 의지에 따라 다르겠지만, 최고기능의 70~80% 정도의 기능 상태를 유지할 수 있을 만큼 줄이는 것이 좋다. 최고기능의 70~80% 기능을 유지하기 위해 최소로 해야 할 운동량은 생각보다 강도가 낮고 쉽다.

예를 들어 장미란 선수는 베이징 올림픽 용상에서 186 kg을 들어 올려 세계신기록을 세웠지만 그 이듬해 한국 체전에서 156 kg을 들어 우승했다. 주기화 운동원리 이론을 모르는 사람들은 장미란 선수가 연습을 게을리해서 퇴보했다고 생각할 것이다. 하지만 주기화 이론을 이해하면 그것은 당연한 과정이다. 계속 최고의 무게를 들 수 있는 능력을 보유하다가는 부상을 당할 위험이 매우 높기 때문이다.

올림픽에서 장미란 선수는 자신의 극한의 힘을 발휘하여 186 kg을 들었을 것이다. 장미란 선수가 부상 없이 평균적으로 들어 올릴 수 있는 무게는 그보다 10~30 kg 적은 것이라고 추정할 수 있다. 그래서 전국 체전에서 장미란 선수는 평소 역량대로 30 kg가 적은 156 kg을 들어 우승을 하는 것이 당연하다. 주기화 이론에 의하면 기록 갱신이 목표인 차기 올림픽이 열리는 그 해, 그 달에는 186 kg을 넘어서 190~200 kg을 들어올리기 위한 트레이닝을 단계적으로 진행할 것이다.

이러한 **주기화 운동법을 이용하여 살아가는 방법**에 대해서 알아보자. 유산소 운동과 근력 운동, 스트레칭 3가지 주기화 운동법에 대한 소개한다.

마라톤 주기화 운동 원리

필자는 풀코스 마라톤은 7번, 하프코스는 100번 넘게 완주했다. 처음 풀코스 마라톤을 뛰고 3일 동안 근육통에 시달렸다. 두 번째 풀코스 마라톤을 뛰고는 하루 동안 근육통에 시달렸다. 다음에는 오전에 풀코스 마라톤을 4시간 25분에 완주하고 오후에 아이들과 인라인 스케이트를 탔다. 이후 준비 없이 풀코스 마라톤을 달렸더니 다시 하루 이틀 근육통이 발생했다. 더욱 운동을 줄였더니 2시간 정도 천천히 하프코스(필자의 하프코스 최고기록은 1시간 37분)를 달리고도 하루 이틀 통증에 시달렸다. 인체는 그렇게 최고의 능력을 계속 유지할 수는 없고, 유지할 필요도 없다. 하지만 현재 필자의 마라톤 능력은 최고 기능의 60~70% 정도는 된다. 요즘은 달리기의 양을 더 줄여 골프장에서 카트를 타지 않고 뛰어다니는 정도로만 달리기를 하는 중이다. **주기화 원리에 의해 최고 기능에 60~70% 정도로 유지**하고 있다.

근력 운동 주기화 운동 원리

필자는 1년 이상 근육기능을 단계적으로 높이는 근력 운동을 했다. 처음에 턱걸이 3개, 팔굽혀펴기 10개, 윗몸일으키기 30개, 한 다리 스쿼트 5개씩 3세트를 주 3회 이상 시행했다. 서서히 단계를 올려 턱걸이 12개, 팔굽혀펴기 50개, 윗몸일으키기 60개, 한 다리 스쿼트 20개까지 강도를 높였다. 처음에는 5분이면 충분하다가 4개월이 지난 후에는 30분가량 필요했다. 30분가량 필요한 강도 높은 근력 운동을 견디기 힘들어지자 주 1~2회로 줄이고 1년을 계속하여 스스로 설정한 최대근력에 도달했다. 이후 주기화 이론에 의해 70~80% 능력을 가지기 위해서 턱걸이 5개, 팔굽혀 펴기 20개, 한 다리 스쿼트 10개 등을 주 1~3회 시행한다. 만약 어떤 필요에 의해 근력을 강화하고 싶으면 다시 **스스로 목표를 설정해 최대근력에 도달하기 위한 강도 높은 운동**을 하면 된다.

스트레칭 주기화 운동 원리

필자는 서서 허리를 굴곡하면 손가락 끝이 무릎과 발목 중간 정도밖에 되지 않을 정도로 선천적으로 매우 뻣뻣한 몸이었다. 스트레칭과 요가에 대한 이해가 깊어지면서 10년 넘게 스트레칭을 계속하고 있다. 처음에는 주 4회 이상 짧게는 30분 길게는 50분씩 스트레칭을 계속했다. 지금은 매우 유연한 상태로 아침에 허리를 굴곡해도 손바닥으로 발등을 닿을 수 있는 정도다. 요즘은 **스트레칭을 5~10분 정도 시행하는데 놀라운 유연성을 유지**하고 있다.

이제 허리디스크를 주기화 운동법 관점으로 관리를 어떻게 할 것인지 알아보자.

허리디스크 초기에는 손상초기 움직임 원칙에 의해 골반전후방 운동, 누워서 하는 스트레칭, 코어근육 활성화를 위한 복식 호흡 운동 등을 시행한다. 다음에는 단계적 코어 강화 운동, 전신의 기능적 스트레칭, 대둔근과 대둔근 강화 운동, 내전근 강화 운동, 족궁 회복 운동, 스쿼트, 보행 러닝을 포함한 전신 기능회복 운동법을 시행한다.

이 모든 치료적 운동법을 뺌 없이 추가만 한다면 어떻게 될까? 환자는 하루 종일 운동만 해야 할 것이다. 그럴 필요도 없고 그래서도 안 된다. 그렇다면 어떤 운동을 어떻게 뺄 것인가? 그리고 반드시 유지해야 하는 운동은 무엇인가? 생체역학적인 관점에서 많은 탐구와 고민이 필요하다.

이는 마치 수학 공부를 하는데 사칙 연산을 한 후 1차, 2차, 3차 방정식을 하고 미적분을 공부하는 과정과 같다. 미적분을 푸는데도 사칙 연산과 방정식을 풀 수 있어야 한다. 그런데 사칙 연산과 방정식을 계속 탐구할 필요는 없다. 어떤 운동을 줄이고 어떤 운동은 반드시 유지해야 하는가에 대한 답은 이와 같다.

허리디스크 완치 후 재발 방지를 위한 최소한의 주기화 운동 세트는 무엇이 좋을까? 필자의 경험으로는 스트레칭 5~10분, 코어운동 1~5분, 프랭크 운동 1~2분 또는 푸시업 5~30개, 스쿼트 10~100개 등을 주 2~3회 정도 시행하고 평소에 올바른 걷기, 계단 걷기, 틈틈이 런닝하는 습관을 가지면 좋을 듯하다.

세밀한 단계별 운동강도 증진 치료법 단계 과정의 목표가 달성되어 감에 따라 얼마나 줄일 것인가?

세밀한 단계별 운동법 과정에서 이미 완성된 근지구력, 근력과정은 과감하게 넘어간다. 마치 수학에서 덧셈, 뺄셈을 다 익히고 나면 가끔 덧셈, 뺄셈이 틀리더라도 더 이상 공부할 필요가 없는 것과 같다. 모든 치료적 운동법에서 가장 중요한 것은 어떤 것을 뺄 것 인가다. 이 답은 **"지식보다 더 중요한 것은 연상력이다"**라는 말로 대체한다.

X 전신 움직임 기능회복 운동법

Summary

허리디스크가 아무리 심하더라도 **완치라는 것은 어떤 직업도, 어떤 스포츠 활동도 가능하게 하는 것**이다. 이 과정은 전신의 근막을 부드럽게 하고, 근육 길이를 맞추고, 양측, 앞뒤의 생체역학적 근력 균형을 맞춰 척추관절의 동적 안정성을 회복한 상태에서 전신 움직임 기능회복 운동법(전신의 기능적 스트레칭, 전신의 대근육 운동법, 전신의 고유수용감각 증진 운동법)을 시행함으로써 완성된다고 할 수 있다.

인체의 가장 자연스러운 상태는 움직임에 있다. 움직임에 감사하라.

올바른 움직임과 자세 치료법의 마지막 단계는 인류가 원래 시행할 수 있었던 모든 움직임을 가능하도록 하는 운동법이다.

즉 평소 자신이 수행할 수 있었던 단순한 움직임 동작을 넘어서 좀더 크고 강하고 빠른 전신의 기능적 움직임을 회복하는 운동법이다. 이는 5번째 치료철학 **'환자는 질병(허리디스크) 발생 전보다 더 건강해져야 한다'**라는 원칙을 실행하는 과정이다. 안타깝게도 많은 허리디스크 환자는 원래 자신이 즐기던 골프, 축구, 야구, 배드민턴 등을 포기하는 경우가 많다. 하지만 전신 움직임 기능회복 운동법을 완성하기만 하면 디스크를 앓기 전보다 더 튼튼한 허리를 가지고 자신이 즐기던 스포츠 취미활동을 더 잘할 수 있다.

필자는 전신 움직임 기능회복 운동법을 크게 전신의 기능적 스트레칭, 전신의 대근육 운동법, 고유수용감각 증진 운동법 3가지로 구성하였다. 이를 **'CMP 전신 움직임 기능회복 운동법'**이라고 명명한다.

이 운동법은 운동 강도가 크고 빠르기 때문에 지구 중력의 압박부하, 장력부하가 전신에 주어져 통증과 부상이 발생할 위험이 높으므로 주의해서 시행해야 한다. 하지만 아래에서 소개하는 운동 과정을 체험하면서 한번 완성된 관절 안정성에 의한 척추보호 능력은 놀랍기 그지없다는 것을 체험할 수 있을 것이다. 놀랍게도 한번 **척추의 동적 안정성이 완성되면 지구 중력 상황의 웬만한 동작은 모두 가능**하다. 인류는 직립보행이라는 진화 과정에서 100세까지 튼튼한 허리를 유지할 수 있도록 설계가 된 듯하다. 그렇지 않고서는 디스크로 고생했던 환자가 골프, 테니스, 축구와 같은 강한 운동을 즐기는 경우를 설명할 수 없을 것이다.

모든 사람은 본래 타고난 움직임 수행 능력이 다 다르다. 또한 디스크 발생 후 자신이 원하는 전신 움직임 기능회복 목표도 다르다. **어떤 환자는 일상 활동에서만 불편없이 살기를 원하고, 어떤 환자는 하루에 20 kg을 50번 정도 들어야 하는 직업 활동에서 통증이 없기를 원하고, 어떤 환자는 축구, 골프 등의 스포츠 활동을 할 수 있기를 원한다.** 그래서 전신 움직임 기능회복 운동법을 시행하기에 앞서 환자가 어느 정도 수준까지 회복할 것인가 회복 목표를 먼저 결정해야 한다. 전신 움직임 기능회복을 위한 과정은 많은 시간이 소요되고 매우 힘든 과정이기 때문에 자신의 일상 생활, 취미생활, 직업 상황에 맞게 먼저 최소의 목표를 정하고 전신 움직임 기능회복 운동법을 시행해야 한다.

안전하게 전신 움직임 기능회복 운동법을 완성하기 위해서는 많은 치료적 경험이 필요하다. 하지만 **'통증이 나를 보호하리라'**라는 원칙과 앞에서 소개한 올바른 움직임과 자세 치료법이라는 생체역학적 지식을 기반으로 누구나 시행할 수 있다. 참고로 모든 치료적 운동법과 마찬가지로 전신 움직임 기능회복 운동법도 세밀한 단계별 운동강도 증진 치료법을 적용시켜야 한다. 이제 3가지 전신 움직임 기능회복 운동법에 대해서 알아보자.

01 전신의 기능적 스트레칭

전신은 근막과 근육(결합조직)으로 직접적으로 연결되어 있다. 그래서 모든 근막-근육 연결체는 전신의 기능적 스트레칭을 통해 전신 움직임 기능의 방해요인을 제거할 수 있다. 아래에서 소개하는 전신의 기능적 스트레칭은 허리디스크 완치 4, 5단계에서 시행할 수 있고 허리디스크 완치라는 고지에 도달하기 위해 반드시 시행되어야 하는 과정이다. 예를 들어 척추관절이 안정화되고 국소 관절, 국소 근육에 통증이 없는데도 불구하고 좀 더 복잡한 직업 활동, 스포츠 활동 등 기능적 동작을 할 때만 통증을 호소하는 환자가 있다. 전신은 근막과 근육으로 연결되어 있기 때문에 어떤 특정 동작을 방해하는 유착이 있거나, 인체 조직이 견뎌내지 못하는 비정상적인 장력부하, 압박부하를 받을 때 통증이 발생하는 것이다. 필자의 경험으로 보면 이럴 때 가장 좋은 치료법은 **"전신의 기능적 스트레칭"과 "치료적 보행교정"**이다.

아래에서 소개하는 전신의 기능적 스트레칭은 기능적으로 연결되어 있는 근막-근육의 유착 문제를 치료하는 것이고 치료적 보행 교정은 걷기, 달리기 등의 활동에서 발생하는 부하의 불균형 문제를 해결하는 것이다. 치료적 보행 교정은 "CMP 9종 신체정렬 운동법"을 참조하라. 이제 필자가 거의 매일 시행하고 있어 누구나 가능할 것이라고 생각되는 전신의 기능적 스트레칭에 대해 알아보자. 전문적인 요가를 배운 사람들의 경우 아래에서 소개하는 기능적 스트레칭보다 더욱더 복잡하고 강도가 높은 스트레칭을 할 수 있을 것이 다. 이 책의 목적은 인류가 할 수 있는 모든 움직임을 회복하는 것이기 때문에 요가 동작의 엄청난 부하를 견뎌내고 가능하다면 시행해도 좋다.

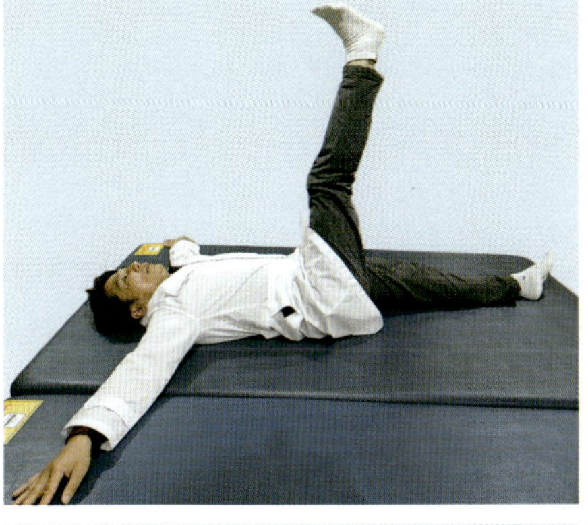

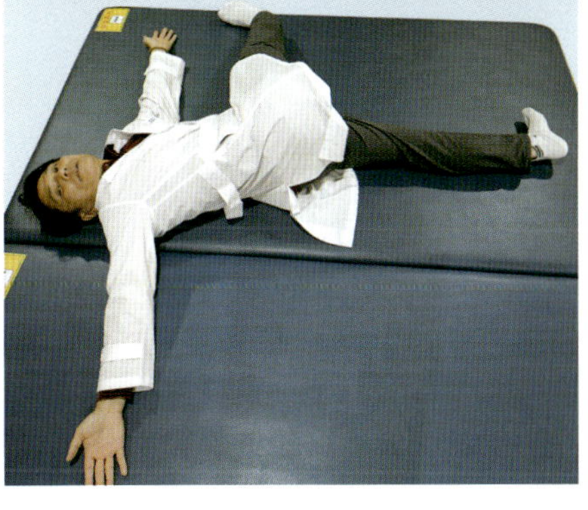

필자가 추천하는 몇 가지 **전신의 기능적 스트레칭 동작**에 대해 알아보자.

좌측 사진처럼 앙와위로 누워서 몸통을 회전시키면서 스트레칭 하는 방법이다. 회전축을 어디에 두느냐에 따라 다열근, 회선

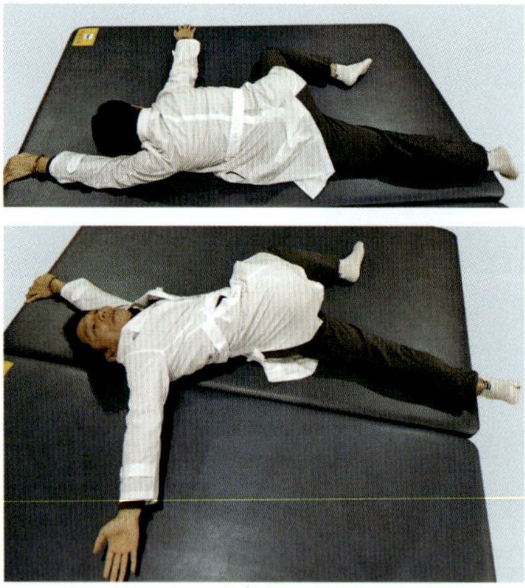

근 등을 정확하게 스트레칭할 뿐만 아니라 후관절의 기능까지 회복할 수 있다.

좌측 사진처럼 엎드려서 시작자세를 취하고 몸통을 우측으로 회전시키면서 전신을 기능적으로 스트레칭하는 방법이다. 마찬가지로 회전축을 어디에 두느냐에 따라 스트레칭 부위가 달라지고, 후관절 움직임 기능을 회복할 수도 있다.

앙와위 전신 스트레칭

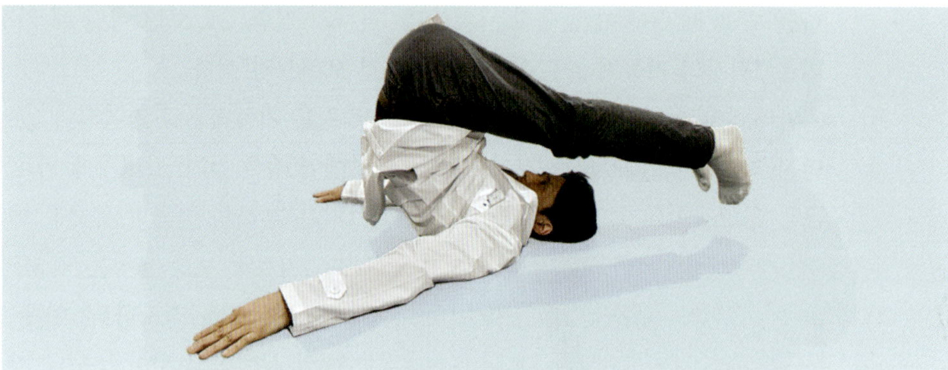

위 사진처럼 앙와위로 누워서 다리를 들어 발끝을 땅바닥에 닿게 하면서 스트레칭하는 방법이다. 이 스트레칭은 근막경선의 표면후방선을 기능적으로 스트레칭하는 방법이다. 물론 목디스크가 있는 환자는 불가능한 스트레칭이다.

엎드려서 시행하는 전신스트레칭

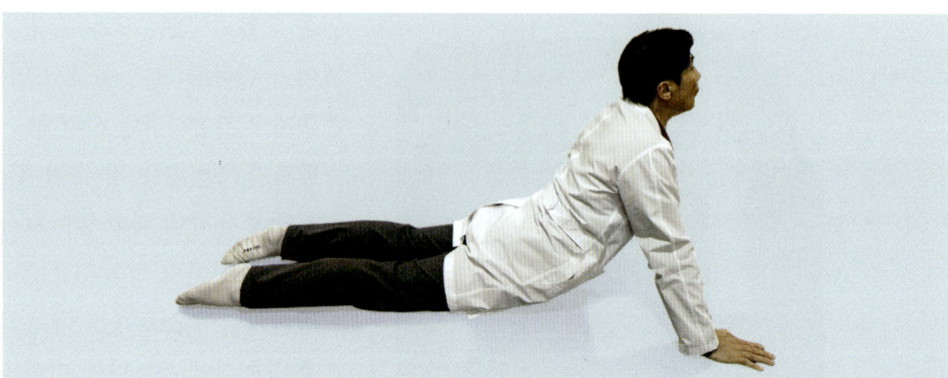

위 사진처럼 엎드려 몸통 전체를 신전하며 스트레칭하는 방법이다. 이는 근막경선의 표면 전방선을 기능적으로 스트레칭한다. 이 동작에서 심호흡을 이용하면 복직근을 더 기능적으로 스트레칭 할 수 있다.

표면전방선 변형 스트레칭

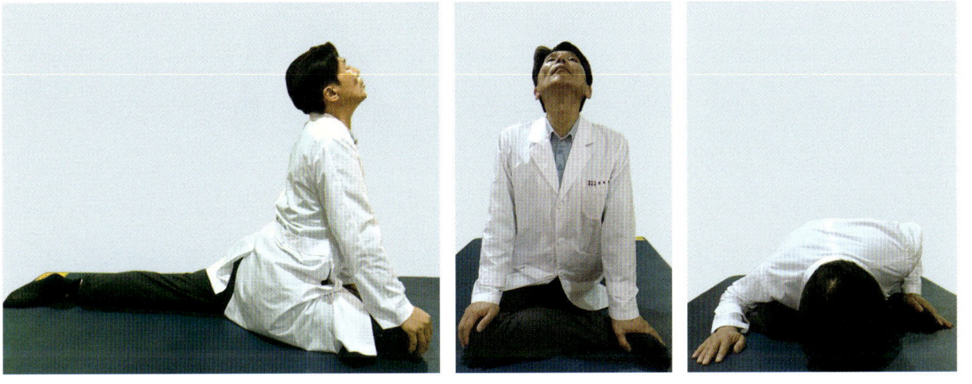

위 사진처럼 한쪽 다리를 앞으로 놓고 허리를 숙이면 이상근 등 고관절 외회전근과 대둔근 등이 스트레칭 된다. 그대로 고개를 들어올려 코브라처럼 자세를 취하면 장요근과 근막경선의 표면전방선을 스트레칭 할 수 있다.

후면부 스트레칭 (하지교차)

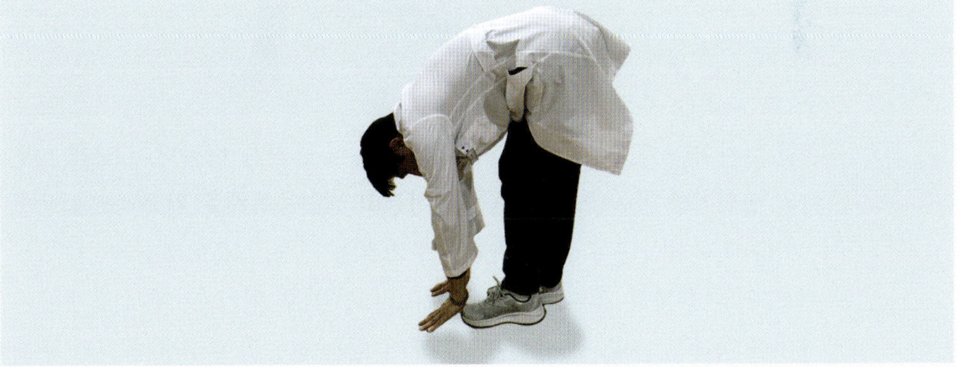

위 사진처럼 양측 하지를 교차하고 허리를 굴곡하면 족저근막, 종아리근육, 햄스트링, 대둔근, 척추기립근 등을 기능적으로 스트레칭 할 수 있다.

복합동작 스트레칭 1

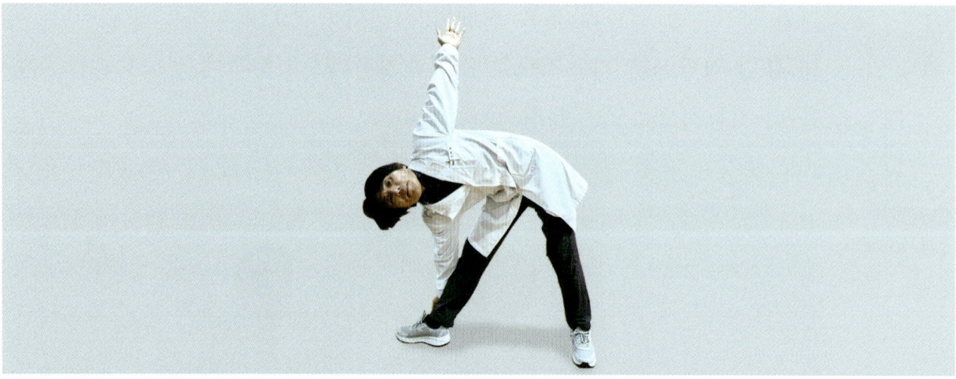

위 사진처럼 몸통을 옆으로 굴곡하여 전신을 기능적으로 스트레칭 할 수 있다. 이 동작을 정확히 시행하면 좌측 고관절이 살짝 빠져나오는 느낌까지 스트레칭 할 수 있다.

복합동작 스트레칭 2

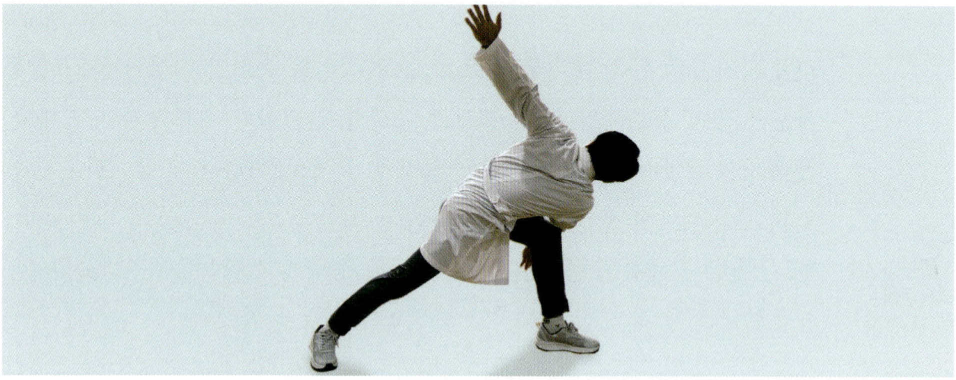

위 사진처럼 몸통을 꼬아 온몸을 기능적으로 스트레칭 할 수 있다.

이렇게 복잡하면서 강한 부하가 주어지는 기능적 스트레칭을 견뎌낼 수 있다면 전신 움직임 회복의 기초가 마련된 것이라고 할 수 있다. 위에서 소개하는 기능적 스트레칭을 통해서 근막-근육으로 연결되어 있는 전신의 비정상 움직임 문제를 해결할 수 있을 것이다. 하지만 이 과정은 고립 스트레칭보다 전신적이고 기능적인 회복이므로 전신 관절의 압박, 장력, 전단부하가 걸릴 수 있으므로 **통증이 악화된다면 바로 중단해야** 하고, 주의해서 시행해야 한다. 그리고 전신의 움직임 기능을 회복하기 위해서는 1년 이상 꾸준히 시행하는 것이 중요하다. 전신의 기능적 스트레칭을 꾸준히 시행하면 디스크의 마지막 단계에서 통증 치료와 나이가 들어감에 따라 뻣뻣해지는 문제를 완전히 해결할 수도 있다.

02 전신의 대근육 운동법

인체의 근육을 기능적으로 나누면 **안정성 근육**(stabilizer muscle)과 **움직임 근육**(mobilizer muscle)으로 나눈다는 것을 기억할 것이다. 여기서 소개하는 전신의 대근육 운동법은 안정성 근육이 작동한 상태에서 움직임 근육(대근육)을 강화할 때 재손상 없이 운동 강도를 높일 수 있다. 전신 대근육 운동법 또한 필자가 평소에 하고 있는 운동법으로 구성되어 있어 누구나 시행할 수 있을 것이다. 전신의 대근육 운동법은 매우 강도가 높고 힘든 운동이므로 재손상에 주의하고, 다양하고 재미있게 구성하는 것이 가장 좋다. 그리고 잊지 말자. **근력을 강화하기 위한 운동법의 강도와 횟수는 5~8회 3세트, 세트 사이 휴식시간 1분 30초~2분**이다. 그리고 이렇게 높은 강도의 근육운동을 매일 시행하면 지연 후 근육통이 발생할 우려가 있으므로 주 3회 정도 시행하는 것이 좋다. 매일 근력강화 운동을 하고 싶은 의지가 있다면 하루는 상체 운동, 하루는 하체 운동으로 나누어 시행할 수 있다. 강력한 근력 운동 후에 통증이 발생하면 얼음 팩을 20분 정도 해주면 통증 치료와 예방에 효과적이다. 그리고 강력한 근력 운동으로 근막이 뻣뻣해지고 근육이 짧아지는 것을 방지하기 위해 **'저항 운동 후 즉시 스트레칭'**을 해야 한다. **8가지로 구성된 전신의 대근육 운동법**에 대해서 자세히 알아보자. 여기서 세밀한 단계별 운동강도 증진 치료법에 대한 설명은 생략하지만 아래에서 소개하는 모든 운동은 세밀한 단계별 운동강도 증진법에 따라야 한다.

턱걸이 운동

철봉 매달리기와 턱걸이는 필자가 제일 좋아하는 운동으로 철봉 하나만 집에 매달면 언제든 할 수 있는 운동법이다. 턱걸이는 매우 강력한 운동으로 상체 대부분의 근육이 동원되어야 가능한 운동법이다.

현대인에게 너무도 흔한 **둥근 어깨 증후군을 악화시키지 않도록** 턱걸이를 할 때 둥근 어깨가 되지 않도록 견갑골 후인 상태에서 시행하고 견갑골이 위아래 끝까지 움직이도록 하면 매우 효과적이다.

턱걸이 운동 사진과 같이 다리를 앞으로 내밀고 턱걸이를 하면 구름 동작이 불가능해져 강력한 턱걸이 운동을 시행할 수 있다. 옆으로 뒤로 몸을 비틀어 시행하여 많은 근육을 다양하게 강화할 수 있다. 손잡는 넓이를 바꾸거나 손을 앞뒤로 교차로 잡아 턱걸이를 함으로써 다양하게 사용되는 근육을 바꾸어 운동할 수 있다.

턱걸이 운동

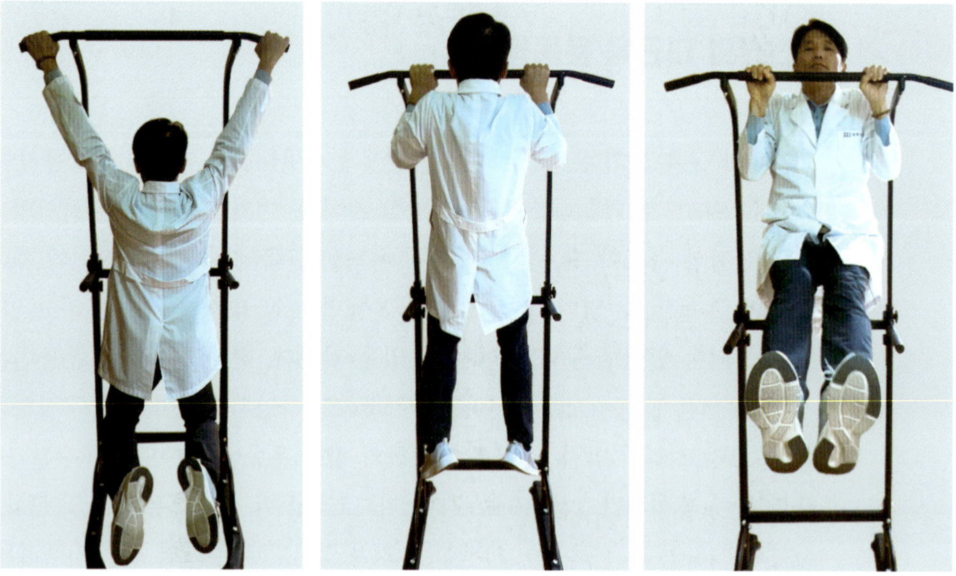

팔 굽혀 펴기 운동

팔굽혀펴기 운동

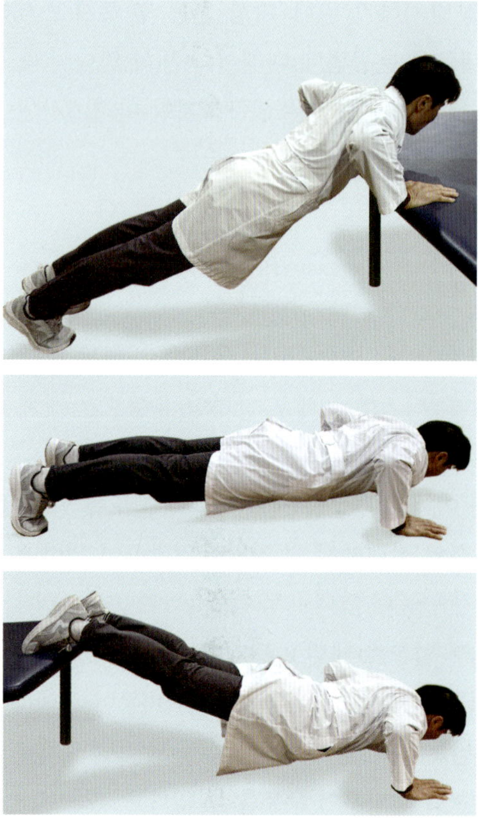

팔 굽혀 펴기 운동은 누구나 어디서나 마음만 먹으면 할 수 있는 좋은 전신 대근육 운동법이고 아래에서 소개하는 것뿐만 아니라 다양한 강도의 팔 굽혀 펴기 운동법을 만 들어 낼 수 있다. 올바른 팔 굽혀 펴기를 위해서 반드시 **견갑골 움직임을 동반**하는 것이 좋다. 팔을 굽혀 내려갈 때 양쪽 견갑골이 서로 가까워지도록(견갑골 후인) 하고 팔을 펴서 올라올 때 양쪽 견갑골이 완전히 멀어지도록(견갑골 전인) 하면 견갑골과 연결된 많은 근육을 동시에 활성화하고 강화할 수 있다. 또한 코어근육에 힘을 주고 시행하면 팔 굽혀 펴기는 코어 강화 운동의 변형이 될 수 있다. 팔 굽혀 펴기의 강도는 그림과 같이 다양한 방법으로 바꿀 수 있다. 운동의 강도가 바뀔 뿐만 아니라 주로 사용되는 근육도 바뀌므로 전신의 대근육 운동이라 할 수 있다.

딥(Dip) 운동

딥 운동

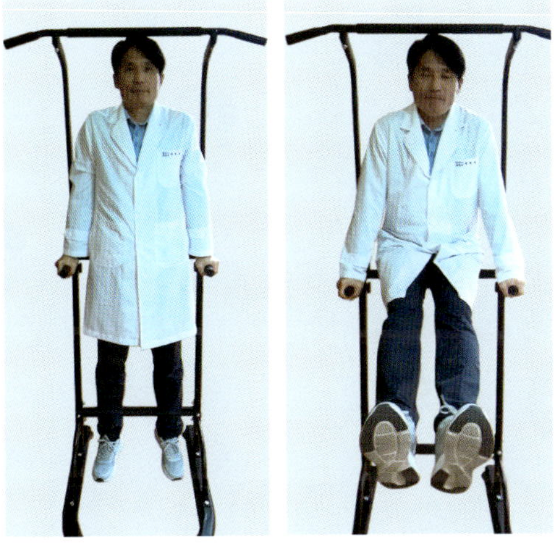

딥 운동은 평행봉에서 팔 힘으로 체중을 내렸다 들어올리는 운동법이다. 딥 운동을 할 때도 마찬가지로 견갑골이 위아래로 끝 범위까지 움직이도록(견갑골 거상과 하강) 하는 것이 좋다. 그리고 턱걸이, 팔 굽혀 펴기를 할 때와 마찬가지로 둥근 어깨의 상태가 되지 않도록 견갑골 후인자세를 유지해야 하는 것이 좋다.

평행봉이 없으면 딥 운동이 불가능하다고 생각하는 사람이 매우 많다. 하지만 필자는 의자에서, 엘리베이터에서 틈틈히 딥 운동을 시행한다.

몸통근육 강화 운동법

"코어 강화 운동법"을 참조하라.

스쿼트 운동(Squat exercise)

스쿼트는 서서 무릎을 90도로 굽혔다 펴는 운동법인데 하부운동사슬 운동의 최고봉이라고 할 수 있다. 전설의 역도선수 폴 앤더슨에게 기자가 물었다. 당신은 역사상 최고의 역도선수입니다. 당신이 단 하나의 운동만 할 수 있다면 무슨 운동을 하시겠습니까? 그는 주저 없이 "스쿼트"라고 답했다. 이렇게 스쿼트 운동법은 전신 근력운동법이면서 **단일 운동으로는 최고의 운동법**이다. 스쿼트 운동을 시행할 때 주의해야 할 동작 두 가지가 있다. 첫째, 무릎이 발가락 끝 앞을 지나가지 않아야 한다는 것이다. 무릎이 발가락 앞을 지나가며 90도 굴곡이 일어나면 무릎에는 엄청난 압박-장력(전단)부하가 발생한다. 이 과정에서 슬개골과 대퇴골의 부딪힘 등이 일어나고 무릎 통증이 악화될 수 있다. 물론 테니스, 배드민턴, 축구 등은 무릎에 복잡한 피봇 동작이 필요하기 때문에 마지막 단계에서 일부러 부하를 걸리게 운동할 수 있다. 둘째, 좌우 흔들림이 없어야 한다. 무릎에서 좌우 흔들림이 발생한다는 의미는 고관절, 척추에서 비정상 부하와 장력이 발생하므로 디스크 통증이 악화될 수 있다.

아령 스쿼트

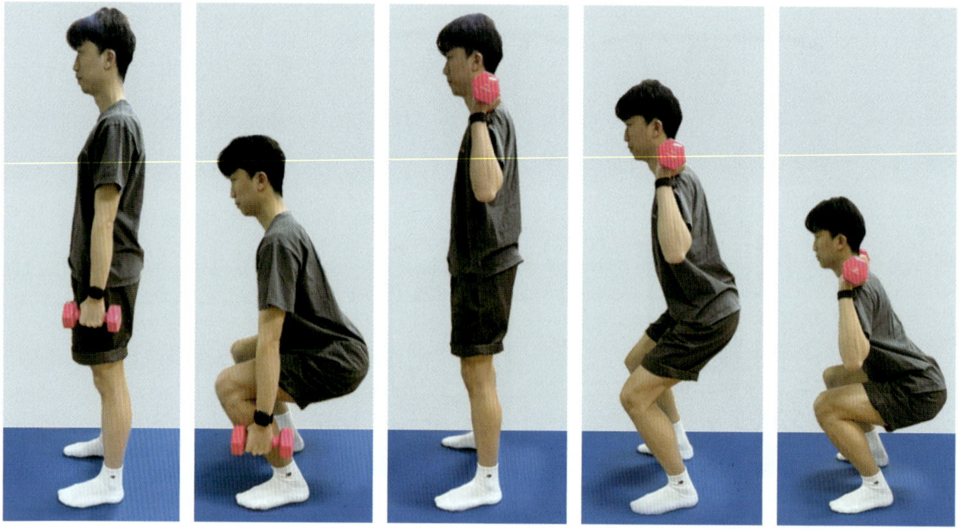

올바른 스쿼트 자세를 상상하기 위해서는 그림과 같이 역도 선수가 역기를 들어올릴 때 허리-골반-고관절 복합체를 경첩관절처럼 만드는 운동법을 보라. 바로 허리-고관절 경첩 운동법(hip hinge exercise)이다. **허리-고관절 경첩**(lumbar-hip hinge) **운동법**은 흔히 올바른 스쿼트 운동법이라고 할 수 있다. 허리의 굴곡상태는 요추의 열린 관절(open pack) 자세이므로 척추가 불안정한 상태다. 이렇게 척추가 불안정한 허리를 굴곡한 상태에서 무거운 것을 든다고 가정해보라. 구부정한 허리는 안정성이 없기 때문에 요추 관절의 비정상 부딪힘을 일으키고 허리디스크의 원인이 된다. 그래서 역도선수들은 허리-고관절 경첩 자세를 정확하게 유지하여 엄청난 무게를 들어올리는 훈련을 반복하는 것이다.

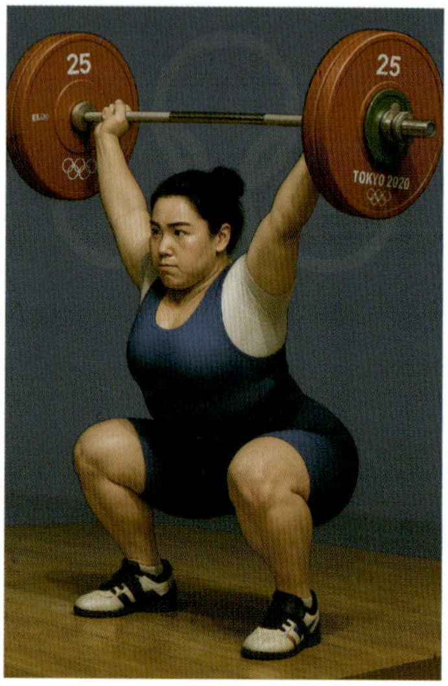

런지 운동(Lunge exercise)

런지 운동법은 스쿼트 운동법의 변형이라 할 수 있는 기능적 운동법이다. 마찬가지로 무릎이 발가락 끝 앞을 지나가지 않아야 하고 특히 좌우 흔들림이 없이 안정적으로 운동을 하는 것이 매우 중요하다.

맨몸 런지와 아령 런지

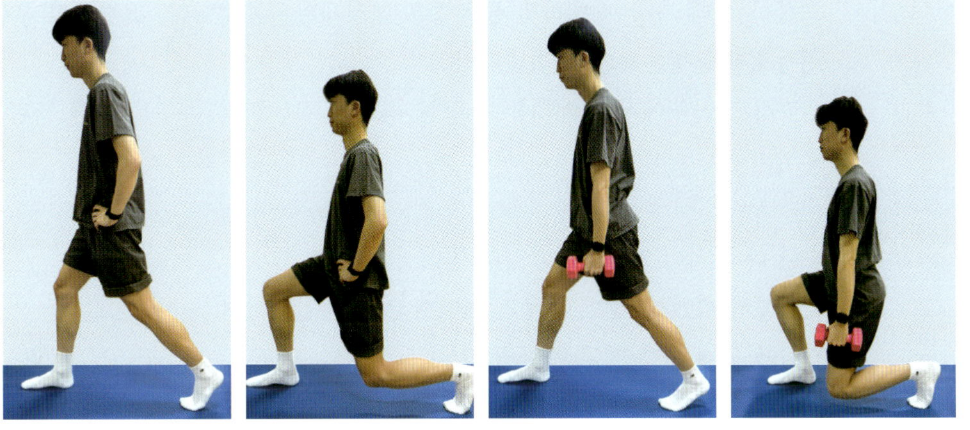

03 전신의 고유수용감각 증진 운동법

앞에서 설명한 바와 같이 고유수용감각 증진 운동법은 **균형감각 운동, 협응력 운동, 민첩성 운동법**이 있다. 여기서 소개하는 고유수용감각 증진 운동법으로 모든 인류의 고유수용감각 기능이 좋아지면 현재 인류가 겪는 흔한 통증과 부상은 아마도 엄청나게 줄어들 것이다. 각각의 기능을 회복하는 방법에 대해서 알아보자.

균형감각 운동

균형감각은 **인체가 중력 환경에서 안정된 자세를 유지하고 움직임을 조절하는 능력**으로, 귀의 전정기능, 시각 시스템, 소뇌의 평형기능, 그리고 고유수용감각 등 여러 감각계와 신경계의 통합적인 작용으로 이루어진 기능이다. 쉽게 말하면 균형감각이 없다면 우리는 두발로 서고 걸을 수가 없을 것이다. 그래서 균형감각은 일상 활동, 직업 활동에 가장 기본이 되는 능력이다. 시각 정보가 균형감각에 얼마나 도움이 되는지를 알아보려면 한 발로 서서 눈을 감아보면 바로 이해할 수 있다. 전정기능은 수직, 수평자세와 움직임에 관한 정보를 중추신경계에 전달하는 중요한 역할을 한다. 안구 운동계는 공간에서 신체의 위치와 관련된 피드백을 제공하는 데 도움이 된다. 이제 균형기능 회복을 위한 운동법에 대해서 알아보자.

디스크 환자가 눈을 감고 30초 동안 한 발로 서 있을 수 없다면 균형감각에 결함이 있다고 판단하고 아래에서 소개하는 균형감각 운동법을 시행해야 한다. 균형감각을 회복하는 데 가장 기초적인 운동법은 전정재활운동법이다. 전정재활 운동법은 **'정렬 전정재활 균형운동법'**을 참조하라.

그리고 아래에서 소개하는 다양한 평형성 기능회복 운동을 통해 균형감각을 키울 수 있다.

- 한 다리 서기, 한 발로 앉았다 일어서기
- 폼롤러 위에서 서기, 폼롤러 위에서 앉았다 일어서기
- 짐볼 위에서 발 떼고 앉아 있기

균형감각 기능이 좋아지면 좁은 계단 걸을 때나 징검다리 등을 건널 때 편안함을 느끼고 평소 시소나 청룡열차를 탈 때 어지러움 증상은 많이 개선될 것이다.

협응력 운동

협응력 운동은 **균형기능을 기초로 모든 관절 움직임이 조화롭게 움직이게 하는 것**을 말한다. 걷고 달리고 줄넘기를 하고 자전거를 타는 것은 인체의 놀라운 협응력 덕분이다. 반복움직임의 적절한 조절과 억제는 협응력에 중요한 기능이고 움직임의 정확성, 움직임의 속도, 근력은 협응력의 기초적인 역할을 담당한다. 협응력의 발달을 위해서는 단순한 운동으로 시작하여 복잡한 운동으로 진행시킨다. 모든 협응력 기능 개선을 위해서는 규칙적인 반복 움직임이 필수다.

보수볼 위 스쿼트

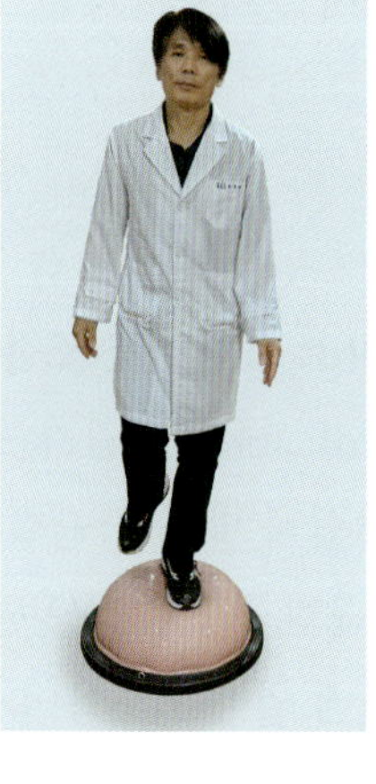

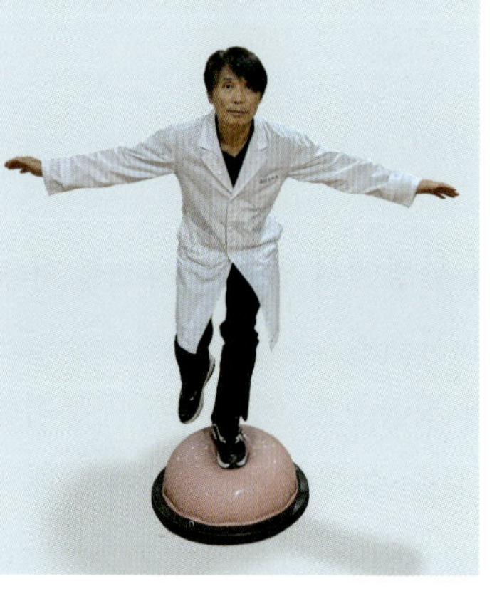

이러한 협응력기능을 회복하기 위한 운동법은 다음과 같은 것이 있다.

- 크로스 패턴 운동(cross pattern movement)
- 다중 과제 운동(dual task training)
- 밸런스 보드 위에서 공 던지고 받기
- 제기 차기
- 밸런스 훈련(balance training)
- 보수볼 한발서기, 보수볼 위에서 스쿼트하기

민첩성 운동

민첩성(agility)은 **신체가 빠르게 방향을 전환하고, 속도를 조절하며, 균형을 유지하면서 움직일 수 있는 능력**을 의미한다. 운동선수뿐만 아니라 일반인의 운동 능력 향상, 낙상 예방, 반응 속도 개선 등에도 중요한 요소다. 민첩성 운동을 치료적 관점으로 표현하면 민첩성 운동법은 균형기능, 협응력기능을 기반으로 부상 없이 빠른 움직임을 수행해 낼 수 있는 능력을 말한다. 축구, 테니스 등을 하는 동안 빠르게 움직이고 피봇 동작으로 턴하는 등의 능력은 모두 민첩성 덕분이다. 이렇게 민첩성은 신속한 움직임을 수행할 때 신체의 방향을 조절할 수 있는 능력이다. 유연성, 근력, 순발력, 균형기능, 협응성은 민첩성의 중요한 구성요소이다. 그래서 균형 운동, 협응력 운동, 민첩성 운동을 순서대로 시행하는 과정이 세밀한 단계적 운동강도 증진법을 적용하는 과정이라 할 수 있다. 이 기능을 회복하기 위한 운동법에 대해 알아보자.

민첩성 운동은 흔히 다른 이름으로 **플라이오메트릭 운동법**이라고 할 수도 있다. 플라이오메트릭이라는 용어는 1975년 미국 육상코치인 프레그월트가 만들어낸 말이다. 플라이오매트릭이란 주로 점프하는 동작으로 이루어진 운동법으로 짧은 시간 동안 근육의 최대 힘을 이용한 운동이다. 플라이오매트릭운동을 이해하기 위해 가장 적절한 문장은 **'인간의 몸은 감겨져 있는 스프링과 같은 기계이다'**라는 말이다. 플라이오매트릭운동법은 스프링처럼 감겨져 있는 인체가 스프링이 풀리는 것처럼 빨리 달리고 높이 뛰고 멀리 던지고 모든 활동을 우아하고 능숙하면서 빠르게 시행할 수 있게 하는 것이다.

- 사다리 훈련(agility ladder drill): 바닥에 놓인 사다리 모양의 도구를 사용하여 발을 빠르게 움직이는 훈련

- 콘 드릴(cone drill): 바닥에 놓인 콘을 기준으로 방향 전환과 가속/감속을 반복하는 훈련
- 반응 민첩성 훈련(reactive agility training): 시각적 또는 청각적 신호에 반응해 방향을 전환하는 훈련
- 셔틀런(shuttle run) 훈련: 두 지점을 반복적으로 왕복하면서 속도, 방향 전환, 지구력 등을 동시에 훈련
- 플라이오메트릭스(plyometrics) 기반 민첩성 훈련: 점프, 착지, 반응 동작을 포함하는 훈련으로 폭발적 민첩성을 향상

플라이오매트릭 운동법과 같이 강력한 운동을 안전하게 수행하기 위해서는 최대심박수, 근피로, 심폐기능과 근력의 조화 등의 개념을 이해하면 좋다.

정상인은 안정 시에 70회 전후의 심장박동이 일어나고 최대심박수는 흔히 220-나이(나이가 들면 안정적인 최대심박수는 줄어들기 때문에)라고 한다. 플라이오매트릭스 운동법은 매우 강력한 근력과 심폐능력이 필요하므로 최대심박수 범위 내에서 안전하게 시행해야 한다. 심박 측정 기능이 있는 스마트 워치를 차고 심장박동수를 체크하면서 운동을 할 때 최고 효율, 안전한 운동을 시행할 수 있다.

과도하게 강한 근력 운동만 시행하고 심폐능력 개선을 소홀히 하면 어떻게 될까?

마치 **탱크 바퀴에 소형차 엔진을 달고 움직이는 차**와 같을 것이다. 그래서 근력과 심폐기능은 적절하게 조화를 이룰 때 최고의 운동 능력을 발휘할 수 있다.

전신 움직임 기능회복 운동법은 어느 시기에 시행할 것인가?

허리디스크 완치 5단계 중에서 3단계인 닫힌 사슬 하지방사통형에서는 조심스럽게 시작하고 4단계인 **닫힌 사슬 국소 요통형 단계에서 적극적으로 전신 움직임 기능회복 운동법을 시행**한다. 이때 시행하는 전신 움직임 기능회복 운동법은 매우 강한 압박-장력(전단)부하가 주어지는 운동이므로 디스크가 재발하지 않도록 주의해서 운동프로그램을 구성해야 한다. 특히 피봇상황, 골프 스윙과 같은 강력한 압박력, 회전력, 전단력을 요하는 동작은 주의해서 시행하거나, 완치판정을 받을 때까지 보류하는 것이 좋다.

전신 움직임 기능회복 운동법을 언제까지 반복 시행할 것인가?

환자의 **직업 활동, 취미 활동 등이 가능할 수 있을 때까지 반복** 시행한다. 그리고 디스크가 완치가 된 후에도 직업, 취미 활동을 안전하고 높은 수행력을 가지려면 틈틈이 반복적으로 전신 움직임 기능회복 운동을 하는 것이 좋다. 직업 생활, 스포츠 취미 활동에서 어느 정도 수행력을 유지할 것인가를 먼저 결정하고 주기화 원리에 의해서 적절하게 줄이면서 반복 시행한다.

전신 움직임 기능회복 운동법은 얼마나 자주 시행할 것인가?

자신이 달성하고 싶은 스포츠 취미 활동의 목표에 따라 전신 움직임 기능회복 운동법을 얼마나 자주 시행할 것인가를 결정한다. 기본적인 보행, 러닝, 계단 오르내리기 등은 일상 생활에서 가능하므로 자주 시행하고 나머지 운동들은 주 1~2회 취미로 시행하면 좋을 듯하다.

전신 움직임 기능회복 운동법 과정의 목표가 달성되어 감에 따라 얼마나 줄일 것인가?

균형 운동, 협응성 운동은 운동강도가 높지 않으므로 안전하지만 민첩성 운동을 너무 강하게 하면 근육 통증 등의 부상에 시달릴 수 있으므로 환자의 수행 능력에 맞게 적절하게 운동 강도를 높였다 줄였다를 반복하는 것이 좋다. **주기화 운동법을 고려하여 목표를 설정하고 목표에 따라 줄이는 것이 좋다.**

바쁜 현대인에게 아무리 좋은 운동법이라 하더라도 시간 없으면 시행할 수 없으므로 반드시 주기화 운동원리에 의해 줄여야 한다. 그리고 **'과한 것은 부족한 것만 못하다'**는 원칙이 여기서도 적용되므로 주기화 원리에 의해 적절히 줄이는 것이 좋다.

100세 시대를 살아야 하는 현대인에게 전신 움직임 기능회복 운동법을 습관화하는 것은 매우 중요하다. 꼭 체험하기를 바란다.

Chapter 4.

CMP therapy 3단계 기타 2과정

XI 9종 신체정렬 운동법

Summary

두발로 걷는 인간의 신체는 끊임없이 뒤틀리는 방향으로 부하를 받는다. 그래서 나이가 들면 흔히 등이 굽고, 척추-골반은 뒤틀리고, 다리는 O다리로 변형되고 지팡이를 짚고 걷는다. CMP 9종 신체정렬 운동법은 목, 어깨, 흉추, 허리, 고관절, 무릎, 발목, 발의 생체역학적 정렬을 고려한 운동법으로 **100세까지 꼿꼿한 허리를 유지할 수 있도록 고안된 트레이닝** 방법이다.

9종 신체정렬 운동법

1. CMP 전정재활 균형운동법
2. CMP 경추 정렬·안정화 운동법
3. CMP 흉추 정렬-호흡 운동법
4. CMP 견갑골 정렬 안정화 운동법(견갑골 시계운동법)
5. CMP 요추 정렬·안정화 운동법
6. CMP 고관절 정렬·안정화 운동법
7. CMP 무릎 정렬·안정화 운동법
8. CMP 족궁 정렬 운동법
9. CMP 치료적 보행교정

직립 보행 인류의 아름다운 인체의 정렬에 감사하라.
올바른 정렬에 의한 체중부하의 분산에 감사하라.

독자는 자신의 누워 있는 자세, 앉아 있는 자세, 걷는 자세, 달리는 자세를 상상해보라. 그리고 주위 사람들의 앉아 있는 자세, 걷는 자세, 달리는 자세를 보라. 눕기, 서기, 앉기, 걷기, 달리기 등은 신체 정렬 상태의 연속이다. 이러한 인체의 정렬과 자세는 200여 개의 뼈와 280여 개의 가동관절이 사슬처럼 연결되어 600여 개의 각 근육 길이와 근력의 균형에 의해서 결정된다. 그래서 잘못된 움직임과 자세는 근육과 관절에 비정상적인 압박-장력(전단)부하를 초래하고 인대, 관절, 근육, 신경, 연골 등 인체조직의 손상을 일으킬 수 있다. 또한 이러한 인체조직의 손상에 의한 통증 회피 행동은 인체 정렬을 틀어지게 하는 요인이 되기도 한다.

거의 모든 인류는 매일 잘못된 움직임과 편측 움직임을 통해 신체정렬의 틀어짐을 유발한다. 필자는 인체 부정렬(틀어짐)을 쉽고 편하게 개선하는 방법은 무엇일까를 오랫동안 탐구해왔다.

여기서 제시하는 9가지 신체정렬 운동법은 **인류의 선배 연구자들이 이미 그 효과를 검증한 머리에서 발끝까지의 올바른 움직임과 자세를 위한 운동법** 중에서 필자가 선정한 것이다. 이를 **"CMP 9종 신체정렬 운동법"**이라고 명명한다.

이 운동법을 지속하면 지금보다 더 좋은 자세, 더 나은 보행을 할 수 있고 평생 꼿꼿한 허리를 가질 수 있다. 9종 신체정렬 운동법은 디스크를 완치하는 데 중요한 역할을 하고 또한 디스크 발생을 예방할 수도 있다.

그렇다면 9종 신체정렬 운동법은 왜 효과가 있는가?
이 운동법을 어떻게 얼마나 해야 효과가 있을까?

신체정렬 운동을 통해 틀어진 인체가 올바른 자세로 개선되는 과정을 이해하기 위해 중요한 4가지 과학 원리가 있다. 바로 **피에조 전기, 결합조직의 가소성, 신경의 가소성, 작은 신경 자극**이다. 이에 대해 자세히 알아보자.

피에조 전기(Piezo-electricity) 원리

물체에 자극을 주면 전하가 발생, 새로운 배열이 일어난다는 물리학적 원리가 **"피에조 전기 원리"**이다. 그래서 적절한 힘과 원하는 방향으로 스트레칭, 반복 움직임 자극이 주어지면 인체조직은 새로운 배열로 재정렬이 일어난다. 사실 우리가 알고 있는 모든 부정렬 자세(두부전방 자세, 일자 목, 거북목, 둥근 어깨, 측만증, 일자 허리, O다리, X다리, 평발 등)도 환자 스스로 그러한 나쁜 자세와 잘못된 움직임을 반복했기 때문에 악화된 것이다.

피에조 전기 원리

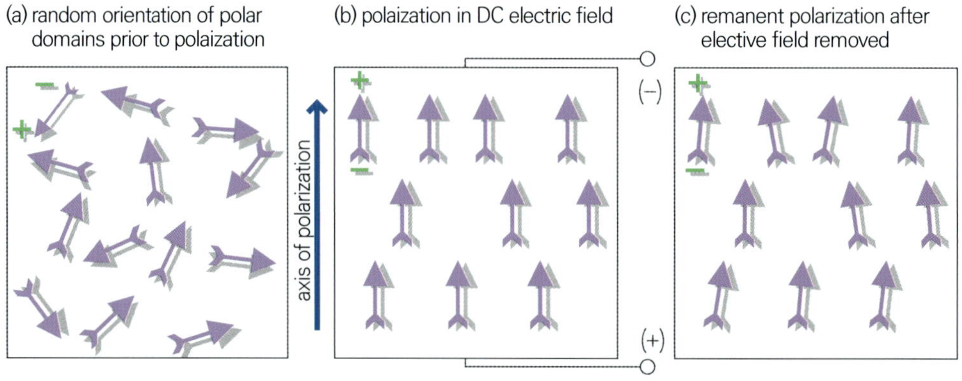

역으로 피에조 전기의 새로운 배열 원리를 인체에 적용하여 **"올바른 정렬에 맞는 움직임 자극을 주면 좋은 자세로 개선이 가능"**하다. 그래서 척추, 골반이 틀어진 사람은 올바른 움직임을 반복하면 대부분 틀어진 자세를 교정할 수 있다. 다만 뼈의 변형으로 인한 O다리, X다리, 척추측만증 등은 약간의 정렬 회복은 가능하지만 완전히 정상화하는 것은 불가능하다.

결합조직의 가소성(Connective tissue plasticity) 원리

앞에서 언급한 것처럼 인체는 가히 결합조직의 연결체라 할 수 있다. 인체의 전신을 연결하고 있는 결합조직은 **반복적인 움직임 자극을 받으면 그 방향에 따라 플라스틱이 늘어나 그 형태를 유지하는 것과 같은 현상**이 발생한다. 이를 **"결합조직의 가소성 변화"**라고 한다. 피부, 섬유막, 근막, 관절 등은 모두 가소성 변화가 일어날 수 있는 결합조직이기 때문에 9종 신체정렬 운동법을 3개월 이상 지속적으로 시행하면 새로운 정렬이 일어나 유지될 수 있다. 참고로 결합조직 구성성분 중 세포외 기질의 반감기는 2~8일이고, 콜라겐의 반감기는 20~250일이다. 인체는 재생자극을 받으면 드라마틱한 속도로 재생이 가능하기 때문에 3개월이면 새로운 정렬개선이 일어나고 유지될 수 있다.

이렇게 만들어진 새로운 정렬을 평생 유지하는 방법은 무엇일까?

놀랍게도 인체조직은 체성기억(somatic recall)을 통해 그대로 재생된다. 그래서 잘못된 자세, 잘못된 움직임을 반복하지 않으면 이론적으로 9종 신체정렬 운동법으로 개선된 새로운 정렬은 평생 유지할 수도 있다. 이렇게 올바른 방향과 힘의 지속적인 움직임 자극에 의한 결합조직의 가소성 덕분에 우리는 100세까지 꼿꼿한 허리를 유지할 수 있는 것이다.

문형철 교수가 알려주는 결합조직 상식!

피에조 전기 원리와 결합조직의 가소성 특성

피에조 전기 원리와 결합조직의 가소성에 대해 좀더 자세히 알아보자. 결합조직의 가소성과 피에조 전기적 특성은 밀접하게 연관되어 있다. 즉 트로포콜라겐의 전하를 띤 구조와 배열이 기계적 스트레스에 반응하여 전위차를 생성하고, 이러한 전기적 특성이 새로운 콜라겐의 정렬과 기존 콜라겐의 재배열에 영향을 미치는 피에조 전기 효과를 나타낸다. 그래서 섬유아세포가 콜라겐섬유를 재생하는 적절한 자극이 주어지면 인체는 피에조 전기 원리와 결합조직의 가소성 덕분에 새로운 배열을 만들어낼 수 있다.

트로포콜라겐 전하

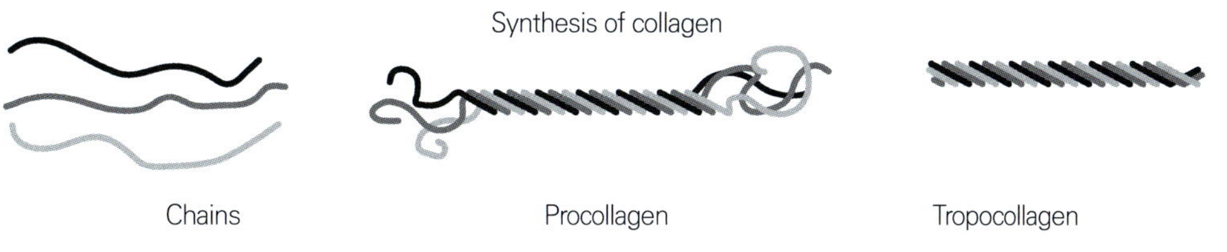

피에조 전기 효과와 결합조직의 가소성으로 인체조직에서 어떤 일이 일어나는지 구체적으로 알아보자. 예를 들어 스트레칭으로 인체의 결합조직이 늘어날 때, 먼저 탄성 범위에서는 가해진 힘에 비례하여 늘어나고 힘을 제거하면 원래 길이로 돌아온다. 이 **탄성 한계를 넘어서면 가소성 범위(plastic range)에 진입하여 영구적인 변형**이 발생할 수 있다. 이때, 일정한 힘이 지속적으로 가해지면 시간이 지남에 따라 변형이 점진적으로 증가하는 크립(Creep) 현상이 나타난다. 이러한 가소성 범위를 넘어 조직이 더 이상 변형을 감당할 수 없게 되는 최대 강도 지점을 지나면 결합조직의 파열이 발생할 수 있으므로 주의해야 한다. 이러한 결합조직의 가소성 원리에 의하여 스트레칭, 반복운동 자극은 섬유아세포의 재생을 유도하여 인체조직의 배열을 바꿀 수 있다.

그렇다면 틀어진 자세로 운동을 반복하면 어떻게 될까?

근육 길이 차이는 더욱 심해지고 틀어진 자세가 고착화 될 것이다. 이렇게 인체조직은 움직임의 방향에 따라 재배열되기 때문에 모든 스트레칭과 치료적 운동은 잘못된 자세로 대충하면 안 된다. 어떤 이유에서든 잘못된 움직임을 반복하면 인체 부정렬은 악화될 것이다.

다시 한번 강조하는데 **"결합조직의 가소성 특성"** 때문에 잘못된 자세가 지속되면 일자 목, 두부전방자세, 둥근어깨 증후군, 측만증, 일자 허리 등 인체 부정렬을 악화시킨다. 역으로 올바른 움직임과 자세 치료는 올바른 정렬 회복의 방향으로 재배열을 일으킬 수 있다.

"결합조직의 가소성 특성에 감사하라"

신경의 가소성(Neuronal plasticity) 원리

난생 처음 배드민턴을 배운다고 상상해보라. 채를 잡는 자세, 스매싱 등은 어설프고 어색하다. 이유는 뇌에서 평소 해보지 않은 동작을 생소하게 느끼기 때문이다. 하지만 며칠만 반복하면 배드민턴을 치는 자세는 익숙해지고 어색함이 사라진다. 왜 그럴까? 바로 **"신경 가소성"** 때문이다. 결합조직의 가소성 원리와 비슷하게 신경도 가소성 원리가 작용한다. 그래서 올바른 움직임과 자세를 위한 반복 운동으로 결합조직의 가소성 변화와 뇌의 가소성 변화가 함께 일어나야 새롭게 만들어진 자세와 정렬이 자신의 올바른 자세라는 것을 대뇌에서 지각하고 받아들이게 된다. 대뇌에서 새로운 정렬이 올바른 정렬이라고 지각한다는 것은 새로운 시냅스가 연결되어 새로 개선된 움직임과 자세(정렬)가 대뇌에 기억되는 과정이다.

이러한 새로운 시냅스의 연결은 새로운 움직임 자극과 동시에 시작되고 **진정한 신경 가소성 변화라 할 수 있는 축삭재생**(axonal sprouting)**은 2주면 시작**된다. 이렇게 대뇌에서 새로 바뀐 자세가 자신의 올바른 자세라고 기억하면서 틀어진 자세는 교정되기 시작한다.

올바른 자세를 가능한 빨리 기억시키기 위해서 무엇이 중요할까?

그것은 바로 **'움직임에 대한 의도와 인식'**이다. 골프를 처음 배우는 사람이 새로운 자세의 골프 동작을 기억하기 위해 노력하듯이 새롭게 시행하는 움직임에 대한 의도와 인식은 반복 운동만큼 중요하다. 어떤 운동을 새로 배우려 할 때 아무 생각 없이 동작만 반복하는 사람과 정확한 동작을 기억시키려는 의도를 가지고 자신의 움직임을 인식하기 위해 노력하는 사람은이 나중에 큰 실력 차이를 보이는 것은 이 때문이다.

움직임에 대한 의도와 인식은 바이오피드백 트레이닝 과정에서도 매우 중요하다. 예를 들어 팔 굽혀 펴기를 할 때 복횡근, 내외복사근 등 코어근육 활성화의 의도를 가짐으로써 코어 강화 운동을 병행할 수 있고, 전거근 근육의 활성화 의도를 가짐으로써 견갑골 안정화 운동을 병행할 수 있다. 이렇게 움직임에 대한 의도와 인식은 특정 근육 활성화를 유도할 수 있고 뇌에 자신의 근육 움직임을 재교육하여 기억시킴으로써 치료적 운동의 효과를 극대화할 수 있다.

작은 신경자극(Low level neural input) 원리

독자는 피에조 전기 효과, 결합조직과 신경의 가소성 원리에 의해 올바른 움직임만 반복하면 인체는 새로운 정렬을 회복할 수 있다는 것을 알았을 것이다.

그렇다면 새로운 인체 정렬을 위한 최적의 자극은 무엇일까?
자세 교정을 위한 가장 좋은 자극은 무엇일까?

그 해답은 **작은 신경자극**(low level neural input)이다. 다시 말하면 올바른 자세와 움직임을 천천히 시행하여 **아주 작은 신경자극을 지속할 때** 피에조 전기, 결합조직의 가소성, 신경 가소성 등이 가장 효과적으로 일어난다. 그래서 아래에서 소개하는 9종 신체 정렬 운동법은 새로운 자세를 기억하면서 천천히 반복 운동해야 한다.

이러한 원리를 9종 정렬 운동법에 적용하면 인체는 리모델링 되듯이 새로운 움직임과 자세(올바른 정렬)로 회복될 수 있다. 실제 사례를 보자. 필자는 아주 심한 둥근 어깨였다. 고등학교 때부터 둥근어깨 증후군으로 인해 공을 던지면 견갑골의 견봉과 상완골 골두가 부딪힘이 발생해 통증이 있었다(당시에는 왜 아픈 줄도 몰랐다). 현재는 아무리 공을 던져도 어깨 통증이 전혀 없다. 이제 이 글을 읽는 독자가 체험할 차례다.

첫 번째 운동법 “CMP 전정재활 균형 운동법”

너무도 당연한 것처럼 보이지만 놀라운 실험을 해보자. 먼저 한 발로 서 보라. 반대 발로도 서 보고, 한 발로 선 자세에서 눈을 감아보라. 그것이 가능한 사람은 발뒤꿈치를 들고 한 발로 서보라.

인간은 어떻게 한 발로 서는 것이 가능할까?
그리고 어떤 사람은 외줄 타기가 가능한 것일까?

이러한 인류의 한 발 서기 기능은 피부, 근막, 근육, 관절에 있는 고유수용 감각과 전정기관의 평형기능, 소뇌의 균형기능, 대뇌의 통합기능의 조합 덕분이다. 인체의 고유수용감각 기능 회복과 전신의 올바른 정렬 회복을 위한 운동법으로 **'정렬 전정재활 균형 운동법'**을 소개한다. 독자는 근막, 근육, 관절에 있는 고유수용감각 기능을 개선하기 위해서는 근막이완, 스트레칭, 관절가동 테크닉 등이 선행되어야 한다는 것을 잘 알 것이다. 그래서 전신 근막이완, 전신 스트레칭 등을 시행한 후 전정재활 운동법을 하면 더욱 효과적이다.

전정재활 운동법은 1940년대의 이비인후과 의사 코손과 물리치료사 쿡시가 뇌손상 때문에 **어지러움증을 호소하는 군인들을 재활하기 위해 개발**하였다. 그들은 뇌손상으로 어지러움증이 있을 때 머리를 많이 움직인 경우 회복이 빠른 것을 관찰하고 머리와 눈, 전정기관이 움직이는 운동법을 개발하였는데 이것이 전정재활 운동법이다. 원래 전정재활 치료의 목표는 평형을 담당하는 전정계의 기능을 개선하고, 시각 또는 체성감각의 고유수용감각 기능을 회복하여 뒤뚱거리는 동작의 불균형으로 인한 불안감을 해소할 뿐만 아니라 기능적으로 환자의 평형 능력을 개선하여 움직임 중에 어지러움증을 감소시키는 것이다. 그런데, **필자의 경험으로 보면** 전정재활 운동법은 뇌척수액 흐름을 개선하고, 후두부에 혈액을 공급하는 추골동맥의 기능을 개선하고 12 뇌신경의 기능을 개선하기 때문에 어지러움증 환자뿐만 아니라 두통, 기립성 저혈압을 포함한 12 뇌신경 기능저하, 치매, 파킨슨, 소뇌위축증 등 모든 질환에 반드시 필요한 운동이다.

시행 방법

전정재활 균형 운동은 의자에 앉은 상태에서 턱 당기기 자세를 취하고 허리와 흉추, 경추를 가능한 중력선에 맞게 똑바로 앉아서 고개를 좌우로 반복 회전하는 운동법이다. 다음 사진과 같이 처음에는 눈을 뜨고 손가락 한 지점을 바라보면서 시행하고 이어서 눈을 감고 한 지점이 있다고 상상하면서 시행한다. 고개를 좌측, 우측으로 45도 틀어서 시행하기도 하고, 경추를 굴곡신전하는 방향으로 시행하기도 한다. 처음에는 속도와 횟수를 낮게 시행하고 **익숙해짐에 따라 가능하면 빠른 속도로 200회 이상 시행**하면 좋다.

이렇게 전정재활 균형운동법은 단계적으로 강도를 높여갈 수 있는데, 처음에는 앉아서 천천히 30회 아침저녁으로 시행하고 서서히 강도를 높여 빠른 회전 속도로 최대 20분까지 높인다. 다음 단계는 서서 시행하고, 마지막 단계는 한 발로 서서 시행한다. 눈을 감고 한 발로 서서 시행하는 단계를 완성(필자도 아직 도달하지 못한 단계)하면 고유수용감각의 기능은 최대로 극대화될 것이다. 전정재활 균형운동 마지막 단계를 완성하면 평생 균형 능력이 좋아지고 인체 부정렬 악화를 방지하는 역할을 할 것이다. 참고로 이 운동은 김연아와 같은 피겨 스케이팅 선수가 회전 시 어지러움증을 극복하고 빠르게 균형을 잡기 위해 수없이 반복하면 좋은 운동법이다.

전정재활 운동

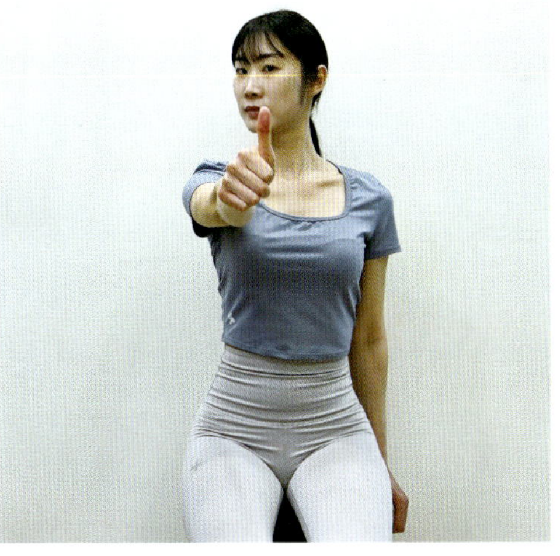

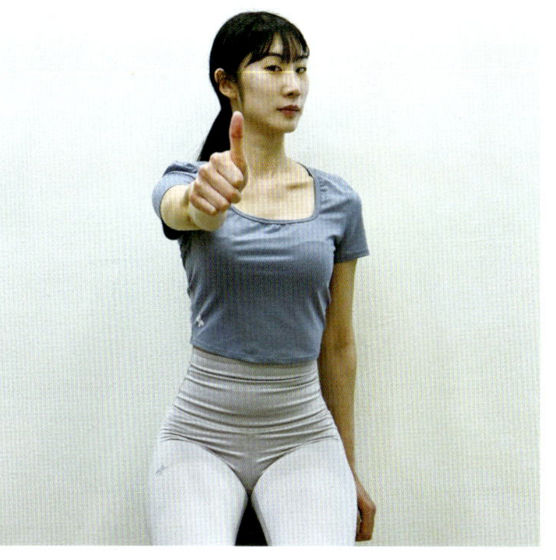

근육기능 개선의 입장에서 보면 전정재활 균형 운동 과정에서 가장 중요한 근육은 후두하근과 흉쇄유돌근이다.

후두하근

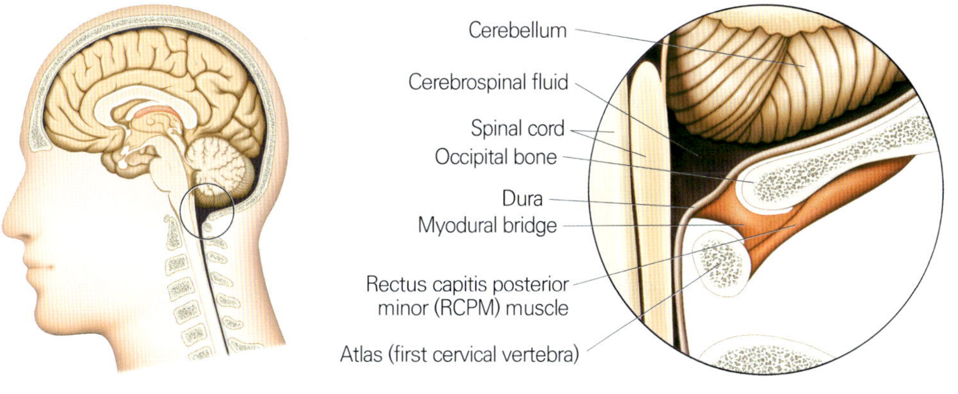

먼저 후두하근에 대해서 알아보자. 후두하근에는 근육 기계적 수용기(muscle mechanoreceptor)인 근방추(muscle spindle)가 많고 위 그림과 같이 후두하근은 치밀결합 구조인 **근경막 연결다리(myodural bridge)를 통해 척수의 경막(dura mater)과 연결**되어 있다. 그래서 후두하근의 기능은 움직임을 담당하기보다는 머리와 경추의 정렬에 의한 장력 기능, 고유수용감각 기능을 주로 담당하고 있다. 두부전방 자세, 거북목 자세, 둥근어깨 증후군 등은 모두 후두하근이 짧아져 있는 상태다. 후두하근의 짧아짐과 긴장은 근경막 연결다리를 통해 중추신경 경막 긴장을 초래하여 인체 움직임 기능을 방해한다. 전정재활 운동은 다음에 소개하는 **'턱 당기기 운동'**과 함께 이러한 후두하근의 기능을 회복하는 최고의 방법이라 할 수 있다.

그리고 흉쇄유돌근은 경추의 좌우회전, 굴곡을 담당하는 근육인데 이 근육이 과사용되어 긴장성 통증과 통증유발점에 의한 경결밴드가 발생하면 미식거림, 어지러움, 두통 등이 흔히 발생한다. 그래서 흉쇄유돌근을 잘 치료하면 메슥거림, 어지러움, 두통이 쉽게 개선되는 경우가 많다.

흉쇄유돌근

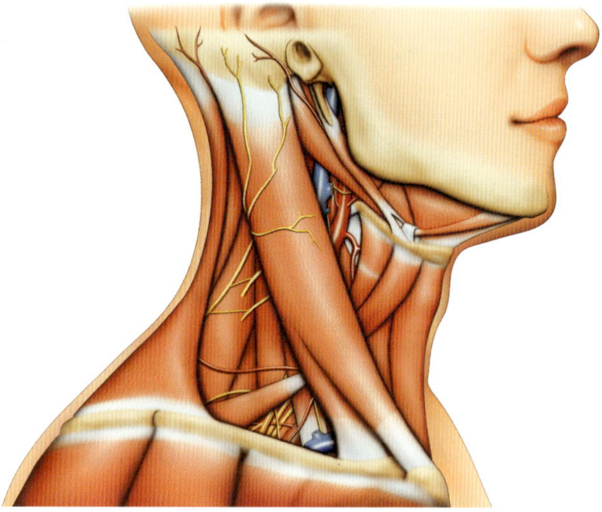

전정재활 운동법으로 지독하게 반복 발작하는 어지러움을 완치한 사례는 너무도 많다. 양성돌발성 자세성 현훈(benign paroxysmal positional vertigo, BPPV), 전정신경염, 메니에르 증후군의 주증상은 어지러움증이다. 필자는 이러한 어지러움증을 치료하는 현존하는 최고의 방법이 바로 도리도리 전정재활 균형 운동법이라고 생각한다. 피겨 스케이팅의 김연아 선수가 수십 바퀴 회전을 할 때 처음에는 많이 어지러웠을 것이다. 계속 반복하면 인체는 어지러움증에 적응하면서 그렇게 엄청난 회전이 가능해지는 것이다.

그런데 많은 어지러움증 환자들이 이 운동 과정에서 초기에 구역감, 어지러움이 약간 증가하기 때문에 조금하다가 중단해버린다. 하지만, **굳은 의지로 약간의 구역감, 어지러움을 이겨내고 전정재활 운동을 20분까지 시행하면 놀랍게도 양성돌발성 자세성 현훈에 의한 어지러움증은 대부분 치료가 가능**하다.

참고로 걸음마를 시작하는 아이들이 전정재활 운동을 시행하면 뒤뚱거리며 넘어지는 기간을 훨씬 단축할 수 있다. 흔히 할머니들이 **막 걷기 시작하는 손자에게 시키는 도리도리 운동법**과 같다. 도리도리 운동을 하면 고유수용감각 기능, 균형기능이 빠르게 개선되어 쉽게 걷는다는 것을 선조들은 경험적으로 알았던 것이다.

두 번째 운동법: CMP 경추 정렬·안정화 운동법

경추는 7개의 뼈로 되어 있고, 일자목, 거꾸로 목, 거북목 등의 문제와 함께 흔히 경추 4~5~6~7번 경추의 불안정성으로 목디스크가 발생한다. 이 문제를 해결하기 위한 방법으로 9종 정렬 운동법의 두번째는 **"CMP 경추 정렬·안정화 운동법"**이다. 이 운동법은 경장근, 두장근, 경추 다열근 등 경추의 심부안정화 근육을 강화하는 **'단계적 턱 당기기**(chin in exercise) **운동법'**으로 구성되는데 경추관절의 안정성뿐만 아니라 아래에서 소개하는 많은 부정렬을 개선하는 출발점이다.

많은 현대인들이 아래 그림과 같은 자세(운전, 독서, 컴퓨터 등)에 오랜 시간 노출되면서 두부전방자세(head forward posture)와 둥근어깨 증후군(round shoulder syndrome), 중흉추 후만(mid-thoracic kyphosis) 부정렬에 의한 수많은 통증에 시달리고 있다. 이러한 부정렬에 의한 통증 환자들이 아래에서 소개하는 턱 당기기 운동법을 단계적으로 높여가며 시행하면 두부전방 자세, 둥근어깨 증후군, 중흉추 후만 등의 비정상 정렬을 빠르게 개선할 수 있다. 턱을 당겨 머리가 정상 위치에 자리를 잡으면 두부전방 자세, 둥근어깨, 중흉추 후만은 자연스럽게 해결될 기초가 마련되는 것이다.

독자는 지금 턱을 뒤로 당겨보라. 머리가 제자리로 가면서 흉추와 어깨가 펴지고 자동적으로 좋은 자세가 나올 것이다. 이렇게 턱 당기기 운동법은 위에서 소개한 두부전방 자세, 둥근 어깨, 중흉추 후만 등 상부운동사슬 부정렬을 해결하기 위해 첫 번째로 선택되어야 하는 운동법이다. 턱 당기기 운동의 목적은 **심부 경추 안정성 근육의 강화를 통해 틀어진 경추를 바로잡고, 경추 불안정성을 회복하기 위함**이다.

거북목 자세

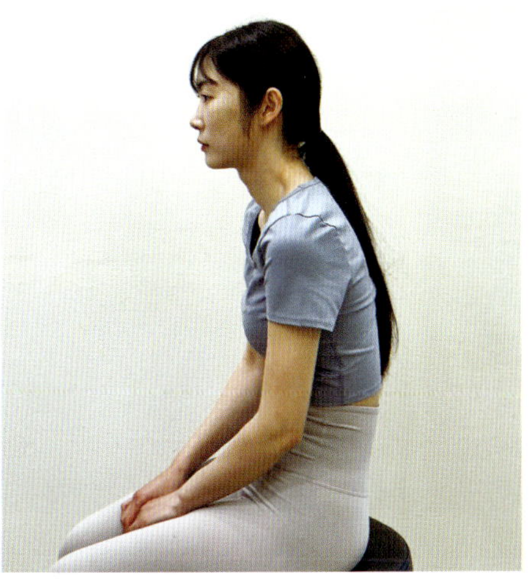

턱 당기기 운동법에 대해 알아보기에 앞서 주의사항을 먼저 살펴보자. 이 운동 과정에서 가장 주의해야 할 것은 **"흉쇄유돌**

근을 수축하지 않고 운동을 시행"하는 것이다. 지금 흉쇄유돌근까지 사용하여 깊은 호흡을 다섯 번만 시행해 보라. 바로 어지러움증이 발생할 것이다. 이렇게 흉쇄유돌근이 과도하게 수축하여 근긴장, 통증유발점(경결밴드)이 발생하면 지속적인 두통, 어지러움에 시달린다. 이러한 증상을 예방 및 치료하면서 인체의 정렬을 회복하기 위해서 턱 당기기 운동법을 시행하는 것인데, 이 운동과정에서 흉쇄유돌근 근수축을 과도하게 일으키는 것은 오히려 문제를 악화시키는 행위가 된다.

즉, 흉쇄유돌근은 경추 움직임 근육(mobilizer)이고 이 근육이 과사용되어 근긴장이 발생하면 두통, 어지러움 등 많은 문제들이 야기된다. 이 논리를 역으로 확장해보자. 턱 당기기 운동을 정확히 시행하여 두부전방 자세, 거북목, 둥근어깨 증후군 등의 부정렬을 개선하면 흉쇄유돌근의 과사용, 통증유발점 문제를 해결할 수 있을 것이다. 결국 턱 당기기 운동법을 잘 시행하면 흉쇄유돌근을 포함한 목 주위 근육, 측두근, 교근 등이 차례로 이완되면서 많은 두통, 어지러움, 이명, 난청 등의 증상을 개선할 수 있다는 결론에 도달한다. 실제로 **많은 환자들이 효과를 경험한 운동법**이다.

턱 당기기 운동 시행 방법

1단계 턱 당기기 운동법은 누워서 턱 당기기와 앉아서 턱 당기기 두 자세로 시행한다. 급성 목디스크 환자처럼 **경추 불안정성이 심한 경우에는 누워서 시행**하고 그렇지 않은 경우에는 편하게 앉아서 시행해도 된다. 인체 머리의 무게는 체중의 10%가량(5~7kg)이다. 목디스크로 통증이 심할 때는 이 무게로 디스크, 후관절, 구상관절을 압박하는 것만으로도 목디스크를 악화시키는 원인이 될 수 있다. 그래서 목디스크가 있을 때 누워서 턱 당기기 운동법을 시행하면 머리 무게로 관절을 압박하여 발생하는 문제가 사라진다. 그럼에도 불구하고 **턱 당기기 운동법을 시행하다가 손저림증이 발생하면 신경이 압박되는 동작이므로 즉시 중단**해야 한다.

턱 당기기 운동

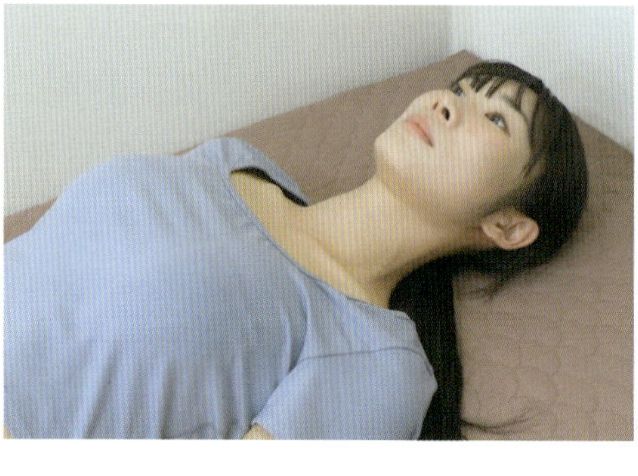

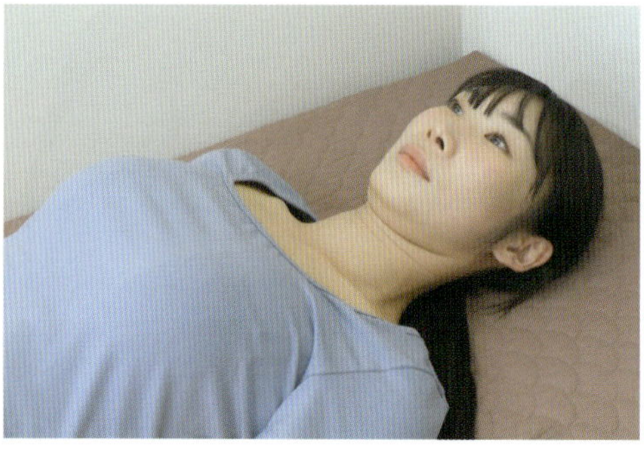

턱 당기기 운동
- 앉아서

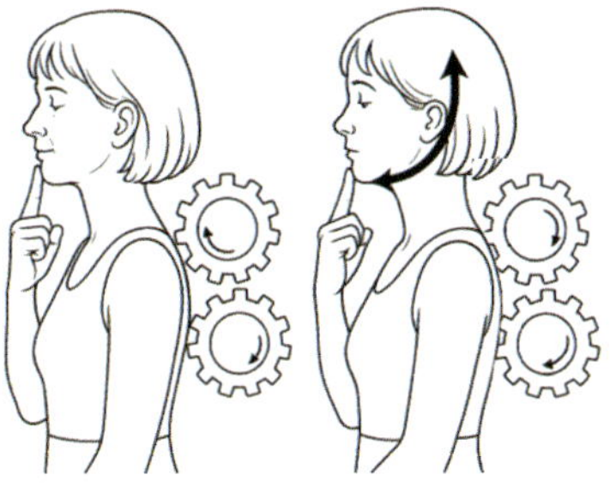

턱 당기기 운동법을 관절의 입장에서 보면 관절 가동 테크닉이 된다. 그래서 급성 목디스크로 통증이 심할 때는 손상초기 움직임 3원칙에 의거하여 천천히 통증 없는 범위에서 10회 3세트를 반복하면 통증 치료에 효과적이다. 엘리트 운동선수, 하루종일 컴퓨터, 피아노를 하며 목에 부하가 많이 주어지는 경우가 아니면 1단계 턱 당기기 운동법으로 대부분의 목디스크 치료는 완성될 수 있다.

2단계 턱 당기기 운동법은 엎드려서 머리 무게를 이용하여 턱 당기기를 시행하여 경장근과 두장근, 경추의 국소 안정화 근육을 강화하는 방법이다. 엎드린 상태에서 머리, 경추, 흉추를 정렬을 유지하고 아래 그림과 같이 1~2 cm 머리와 경추를 수평으로 들어올리는 동작을 15회 3세트를 반복한다.

턱 당기기 운동
- 엎드려서

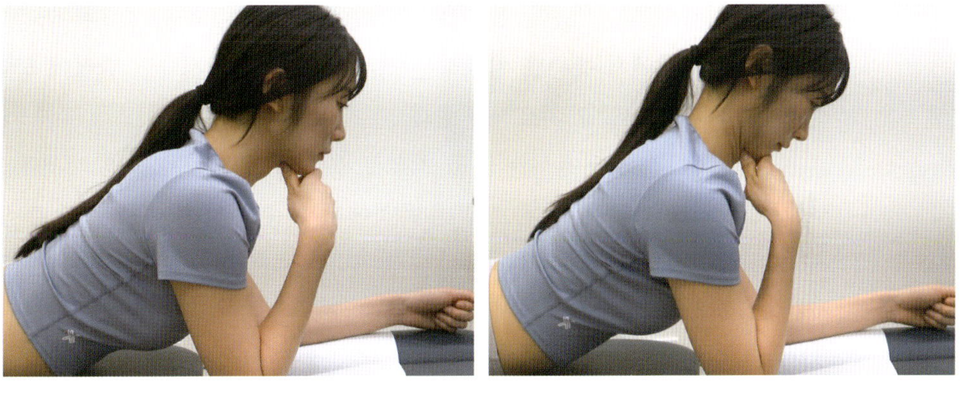

3단계 턱 당기기 운동법은 아래 그림과 같이 벽에 기대어 턱을 당기면서 머리로 고무공을 강하게 미는 동작을 8~10회 3세트 시행한다. 머리, 경추, 흉추의 정렬을 유지하고 경추의 심부 안정화 근육만을 활성화하기 위해 작은 동작으로 정확하게 시행한다.

턱 당기기 운동

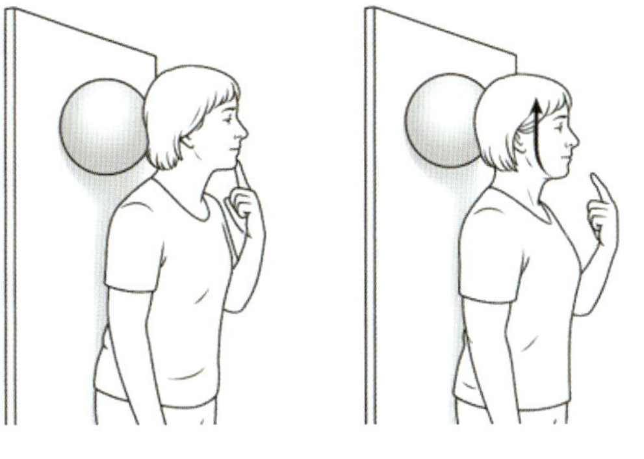

8~10회는 심부 안정화 근육의 근력강화 운동임을 기억하라. 헤딩을 많이 하는 축구선수, 머리로 강한 회전을 해야 하는 브레이크 댄스 선수가 목디스크가 발생한 후 완치를 하려면 3단계

운동법까지 시행하는 것을 추천한다.

크레이그 리벤슨에 의하면 1단계 앉아서 턱 당기기는 틈틈이 시행하여 **하루에 20~30분까지 시행**하라고 권유한다. 이 운동법만으로도 많은 목, 어깨 통증의 근본적인 문제를 쉽게 해결할 수 있고, 현대인들의 거북목 자세, 흉추후만 자세를 개선하는 데 가장 필수적인 운동이기 때문이다.

턱 당기기 운동법과 경추 관절가동 테크닉으로 즉석에서 통증의 50%를 줄일 수 있는 경우는?

참고로 턱 당기기 운동법과 경추관절 가동(극돌기 압박 검사) 2가지를 조합하면 경추의 어느 관절의 불안정성이 있는지 또는 어떤 관절에서 움직임 제한이 있는지를 정확하게 진단할 수 있을 뿐 아니라 즉석에서 관절 통증을 치료할 수 있다. 이 치료법은 잘 낫지 않는 목과 어깨 통증이 있는 환자에게 매우 유용한 방법이고, 극돌기 압박 검사와 병행하여 촉진 및 관절가동 테크닉을 시행하면 즉석에서 통증을 VAS 기준 10%에서 50% 이상 줄일 수 있다. **통증을 10%밖에 줄이지 못하는 경우는 염증기일 때이고, 50% 이상 즉석에서 통증을 치료하는 경우는 염증기가 지나고 관절이 굳어 움직임 제한이 있을 때임을 알고** 치료하면 좋다.

관절이 굳어진 상태에서는 약물 치료로 통증이 호전되지 않기 때문에 환자 입장에서는 상당히 괴로운 시기다. 그런데 **즉석에서 통증을 50% 이상 줄일 수 있다면** 잘 탐구해서 적용해보고 싶은 의도가 생길 것이다. 목, 어깨 통증이 있는 사람은 지금 바로 해보라. 정확히 시행하면 즉석에서 통증이 줄어드는 것을 경험할 것이다. 참고로 굳어진 관절 침놓고 움직이기 테크닉으로 치료하면 즉석에서 통증의 90%를 줄일 수 있는 경우가 많다. 목디스크 급성기처럼 경추 불안정성이 심할 때는 누워서 시행하고 그렇지 않다면 편하게 앉아서 시행한다.

대개 5회 정도 시행하는데 치료적 테크닉 강도와 관절가동 정도가 정확하면 3번째부터 통증이 현저히 감소한다. 필요에 따라서 아침 점심 저녁 반복해서 시행하면 좋다.

세 번째 운동법: CMP 흉추 정렬-호흡 운동법

흉추는 늑골이 앞뒤로 꽉 붙들고 있는 형상이라 경추, 요추와 달리 항상 관절 움직임이 제한된 관절기능부전의 경우가 대부분이다. 또한 위 사진과 같이 현대인은 앉아 있는 시간이 많아 대부분 중흉추(흉추 4번~흉추 8번)는 과도하게 후만되어 있다. 과도한 중흉추의 후만은 흉추 움직임 제한을 악화시키고 정상적인 흉추분절 움직임을 잃어버

흉추 후만

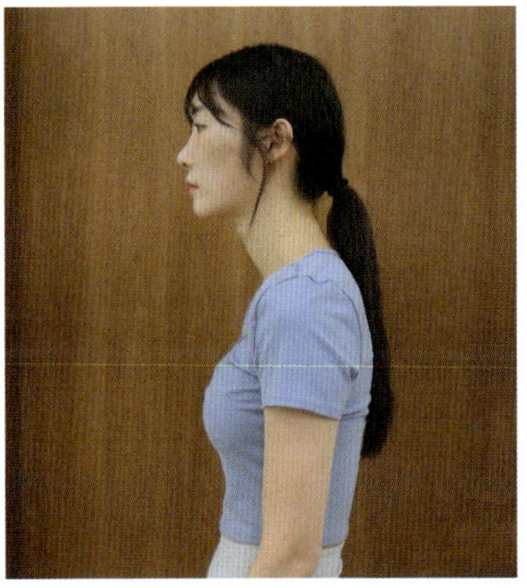

리게 한다. 이러한 문제를 해결하기 위한 방법으로 **'CMP 정렬 흉추 정렬-호흡 운동법'**을 소개한다.

특히 나이가 든 노인들에게 흉추교정-호흡운동법은 폐의 용적을 늘려 폐활량을 개선하고 삶의 질을 개선할 수 있어 유럽 선진국의 모든 노인 병원에서는 필수 운동법이다. 흔히 **"브뤼거 호흡운동법"**이라 알려져 있다.

흉추 정렬-호흡 운동법 시행 방법

CMP 정렬 흉추 정렬-호흡 운동법은 의자에 앉아서 시행하는 방법, 짐볼과 폼롤러를 이용하는 방법 2가지를 소개한다.

앉아서 시행하는 방법

이 운동법은 그림과 같이 상지를 뒤로 신전, 외회전하면서 호흡을 깊이 들이마시고 내쉬면서 원래 편안한 자세로 돌아오는 것이다. 이 동작을 10회 3세트 아침저녁으로 반복한다. 참고로 내쉴 때 짧고 강하게 호흡을 5회 내뱉으면 호흡 근육을 극적으로 강화할 수 있다. 이러한 목적으로 운동을 할 때 **'브뤼거 호흡 운동법'**이라고 한다. 다음

브뤼거 호흡법

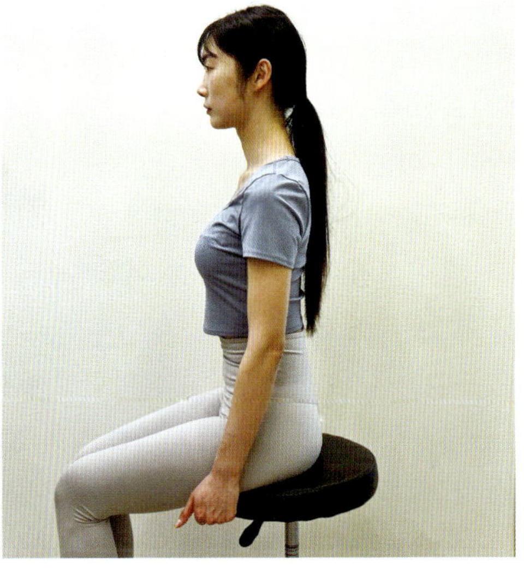

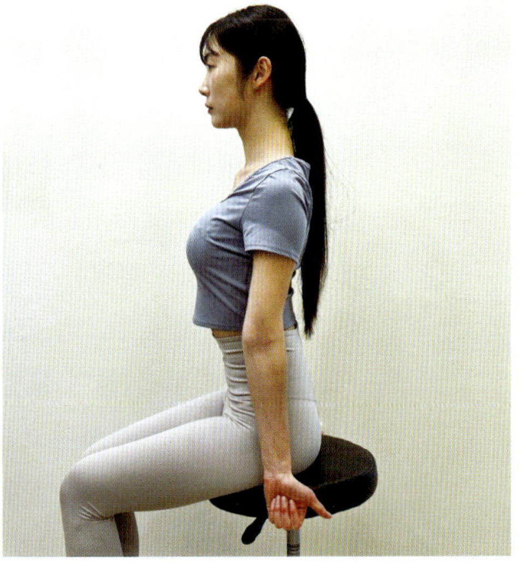

사진처럼 짐볼 위에서 팔을 벌리고 흉추를 신전하는 자세로 팔을 외회전하면서 호흡을 깊이 들이마시고 내쉬는 동작을 반복한다.

짐볼과 폼롤러를 이용하는 방법

짐볼을 이용한 흉추분절 움직임 회복

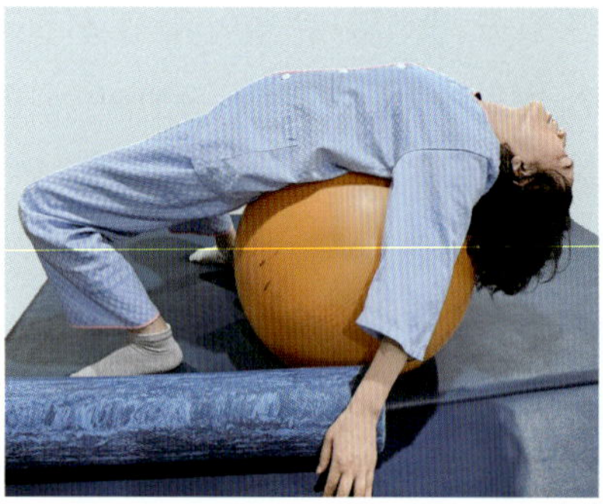

좌측 사진과 같이 짐볼을 이용하여 과도하게 후만되면서, 움직임 제한이 발생한 흉추 전체움직임을 개선할 수 있고, 더불어 균형 운동까지 겸할 수 있다. 폼롤러를 이용하면 흉추의 국소분절 움직임까지 개선할 수 있다는 장점이 있는데, 폼롤러로 흉추신전 운동을 과도하게 하다가 통증이 악화되는 경우가 있으므로 주의해야 한다.

이 운동법은 중흉추 후만(mid-thoracic kyphosis)을 치료할 뿐만 아니라 호흡량을 늘려주므로 목, 허리디스크 환자뿐 아니라 만성질환으로 침상안정이 길어진 모든 환자, 모든 노인들에게 매우 중요한 운동이라 할 수 있다. 흉추 정렬-호흡 운동법은 목적에 따라 그 횟수를 결정한다. 중흉추 후만의 개선을 위해서는 스트레칭 끝느낌 동작에서 3~5초 유지, 10회 3세트 아침저녁으로 시행하고 3개월 이상 시행하면 좋다. 호흡기능 개선을 위해서라면 하루 30회 정도만 시행해도 효과적이지만 많이 할수록 좋다. 이후에는 주기화 운동법에 의해 필요시마다 늘리고 줄이면 된다.

네 번째 운동법: CMP 견갑골 정렬 안정화 운동법(견갑골 시계운동법)

인류는 팔을 이용하여 엄청나게 많은 일을 한다. 그런데 팔을 움직이는 모든 동작은 **'견갑골과 어깨관절 움직임의 합'**이다. 이를 생체역학적 개념으로 **"견갑-상완리듬 원리**(scapulo-humeral rhythm)"라고 한다. 이 원리에 의하면 어깨의 굴곡, 외전 등 움직임이 일어날 때 30도까지는 상완골만의 움직임이 담당하고 그 이후부터는 상완골 움직임 2에 견갑골 움직임 1의 비율로 어깨관절이 움직인다.

쉽게 말하면 팔을 들어 올릴 때 뿌리와 같은 견갑골이 움직여줘야 어깨의 정상 움직임이 가능하다는 뜻이다. 어깨 움직임의 뿌리인 견갑골을 모든 시계 방향으로 움직여주는 운동법을 **'견갑골 시계운동법'**이라고 명명한다. 견갑골에는 17개씩 양측에 총 34개의 근육이 붙어있어 견갑골 시계 운동을 통해 어깨, 목, 흉추 등 상부운동 사슬과

견갑-상완리듬 (scapulo-humeral rhythm)

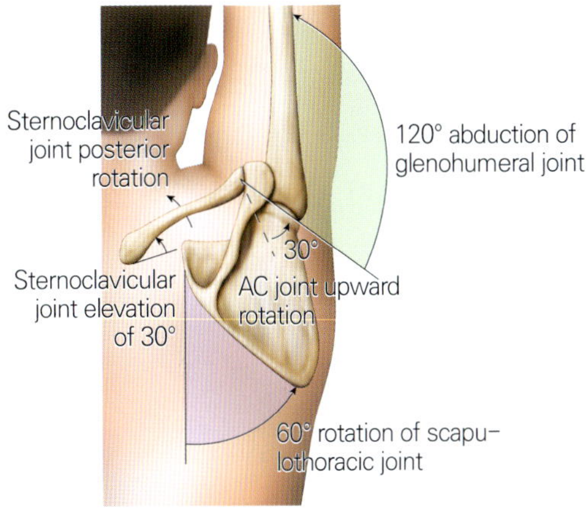

연관된 모든 근육기능 회복의 기초를 만들 수 있다.

이러한 원리를 모르면 어깨의 움직임은 어깨관절에서만 일어나는 것으로 생각할 우려가 있다. 그러면 어깨 굴곡, 신전, 외전, 내회전, 외회전 등의 동작을 완성하기 위해서 반드시 견갑골이 정상적으로 움직여야 하고 흉쇄관절, 견쇄관절, 견흉관절, 어깨관절의 움직임이 모두 정상으로 회복되어야 한다는 사실을 간과하게 된다. 우리가 흔히 알고 있는 어깨질환 "어깨충돌 증후군, 극상근 건염, 회전근개 파열, 석회화 건염, 견쇄관절염, 상완이두근 건염, 오십견" 등은 모두 위와 같이 견갑골의 비정상 움직임 때문에 발생한다.

컴퓨터를 많이 하는 거의 모든 현대인이 가지고 있는 문제 **'둥근어깨 증후군'**을 예를 들어 설명해보자. 오랫동안 컴퓨터, 운전, 스마트폰을 사용하면서 어깨가 둥글게 말리면 가슴 앞쪽의 소흉근은 짧아지고, 등 근육인 승모근과 능형근은 늘어나게 된다. 이를 견갑골의 관점에서 보면 견갑골의 위치가 전인(protraction)되면서 아래 그림과 같은 익상견이 발생할 수 있다. 쉽게 말하면 견갑골이 제 위치를 벗어나 흉곽에서 들리는 것과 같은 현상이다. 이로 인해 앞에서 설명한 일자목, 두부전방 자세, 거북목 등이 악화되고 목디스크, 어깨충돌 증후군 등 많은 질병이 악화될 수 있다.

이렇게 견갑골이 흉곽에서 뜬 익상견 상태, 견갑골 움직임이 제한된 상태에서 팔을 굴곡, 신전 등의 동작이 일어난다고 생각해보라. 어깨 움직임의 뿌리인 견갑골의 비정상 움직임 때문에 어깨관절의 과도한 움직임, 충돌 현상이 일어나면서 회전근개 파열, 극상근건 석회화, 견쇄관절 부딪힘 등이 발생한다. 그래서 견갑골 시계운동법을 통한 견갑골 움직임의 회복은 경추, 흉추, 어깨의 조화로운 움직임에 필요조건이라 할 수 있다. **'견갑골 시계 운동법'**은 필자가 명명한 것으로 오십견 예방, 심각하지 않은 어깨통증 자가 치료의 최고의 방법이라 할 수 있다. 견갑골이 제대로 움직이면 대부분의 어깨 통증을 예방할 수 있다. 어깨 움직임의 근본 뿌리는 견갑골이기 때문이다.

익상견 사진

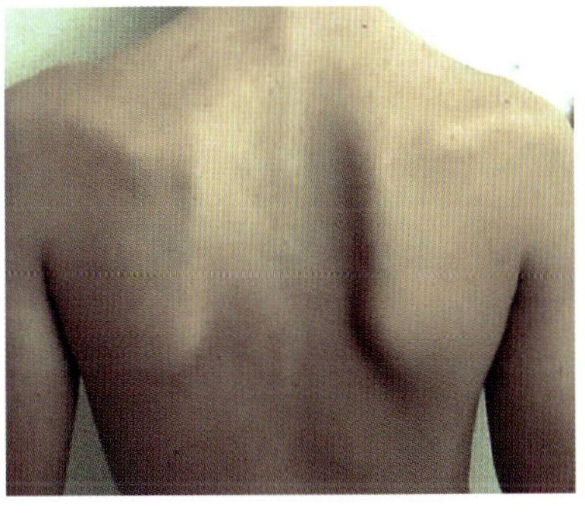

견갑골 시계운동법 시행 방법

먼저 턱을 뒤로 당기고 흉추와 허리를 곧게 펴고 편안하게 앉는다. 어깨가 시계의 바늘인 것처럼 으쓱하며 12시, 앞으로 3시, 아래로 내리며 6시, 견갑골을 뒤로 모으며 9시 방향으로 운동을 반복한다. 일단 12시, 3시, 6시, 9시 방향으로 견갑골을 움직여주는 운동을 1주일 정도 시행하고 이 운동이 익숙해지면 다음 단계로는 12시, 1시, 2시, 3시, 4시, 5시~11시, 12시 모든 방향으로 시행한다. 이때 몸통은 바르게 유지하고 리듬감 있게 시행한다.

12시 방향 운동(좌)과 6시 방향 운동(우)

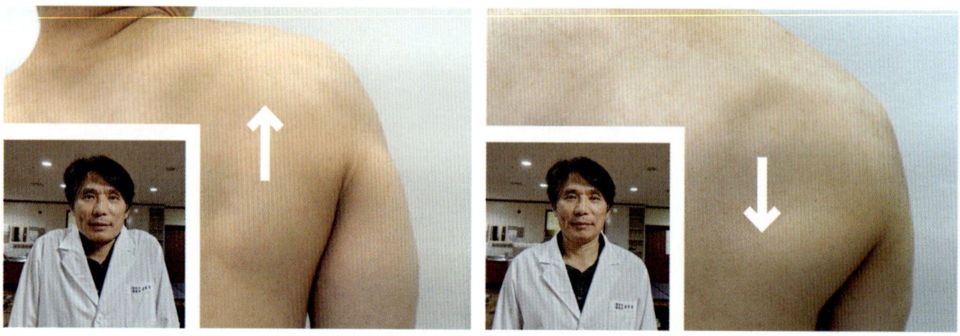

9시 방향 운동(좌)과 3시 방향 운동(우)

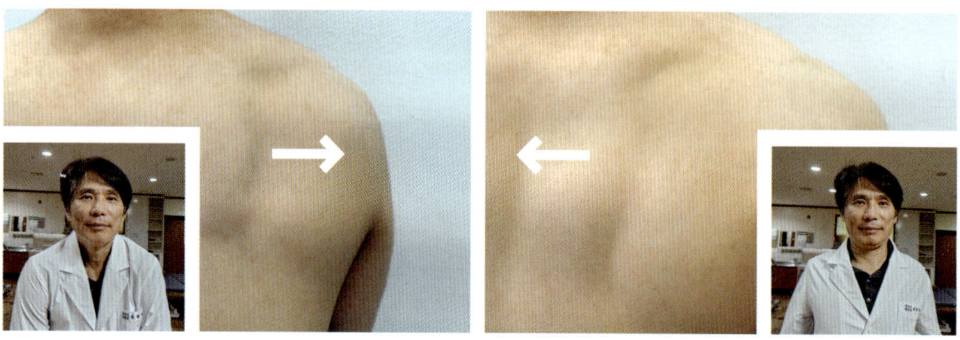

이 운동법은 얼마나 시행해야 효과가 있을까? 오십견처럼 어깨관절 굳어짐이 심한 환자는 45회 3세트로 자주 많이 시행하면 좋다. 일반적으로 견갑골 시계운동법은 어깨 통증이 있을 때는 하루 10회 3세트씩 아침저녁으로 자주 시행하고, 통증이 없는 사람의 경우 견갑골을 1~12시 모든 방향으로 한 번씩만 움직여줘도 좋다.

가끔 견갑골 시계 운동을 시행했는데 통증 개선이나 자세 개선에 효과가 전혀 없다고 말하는 환자가 있는데 그 이유는 크게 세 가지다.

첫째, **견갑골 시계운동 동작을 끝범위까지 시행하지 않기 때문**이다. 시계운동 동작을 마지막 끝지점까지 하지 않으면 어깨 관절과 관련 있는 모든 근육 문제, 관절 문제가 해결되지 않는다. 둘째 이유는 아래에서 소개하는 **견갑골 안정화 운동법으로 견갑골 안정성이 회복되지 않았기 때문**이다. 아래에 소개하는 견갑골 안정화 운동법으로 견갑골 안정성이 회복하지 않으면 통증은 계속 반복될 것이다. 셋째, **만성염증**으로 견쇄관절, 견흉관절, 어깨관절 등 모든 조직에 염증성 사이토카인이 많아 통각수용기를 지속적으로 자극할 때이다.

문형철 교수가 알려주는 운동 상식!

견갑골 안정화 운동법

둥근어깨 증후군으로 견갑골이 전인되면서 익상견이 되었을 때 견갑골을 흉곽에 안정화시키는 운동법을 소개한다. 이것은 배드민턴, 테니스, 탁구 등 어깨를 사용하는 운동을 할 때 어깨 통증이 발생하는 환자에게 반드시 필요한 운동법이다.

류현진 선수처럼 강하게 공을 던지는 것을 상상해보라. 견갑골이 흉곽에 단단히 고정되면서 엄청나게 강한 팔 움직임을 가능케 하는 것은 바로 **견갑골과 흉곽의 음압 기전(suction mechanism)** 덕분이다. 전거근과 하부승모근 근력이 강화되고 견갑골에 부착되어 있는 17개 근육이 조화롭게 근수축을 하면 음압기전은 완성되어 견갑골이 흉곽에 단단히 고정된다. 이렇게 견갑골은 흉곽에 단단히 고정시키면서 움직임이 가능하게 하는 근육은 총 17개인데 그중에서 전거근과 하부승모근은 견갑-흉곽관절(scapulothoracic articulation)을 안정화시키는 근육이다.

전거근 운동법 사진

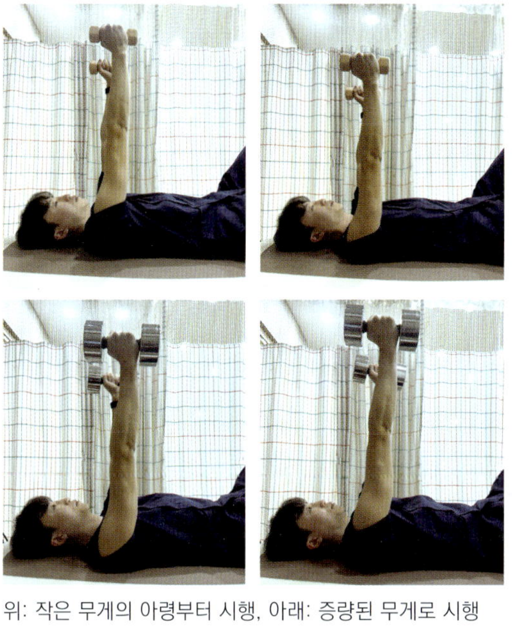

위: 작은 무게의 아령부터 시행, 아래: 증량된 무게로 시행

전거근 운동은 사진과 같이 누워서 앞으로 나란히를 하는 것처럼 움직이는데, 견갑골이 최대한 전인되도록 한다. 처음에는 1 kg 아령을 들고 시행하고 서서히 무게를 늘려 10 kg까지 늘려간다. 엘리트 선수는 무게를 더 늘려 25회 3세트를 시행한다.

참고로 **전거근은 경추 5, 6, 7번 신경가지에서 나오는 장흉신경의 지배를 받고 있어 목디스크가 있을 때 흔히 근력 약화가 발생**하므로 주의해서 치료해야 한다.

하부승모근 운동법 사진

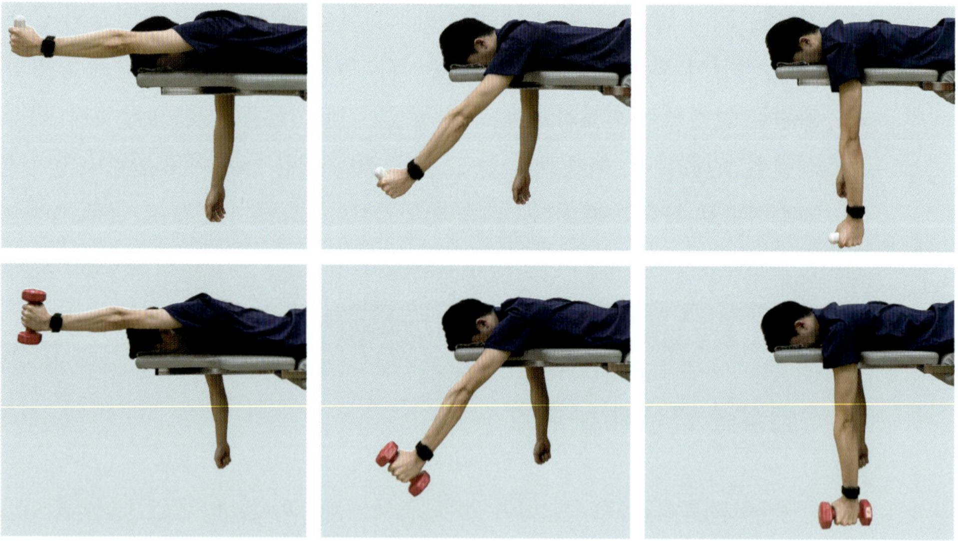

위: 작은 무게의 아령부터 시행, 아래: 증량된 무게로 시행

하부승모근 운동법은 엎으려서 팔을 앞으로 뻗고 엄지손가락을 하늘을 보게 하면서 들어올리는 동작을 반복하여 견갑골이 흉곽에 부착하도록 한다. 마찬가지로 1 kg 아령을 들고 시작하고 서서히 무게를 늘려 25회 3세트 운동을 시행한다.

참고로 견갑골이 잘 움직이지 않는 상황에서 걷는다면 어떤 일이 일어날까?

치료적 보행 교정을 할 때 많은 환자들의 경우 견갑골 움직임이 부족하여 팔 움직임이 제한되는 것을 볼 수 있다. 한쪽 견갑골과 팔 움직임에 제한되는 것은 **비행기 프로펠러 한쪽이 덜 도는 것과 같은 현상**이 나타날 것이다. 평생 이렇게 보행한다고 생각해보라. 팔과 어깨의 비정상적인 움직임은 척추와 골반을 틀어지게 하고 고관절, 무릎, 발에 비정상적인 부하를 초래하여 많은 통증의 원인이 될 것이다. 이럴 때 견갑골 시계운동법을 통해 어깨 관절 움직임이 정상화되면 틀어진 척추와 골반은 정상화되기 시작한다. 보행 시 어깨 움직임 교정에 관해서는 'CMP 치료적 보행교정'을 참고하라.

다섯 번째 운동법: CMP 요추정렬·안정화 운동법

CMP 요추정렬, 안정화 운동법(흔히 코어 강화 운동법이라고 한다)은 인체 기둥인 요추의 안정성을 만드는 중요한 운동일 뿐만 아니라 상부운동사슬과 하부운동사슬을 연결하는 중요한 운동법이다. 그래서 요추정렬, 안정화 운동법이 완성되면 모든 근골결계 치료의 절반은 완성되었다고 할 수 있다. 요추정렬 안정화 운동법에 대해서는 **'관절안정화 운동치료법'** 챕터를 참조하라.

이 운동법이 완성되면 강력한 복내압(Intra-abdominal pressure)이 만들어진다. 강한 복내압은 척추를 보호할 뿐 아니라 다른 모든 운동을 안전하고 쉽게 만든다. 그래서 **모든 운동을 할 때 배에 힘을 주고 복내압은 높이려는 의도를 가지는 것**이 좋다. 지속적인 의도를 가지고 배에 힘을 주면 순간적으로 척추 기둥을 만드는 코어근육은 강해지고 나머지 모든 운동은 쉬워진다. 그래서 항상 강한 복내압을 만든 상태에서 나머지 9종 신체정렬 운동법을 시행하면 좋다.

여섯 번째 운동법: CMP 고관절 정렬, 안정화 운동법

앞에서 설명했듯이 고관절은 볼과 소켓으로 이루어진 구상관절이다. 그래서 모든 방향으로 움직임이 가능하고 항상 체중부하를 받기 때문에 그만큼 근력 균형과 안정성이 중요한 관절이다.

고관절 안정화 운동법은 코어 강화 운동법과 함께 **요추-골반-고관절 복합체의 불안정성을 치료하는 중요한 운동법**이므로 근골격계 모든 환자에게 시행하면 상부 운동사슬과 하부 운동사슬 기능이 서로 연결되기 시작한다. 고관절 정렬과 안정성을 회복하기 위한 운동법은 고관절 외전(중둔근), 고관절 신전(대둔근), 고관절 내전(내전근), 고관절 내회전(내전근, 대퇴근막장근), 고관절 외회전(이상근) 저항 운동법이 있다. 특히 중둔근이 약해지면 걸을 때 좌우로 뒤뚱거리는 보행(트렌델버그 보행)을 한다는 사실은 잘 알 것이다. 이때 요추-골반-고관절 복합체가 흔들리고 뒤틀린다는 것을 상상해보라.

고관절 안정화 운동법

고관절 정렬 안정화를 위한 운동법 중 **중둔근, 대둔근 저항 운동은 관절안정화 운동법을 참조**하라.

그리고 고관절 회전과 내전근은 몇 번의 동작으로 근육 활성 정도만 필요하다. 물론 엘리트 운동선수는 내전근 근력 균형, 근력 강화를 위한 저항 운동이 필요하다. 고관절 내전근 활성은 다음 그림과 같이 옆으로 누워서 행한다. 양측의 차이가 있다면 동일하게 될 때까지 시행하는데 일반적으로 10회 이내 3세트를 시행한다.

고관절 내전근 저항운동

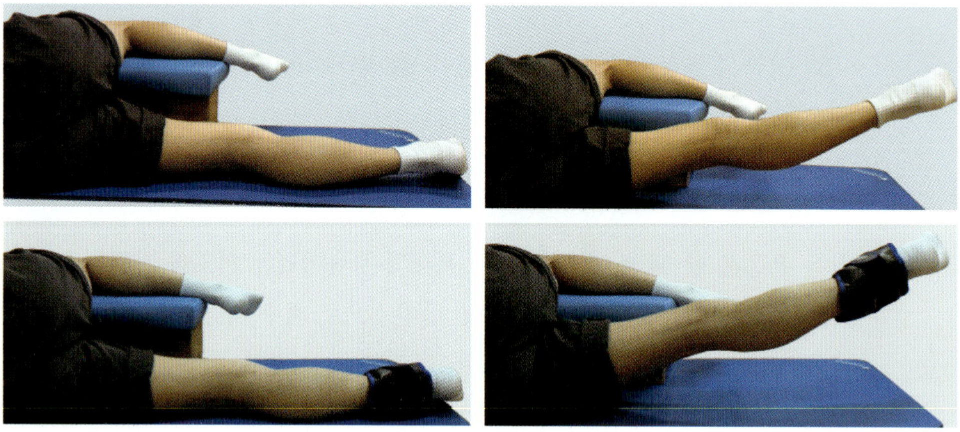

고관절 회전은 내회전 운동과 외회전 운동이 있다. 아래 그림과 같이 앉아서 회전 운동을 시행한다. 고관절 내전근과 마찬가지로 양측 근력의 차이가 있다면 근력 균형이 회복될 때까지 시행한다.

고관절 외회전(위) 고관절 내회전(아래)

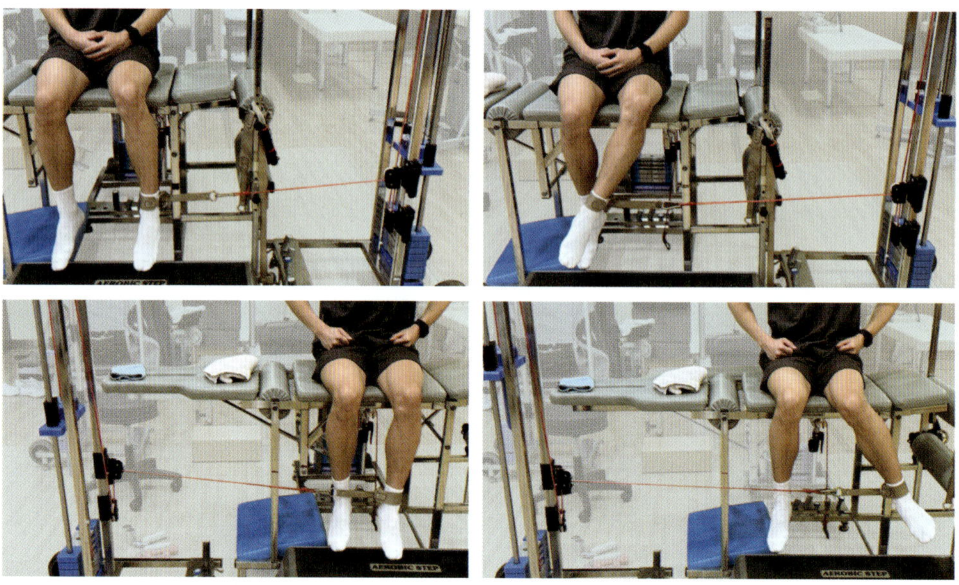

고관절 굴곡기능은 평소 과사용으로 짧아지는 특성을 가진 장요근이 관여하므로 근력강화 운동보다는 스트레칭이 우선적으로 필요하다.

위와 같은 단일 근육의 고립운동법으로 고관절의 외전, 내전, 신전, 회전운동을 시행하여 근지구력(근력) 균형을 회복한 후 고관절의 안정성을 위한 마지막 단계는 스쿼트, 런지 운동을 시행하면 좋다. 올바른 스쿼트 운동법은 단 하나의 운동으로 하부운동사

봉 들고 스쿼트

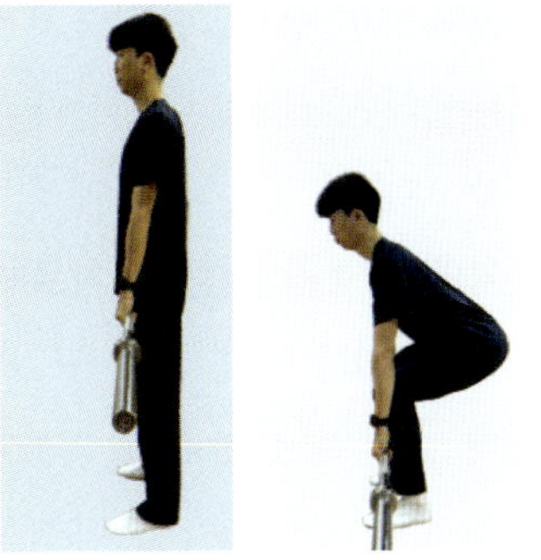

슬 전체를 강화할 수 있는 최고의 운동법이라는 사실을 잊지 말자.

그리고 데드리프트 또는 봉 들고 스쿼트를 시행한다면 상부운동사슬과 하부운동사슬 전체를 강화할 수 있을 것이다.

일곱 번째 운동법: CMP 무릎정렬, 안정화 운동법

무릎관절의 정렬과 안정성을 회복하기 위한 운동을 시행할 때 가장 중요한 생체역학적 개념 중 하나는 **"무릎은 고관절의 노예"**라는 말이다. 즉 무릎관절을 안정화하기 위해서는 위에서 설명하는 고관절의 안정성이 선행되어야 한다. 그런데 고관절은 요추-골반-고관절 복합체로 이루어져 있기 때문에 코어 강화 운동법, 골반 안정화 운동법과 함께 고관절 안정화 운동법은 무릎관절 안정성의 필요조건이라 할 수 있다.

특히 허리디스크 환자는 흔히 중둔근과 대둔근이 약해지면서 천장관절과 고관절 불안정성이 발생, 무릎관절의 불안정성을 야기한다. 이런 관점에서 보면 디스크 환자에게 아래에서 소개하는 무릎 안정화 운동법은 매우 중요하다. 잊지 말자. 척추-골반-고관절의 안정성을 회복하지 못한 채 무릎의 안정성을 회복시키려는 것은 모래 지반을 다지지 않고 건물을 지어 올리는 것과 같다. 또한 O다리, X다리, 무릎 통증으로 무릎관절의 불안정이 있는 상태에서 척추-골반-고관절의 안정성은 쉽게 회복되지 않는다.

무릎의 안정화 운동법으로 네 가지 운동을 추천한다.

무릎의 big 3 운동, 무릎 근력 강화 운동, 자전거 운동, 넷째, 스쿼트(런지) 운동이다.

무릎의 big 3 운동

무릎의 big 3 운동법은 크레이그 리벤슨이 소개한 **'누워서 발뒤꿈치 끌기, 베개 누르기, 무릎신전 운동'** 3가지로 구성되어 있고, 무릎 관절염, 무릎 수술 후 초기 운동법으로 적합하다.

발뒤꿈치 끌기(heel slide) 운동은 다음 그림과 같이 누워서 실시한다. 누운 상태에서 천천히 한쪽 발뒤꿈치를 엉덩이 쪽으로 당겨서 무릎이 구부러지도록 한다. 그리고 천천히 발뒤꿈치를 밀어서 다리가 다시 완전히 펴지도록 한다. 주의 사항은 손상초기 움직임 3원칙 원리에 따라 천천히, 통증이 없는 범위에서 약 20분에 걸쳐 45회 3세트를

무릎 끌기 운동
(Heel slide
exercise)

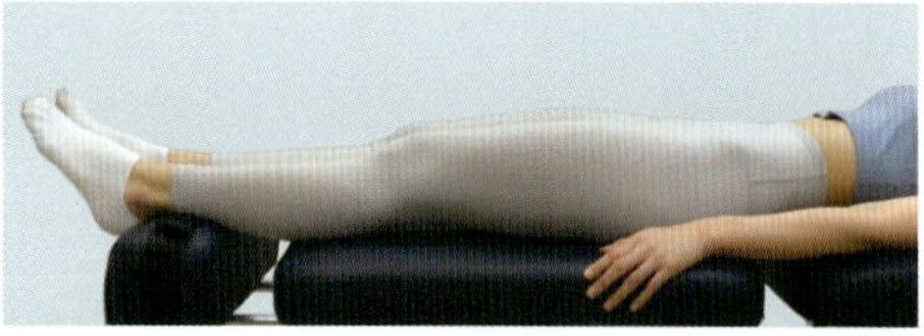

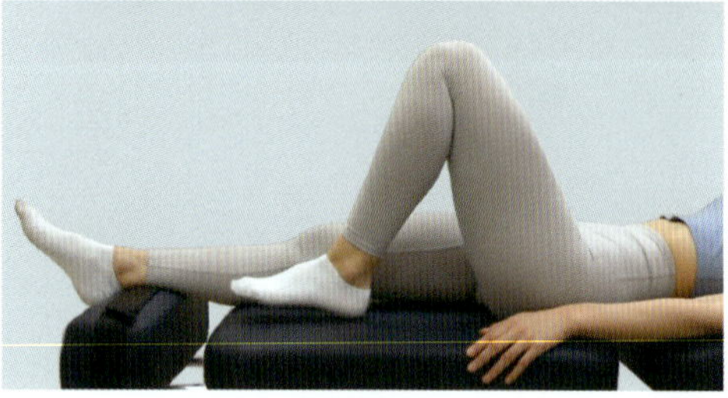

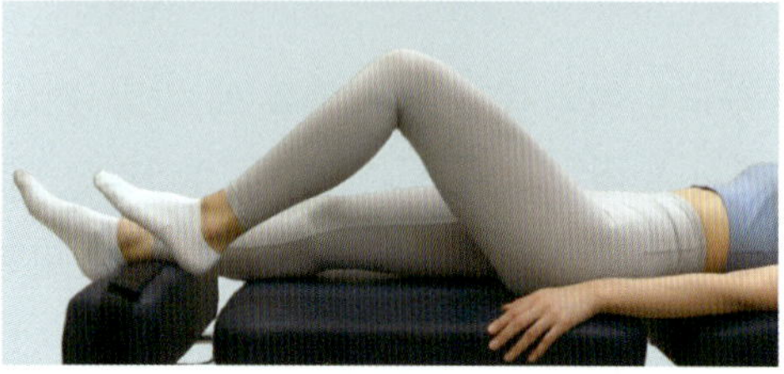

시행하면 좋다. 발뒤꿈치 끌기 운동은 무릎의 반월판 손상, 십자인대 파열, 무릎 부종이 있는 환자에게 시행하면 **즉석에서 통증 부종을 치료하여 바로 통증을 50% 이상 줄일 수 있다.** 무릎 관절 움직임이 완전히 회복되고 무릎관절에 부종이 없으면 발뒤꿈치 끌기 운동은 생략해도 된다.

다음으로 **베개 누르기 운동**은 슬개골의 안정성을 향상시키는 가장 기초적인 운동 중의 하나다. 간단하게 무릎 뒤로 베개를 눌러서 3~5초 동안 힘을 주고 힘을 빼는 동작을 반복한다. 12~15회 3세트 반복하며 목표에 따라 하루에 수차례 반복 수행한다.

베개 누르기

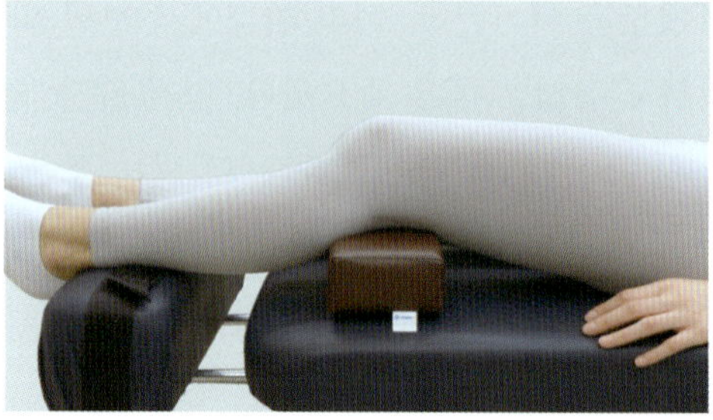

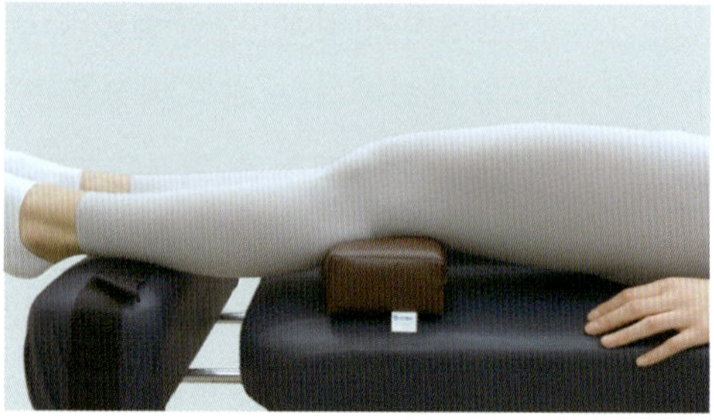

다음으로 **무릎 신전운동**(knee extension)은 무릎 뒤에 베개를 두고 무릎 최대신전 동작에서 힘을 준다. 무릎 신전을 3~5초 동안 유지한 후 다리에 힘을 빼는 동작을 반복한다. 12~15회 3세트 반복하며, 목적에 따라 하루에 수차례 반복 수행한다. 베개 누르기 운동과 무릎 신전 운동 시 가장 신경 써야 할 것은 무릎에 관련된 모든 근육을 동시 수축해야 한다는 것과 무릎 안정화 근육에서 가장 중요한 **내측광근 사근섬유가 잘 수축해야** 한다는 것이다. 무릎관절 안정성에서 중요한 것은 슬개대퇴관절의 안정성인데 무릎 사근섬유는 슬개대퇴관절의 안정화 근육이기 때문이다.

이 운동법으로 얻을 수 있는 것은 무릎 안정성에 필수 근육을 동시 수축하면서 **대퇴사두근, 햄스트링 근육이 더 이상 약해지는 것**(위축되는 것)**을 방지**하고 무릎관절낭의 심

내측광근
사근섬유

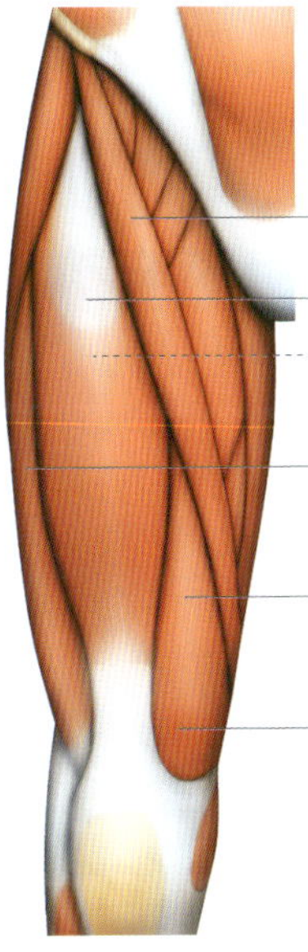

부기계적 수용기 기능을 회복하여 관절 움직임 조절기능을 회복하는 것이다. 하지만 이 운동법만으로 인체가 걷고 뛸 수 있을 정도의 근지구력과 근력을 회복하는 것은 불가능하다. 그래서 아래에 소개하는 다음 단계의 근력 운동이 반드시 필요하다.

무릎 근력 강화 운동법

누운 상태에서 무릎 big 3 운동을 시행한 후 무릎의 기능이 회복되기 시작하면 바로 사진과 같이 **대퇴사두근 저항 운동을 시행**한다. 이 운동법은 인체 하부운동사슬에서 가장 큰 근육인 대퇴사두근을 강화하는 운동으로 허리디스크, 고관절 질환, 무릎질환, 발목질환 등 거의 모든 근골격계 통증이 있을 때 코어 강화 운동만큼 중요하다. 쉽게 말해 하부운동사슬 문제가 있을 때 코어 강화 운동과 함께 반드시 시행해야 하는 운동이다.

대퇴사두근
강화운동

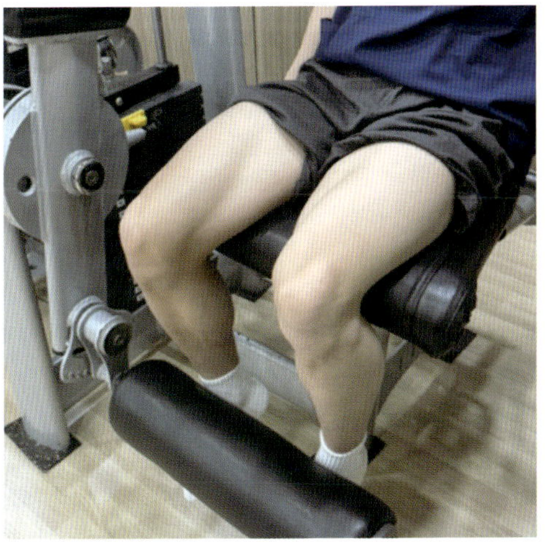

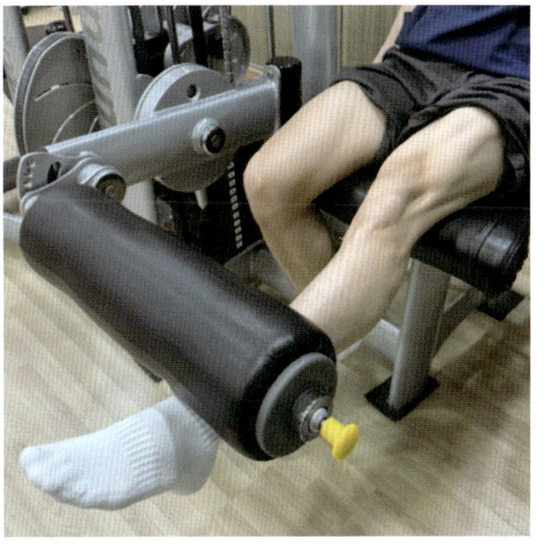

무릎의 굴곡을 담당하는 근육은 햄스트링 근육이다. 햄스트링 근육은 대퇴이두근, 반건양근, 반막양근으로 구성되어 있는데 대개 스트레칭이 필요한 근육이다. 하지만 앞에서 소개한 바와 같이 대퇴사두근 근력이 100일 때 햄스트링 근력은 60일 때 생체역학적인 힘의 균형이다. 그래서 이러한 생체역학적 근력 균형이 완성되도록 저항 운동 프로그램을 구성해야 한다.

햄스트링 근력 운동

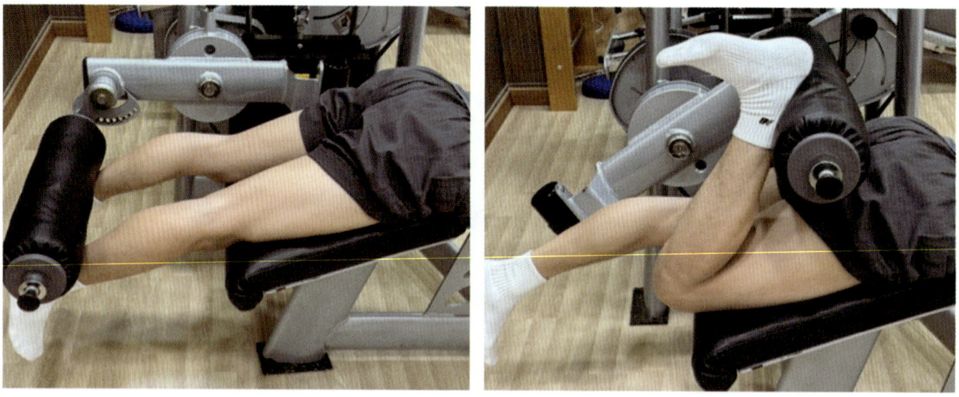

그림과 같은 자세로 햄스트링 저항운동을 시행하여 대퇴사두근과 햄스트링 근력균형을 맞추고, 근력을 강화해야 한다.

자전거 타기 운동

대부분의 사람들이 자전거를 잘 탄다. 하지만 이제 독자는 잘못된 움직임을 반복하면 틀어진 자세를 조장한다는 사실을 잘 알 것이다. 그래서 자전거를 탈 때도 올바른 자세로 치료적 운동이 되도록 구성해야 한다. 자전거 타기는 기본적으로 닫힌 사슬 운동이면서 대표적인 유산소 운동이다. 자전거 생체역학을 고려한 이 운동법은 무릎의 국소 안정화 근육과 대둔근을 강화하는 데 효과적이다. 이제 **자전거 타기의 주의사항과 생체역학적 원리에 대해** 알아보자.

자전거 타기 운동

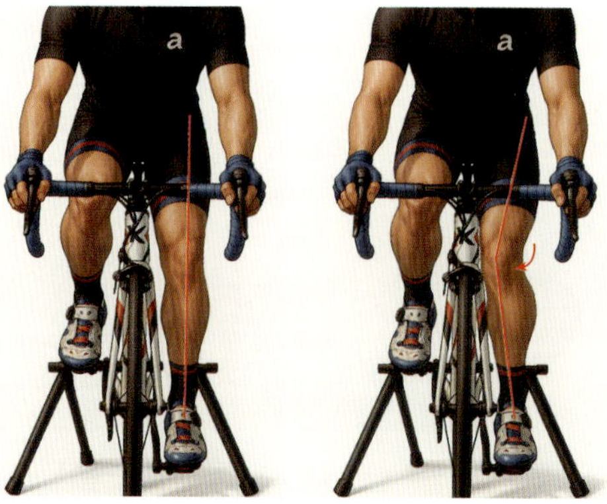

자전거 타기가 치료적 운동이 되기 위해 알아야 할 몇 가지가 있다.

먼저 자전거 안장의 높이를 결정해야 하는데 생체역학적으로 가장 효과적인 높이는

안장의 높이를 고관절의 대전자 높이에 맞추는 것이다. 다음으로 그림과 같이 무릎이 내반되거나 외반되지 않게 하는 것이 중요하다.

또한 상체가 흔들리지 않고 밀기 단계, 파워 단계, 회복 단계에서 각각 원하는 근육을 정확하게 강화할 수 있어야 한다.

자전거 타기의 생체역학

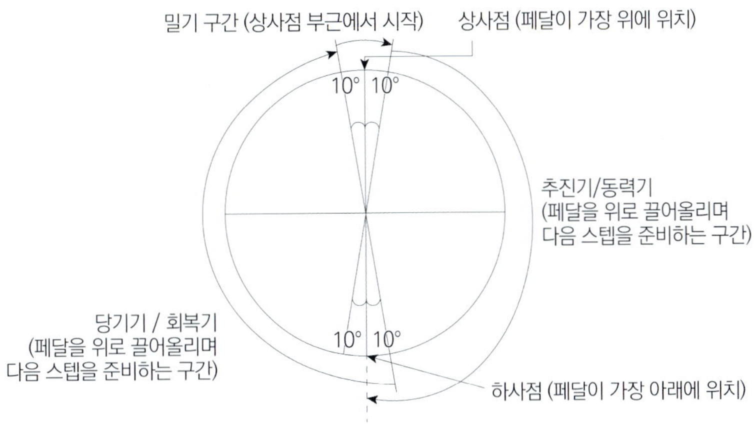

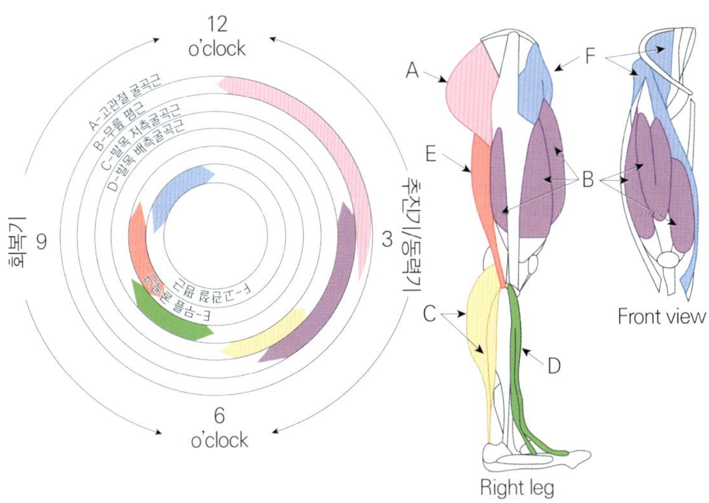

이렇게 올바른 자전거 타기는 올바른 보행과 마찬가지로 자전거 타기 생체역학이 있다. 자전거 타기 생체역학에 대해서 알아보자. 자전거 타기는 위 그림에서 보는 것처럼 12시 바늘 부위의 상부 멈춤 지점, 6시 바늘 부위의 하부 멈춤 지점이 있고, 밀기 단계, 파워 단계, 회복 단계 3단계로 구성되어 있다.

자전거 타기와 관계되는 근육은 대둔근, 대퇴사두근, 햄스트링 근육, 종아리 근육 등이다. 다음 도표와 같이 **밀기 단계, 파워 단계, 회복 단계 각각의 단계에서 우세하게 활성화되는 근육**이 있다. 예를 들어 대둔근은 고관절 신전에 작용하는데 130도에서

340도 지점까지 활성화된다. 그래서 대둔근을 강화하기 위해서는 파워와 회복 단계에서 강하게 힘을 쓰도록 운동을 설계해야 한다.

주요 근육군의 페달링 사이클 동안의 평균적인 근육 활성화 패턴

근육	기능	대략적인 움직임 범위	대략적인 최대 활동 각도(°)
대둔근	고관절 신전	340~130	80
외측광근	슬관절 신전	300~130	30
내측광근	슬관절 신전	300~130	30
대퇴직근	슬관절 신전/고관절 굴곡	200~110	20
가자미근	발목 안정성	340~270	90
비복근	발목 안정성/슬관절 굴곡	350~270	110
전경골근	발목 안정성/발목 굴곡	전 가동 범위	280
햄스트링(대퇴이두근 제외)	슬관절 굴곡	10~230	100
대퇴이두근	슬관절 굴곡/고관절 신전	350~230	110

스쿼트 운동법

스쿼트는 체중부하가 많이 걸리는 운동이므로 **모든 기능 운동의 거의 마지막 단계에서 시행**해야 한다. 생체역학적으로 올바르지 않은 스쿼트 동작을 반복하면 슬개골과 대퇴골의 비정상 부딪힘이 발생하고 척추, 골반의 틀어짐이 고착화되므로 아래에서 설명하는 주의사항을 정확히 따라야 한다.

스쿼트 운동의 바른 자세-옆모습과 뒷모습

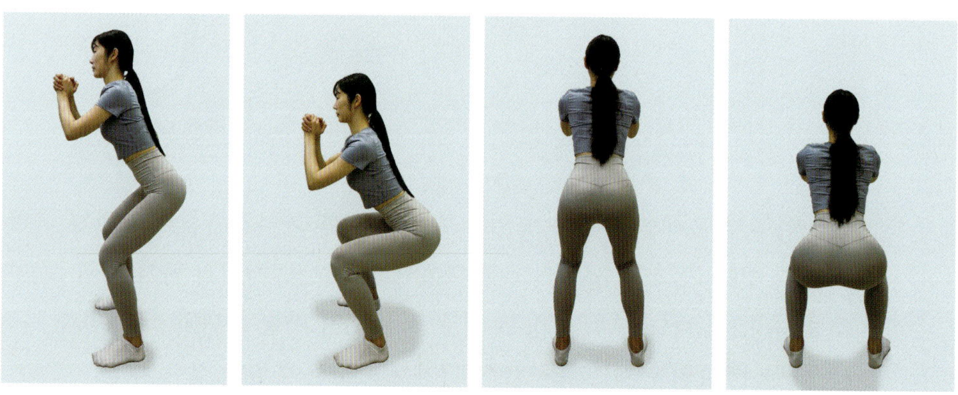

스쿼트 운동을 시행할 때 몇 가지 주의사항을 보면 무릎을 구부릴 때 슬개골이 발가락 끝을 넘지 않을 것, 천천히 앉았다 일어설 것, 무릎의 내반, 외반 변형 없이 똑바로

앉았다 일어설 것, 양측 골반 높이를 동일하게 유지할 것 등이다.

만약 **스쿼트 운동 중에 관절 부딪힘으로 비정상적인 관절 통증이 발생한다면 곧바로 중단해야** 한다. 하지만 스쿼트 운동 중에 발생하는 통증이 홀튼 다이어그램과 같이 정확히 계산된 저항 무게에서 오는 것이라면 그 근육통은 근육이 강화되면서 오는 좋은 통증일 수도 있음을 알고 계속할 것인지, 중단할 것인지를 결정해야 한다. 어려운 결정처럼 보이지만 직접 운동을 해보면 근력강화 과정에서 오는 근육통인지 관절 문제로 인한 통증인지는 쉽게 감별할 수 있다. 자세한 것은 5대 통증원리 챕터를 참조하라.

스쿼트 운동법의 주의사항 및 구체적인 방법은 전신 기능회복 운동법 중 스쿼트 운동 챕터를 참조하라.

여덟 번째 운동법: CMP 족궁 정렬 운동법(Foot arch exercise)

발에는 아래 그림에서 보는 바와 같이 크게 **내측 종족궁**(medial longitudinal arch), **외측 종족궁**(lateral longitudinal arch), **전방 횡족궁**(anterior transverse arch) 3가지 아치가 있다. 그중에서 가장 중요한 발의 아치는 내측종족궁이다. 현대인의 족궁 상태를 검사해보면 30% 이상(많게는 50%)이 평발 또는 보행 시 기능적 평발 상태로 내측 종족궁이 무너

족궁 아치의 구조

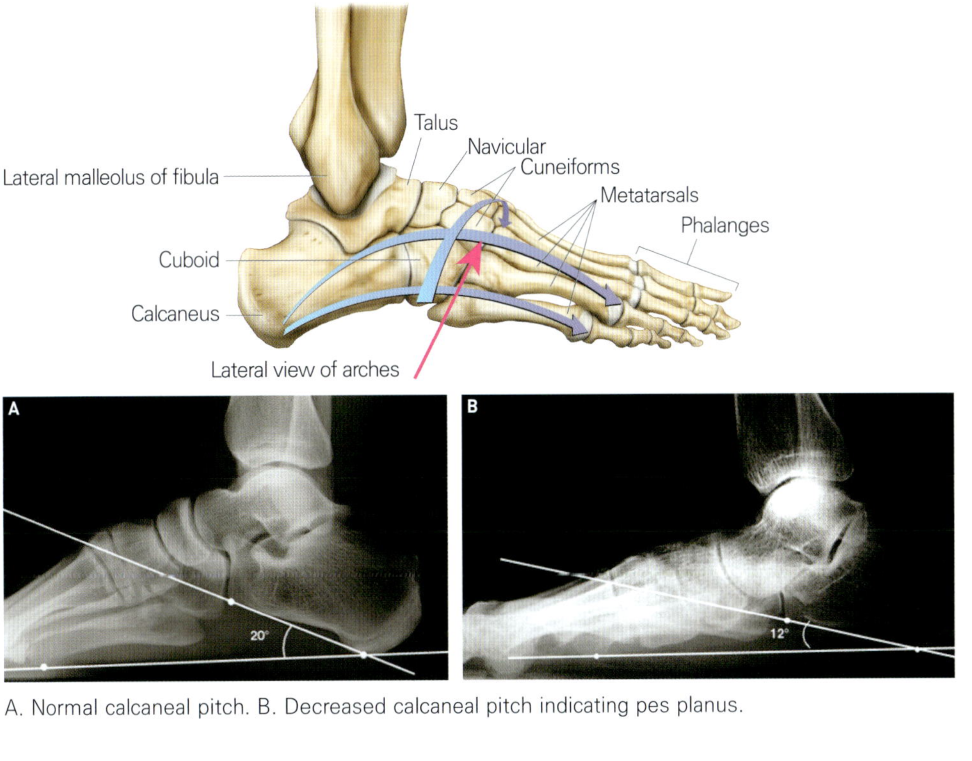

A. Normal calcaneal pitch. B. Decreased calcaneal pitch indicating pes planus.

지는 보행을 하고 있다. 필자는 생체역학적 운동 치료법을 이해하기 전에는 근력 운동으로 족궁을 정상화할 수 있다는 사실을 상상조차 못했다. 놀랍게도 **발의 아치를 유지하는 근지구력(근력) 운동을 통해 족궁은 정상화**될 수 있다.

필자는 골프를 할 때 카트를 타지 않고 뛰거나 걷는다. 18홀 동안 1만 5천 보가량 걷는데 의식적으로 족궁을 유지하는 근육을 사용하고 올바른 보행을 하면 훨씬 전신의 근육 피로가 덜하다. 이렇게 족궁 유지를 통한 올바른 보행은 높은 삶의 질을 도와주는 최고의 운동법이다.

그림에서 보는 것처럼 종골 피치각 20도가 정상이다. 종골 피치각은 발바닥을 수평면으로 선을 긋고 그림과 같이 종골 두 부위를 선으로 그어 이루는 각도를 말한다. 우측 그림의 종골 피치각은 12도로 족궁이 무너진 상태다.

보행 시 족궁이 무너지면 인체에서는 어떤 일이 일어날까?

족궁이 무너지면 발바닥의 족저근막과 4개 층으로 되어 있는 발바닥 내재근이 늘어날 뿐만 아니라 족궁을 유지하는 외재근인 후경골근 근육 길이가 길어져 신장성 근력 약화가 발생한다. 그 결과 **족저근막염, 지간신경종, 외반무지증** 등이 잘 발생하고 종아리 근육과 아킬레스 건에 과도한 장력이 주어지면서 **아킬레스 건염** 등이 잘 발생한다. 또한 족궁이 무너지면 발목 위쪽의 무릎은 외반 또는 내반 변형으로 정렬이 틀어지고 그 영향으로 고관절, 골반이 틀어지고 허리디스크를 악화시킬 수 있다. 그래서 무릎 통증, 고관절 통증 환자뿐만 아니라 허리디스크가 발생한 모든 환자는 족궁을 개선하는 운동법이 급하지는 않지만 매우 중요한 치료라 할 수 있다.

신발은 보행의 모든 증거를 남긴다.

참고로 발과 발목에 주어지는 **비정상적인 부하는 신발 바닥과 신발에 모든 증거를 남긴다.** 그래서 발목과 발, 심지어 무릎, 고관절, 허리 통증 문제를 살피는데 신발이 어떻게 닳았는지를 살펴보면 많은 문제를 알아낼 수 있다.

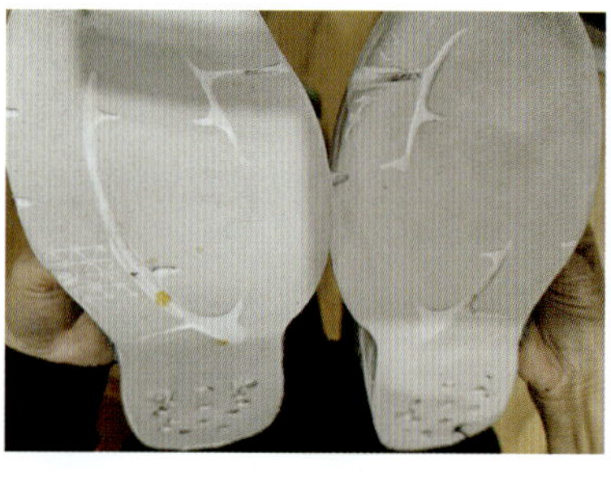

만약 족궁이 무너지는 보행을 하는 경우 족궁이 무너진 쪽의 신발을 살펴보면 우측 사진과 같이 **첫 번째 발가락의 부위가 많이 닳아진 것**을 볼 수 있다. 평발 보행은 과회내 보행을 유발하고 과회내 보행은 첫 번째 발가락 중족골 부위에 과부하를 야기하고 사진처럼

닳아지게 한다. 그래서 발목, 발 통증을 보는 진정한 전문가는 항상 오랫동안 신었던 환자의 신발의 상태를 반드시 살핀다. 환자가 발의 통증 때문에 병원을 찾았다면 반드시 신발 상태를 확인하는 게 좋다.

발 아치(족궁)가 심하게 무너진 경우, 순수하게 근육 운동만으로 아치를 정상화하는 것은 매우 어렵다. 따라서 아치를 교정해주는 깔창과 같은 보조 도구 사용을 적극 권장한다. 하지만, 아치 개선용 신발이나 보조 도구만 착용하고 아래에 소개하는 족궁 개선 운동법을 병행하지 않는다면, 이는 근본적인 치료법이 될 수 없다. 이제 족궁을 개선하는 2가지 운동법에 대해 알아보자.

족궁 개선 운동 시행 방법

발바닥 내재근 강화를 통한 족궁 개선 운동

발바닥 근육

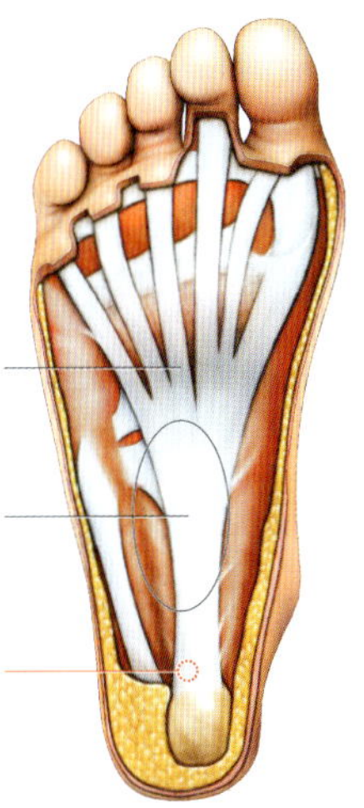

발바닥에는 족저근막이 있고 그 안쪽으로 4개 층의 근육이 있다. 이 근육들을 활성화하고 강력하게 만들어 족궁을 정상화하면 무릎, 골반, 허리에 주어지는 부하의 상당 부분을 발바닥에서 흡수할 수 있다.

아래 사진과 같이 첫 동작은 발가락을 쫙 펴고 다음 동작으로 **5개의 발가락을 모두 사용하여 수건을 잡고 당기는 동작을 반복**한다. 처음에는 수건 위에 1 kg 아령을 올려 시행하고 점차 저항 무게를 올려 10 kg 아령 무게(엘리트 운동 선수는 15 kg 이상)까지 저항 운동 강도를 높여 간다. 반드시 정확한 자세를 취하고 종아리 근육, 전경골근 등 주위 근육을 사용하지 말고 오직 발바닥 근육만을 사용하여 정확하게 운동해야 한다. 일반 환자들은 10 kg을 12~15회(근력과 근지구력 강화) 이상 반복할 정도의 근력이면 충분하고 엘리트 운동선수는 12~15 kg까지 끌어당기는 것을 12~15회

족궁 개선 운동

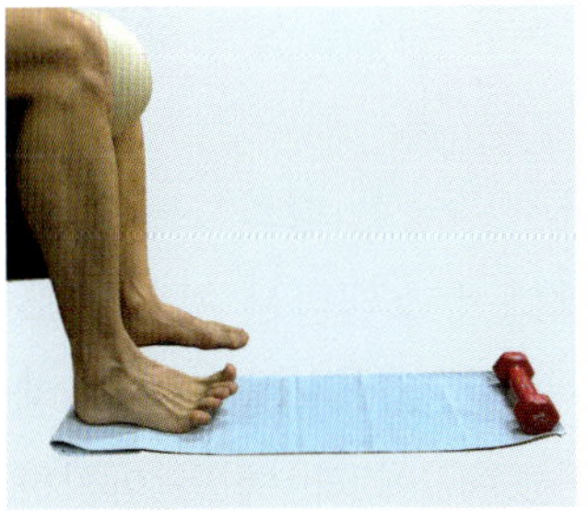
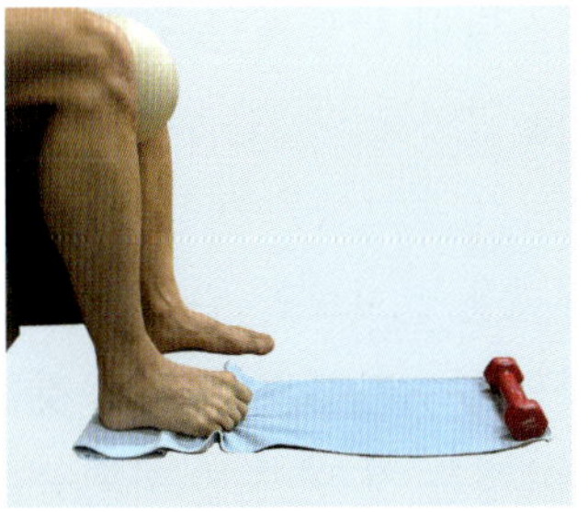
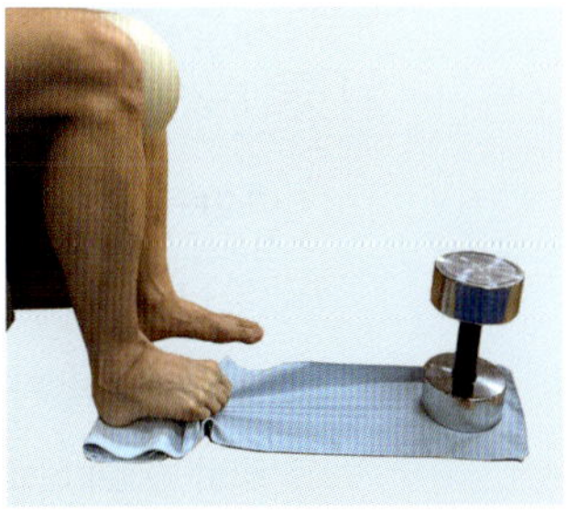

이상 반복할 수 있을 때까지 저항 운동 강도를 높인다.

외재근인 후경골근 강화를 위한 족궁 개선 운동

후경골근의 마비는 족궁 무너짐으로 바로 연결되고 후경골근의 기능부전은 기능적 평발로 보행 시 족궁이 무너지게 한다. 그래서 정확하게 **후경골근 근력(근지구력)을 강화하면 족궁을 개선할 수 있다**. 후경골근을 강화하기에 앞서 비복근, 가자미근, 전경골근, 장단비골근을 먼저 활성화하는 과정이 필요한 경우가 많다.

후경골근 강화 운동

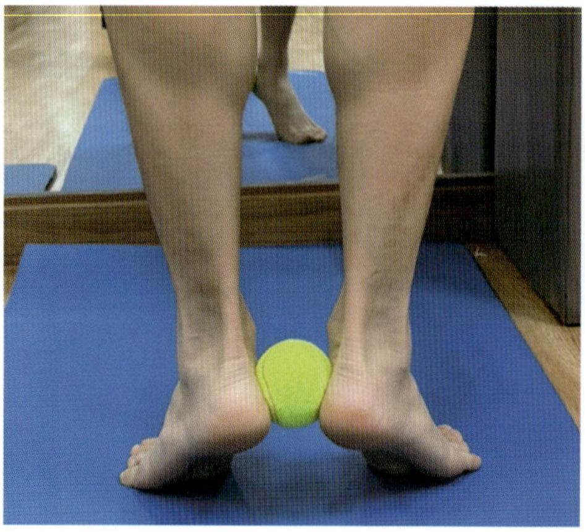

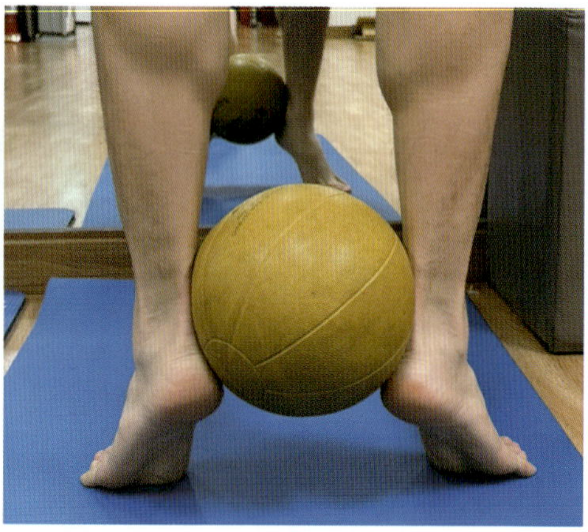

후경골근의 구조

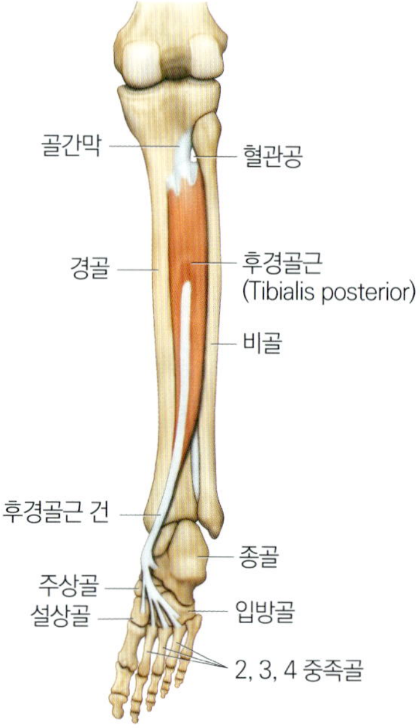

임상에서 관찰한 바에 의하면 발과 발목의 불안정성이 있는 환자 대부분은 그냥 발뒤꿈치 들었다 놓기조차 힘들어 한다. 그래서 먼저 단순히 발뒤꿈치를 들었다 놓았다를 20회 이상 반복할 수 있을 때까지 시행한다. 테니스공, 메디신 볼을 이용하여 위 사진과 같은 동작으로 후경골근 강화운동을 15회 3세트를 시행할 수 있을 때까지 운동 강도를 높인다. 15회 3세트는 후경골근의 근력과 근지구력을 동시에 강화하는 저항 운동 강도다.

위 두 가지 족궁을 강화하는 운동법을 잘 시행한 후 아래에서 소개하는 치료적 보행교정 운동법을 하는 것이 순서다. 발 아치가 개선된 상태에서 놀라운 보행 교정의 체험을 꼭 경험해 보기를 권한다.

위에서 소개한 코어 강화 운동, 고관절 안정화 운동, 무릎 운동, 족궁 개선 운동은 하부운동 사슬 전체의 관점에서 하나의 연결된 운동, 연결된 기능으로 이해하는 것이 좋다. 이러한 운동들은 서로를 보완하며 중첩적이고 기능적으로 연결시켜야 한다.

그렇다면 첨족은 어떻게 해야 할까?

첨족 보행 환자는 매우 드물기 때문에 치료의 경험은 적다. 첨족일 때는 주로 족저근막 스트레칭을 주로 하고 위에서 소개하는 내재근 강화 운동으로 발바닥 근력을 강화한 후 치료적 보행 교정을 권한다. 그럼에도 불구하고 발에 통증이 있다면 깔창과 같은 도구를 이용할 수 있을 것이다.

마지막으로 신발 고르는 법과 신발끈 묶는 법에 대해서 알아보자.

인류는 평생 1억 보를 걸어야 하기 때문에 생체역학적으로 편안한 신발을 고르는 것은 중요한 문제다. 신발은 **과도하게 푹신하지도 과도하게 딱딱하지도 않은 정도의 쿠션**을 갖는 것이 좋다. 예를 들어 족저근막염이 있는 환자에게 흔히 잘못된 조언이 푹신푹신한 신발을 권유하는 것이다. 신발 바닥이 과도하게 푹신하면 족궁의 무너짐은 더욱 심해지기 때문에 많이 걸으면 족저근막염은 더욱 악화될 수 있다. 마치 **모래사장을 오래 걸으면 힘든 것과 같은 현상**이다.

그리고 신발 안에서 발이 너무 꽉 조이지도 헐렁하지도 않게 적당한 크기여야 한다. 그 다음으로 아래에서 설명하는 두 가지가 중요하므로 반드시 신발을 고를 때 확인해야 한다.

첫째, 신발 앞 1/3 부분이 유연하여 적절하게 구부러져야 한다. 둘째, 발뒤꿈치(종골)를 감싸는 부분은 단단해서 손가락으로 눌러도 꺾이지 않아야 한다.

신발끈은 발뒤꿈치(종골)가 흔들리지 않도록 단단하게 묶는 것이 원칙이다. 그래서 신발끈을 묶도록 뚫어놓은 모든 구멍에 신발끈을 연결해야 하고 가능하면 신발끈은 단단하게 묶어 종골을 단단하게 고정해야 한다. 그렇지 않으면 걸을 때 발뒤꿈치의 지반역할을 하는 종골은 좌우로 흔들릴 것이다. 인체가 두 발로 서 있을 때 체중으로 주어지는 수직 압력은 발에서 아래 그림과 같이 발뒤꿈치 60%, 발가락 쪽 40%로 힘의 벡터가 변한다.

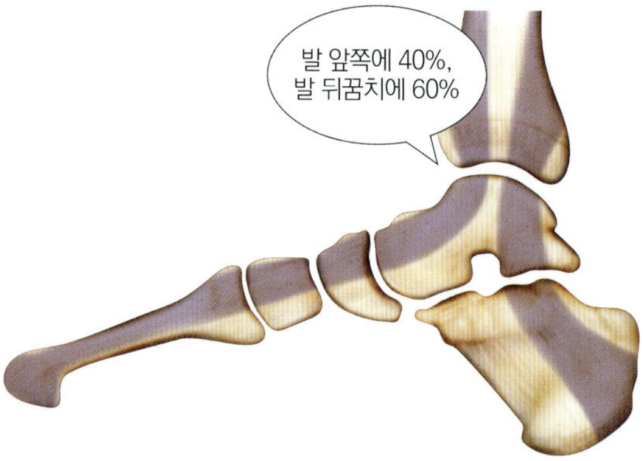

좋은 신발을 고르고 종골이 흔들리지 않도록 신발 끈을 잘 묶어주는 것이 중요하다는 것을 알았을 것이다. 그런데 신발 뒤꿈치를 구부려 신는 사람들이 가끔 있다. 만약 **신발 뒤꿈치를 구부려 신으면 발뒤꿈치**(종골)**가 흔들리고 무릎, 고관절이 흔들리면서 골반, 척추가 틀어질 것**이다. 그래서 성장기 아이들이 신발 뒤꿈치를 구부려 신는다면 빠르게 자라는 나무의 뿌리에서 틀어지게 하는 것과 같으므로 주의해야 한다. 그러한 관점에서 보면 슬리퍼를 신고 오래 걷는 것도 좋지 않다.

아홉 번째 운동법: CMP 치료적 보행 교정

좋은 보행, 올바른 보행에 감사하라.

모든 인류는 걷기 전문가다. 자신의 자세와 습관에 맞게 하이힐, 구두, 운동화, 슬리퍼를 신고 잘 걷는다.

또한 누가 가르쳐주지 않아도 어딘가 통증이 있으면 그에 맞게 보행을 한다. 그런데 세상의 모든 이치가 그렇듯이 생체역학적으로는 좀더 올바른 보행법이 존재한다. 올바른 보행이란 생체역학적으로 관절의 압박부하가 덜하고 근육에 장력부하가 덜 걸리는 방법으로 걷는 것이다. 이를 치료적으로 응용한 것을 **'CMP 치료적 보행 교정'**이라고 명명한다.

특히 성장기 아이들에게 올바른 보행은 적절하게 성장기 아이들의 성장판을 자극하기 때문에 매우 중요하다. **성장기 아이들의 경우 올바른 보행 교정만 해도 O다리, X다리가 상당히 교정**되는 것을 보면 그 결과는 가히 놀랍다. 그만큼 보행 교정은 백 번, 천 번을 강조해도 과하지 않다. 그래서 치료적 보행 교정은 아이와 대화를 할 수 있을 때부터 바로 시작하는 것이 좋다. 실제 사례를 보자.

X다리 교정 필자의 아들 사례

아래 사진은 필자의 아들 용균이의 초등학교 때 사진이다. 등잔 밑이 어둡다 했는가? 어느 날 아들이 X다리 변형임을 알았다. 아들에게 한 달 동안 매일 의학적 고립 스트레칭과 8종 정렬 운동법을 시행하게 하고 이후에는 치료적 보행 운동법을 가르쳤다. 놀랍게도 3개월도 안되어서 아이의 다리는 거의 정상화되었는데 조금만 신경쓰지 않으면 아이의 X다리 변형은 악화되었다.

이후 틈틈이 **전신 스트레칭, 9종 정렬운동법 등을 시행하여 현재 아들의 X다리 변형은 거의 정상화**되었다. 그 과정에서 가장 중요한 것은 틈틈이 시행하는 정확한 스트레칭과 올바른 보행이라는 것을 알게 되었다. 필자의 아들 외에도 많은 아이들이 9종 정렬 운동법과 치료적 보행 교정을 통해 O다리, X다리를 정상화하였다.

고 2 아들의 교정된 X다리

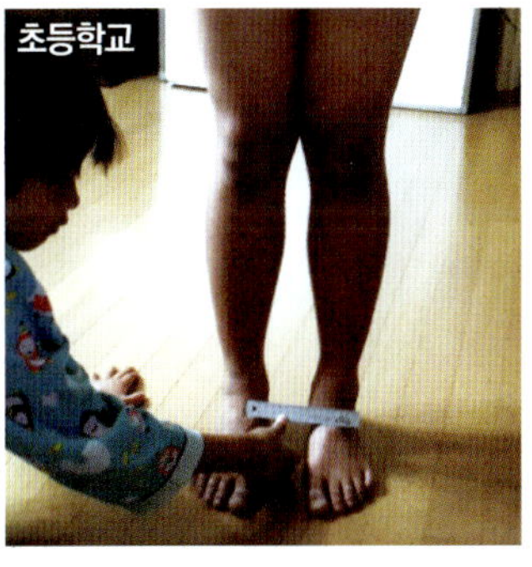

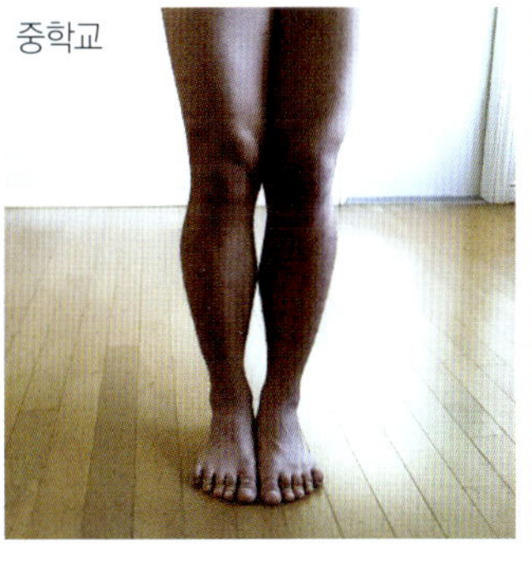

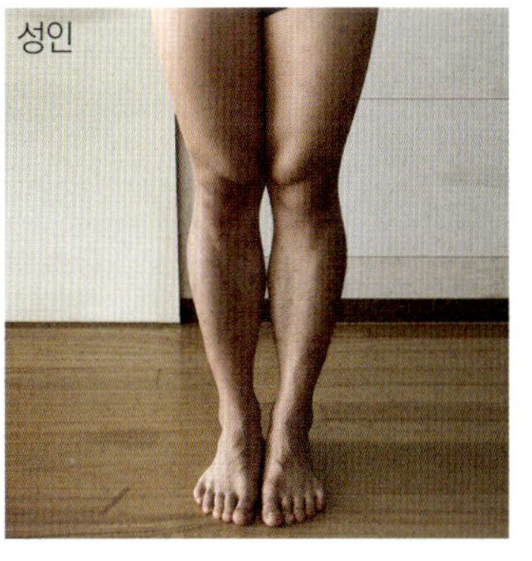

만약 아들 용균이의 X다리 변형을 그대로 방치했더라면 족궁이 무너지고 골반, 척추가 틀어지는 등 전신 부정렬로 진행되었을 것이다. 요즘 많은 성장기 아이들의 자세가 틀어지고 있다. **틀어진 자세를 단 하나의 노력으로 해결하는 방법**은 필자의 아들 용균이처럼 **올바른 보행을 습관화**하는 것이다. 이렇게 모든 성장기 아이들에게 올바른 보행을 한다면 어떤 일이 일어날까? 올바른 보행은 올바른 방향으로 성장 자극을 줄 것이고 그 결과 많은 아이들의 O다리, X다리, 무릎 과신전, 거북목 증후군, 측만증, 일자허리 등이 예방되고 개선되는 결과를 얻을 것이다.

둘째 아들 혁균이는 대학교 2학년때 처음 측만증을 발견하고 다음 사진에서 보는 것처럼 척추 측만증을 교정을 했다. 아들이 의대를 다니고 있어 교정법을 알려주는 것은 쉬웠다. 근막이완법, 근육 길이 맞추는 법, 근력 균형 측정법, 근력 균형 맞추는 법, CMP 9종 정렬 운동법(특히 보행교정)을 시행하고 1년도 안된 어느날 자신의 척추가 교정된 사진을 보내왔다.

아들의 측만증 교정

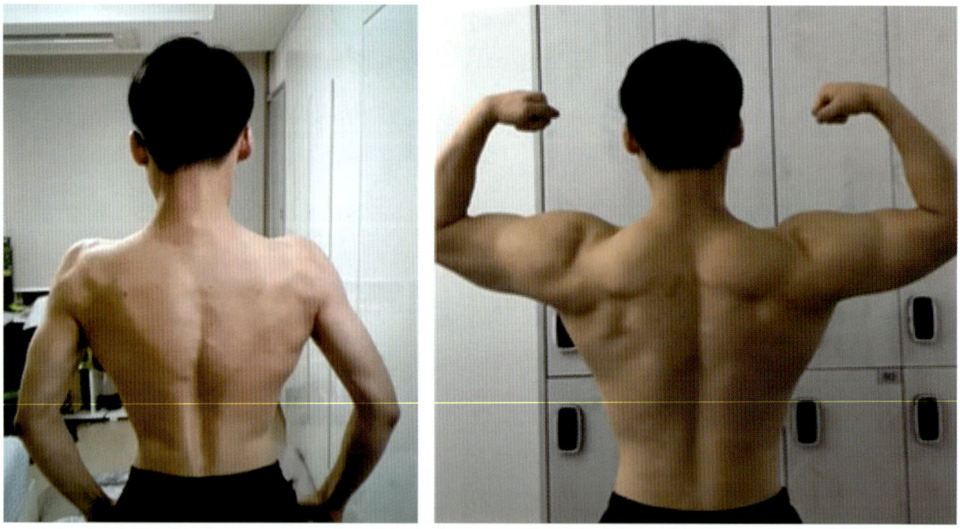

인체 부정렬이 성장기 아이들에게 어떤 영향을 미칠까?

한번은 척추와 골반이 틀어지고, X다리 변형이 있는 초등학생을 치료하는 과정에서 아이는 이렇게 말했다.

"모든 사람은 조금씩 아프면서 사는 거 아니에요?"

필자에게는 그 아이의 말이 커다란 충격으로 다가왔다. 놀랍게도 그 아이는 틀어진 인체 정렬 때문에 끊임없이 발목, 무릎, 고관절, 척추에 비정상적인 부하에 노출되어 항상 통증을 경험하고 있었기 때문에 모든 사람은 다 아프면서 사는 것이라고 생각하고 있는 것이었다. 이후 아이는 올바른 움직임과 자세요법과 9종 정렬운동법으로 1주일도 안되어 통증이 호전되는 것을 보고 눈이 동그래지면서 다시 말했다.

"올바른 스트레칭과 올바른 움직임만으로도 통증이 없어지는 것이 신기하네요. 앞으로 평생 스트레칭과 정렬 운동법을 하면서 살아야겠네요. 원장님 감사합니다."

성장기 아이들의 성장판은 자극이 주어지는 방향으로 뼈를 자라게 한다. 그래서 아이들의 두부전방 자세, 둥근 어깨, 척추와 골반의 틀어짐, O다리, X다리 변형은 마치 나무가 옆으로 틀어져 자라는 것과 같다.

똑바로 자라는 나무와 옆으로 틀어져 자라는 나무는 결국 그 크기가 다른 것처럼 아이의 키 성장도 이와 같다. 이러한 논리를 확장하면 올바른 보행에 의한 올바른 성장판 자극은 인류의 평균 키를 몇 cm 정도는 더 크게 할 수 있을 것이다.

모든 인류가 올바른 보행을 습관화하면 어떤 일이 일어날까?

모든 인류의 자세는 개선되기 시작할 것이다. 앞에서 언급한 바와 같이 현대 인류는 거북목, 둥근 어깨 등으로 올바른 직립 인류의 진화 과정에 역행하고 있다. 8가지 정렬 운동법과 치료적 보행교정으로 올바른 보행을 한다면 모든 인류의 틀어진 자세는 조금씩 개선될 것이다. 인체 자세의 개선은 특정 관절에 주어지는 과부하의 문제를 해결하기 때문에 흔히 발생하는 목디스크, 허리디스크, 무릎 통증, 어깨 통증 등의 질환은 현저히 줄어들 것이다.

'Exercise is medicine'을 꿈꾸는 입장에서 보면 생각만 해도 가슴 설레는 일이 아닐 수 없다.

인체의 가장 자연스러운 상태는 '움직임'에 있다는 치료 철학을 구현하는 핵심은 **'올바른 보행 습관화'**에 있다. 그래서 '허리디스크 완치 5단계, 허리디스크 완치를 위해 반드시 회복해야 하는 7가지 기능' 등은 모두 올바른 보행을 위해서 존재한다. 올바른 보행은 모든 근골격계 질환을 치료하는 핵심 중의 핵심이다. 그래서 8가지 전신의 정렬을 개선하는 운동을 완성하고 나서 모든 통증 치료의 마지막 단계로 치료적 보행 교정을 시행해야 한다.

평소 아무런 불편이 없는 사람도 치료적 보행 교정을 통해 올바른 자세와 움직임, 올바른 정렬 상태로 교정하면 좋다. 인류는 평생 1억 보 이상을 걸어야 하기 때문에 평소 통증 등의 불편이 없는 사람도 올바른 보행으로 관절에 주어지는 지구 중력 부하를 분산하게 하면 허리디스크, 고관절 통증, 무릎 통증, 발목 통증을 예방할 수 있다.

인체를 석유에너지를 사용하는 자동차라고 비유해보자. 어떤 차량은 휘발유 1리터로 10 km도 가지 못하는데 어떤 차량은 1리터로 20 km를 달린다. 올바른 자세에 의한 올바른 보행은 인체가 적은 에너지로 높은 효율을 낼 수 있는 최고의 방법이다. 매일 피로에 시달리는 사람은 에너지 보충을 위한 휴식만큼 중요한 것이 올바른 보행이다.

좀더 **올바른 보행교정을 위해서는 알아야 할 6가지**가 있다. 모든 인류가 이 정도 개념은 알고 더 나은 보행을 위해 애쓰다 보면 인류는 좀더 올바른 움직임과 올바른 자세로 진화할 것이다.

첫째, 보행 교정의 사전 준비

보행을 교정하기 전에 **발목, 무릎, 고관절, 척추와 골반 등의 관절 움직임 범위를 확인하고 맞춤 근막이완, 맞춤 근육 스트레칭, 맞춤 관절가동, 근력 균형 맞추기 등을 시행한다**. 이는 좋은 보행의 준비를 마친 것과 같다. 만약 근막 유착, 근육의 짧아짐, 관절 움직임의 제한이 있다면 올바른 보행은 불가능하다. 그 상태에서 억지로 보행을 교정하려 하면 척추와 골반이 틀어지면서 오히려 디스크 통증뿐만 아니라 모든 관절통증을 악화시킬 것이다. 그래서 보행 교정을 시행하기 전에 반드시 CMP 관절 움직임 범위 회복을 위한 근막이완, 스트레칭, 관절기능을 회복해야 한다.

그리고 허리, 골반, 고관절, 무릎, 발목 어딘가에 통증이 있다면 보행 분석은 불가능하기 때문에 통증이 있다면 반드시 먼저 통증을 치료한 후 보행 분석과 교정을 해야 한다.

둘째, 보행 시 가해지는 힘 '지면 반발력'

보행에 따른 지면반발력

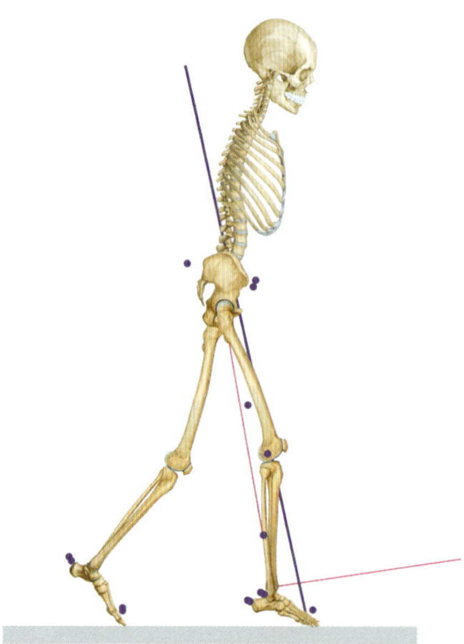

우리가 보행을 할 때 발바닥에서 올라오는 힘인 **지면반발력**(ground reaction force)에 대응하는 힘이 있어야 인체는 서서 걷고 달릴 수 있다. 보행 시 체중 압박으로 주어지는 부하를 발에서는 지면 반발력으로 대응하여 걷고 달리기가 가능한 것이다. 지면반발력의 관점에서 보면 요추-골반-고관절 복합체, 무릎, 발목은 인체가 걷는 동안 연속적으로 부하를 받는다. **허리디스크 완치란 지면반발력으로 주어지는 부하를 이겨내, 걷고 스포츠 활동이 가능하도록 만드는 과정**이다.

보행 시 인체관절에 가해지는 지면 반발력을 견뎌내게 하는 힘은 바로 생체역학적 균형에 맞는 자세와 적절한 근육 길이, 근지구력, 근력을 기반으로 한 협응력이다. 또한 적절한 보행 속도와 올바른 보행으로 지면 반발력과 관련된 압박부하, 장력부하를 최소화하는 것이다. 그래서 무거운 물건을 들거나, 등산, 달리기 등을 시행해도 끄덕하지 않는 강한 관절을 만들기 위해 전신 스트레칭을 통해 근육 길이를 정상화하고, 근지구력(근력)을 강화하고 적절한 보행 속도에 맞는 올바른 보행을 트레이닝해야 한다.

셋째, 보행 분석 장비의 이해

보행 분석과 교정을 위해 **'트레드밀과 영상 촬영장치'**가 필요하다. 환자는 보행 교정을 위해서 트레드밀에서 걷고 그 과정은 동영상으로 촬영하여 분석해야 한다. 참고로 트레드밀에서의 보행은 맨바닥에서 걷는 것보다 부하가 훨씬 적다. 그리고 트레드밀에서 느린 보행 속도는 적절한 보행 속도보다 관절에 가해지는 부하가 더 크다. 이러한 사전 지식을 전제로 보행은 분석되어야 한다.

그리고 촉진과 치료를 동시에 시행해야 하듯이 보행 분석과 교정은 동시에 진행되어야 한다. **보행분석과 교정은 동시에 따로 떼어 생각하기보다는 동시에 진행**하는 것이 좋다. 이유는 환자가 자신의 잘못된 보행에 대한 피드백을 받으면 그 자리에서 보행을 교정할 수 있기 때문이다.

넷째, 보행 분석 방법

보행 분석은 환자를 트레드밀 위에서 걷게 한 후 **'앞, 뒤, 좌우 옆, 위 5개 방향에서 관찰'**할 수 있다. 앞에서 소개했듯이 동영상으로 다시 보기를 할 때 더 많은 문제를 찾아내고 정확히 교정할 수 있다. 특히 동영상으로 환자 자신의 잘못된 걷는 모습을 봄으로써 더욱 효과적으로 교정할 수 있다.

트레드밀이 없을 때는 불편하지만 평지에서 걷는 것을 관찰할 수도 있다.

그리고 **눈을 감고 30보 제자리 걷기 방법으로 진찰**하는 방법도 있다. 눈을 감고 30보 제자리 걸음을 해보라. 아마도 대부분의 사람들이 좌측이나 우측 또는 앞이나 뒤로 많이 이동해 있을 것이다. 그만큼 우리는 양측 균형에 맞는 정확한 보행을 하지 못하고 있다.

보행하는 과정에서 **지면에 닿는 소리를 들어서 진단, 교정하는 방법**도 있다. 독자는 트레드밀 위에서 걸으면서 발이 지면에 닿는 양측 소리를 비교해 보라. 쿵탁 쿵탁 발이 지면에 닿는 양쪽의 충격 소리가 다르게 들릴 것이다. 이 소리를 같게 수정하려는 노력을 통해서 보장(stride length), 보폭(step length), 보행 속도를 올바르게 교정할 수 있다.

다섯째, 통증이 있을 때 보행 교정 방법

통증이 있는데 보행을 하면 체중부하를 인체조직이 견딜 수 없다는 뜻이므로 먼저 치료한 후 보행 교정을 해야 한다. 하지만 적절한 도구를 이용하여 체중부하를 줄이고 보행을 병행하면 빠르게 치유할 수 있다. 이 문제에 대해서 알아보자.

앞에서 언급한 바와 같이 평지에서 걷는 걸음은 트레드밀에서 걷는 것보다 압박부하가 훨씬 더 많이 주어진다. 그래서 트레드밀에서 20분 이상 불편 없이 걸었다 하더라도 평지걸음에서는 10분 만에 통증이 일어날 수 있음을 감안하고 보행 운동 강도를 결정해야 한다.

다음 상황을 보자.

고관절, 무릎, 발목의 수술이나 골절 환자가 걸을 때 통증이 발생한다. 보행 시 통증이 있다는 것은 보행 동안 관절에 가해지는 부하를 견딜 수 없다는 뜻이다. 이러한 비정상적인 과부하는 재손상을 초래하고 치유 회복이 늦어지게 한다. 그런데 많은 환자는 걸을 때 주어지는 부하에 의한 통증이 있어도 어쩔 수 없이 걷는 경우가 많다.

이럴 때는 어떻게 해야 할까?

그러한 환자에게는 **목발 사용법**을 익힘으로써 가능한 빨리 보행을 시작할 수 있다. 흔히 사용하는 방법으로 **4점 보행**과 **3점 보행**이 있다.

발목과 무릎인대 손상 환자와 발가락, 발목, 무릎, 경골, 대퇴골 골절 환자 등은 빠른 회복을 위해 가능한 빨리 걷는 것이 좋다. 하지만 너무 빨리 과도한 부하가 주어지면 오히려 재손상을 일으킬 수 있기 때문에 위와 같이 목발을 이용하여 체중부하를 줄여 걷게 해야 한다.

목발을 이용하여 계단을 걷는 방법도 배워야 한다. 목발을 이용하여 걷는 법을 배우면 체중부하를 줄여 재손상 없이 걸을 수 있다.

그리고 아래에서 소개하는 무중력 보행기(antigravity treadmill)를 이용하면 누구나 빠르게 치료적 보행 교정을 시행할 수 있다. 무중력 보행기라고 하지만 실제로는 중력부하를 줄이는 저중력 보행기라고 하는 것이 옳다. 다음 글을 참고하라.

CMP 보행장비! 무중력 보행기에 대하여

고관절, 무릎, 발목 수술을 한 경우 가능한 빨리 보행을 시키기 위해 가장 좋은 장비는 무중력 보행기(anti-gravity gait trainer)다. 공기압을 이용하여 체중이 주어지는 **부하를 90%, 80%, 70%, 60%, 50%로 줄여서 보행 트레이닝을 할 수 있기 때문**에 허리디스크, 고관절, 무릎, 발목 통증 환자를 평소보다 빠르게 보행시키면서 기능 회복을 도모할 수 있다.

이와 같이 다양한 방법으로 지구중력에 의한 부하를 줄여서 빠르게 재활운동 프로그램을 구성할 수 있다.

아래와 같이 무중력 보행 장비는 **보행 시 통증이 있는 환자, 중풍환자, 파킨슨 환자 등에게 매우 유용**하다. 공기압으로 체중부하를 원하는 만큼 줄여주기 때문에 발과 발목, 무릎, 고관절 손상 환자 누구에게나 빠르게 보행 교정을 할 수 있다.

무중력 보행기와 비슷하게 체중부하를 줄이는 방법은 물속에서 걷기, 자전거 타기 등이 있다. 이와 같이 다양한 방법으로 지구 중력에 의한 부하를 줄여서 빠르게 재활운동 프로그램을 구성할 수 있다.

무중력 보행기

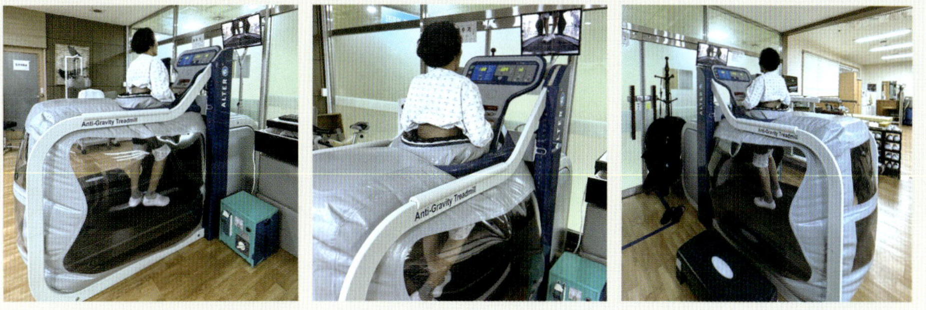

여섯째, 보행의 기초 개념 '보폭, 보장, 보폭너비'

다음 그림과 같이 보폭(step length)은 한 발의 걸음 길이를 말하고, 보장(stride length) 좌우 보폭을 합한 활보 길이를 말한다. 보폭 너비(stride width)는 좌측 발과 우측 발의 가운데 길이를 말한다. 한쪽의 보폭이 달라지면 보장도 달라지고 보폭 너비도 달라진다. 이렇게 양측의 보폭이 다른데 똑바로 걸어야 한다면 골반, 척추의 틀어짐이 유발될 수밖에 없다. 이렇게 보폭, 보장, 보폭너비의 관점은 올바른 보행, 좋은 보행을 위해 중요한 개념이다.

보장, 보폭, 보폭 너비

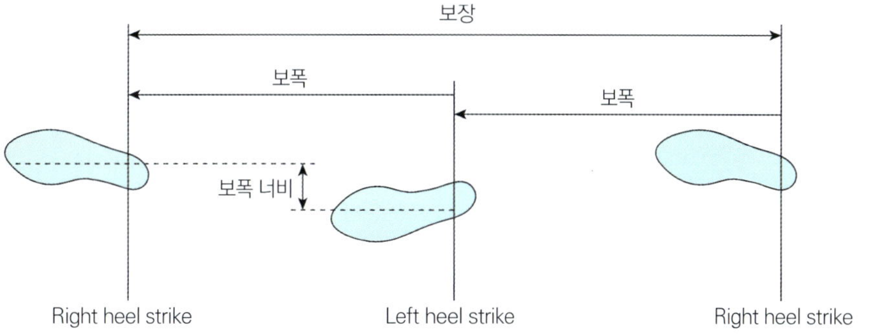

보행 분석과 치료적 보행 교정의 실제

이제 정상과 비정상 보행 분석과 치료적 보행 교정에 대해 알아보자.

정상 보행을 이해하면 비정상 보행을 찾아낼 수 있으므로 먼저 정상 보행에 대해서 알아야 한다. 그리고 인체 전신 정렬, 관절 움직임의 각도, 앞뒤 균형, 좌우 균형, 걷기 동안 각 단계에서 활성화되는 근육을 모두 고려해서 분석해야 한다.

입각기는 발뒤꿈치 닿기, 부하반응기(10%), 중간 딛기(20%), 마지막 딛기(20%), 전 스윙(10%), 발가락 떼기로 구성되고, 유각기는 초기 스윙(13%), 중간 스윙(14%), 마지막 스윙(13%)로 구성된다.

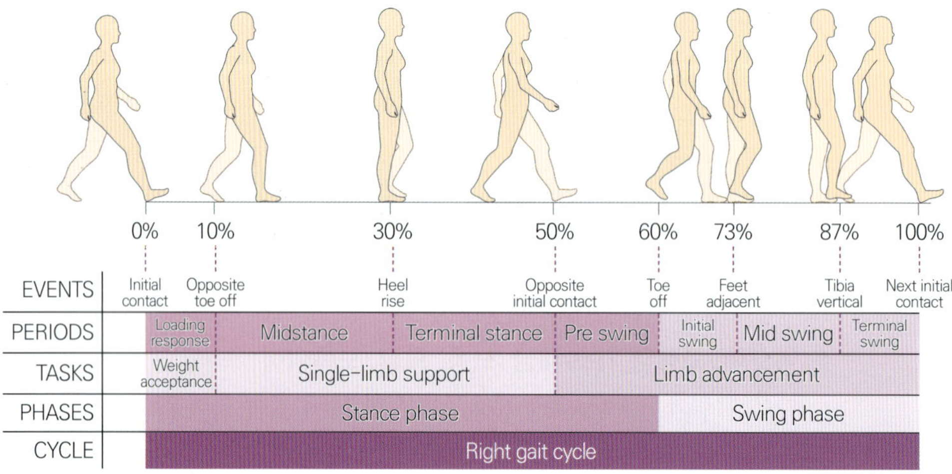

일반적인 보행 분석 방법

1) 입각기와 유각기

위 그림에서 보는 바와 같이 발을 떼고 공중에 떠서 이동하는 상태를 유각기라 하고, **발을 딛고 이동하는 상태를 입각기**라고 한다. 정상 보행은 입각기 60%, 유각기 40%로 구성되어 있다. 허리디스크를 앓거나 고관절 통증, 무릎 통증, 발목 통증이 있는 환자들은 입각기 60%, 유각기 40% 비율이 깨져 있다. 이를 **통증성 보행(antalgic gait)**이라고 하는데 보폭이 짧아지거나 발을 디디는 시간이 짧아지는 형태로 나타난다.

임상 현장에서 허리디스크 통증이 호전되었는데도 입각기 60대 유각기 40의 비율이 깨져서 걷는 비정상 보행을 하는 경우를 흔하게 볼 수 있다. 그런 비정상 보행을 지속하면 인체 정렬은 어떻게 틀어질지 상상해보면 치료적 보행 교정이 얼마나 중요한지 알 수 있을 것이다.

입각기 분석은 체중부하가 주어지고 보행의 목적인 몸의 이동 과정이므로 유각기 분석보다 더 중요하다. 하지만 유각기는 입각기를 위한 준비 과정이고 유각기가 좋아야 좋은 입각기가 가능하므로 잘 살펴야 한다.

2) 입각기 3단계 과정의 분석

직접적으로 몸의 이동을 담당하고 있는 입각기의 과정을 세 단계로 나누면 **발뒤꿈치**

닿기(heel strike), **중간 딛기**(mid stance), **발가락 떼기**(toe off)로 구분할 수 있다. 생체역학적으로 올바른 보행의 관점에서 볼 때 많은 환자들이 입각기의 세 단계를 제대로 시행하지 못한다. 주위 사람들이 걷는 것을 보라. 많은 환자들이 양반걸음(고관절 외회전)을 보이는데 어떤 환자는 오른발, 어떤 환자는 왼발, 어떤 환자는 양측 발 모두 양반걸음을 걷는다. 이러한 잘못된 보행은 대개 족궁이 무너지는 형태로 나타나고 발가락 끝이 바깥을 향하여 디디며 발가락 떼기의 단계를 생략하는 걸음이다. 그 결과 외반무지, 족저근막염, 아킬레스 건염 등 각종 발의 문제가 일어날 수 있다.

이렇게 발뒤꿈치 닿기, 중간 딛기, 발가락 떼기 등이 제대로 되지 않는 비정상 보행이 일어나면 어떤 일이 일어날까? 이러한 관점으로 입각기에서의 보행은 분석되고 교정되어야 한다. 참고로 정상적인 보행이 일어날 때 머리의 높이가 위아래로 움직이는 수직변위는 5 cm, 좌우로 움직이는 수평변위 4 cm까지 움직이는 것은 정상이다.

3) 보행 시 발(발목)의 움직임 분석

발목의 움직임은 족저굴곡과 족배굴곡이 있고, 거골하 관절의 움직임은 내반과 외반이 있다. 발목 관절에서 족배굴곡(dorsiflexion), 발의 외전(abduction)과 외반(eversion)의 복합적인 움직임을 회내(pronation)라 하고, 발목관절에서 족저굴곡(plantarflexion), 발의 내전(adduction)과 내반(inversion)의 복합적인 움직임을 회외(supination)라고 한다. 그래서 족궁이 무너지는 보행은 발목과 발의 과회내 보행이라고 할 수 있다.

발목 회내

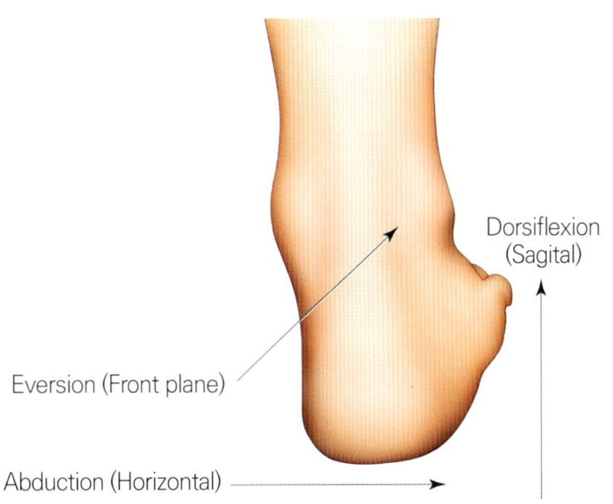

보행 시 발과 발목이 정상적으로 움직이기 위해서는 **족배굴곡이 최소 10도 이상**(정상 각도는 20도)**이 되어야** 하고 중간 딛기 단계에서 과회내 없이 족궁은 유지되어야 한다. 만약 발뒤꿈치 닿기를 제대로 하지 못하면 발뒤꿈치와 발바닥은 거의 동시에 닿는

다. 그러면 발의 충격 흡수 작용은 사라지고 발목, 무릎, 고관절, 허리 등으로 충격은 그대로 전달되면서 통증은 악화될 것이다. 중간 딛기 과정의 비정상은 대개 족궁이 무너지는 것이다. **족궁이 무너진다는 의미는 족저근막이 늘어난다는 의미**이므로 족저근막염이 악화될 수 있고, 발가락 떼기 동작을 제대로 하지 못하면 엄지발가락이 변형되면서 무지외반증이 악화될 수 있다. 이러한 관점으로 발과 발목의 움직임을 분석하고 교정해야 한다.

보행을 앞에서 관찰하면 족배굴곡이 잘 일어나는지를 알아낼 수 있고 뒤에서 관찰하면 족궁이 무너지는 것을 쉽게 관찰할 수 있다.

4) 보행 시 무릎 움직임의 분석

유각기 과정에서 무릎은 **50도까지 굴곡 후 신전**하면서 입각기를 대비하는 과정이다. 입각기 초기 발뒤꿈치 닫기 단계에서 무릎은 완전 신전이 일어나야 하고 이후 20도까지 적절한 굴곡이 일어나야 한다. 한쪽 발이 유각기일 때 반대쪽 발은 입각기다. 입각기에서 체중부하를 받고 이동을 하기 때문에 유각기에 대해서는 주의를 덜 두지만 좋은 유각기가 좋은 입각기를 만든다는 사실을 잊지 말아야 한다.

이렇게 질문해보자. 유각기에서 무릎이 50도까지 굴곡하지 않은 상태로 걷는다면? 입각기 초기 발뒤꿈치 닫기 단계에서 무릎의 완전신전이 일어나지 않은 상태로 걷는다면? 입각기 중간에 무릎이 20도까지 굴곡되지 않은 상태에서 걷는다면? 이런 보행 시 비정상 무릎 움직임은 발목, 무릎, 고관절, 척추 관절에 비정상 부하를 초래하고, 전신 관절의 비틀림을 유발할 것이다. 이러한 관점으로 무릎 굴곡과 신전은 분석되고 교정되어야 한다.

보행을 옆에서 관찰하면 무릎의 정상 움직임 각도를 정확히 알아낼 수 있다.

5) 보행 시 고관절 움직임의 분석

생체역학적 관점에서 보면, 입각기에서 고관절은 **30도 굴곡에서 시작하여 15도 신전이 일어나고 유각기에서 고관절은 35도 굴곡이 일어나야** 한다. 고관절은 구상관절(ball and socket)이므로 쉽게 회전이 일어나는데 많은 사람들은 습관적으로 양반걸음(팔자걸음)을 하기 때문에 고관절은 대개 외회전 방향의 부정렬 상태로 걷는다. 양반걸음은 고관절 입장에서 보면 외회전이므로 대개 고관절 외회전 근육인 이상근은 짧아진다. 짧아진 이상근은 좌골신경을 압박할 수도 있고, 골반-고관절의 틀어짐을 유발할 수 있다. 그래서 이러한 보행을 하는 사람에게 이상근 등의 스트레칭은 중요한 의미를 갖는다. 그리고 장요근이 짧아지면 보폭이 짧아진다는 사실을 기억하고 보행 시 고관절 움직임을 분석, 교정해야 한다.

흔한 문제로 중둔근 근력이 약화되면 좌우 흔들림 보행, 대둔근이 약화되면 앞뒤 흔들림 보행이 발생한다. 그래서 약화된 근력을 측정하고 근력 균형 운동을 시행하면서 보행 교정을 해야 한다.

또한 팔자걸음은 흔히 족궁이 무너지게 하고 발뒤꿈치 닫기, 중간 딛기, 발가락 떼기 등이 제대로 일어나지 않으므로 잘 살펴서 교정해야 한다.

고관절 좌우 흔들림의 관찰은 앞뒤에서, 고관절 앞뒤 흔들림은 옆에서 관찰하면 쉽게 알아낼 수 있다.

6) 보행 시 골반-흉추 교차 협응 움직임 분석

보행 시 골반과 흉추는 서로 교차하면서 협응 움직임을 일으킨다. 이를 **골반-흉추 교차 협응 움직임**(pelvis-thorax coordination)이라고 한다. 골반-흉추 교차 협응 움직임은 정상 보행을 위해서 매우 중요하다. 정상인들은 누구나 골반-흉추 교차 협응 움직임을 잘 하는 것 같지만 세밀하게 분석해보면 비정상적인 경우가 매우 많다. **몸통을 좌우 회전해보고 회전각도의 차이가 있다면** 골반-흉추 교차 협응 움직임이 비정상이라고 판단해도 된다.

생각해보라. 척추와 골반이 틀어지고 O다리, X다리 변형이 있는 환자가 완벽한 골반-흉추 교차 협응 움직임이 일어나는 것은 사실 불가능하다. 그래서 잘 관찰하여 교정해야 한다. 드물지만 허리디스크가 심하여 회전 동작이 어려운 환자는 골반-흉추 교차 움직임이 없이 괴상한 걸음을 걷는 경우도 있다. 반드시 교정해야 한다.

위에서 보행을 관찰하면 골반-흉추 교차 협응 움직임이 제대로 일어나는지 쉽게 알아낼 수 있다.

7) 보행 시 어깨와 팔 움직임 분석

CMP 정렬 견갑골 시계 운동에서 설명한 것처럼 견갑골 움직임 제한으로 한쪽 팔이 덜 움직이며 걸으면 골반-흉추 교차협응 움직임에 문제가 발생하고 그 영향은 **무릎, 발목 등 하부 운동 사슬에 영향을 주고 결국 척추와 골반은 틀어질 것**이다. 그래서 어깨와 팔의 양쪽 움직임은 같은 크기로 부드럽게 움직여야 한다. 어깨 움직임의 뿌리는 견갑골이고 견갑-상완리듬이라는 생체역학적 지식으로 보면 한쪽 팔이 덜 움직일 때 견갑골의 비정상 움직임을 개선해야 한다는 것은 너무도 당연한 일임을 잊지 말자.

보행 시 어깨와 팔의 움직임은 골반-흉추 교차 협응 움직임과 함께 부드럽게 교차되어야 한다. 이러한 문제의 관찰은 옆에서 보거나 위에서 보면 쉽게 알아낼 수 있다.

8) 보장, 보폭, 보폭너비의 분석

앞에서 설명한 바와 같이 보행에는 보장, 보폭, 보폭너비가 있는데, 보행 분석을 할 때 이를 잘 관찰해야 한다. 허리디스크 환자, 고관절, 무릎, 발목 통증 환자는 흔히 보폭을 분석해보면 양쪽 보폭이 다른 경우가 많다. 이렇게 양측의 보폭이 다르면 똑바로 걷는 것이 불가능하기 때문에 척추와 골반은 틀어질 수밖에 없다.

한쪽의 보폭이 짧아졌을 때, 디디는 시간이 짧을 때 이 문제를 어떻게 알아낼까?

보행분석기를 이용하면 보폭, 보폭너비, 보장, 보행 속도 등을 정확히 분석할 수 있다. 그러나 장비가 없다고 위와 같은 분석이 불가능한 것은 아니다. 트레드밀에서 걷게 하고 치료사는 앞, 뒤, 옆, 위에서 보행을 관찰한다. 영상으로 촬영하여 관찰하면 보폭, 보장, 보폭너비 등의 오류는 쉽게 찾아낼 수 있다.

9) 보행 속도의 분석

보행 분석을 할 때 보행의 속도는 매우 중요하다. 환자에게 맞는 올바른 보행 속도를 찾는 방법을 이해함으로써 적절한 보행 속도의 중요성에 대해 알아보자. 이 과정은 트레드밀에서 실시한다.

트레드밀에서 시속 3 km, 4 km, 5 km, 6 km 등을 가속, 감속을 시키면서 좌우, 앞뒤로 흔들리지 않고 가장 편안하게 이동이 가능한 그 환자에게 맞는 보행 속도를 찾는다. 이렇게 모든 환자는 자신에 맞는 가장 편안한 보행 속도가 있는데 대개 시속 3~5 km에서 가장 편안한 보행 속도를 찾을 수 있다. 당연히 나이가 들면 자신에게 맞는 보행 속도는 느리고 젊고 건강할수록 자신에게 맞는 보행의 속도는 빠르다.

하지만 허리디스크, 고관절, 무릎, 발목 통증이 있으면 보행 속도는 느려진다. 치료적 보행 교정을 통해 자신에게 맞는 보행 속도를 회복하고 그 속도에서 보행 교정을 하는 것이 좋다.

치료적 보행 교정은 빠른 속도와 낮은 속도, 적절한 속도를 번갈아 가면서 시행한다. 특히 낮은 속도에서는 정확한 자세를, 높은 속도에서는 보행의 리듬을 중시하면서 교정한다. 아는 만큼 보이고 아는 만큼 개선할 수 있는 것이 보행 교정이다. 더 완벽한 보행 교정을 하고 싶으면 생체역학적 움직임 탐구를 계속하면서 경험을 쌓아야 한다. 보행 교정을 한 후에 런닝 교정으로 넘어간다. 런닝 교정이 끝나면 옆으로 교차 걷기, 뒤로 걷기 등을 시행할 수 있다.

근육 활성으로 보는 보행 분석

다음으로 알아야 할 것은 보행 주기 각 단계에서 흔히 어떤 근육을 사용하는지 이해하는 것이다. 예를 들어 슬와근은 유각기 끝 단계에서 활성화하여 무릎의 나사홈 기전을 풀어주는 역할을 담당하고 발뒤꿈치 닿기부터 중간 스탠스까지 총 55%에서 근육 활성이 일어난다. 슬와근은 보행의 거의 상당한 과정을 담당하기 때문에 **무릎 통증이 오래되면 거의 대부분 환자가 슬와근 통증을 동반**한다. 이렇게 보행 과정에서 이러한 근육 활성을 이해함으로써 과사용 근육을 찾아 치료할 수 있고, 모든 근육이 정상적으로 근육 활성이 일어나도록 교정할 수 있다.

그림에서 보는 것처럼 보행 과정에서 근육은 활성화되는 적절한 시기가 있고 그에 맞게 근육이 활성화되어야 한다. 통증이나 관절 기능부전이 있으면 위와 같은 보행 시 정

보행 과정

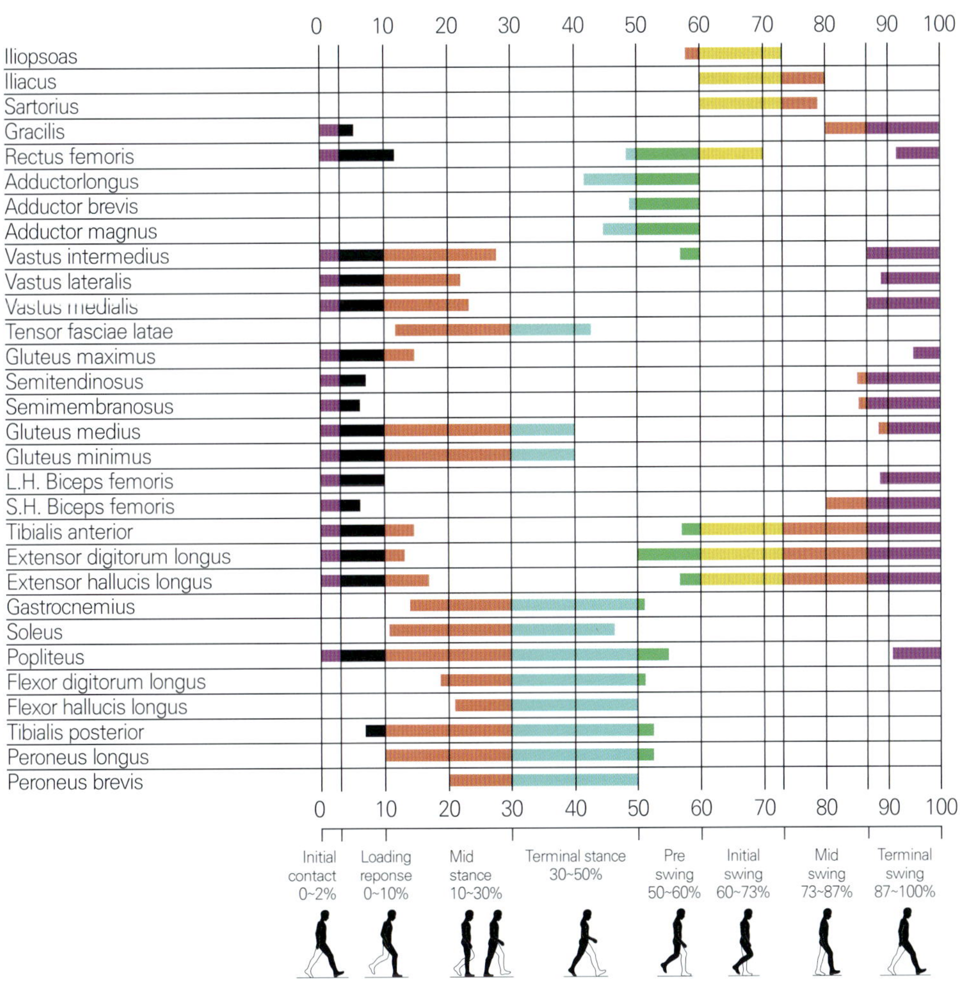

상근육 활성은 완전히 깨진다. 보행 시 정상적인 근육 활성에 대해서 자세히 알아보자.

대부분 짧아지는 경향을 가진 근육인 장요근은 유각기 시작부터 활성화하여 고관절 굴곡을 담당하는 것을 볼 수 있다. 대퇴사두근은 입각기 초기와 유각기 말기에 활성화되는 것을 볼 수 있고 햄스트링은 대퇴사두근에 대응하여 비슷하게 근육이 활성화되어 무릎의 안정성을 담당한다. 중둔근은 입각기 시작 단계부터 활성화하여 40%까지 지속적으로 활성화하여 인체의 좌우의 균형을 잡아준다. 또한 유각기 끝 단계에서 활성화하기 시작하여 입각기 체중부하에 대비한다. 대둔근은 입각기 초기 단계에서 잠깐 수축하여 앞뒤 균형을 잡아주고 유각기 끝 단계에서 입각기 체중부하를 대비한다. 전경골근, 장무지신근, 장지신근은 유각기 전구간 활성화하여 발목 배굴을 담당하고 입각기 초기에 활성화하여 발목의 안정성을 돕는다. 종아리 근육인 비복근과 가자미근, 장지굴근, 장무지굴근, 후경골근, 장단비골근은 입각기 10%를 넘어서면서 활성화하여 중간 딛기 동안 활성화하여 입각기 동안 발과 발목의 안정성을 담당한다.

허리 통증, 고관절 통증, 무릎 통증, 발목과 발가락 통증은 위와 같은 정상적인 보행 시 근육 활성을 방해한다. 위에서 설명하는 보행 시 근육 활성을 이해하면 어떤 근육, 어떤 관절에 통증이 발생했을 때 보행의 어떤 과정이 잘못될 것인지를 정확히 이해할 수 있다. 이 과정을 좀 더 의학적으로 진단에 적용하면 이를 **'움직임 진단'**이라고 할 수 있다.

위와 같은 정상 보행 분석의 이해는 결국 비정상 보행을 교정하기 위한 것이다. 이제부터 흔하게 관찰되는 8가지 비정상 보행에 대해 알아보고 그것을 교정하는 방법에 대해 살펴보자.

8가지 비정상 보행 관찰 및 교정법

1) 전체적인 보행 자세의 관찰

전체적인 보행 자세의 관찰을 위해서 시선은 눈에서 상방 15도 정도를 바라보고 턱을 당기고 가슴을 펴고 손은 달걀을 가볍게 쥐는 정도로 하고 엄지손가락이 정면을 보도록 걷게 한다. 이렇게 똑바로 서서 걷는데 머리 중앙이 천정에서 줄이 잡아당기는 느낌으로 걸으면 가장 자연스럽다

보행 시 전체적인 자세를 보면 흔히 **두부전방 자세, 둥근 어깨, 흉추 후만, O다리, X다리, 족궁 무너짐에 의한 과회내 보행 등의 문제**를 쉽게 찾아낼 수 있다.

여기서는 위와 같은 신체 부정렬 문제를 파악하고, 부정렬을 교정하는 방법으로 치료적 보행 교정을 제시한다. 이러한 인체 부정렬은 각각의 부정렬을 교정하는 스트레

칭과 운동법이 존재하고 그것은 인체의 정렬과 움직임을 탐구하는 의료인들의 궁극적인 탐구과제다.

체험적 지식습득이 최고의 탐구라 할 수 있는데, 독자는 이 글에서 제시하는 대로 3개월만 올바른 보행을 하면 놀라운 자세 변화를 체험할 수 있을 것이다.

2) 발뒤꿈치 닿기의 관찰

보행과정 중 발뒤꿈치 닿기의 관점에서 많은 사람들의 보행을 관찰해보면 대개의 문제는 **발뒤꿈치 닿기를 제대로 시행하지 않는다**는 것이다. 크게 3가지 이유 때문이다. **질병으로 인한 경우**에는 아래 그림과 같이 허리디스크로 전경골근, 장무지신근, 장지신근의 마비가 가장 흔한 원인이다. 이런 상황은 디스크로 운동신경이 마비된 것이므로 마비된 근육의 치료가 병행되어야 한다. 허리디스크 완치 5단계 중 1단계 하지마비형 챕터를 참조하라.

마비, 약화 시 보행 양상

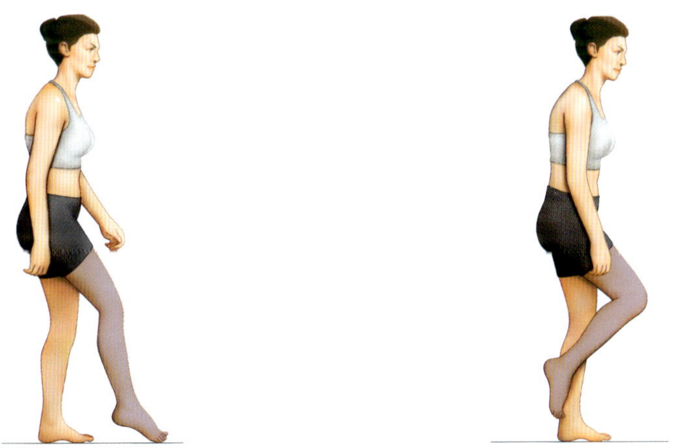

Weakness, paralysis, or absence of ankle dorsiflexors results in (A) equinus gait at heel strike (initial contact-RLA), and (B) steppage gait during swing phase.

다음으로 **종아리 근육**(비복근, 가자미근)**의 짧아짐으로 발목 배굴**(발목의 정상 배굴 각도는 20도 이상)**이 10도 이하일 때**, 보행 시 발뒤꿈치 닿기가 제대로 이루어지지 않는다. 비복근, 가자미근 스트레칭은 CMP 맞춤 스트레칭 챕터를 참고하라. 다음으로 발목 배굴의 주동근인 전경골근이 제 기능을 하지 못할 때 발뒤꿈치 닿기에 문제가 생긴다. **전경골근 근육 기능부전이 있을 때**는 발목 배굴과 저굴 움직임을 반복하여 전경골근, 장무지신근, 장지신근 등의 근육 운동을 시행한다. 이 동작을 10회 3세트를 몇 번 반복하고 보행하면서 발목 배굴에 조금만 신경쓰면 쉽게 교정할 수 있다.

임상에서는 아래 사진에서 보는 것처럼 발목 배굴, 저굴 움직임을 반복하면서 보행을 교정하면 된다.

발목 배굴, 저굴

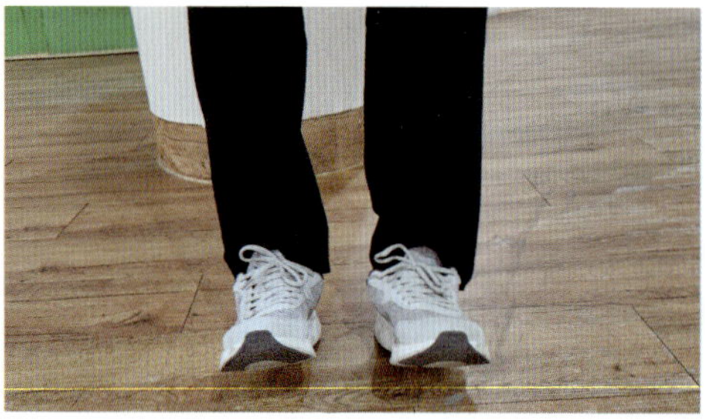

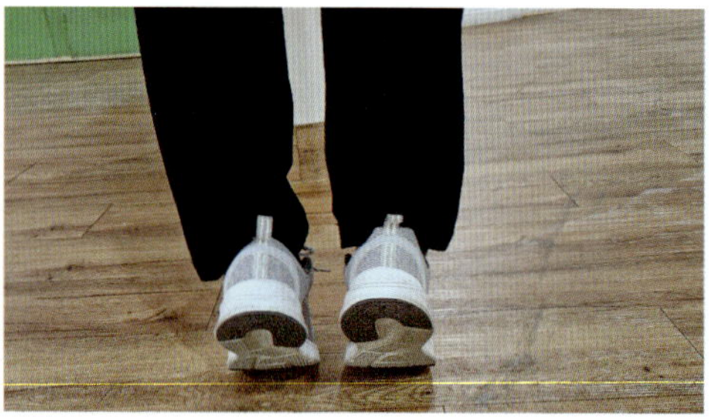

3) 중간 딛기의 관찰

보행 시 중간 딛기 과정에서 관찰할 수 있는 문제는 **족궁이 무너지는 경우**와 첨족이다. 30% 이상(많게는 50%)에서 족궁이 무너지고 첨족은 거의 없다. 앞에서 설명한 바와 같이 발바닥 내재근과 후경골근이 약화되면 중간 딛기 과정에서 족궁이 무너지는 것을 관찰할 수 있다. 족궁 개선 운동법을 참고하라. 족궁 개선 운동법과 발뒤꿈치 닿기 그리고 다음에 설명하는 발가락 떼기를 정확히 하면 중간 딛기는 자연스럽게 정상화될 것이다.

족궁 무너짐 (평발, 과회내 보행)

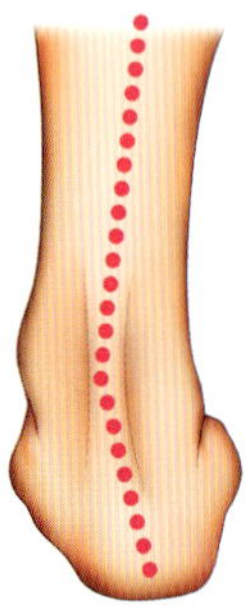

Overpronation (Right foot)

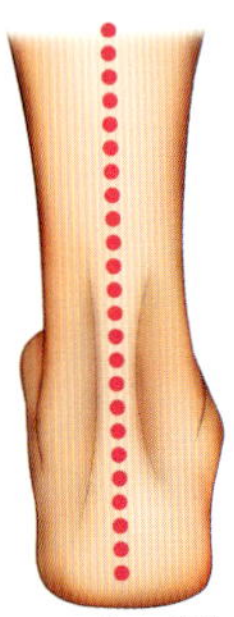

Neutral pronation (Right foot)

4) 발가락 떼기의 관찰

건강한 보행의 관점에서 보면 입각기 마지막 단계 **발가락 떼기**(toe off) **과정에서 앞으로 추진력을 주어야** 하다. 그런데 많은 환자들은 발가락 떼기에서 추진력을 주지 못한다. 발과 발목의 과회내 보행으로 외반무지가 되면 발가락 떼기 과정에서 추진력은 주는 것은 거의 불가능하다. 앞에서 소개한 양반걸음을 하는 사람들은 습관적으로 발가락 떼기 과정을 생략하고 걷는 경우가 많다. 이럴 때는 위에서 소개한 족궁 개선 운동법을 시행하고 발뒤꿈치 닿기와 중간 딛기를 정확히 교정하면서 발가락 떼기 단계에서 엄지와 두 번째 발가락에 힘을 주어 걷기를 반복 교정한다. 이렇게 발뒤꿈치 닿기, 발 아치가 만들어진 상태에서 중간 스탠스, 발가락 떼기가 정상화되면 정상 보행 속도가 빨라지고 걸음이 경쾌해지고 편해 보인다.

생체역학적으로 발목에 가해지는 부하는 **발뒤꿈치에 60%, 전족부에 40%**일 때 정상이다. 전족부 40%를 100%로 환산하고 **엄지 발가락에 50%, 두번째 발가락에 30%, 나머지 발가락에 20% 부하**가 주어질 때 정상이다. 그래서 발가락 떼기를 생략하는 걸음은 생체역학적 관점에서 볼 때 전족부에 가해지는 부하의 심각한 비정상이라 할 수 있다.

5) 무릎의 굴곡과 신전 관찰

보행 시 무릎의 굴곡과 신전이 완전하지 않은 경우를 보자. 보행 시 정상 무릎 굴곡 각도는 **입각기에서 완전 신전-20도 굴곡, 유각기에서 완전 신전-50도**이다. 만약 무릎 완전 신전이 안되거나 무릎굴곡이 50도를 넘지 못하면 정상보행은 불가능하다. 무릎의 완전 신전이 안되면 무릎을 약간 구부린 상태에서 입각기가 시작된다. 이렇게 되면 전체적인 보행 균형이 틀어질 뿐만 아니라 보장, 보폭 등이 완전히 비정상적으로 변한다. 이럴 때는 먼저 관절 움직임 범위 회복을 위한 치료를 선행해야 한다.

특히 X다리의 경우에는 흔히 한쪽 발에서 무릎의 과신전이 관찰된다. 무심코 반복하는 무릎의 과신전은 무릎 인대를 늘어나게 하고 무릎 관절의 불안정성을 악화시킨다. 그래서 무릎의 근육을 의도적으로 활성화하여 과신전되지 않게 보행을 하고 내반슬, 외반슬이 되지 않도록 주의하면서 걷는 것이 중요하다. 생체역학적 관점에서 보면 무릎은 고관절의 노예이므로, 무릎의 불안정이 있다면 다음에 소개하는 골반의 흔들림을 먼저 치료해야 한다.

6) 골반의 좌우 흔들림 관찰

보행 시 골반이 좌우로 과도하게 흔들리는 경우는 중둔근이 약할 때 흔하게 관찰된다. 흔히 트렌델렌버그 보행이라고 한다. 이렇게 중둔근이 약할 때는 중둔근의 근지구력, 근력을 먼저 강화하여 근력 균형을 개선한 후 보행을 교정한다. **약간의 좌우 흔들림이 있다면 보행 교정 동안 개선할 수 있는데 이때 초점시를 이용하면 효과적**이다. 즉 트레드밀에서 걸을 때 정면 상방 15도 정도의 한 지점에 초점을 맞추어 걸으면 초점시 덕분에 균형 능력이 좋아지면서 좌우 흔들림 보행이 개선될 수 있다.

트렌델버그
보행

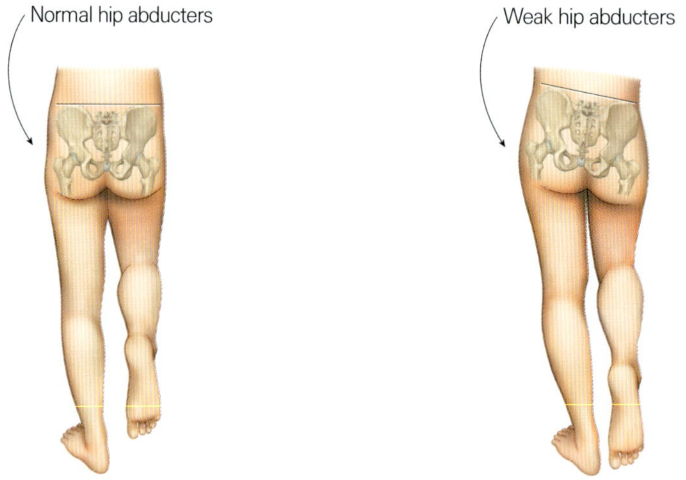

7) 골반의 앞뒤 흔들림 관찰

보행 시 골반이 앞뒤로 흔들리고 보폭이 짧은 경우가 있다. 흔히 **대둔근이 약화된 경우와 장요근이 짧아진 경우 두 가지**가 있다. 허리디스크로 신경이 심하게 압박되면 대둔근은 약화될 수 있고 이 경우는 디스크로 인한 운동신경 마비 치료를 병행해야 한다. 근력 균형 운동에서 소개하는 것처럼 좌우 대둔근의 근력 균형은 개선되어야 한다.

장요근이 짧아진 경우에는 정확한 스트레칭을 시행한 후 보행을 교정한다. 참고로 좌측의 장요근이 짧아지면 그와 짝힘을 이루는 좌측의 대둔근, 중둔근, 대퇴근막 장근, 대퇴사두근, 햄스트링 근육은 연속적으로 짧아지므로 주의해서 스트레칭을 시행한다.

8) 양측 팔과 어깨의 관찰

보행 시 어깨와 팔의 움직임을 관찰해보면 두 가지 문제가 흔히 관찰된다. 첫 번째로는 **한쪽 견갑골 움직임 장애로 팔의 앞뒤 움직임이 적어지는 문제**다. 이 문제는 보행을 옆에서 관찰하면 쉽게 찾아낼 수 있다. 앞에서 소개한 견갑골 시계운동법으로 문제는 쉽게 개선할 수 있다. 두 번째로 **팔이 내회전 방향으로 회전하는 경우의 문제**다. 이 문제는 팔움직임의 뿌리인 견갑골에서 찾을 수 있는데, 소흉근이 짧아지고, 전거근 근력이 약화되어 익상견일 때 발생한다. CMP 어깨 정렬, 안정화 운동법을 참고하라.

그리고 모두가 잘 알 듯이 보행 시 팔과 다리는 교차 협응 움직임이 일어나야 한다. 보행 분석을 하다 보면 많은 여성들이 팔 움직임을 생략하고 걷는 경우가 많다. 팔 움직임을 생략하면 팔과 다리의 교차 협응 움직임에 문제가 발생한다. 이럴 경우는 군인처럼 팔을 크게 움직이면서 걷기를 하면 쉽게 개선된다. 이때 주의할 것은 어깨의 굴곡보다는 신전에 많은 의도를 하면서 걸어야 한다는 것이다. 이유는 군인처럼 팔을 크게 움직이라고 하면 대개 팔을 앞으로만 움직이기 때문이다.

달리기 분석

달리기는 보행과 매우 유사하지만 몇 가지 측면에서 많이 다르다. 예를 들어 **달리기는 입각기 40%, 유각기 60%로 구성되어 있고 두발 지지기(double support) 단계가 없다**. 유각기 60%에 두 발이 땅에서 떨어져 있는 단계(float periods)가 15%씩 있다. 또한 달리기는 강한 부하가 주어지기 때문에 매우 강한 근력을 요하고 더 높은 균형 능력이 필요할 뿐만 아니라 걷기 때보다 고관절, 무릎, 발목의 더 많은 관절 움직임 범위가 필요하다.
특히 달리기와 같은 빠른 움직임은 고관절, 무릎, 발목에 커다란 부하가 주어진다. 그래서 발목, 무릎, 고관절 수술 환자의 회복 시에는 매우 주의해서 시행해야 한다. 참고로 너무 느린 보행도 발목, 무릎, 고관절, 척추에 과부하를 초래한다. 그래서 지면 반발력을 최소화할 수 있는 방법은 일단 적절한 보행 속도를 유지하는 것이다.

보행 교정은 언제 실시하는 것이 좋은가?

모든 질환에서 치료적 보행 교정은 **가능한 빨리 시행**하는 것이 좋다. 보행은 발목, 무릎, 고관절, 척추에 부하를 주면서 이동을 하는 과정이므로 재손상의 우려가 있다. 하지만 재손상의 우려 때문에 많은 환자들이 조기에 보행 교정을 받지 못하고 방치되는 경우가 대부분이므로 생체역학을 잘 이해하고 가능하면 일찍 보행 교정을 해야 한다. 예를 들어 허리디스크를 포함한 모든 근골격계 통증 환자는 가능한 빨리 보행을 시켜야 가능한 빨리 완치할 수 있다.

보행 교정의 가정 적절한 시기는 언제인가?

치료적 보행 교정 중에 통증이 있을 때 이를 나중으로 미루는 것이 좋은지 아니면 보행교정을 통해 개선할 수 있는지를 판단할 수 있어야 한다.

필자의 경험으로 볼 때 **보행 교정이 적절한 타이밍일 때는 많은 환자가 보행 교정 중에 통증이 줄어드는 것을 경험**한다. 보행 교정 동안 관절과 근육에 적절한 압력부하와 장력부하가 주어지는 과정에서 오히려 관절가동이 일어나고, 근육 활성과 협응력이 개선되면서 통증이 줄어드는 것이다. 이렇게 보행 교정으로 보행 시 통증을 줄이기 위해서는 많은 치료적 경험과 보행 분석, 교정 체험이 필요하고, 앞에서 소개한 무중력 보행기, 물속에서 보행 등으로 보완할 수 있다.

만약 보행 교정 과정 중에 통증이 계속된다면 어딘가 과도한 압박부하와 장력부하를 견디지 못한다는 의미이므로 체중부하가 없는 열린 사슬상태에서 치료적 운동이 더 필요하다. 이 문제에 대한 대처에 관해서는 허리디스크 완치 5단계 과정에서 자세하게 소개했으므로 참고하라.

그래서 치료적 보행 교정은 누구나 할 수 있고 쉽게 할 수 있다. 절대 어렵게 생각할 문제가 아니다. 위에서 설명하는 용어를 전혀 몰라도 보행은 교정할 수 있다. 왜냐하면 **인류는 모두 보행의 전문가**이기 때문이다. 우리가 보행 교정은 어렵다고 말하고 있는 순간에도 모든 인류는 걷고 있다. 그래서 누구나 관심을 갖고 올바른 보행을 하려는 의지와 자발성만 있다면 치료적 보행 교정을 시행할 수 있다.

예를 들어 사진에 대해서 아무것도 모르는 사람도 사진 촬영을 많이 해보면 사진에 대해서 반전문가가 되듯이 보행 교정도 마찬가지다. 환자의 보행을 앞, 뒤, 좌우, 위 모든 방향에서 최선을 다해 관찰하고 양측의 불균형 차이를 찾아내고 교정하다 보면 누구나 쉽게 교정할 수 있다. 그 대상이 아이들이라면 그들은 올바른 자세로 성장할 것이고, 어른이라면 허리가 앞으로 구부러지거나 O다리로 변형되는 것이 조금 더 예방될 것이다.

올바른 자세와 정렬을 바탕으로 올바른 움직임이 나온다. 올바른 자세, 올바른 정렬과 올바른 움직임은 완벽한 체중 분산을 유도하여 특정 관절에 과부하가 걸리는 것을 방지하고, 특정 근육에 과도한 부하가 걸리는 것을 방지한다. 그래서 많은 의료기관에서 올바른 자세 치료를 표방하고 있다. 올바른 자세를 역설하면서 치료하는 의료인이나 자세 교정을 치료받는 환자는 반드시 기억해야 할 말이 있다.

"정적인 자세는 움직임의 그림자에 불과하다"

올바른 자세를 평가하고, 올바른 치료를 시행하기 위해서는 반드시 정적인 자세가 아니라 동적인 자세, 동적인 움직임에서 문제를 진단하고 치료해야 한다. 그래서 환자는 동적 움직임의 꽃인 보행, 런닝 교정을 등한시하는 의료기관은 피하는 것이 좋다.

위에서 소개한 9종 신체정렬 운동법을 잘 시행하면 디스크는 어렵지 않게 완치되고 예방될 뿐만 아니라 우리는 평생 좋은 체형을 유지할 수 있을 것이다. 다만 정확하게 꾸준히 실행할 때 좋은 결과를 가져온다는 사실을 잊지 말자.

XII 통증 완화를 위한 놓아버림 이완명상법

Summary

CMP therapy의 여섯 번째 원칙에서 소개했듯이, 대표적인 몸의 질병인 허리디스크 통증은 마음과 직접적으로 연결되어 있다. **체성-내장기 반사**(somato-visceral reflex), **내장기-체성반사**(viscero-somatic reflex)**로 연결**되어 상호 악영향을 주기도 하고, 치료적 영향을 주기도 한다. 치료적 영향을 극대화하기 위한 방법으로 '놓아버림 이완명상법'이 있다.

허리디스크로 인한 통증이 심하면, 밥맛이 없어지고 소화가 안되고 장 운동에 문제가 생기면서 배가 아프고, 변비, 설사를 하기도 한다. 이러한 현상을 **체성-내장기 반사**(somato-visceral reflex)라고 한다. 근골격계 통증 스트레스로 인해서 인체 내장기 기능에 문제가 생기는 것이다. 반대 현상으로 **내장기-체성반사**(viscero-somatic reflex)에 의해서 내장의 문제는 근골격계 통증을 악화시키기도 한다. 흔히 몸은 마음에 영향을 주고, 마음은 몸에 영향을 끼친다는 몸-마음 의학(body mind medicine)과도 연관된 문제다.

오랫동안 허리디스크로 고생하는 많은 환자가 만성통증으로 진행한다. 그 결과 통증에 대한 짜증과 분노, 재발에 대한 두려움, 만성 통증으로 인한 무기력, 절망감 등에 의한 스트레스 반응으로 변연계 근육긴장(limbic spasm), 심인성 통증에 시달린다. 이렇게 수많은 환자들이 정신-신체긴장성 통증(psycho-somatic pain)으로 고통받고 있다. 지독한 통증의 악순환 사이클이 시작되는 것이다.

놓아버림 이완명상법이란 무엇인가?

정신-신체긴장성 통증 문제의 해결은 통증은 나을 수 있다는 자기 확언과 인지치료만으로는 어렵다. 이성적으로, 논리적으로 이해한다고 해서 마음 깊은 곳(무의식적)의 두려움, 분노 등에 의해 나타나는 통증 악순환을 막을 수는 없기 때문이다. 이러한 무의식적인 문제를 통합적으로 해결하는 방법이 바로 **'놓아버림 이완명상법'**이다. 놓아버림 이완명상법은 뇌과학, 호흡과 연관된 자율신경과학, NLP최면요법, 마음챙김 명상법, 데이비드 호킨스 박사의 놓아버림 기법 등을 통합하여 필자가 명명한 것으로 이는 올바른 움직임과 자세를 위해서 부정적인 정서(자존심, 분노, 두려움, 슬픔, 욕망, 죄책감, 무기력,

수치심 등)가 주는 내면의 압박을 놓아버림으로써 몸과 마음의 이완을 유도하고 깊은 명상에 들어가는 방법이다.

1999년 버그와 카프리(van den Berg & Capri)는 루피니 종말 억제에 의해서 교감신경계에 영향을 줄 수 있음을 발견했다. 그의 탐구에 의하면 결합조직에 느리고 깊은 압력(slow, deep pressure)을 적용하면 미주신경이 자극된다. 이러한 미주신경의 자극은 교감신경 활성을 억제하고 부교감 활성을 일으킨다. 그 결과 내장근육과 혈관긴장의 이완이 일어나면서 심장박동이 느려지고 호흡이 편안해지면서 온몸이 편안한 상태가 된다. 그래서 마사지를 하거나 섹스 후에는 루피니 종말의 억제, 부교감신경이 활성화되기 때문에 전신 이완과 함께 깊은 수면에 빠지는 것이다. 이러한 근막이완은 심호흡과 함께 시행하는 명상을 통해서도 가능하다. 근막이 감각신경뿐만 아니라 자율신경(교감신경)의 지배를 받고 있기 때문에 **심호흡과 함께 놓아버림 명상을 하면 부교감 신경이 활성화되면서 근막이 이완**된다. 근육을 싸고 있는 근막이 이완되면 근육 긴장, 근육통증이 즉석에서 줄어들면서 편안해진다. 이렇게 부교감신경이 활성되면 뇌파가 안정되기 때문에 마음이 편안해지고 수면 또한 깊어진다.

교감 및 부교감신경의 길항관계로 이해하는 놓아버림 이완명상법

살아있는 생명체는 자율신경의 교감신경과 부교감신경의 미묘한 조절 속에서 살아간다. 교감신경이 항진된 상태는 아드레날린 분비가 왕성하여 호흡이 빠르고, 심장박동이 활발하여 근육 활성이 왕성하고, 뇌파의 입장에서 매우 높은 흥분을 유지하고 있다. 예를 들면 달릴 때, 화가 났을 때 교감신경이 극도로 항진된 상태라고 보면 된다. 부교감신경이 활성화된 상태는 심장 박동과 호흡이 느려지면서 근육 활성은 매우 적고, 뇌파는 고도의 안정을 유지하는 깊은 명상과 같은 상태다. 흔히 깊은 수면에 들어 갔을 때의 상태라고 보면 된다. 깊은 수면과 같은 안정 상태에서는 근육의 활성이 거의 없기 때문에 우리 몸 구석구석에 꼭 필요한 혈액이 공급되고, 생명력이 넘치게 된다.

통증 스트레스로 교감신경의 흥분 상태가 하루 이틀을 넘어 며칠, 몇 개월, 몇 년 동안 지속된다고 상상해 보자. 지속적인 교감신경 활성화는 근육을 과도하게 긴장시키고, 심장 박동은 지속적으로 증가하고, 화가 위로 치밀어 올라 눈이 충혈되고, 두통, 어지러움, 가슴 두근거림 등의 증상이 시작된다. 이 상태가 몇 개월 이상 지속된다면 어떻게 될까? 우리 몸에서 **급하지는 않지만 매우 중요한 기능들이 이상반응을 보이기 시작하고 기능장애를 넘어 질병이 시작**된다. 처음 증상은 얼굴이 벌겋게 열이 치밀어 오르고, 두통, 불면, 불안 증상 등이 발생하고 심해지면 자율신경의 지배를 받고 있는 위, 소장, 대장, 자궁, 간, 신장, 췌장 등의 문제가 발생하는 것이다. 그래서 두통, 불면, 가슴 두근거림, 불안, 화병 등의 증상은 놓아버림 이완명상법으로 과도하게 항진된 교감신경을 억제하고, 편안함을 유도하는 부교감신경을 활성화하면 쉽게 개선되는 것이다.

놓아버림 이완명상 실행 방법

첫째, 가장 **편안한 자세로 눕고 눈을 감는다.** 디스크로 통증이 있다면 요추와 무릎, 고관절의 열린 자세(open pack position)를 유지하고 눕는다. 통증이 나아짐에 따라 편히 누워서, 앉아서 시행할 수 있다.

둘째, **천천히 깊은 호흡**을 한다. 숨을 충분히 들이마시고 온몸을 이완하며 천천히 내쉰다. 가능하면 내쉬는 숨이 들이마시는 숨보다 길면 좋다. 처음에는 흉식 호흡, 다음에는 복식 호흡을 하다가 흉식 호흡과 복식 호흡을 섞어서 숨을 충분히 들이마시고 내쉰다.

셋째, **내쉬는 숨의 리듬에 맞춰 머리, 이마, 눈, 코, 입, 턱에 힘을 빼며 이완**한다. 다시 숨을 충분히 들이마시고 내쉬는 리듬에 목, 어깨, 팔꿈치, 손목, 손가락, 손바닥의 힘을 빼며 이완한다. 다음으로 가슴, 명치, 윗배, 아랫배, 등, 허리, 엉덩이의 힘을 빼며 이완한다. 다음으로 골반, 무릎, 종아리, 발목, 발가락, 발바닥의 힘을 빼며 이완한다.

넷째, 이제 편안하게 호흡하며 허리디스크로 인한 통증을 생각하면서 **마음의 눈으로 자신의 감정을 바라본다.** 통증과 함께 저장된 무의식적 감정을 찾는 것이다. 자존심의 상처, 분노, 두려움, 슬픔, 무기력, 죄책감, 수치심 등 자신의 내면에 처박아둔 부정적 감정을 회피하거나 억제, 억압하지 말고 감정과 정면으로 마주한다.

다섯째, 깊은 호흡을 반복하는데 천천히 **내쉬는 숨의 리듬에 맞춰 감정이 주는 압력을 놓아버린다.** 감정을 억제, 억압하거나 회피, 표출하지 말고 감정이 주는 압력을 놓아버린다. '자존심의 상처, 분노, 욕망, 두려움, 슬픔, 무기력, 죄책감, 수치심' 등 내면에 꼭꼭 숨겨둔 감정을 찾아서 놓아버림 기법으로 정화한다.

여섯째, 몇 분 이내에 내면에 숨겨둔 부정적 정서가 사라지고 '용기, 중립, 자발성,

용서, 통찰, 사랑, 기쁨, 평화'의 기운이 온몸을 감싸 돌면서 편안해지는 것을 느낄 수도 있다. 자신이 가진 모든 고통이 사라지고 내면에 평화가 깃드는 것이다. 당연히 통증도 사라지고 지금 이 순간 행복감만이 온몸을 감싸고 돈다. 그렇게 **내면에 평화가 깃든 무념무상의 상태(명상 상태)를 충분히 즐긴다.**

일곱째, **내면의 평화로운 상태를 충분히 즐기며 잠이 들어도 좋다.** 깨어나고 싶다면 심호흡을 하면서 먼저 손가락, 발가락을 꼼지락거리며 움직이고 다음으로 온몸을 천천히 움직이며 눈을 뜬다.

인체의 근막, 근육은 긴장하면 짧아지고 굳어진다. 마음의 스트레스로 끊임없는 긴장이 주어지면 어깨는 오그라들고 몸은 움츠러 들면서 거북목, 흉추후만, 요추-천추 틀어짐 등을 악화시킬 것이다. 이러한 문제와 마음의 고통으로 인한 만성통증이 있을 때, 놓아버림 이완명상법은 유용한 치료법이라 할 수 있다. 필자의 경험으로 보면 놓아버림 이완명상법은 단순히 만성 통증의 호전을 넘어서 의식 수준의 향상, 행복한 삶의 길이다. 특히 놓아버림 이완명상법과 같은 마음치료의 세계는 이론보다 더 중요한 것이 프로네시스(실천적 지혜)임을 잊지 말기 바란다. 아래 도표처럼 의식수준과 행복률은 매우 밀접한 관계를 가지고 있다. 이 책을 통해 몸과 마음이 모두 건강해지는 데 조금이나마 도움이 되었으면 한다.

의식수준	행복률
600 이상	100
500~600	98
400~500	79
300~400	70
200~300	60
100~200	15
50~100	2
50 이하	0

의식레벨표

POWER
긍정적인
에너지

의식의 밝기(Lux)	의식수준	감정	행동	말
700~1,000	깨달음	언어이전	순수수준	
600	평화	하나	인류공헌	우리는 모두 하나입니다.
540	기쁨	감사	축복	무심코 웃음이 납니다. 고맙습니다. 감사합니다.
500	사랑	존경	공존	우리 같이 해요. 사랑합니다. 내가 자랑스럽다. 널 사랑한다.
400	이성	이해	통찰력	널 진심으로 이해한다. 해결 방법을 찾아 보자꾸나.
350	포용	책임감	용서	그래, 그럴 수도 있지. 그것도 좋은 거야. 뒷일은 내가 책임질게.
310	자발성	낙관	친절	제가 한번 해보겠습니다. 그래도 다행이네요. 무엇을 도와드릴까요?
250	중용	신뢰	유연함	양쪽의 얘길 다 들어보고 결정하자. 가치관이 서로 다르잖아.
200	용기	긍정	힘을 주는	넌 정말 못하는 게 없구나. 넌 잘 할 수 있어. 무엇을 하든 최선을 다하면 되는 거야.
175	자존심	경멸	과장	절대 질 수 없어. 내가 최고야. 너 그 정도밖에 못해? 에이~존심 상하네. 내가 왕년에는 말이야~
150	분노	미움	공격	내가 이렇게 하지 말라고 그랬잖아? 똑바로 해. 으이구~ 저 사람은 보기도 싫어. 콱~! 그냥~
125	욕망	갈망	집착	저것을 내 것으로 만들어야지. 이번에는 꼭 1등을 해야 해.
100	두려움	근심	회피	에휴~ 이것을 어떻게 하지? 나 이거 잘 못해. 저 사람이 더 잘해. 저 사람 시켜! 난 싫어. 너나 해.
75	슬픔	후회	낙담	그때 좀더 잘할 걸. 내 신세가 이게 뭐야?
50	무기력	절망	포기	난 이제 더 이상 못해. 내 한계야. 에이 될 대로 되라지 뭐.
30	죄의식	비난	학대	너 때문에 이렇게 했잖아? 병신 같은 놈! 나는 정말 왜 이럴까?
20	수치심	굴욕	잔인함	으이구~ 비참하다. 어휴~ 쪽팔려! 차라리 없어져 버릴까?

FORCE
부정적인
에너지

출처: 《의식혁명》, 데이비드 홉킨스

맺음말

이 책은 동일한 지구 중력 상황, 즉 압박-장력(전단) 부하 아래에서 어떤 이는 100세까지 꼿꼿한 허리로 풀코스 마라톤을 완주하고, 어떤 이는 평생 허리 통증에 시달리는 이유가 무엇인지에 대한 근본적인 의문을 해결하는 과정에서 탄생했습니다. 지난 20여 년간 물리학(생체역학), 인체 생리학, 그리고 치료적 운동을 통합하려는 깊은 탐구의 결과로, 필자는 이를 '올바른 움직임과 자세 치료법(CMP therapy)'이라 명명했습니다.

이 책이 세상에 나오기까지 수많은 스승들의 가르침이 있었습니다. 최신 논문 탐색과 인체 질병의 큰 틀 이해를 도와주신 김동웅 교수님, 생체역학과 치료적 운동의 길을 열어주신 김송준 소장님, 인체 생리학을 분자생물학 수준까지 심화시켜 주신 권강범 교수님께 깊이 감사드립니다. 또한 이 탐구 과정을 함께한 공재철, 임나라, 이성용 원장님, 그리고 인류의 스승인 크레이그 리벤슨, 토마스 마이어, 프레디 칼텐본, 올라프 에반스, 자네트 트라벨 & 사이몬스 선생님들께도 존경을 표합니다.

이 책을 통해 허리디스크를 포함한 근골격계 통증 치료의 패러다임이 전환되기를 진심으로 소망합니다. 우리는 매일 지구 중력의 압박-장력(전단) 부하를 받으며 손상과 통증을 겪게 됩니다. 이러한 부하 문제를 간과하고 치료적 운동을 배제한 채 통증을 완치하는 것은 불가능하기 때문입니다.

인류는 근골격계 통증 외에도 수많은 난치성 질환으로 고통받고 있습니다. 필자는 이러한 난치병을 극복하기 위한 방법으로 '건생병사 4과제'를 제시하고 있으며, 천여 명의 한의사들과 함께 문형철 치유연구소 오픈채팅방에서 이를 탐구하며 기적 같은 치료 사례를 경험하고 있습니다. 난치병 치료의 시작이자 끝은 결국 '올바른 움직임과 자세 치료법(생체역학 운동법, 미토콘드리아 신생합성 운동법)'에 달려있기에, 이 책은 더 소중합니다.

마지막으로, 공저자 추홍민 원장님이 아니었다면 이 책은 결코 세상에 나올 수 없었을 것입니다. 진심으로 감사드립니다.